Maligne Lymphome

MANUAL

Tumorzentrum München

an den Medizinischen Fakultäten
der Ludwig-Maximilians-Universität
und der Technischen Universität

Empfehlungen zur Diagnostik, Therapie und Nachsorge

Weitere in dieser Reihe erschienene Manuale:

- Endokrine Tumoren
- Ernährung in der Onkologie
- Gastrointestinale Tumoren
- Hirntumoren und spinale Tumoren
- Knochentumoren und Weichteilsarkome
- Kopf-Hals-Malignome
- Leukämien, myelodysplastische Syndrome und myeloproliferative Neoplasien
- Maligne Melanome
- Maligne Ovarialtumoren
- Malignome des Corpus uteri
- Mammakarzinome
- Multiples Myelom
- Psychoonkologie
- Supportive Maßnahmen in der Hämatologie und Onkologie
- Tumoren der Lunge und des Mediastinums
- Urogenitale Tumoren
- Vulvakarzinom
- Zervixkarzinom

MANUAL

Maligne Lymphome

Bandherausgeber:
Prof. Dr. med. M. Dreyling
Medizinische Klinik und Poliklinik III
Klinikum der Universität München – Großhadern
Marchioninistraße 15
D-81377 München

Editorial Board:
Prof. Dr. med. M. Hentrich
Dr. med. C. Bogner

11. überarbeitete Auflage 2019

Herausgeber:
Tumorzentrum München
Geschäftsstelle
Pettenkoferstraße 8a
D-80336 München
Telefon (089) 4400-522 38
Telefax (089) 4400-547 87
E-Mail TZMuenchen@med.uni-muenchen.de
Internet http://www.tumorzentrum-muenchen.de

Zuckschwerdt Verlag
München

Im Internet sind auf der Seite
http://www.tumorzentrum-muenchen.de
folgende Manuale für die Mitglieder des Tumorzentrums abrufbar:

- Endokrine Tumoren
- Ernährung in der Onkologie
- Gastrointestinale Tumoren
- Hirntumoren und spinale Tumoren
- Knochentumoren und Weichteilsarkome
- Kopf-Hals-Malignome
- Leukämien, myelodysplastische Syndrome und myeloproliferative Neoplasien
- Maligne Lymphome
- Maligne Melanome
- Maligne Ovarialtumoren
- Malignome des Corpus uteri
- Mammakarzinome
- Multiples Myelom
- Psychoonkologie
  Supportive Maßnahmen in der Hämatologie und Onkologie
- Tumoren der Lunge und des Mediastinums
- Urogenitale Tumoren
- Vulvakarzinom
- Zervixkarzinom

Weitere Informationen auch bei:
http://www.krebsinfo.de

Impressum

Die Deutsche Nationalbibliothek verzeichnet diese Publikation in der Deutschen Nationalbibliografie. Detaillierte bibliografische Daten sind unter http://dnb.d-nb.de abrufbar.

ISBN 978-3-86371-322-5

© **2019 W. Zuckschwerdt Verlag GmbH München**

Alle Rechte vorbehalten. Jede Verwertung außerhalb der Grenzen des Urheberrechts ist ohne Zustimmung des Verlages unzulässig. Das gilt insbesondere für Vervielfältigungen, Übersetzungen, Mikroverfilmungen und die Einspeicherung und Verarbeitung in elektronischen Systemen.

Umschlagabbildung:
© Kateryna_Kon - stock.adobe.com

Wichtiger Hinweis:

Autoren und Verlag haben große Sorgfalt darauf verwandt, dass dieses Buch dem Wissensstand bei seiner Fertigstellung entspricht. Für diagnostische oder therapeutische Empfehlungen sowie Angaben zu Dosierungen und Applikationsformen kann dennoch keine Gewähr übernommen werden. Die Nutzer dieses Buches haben Indikationen zu diagnostischen und therapeutischen Maßnahmen sowie zur Wahl des Vorgehens für jeden Einzelfall selbst abzuwägen. Sie sind zu sorgfältiger Prüfung von Herstellerinformationen (z.B. Beipackzettel) und zur Konsultation von Spezialisten angehalten. Jede Dosierung oder Applikation erfolgt auf eigene Gefahr. Autoren und Verlag bitten alle Nutzer, ihnen auffallende Ungenauigkeiten mitzuteilen. Eine Haftung der Autoren, des Verlages oder ihrer Beauftragten für Personen-, Sach- oder Vermögensschäden ist ausgeschlossen.

Sollte diese Publikation Links auf Websites Dritter enthalten, übernehmen wir für deren Inhalte keine Haftung, da wir uns diese nicht zu eigen machen, sondern lediglich auf deren Stand zum Zeitpunkt der Erstveröffentlichung verweisen.

Warenzeichen werden nicht immer kenntlich gemacht. Aus dem Fehlen eines entsprechenden Hinweises kann nicht geschlossen werden, dass es sich um einen freien Warennamen handelt.

Druck und Bindung:
grafik + druck GmbH München
Printed in Germany

Dieses Buch ist auch als E-Book erhältlich.

Vorwort

Die Behandlung der malignen Lymphome stellt eine fachliche Herausforderung dar, die ein umfassendes Wissen über die Symptomatik und die fachgerechte Diagnostik der Erkrankung als auch ein detailliertes Wissen über ein breites Spektrum therapeutischer Strategien erfordert.
Gerade auf dem Gebiet der malignen Lymphome wurden in den letzten Jahren wesentliche Fortschritte in der Diagnostik und Therapie erzielt. Die aktuelle WHO-Klassifikation der Lymphome beruht neben morphologischen Kriterien vor allem auch auf molekularen Alterationen. Gleichzeitig wurden in der Therapie der Lymphome wichtige Fortschritte in der Entwicklung verschiedener Therapiestrategien erzielt:

- Bei den Hodgkin-Lymphomen sind nach der Einführung der ersten zielgerichteten Therapie, dem Anti-CD30-Antikörper Brentuximab, und der Immuntherapie (Nivolumab, Pembrolizumab) hohe Ansprechraten beobachtet worden.
- Verschiedene Studienergebnisse weisen auf die hohe Wirksamkeit von molekular gezielten Therapieansätzen (Lenalidomid, Ibrutinib) speziell beim ABC (aktivierten B-Zell)-Typ des diffus-großzelligen Lymphoms hin, neue Antikörper-basierte Ansätze (antiCD19- und der Toxin-gelabelte antiCD79-Antikörper Polatuzumab) stehen kurz vor der Zulassung und werden in den aktuellen Studien der GLA (German Lymphoma Alliance) geprüft.
- Bei den indolenten Lymphomen werden in der aktuellen Studiengeneration der GLA zunehmend chemotherapiefreie Therapieansätze, z.B. Inhibitoren des B-Zell-Rezeptor-Signalpfads (Ibrutinib, Copanlisib) in Kombination mit einem Anti-CD20-Antikörper der 3. Generation (Obinutuzumab) untersucht.
- Bei der CLL sind chemotherapiefreie Monotherapien (Ibrutinib, Venetoclax) bereits breit in den klinischen Alltag eingeführt. In aktuellen Studien werden kombinierte Regime untersucht.
- Beim Mantelzell-Lymphom ist die Rituximab-Erhaltung sowohl bei älteren Patienten als auch nach der autologen Stammzelltransplantation bei Jüngeren Therapiestandard, in Studien des Europäischen MCL-Netzwerks werden Chemotherapie-Kombinationen mit gezielten Therapieansätzen (Ibrutinib, Lenalidomid) geprüft.

Die vorliegende elfte Neuauflage des Tumormanuals „Maligne Lymphome" gibt einen kurzen und prägnanten Überblick über die aktuelle Behandlung maligner Lymphome für den interessierten Internisten als auch den erfahrenen Hämatoonkologen. Neben den empfohlenen Standardtherapien sind die aktuellen klinischen Studienkonzepte aufgeführt; die Teilnahme an diesen Therapieoptimierungsstudien stellt in unseren Augen die beste Qualitätssicherungsmaßnahme im Sinne der klinischen Versorgungsforschung dar und wird generell empfohlen.
Trotz der Bemühungen aller Autoren, den neuesten Kenntnisstand zu vermitteln – alle Kapitel sind in den letzten Monaten komplett überarbeitet worden – ist es für den Leser der einzelnen Kapitel gerade auf einem sich so rasch entwickelnden Fachgebiet notwendig, sich auch weiterhin kontinuierlich über den aktuellen Wissensstand zu informieren.
Wir hoffen, dass diese klinisch orientierte Übersicht zur erfolgreichen Behandlung maligner Lymphome zum Wohle unsere Patienten beiträgt.

München, im November 2019
M. Dreyling

Inhalt

Epidemiologie maligner Lymphome
G. Schubert-Fritschle, R. Eckel, J. Engel 1

    Hodgkin-Lymphom 1
        Ätiologie 1
        Epidemiologische Kenngrößen: internationale und nationale Daten 2
        Entwicklung von Inzidenz und Mortalität im zeitlichen Verlauf 2
        Klinisch-epidemiologische Daten aus dem Tumorregister München (TRM) 4
    Non-Hodgkin-Lymphome 8
        Ätiologie 8
        Epidemiologische Kenngrößen: internationale und nationale Daten 8
        Entwicklung von Inzidenz und Mortalität im zeitlichen Verlauf 10
        Klinisch-epidemiologische Daten aus dem Tumorregister München (TRM) 11
    Kooperation mit dem Tumorregister München (TRM) und Zugang über Internet 15

Pathologisch-anatomische Grundlagen maligner Lymphome
M. Kremer, S. Ihrler, M. Rudelius 17

    Materialentnahme und -aufarbeitung 19
    Non-Hodgkin-Lymphome 20
        B-Zell-Neoplasien 20
        T-Zell-Neoplasien 31
    Hodgkin-Lymphom (HL) 37
        Noduläres lymphozytenreiches Hodgkin-Lymphom
        (noduläres Paragranulom, NLPHL) 38
        Klassisches Hodgkin-Lymphom 38
    Lymphoproliferative Erkrankungen bei Immundefekten 40
        Erworbenes Immundefektsyndrom (AIDS) 40
        Z. n. Transplantation (PTLD) 41

Immunzytologische Untersuchungen bei malignen Lymphomen
V. Bücklein, B. Tast, K. Götze, M. Subklewe 43

    WHO-Klassifikation der lymphatischen Neoplasien 44
    Reifzellige B-Zell-Neoplasien 45
        Chronische lymphatische Leukämie (CLL) 45
        Monoklonale B-Zell-Lymphozytose (MBL) 48
        Mantelzell-Lymphom 49
        Prolymphozytenleukämie der B-Zell-Reihe (B-PLL) 49
        Follikuläres Lymphom (FL) 50
        Marginalzonen-Lymphome (splenisch/nodal/extranodale MALT-Lymphome) 50
        Lymphoplasmozytisches Lymphom (LPL)/Morbus Waldenström 51
        Haarzell-Leukämie (HCL) 52
        Diffuses großzelliges B-Zell-Lymphom (DLBCL) 52
        Burkitt-Lymphom (BL) 53
    Periphere T- und NK-Zell-Neoplasien 53
        Angioimmunoblastisches T-Zell-Lymphom (AITL)/ follikuläres T-Zell-Lymphom .. 54
        Prolymphozyten-Leukämie vom T-Zell-Typ (T-PLL) 55

LGL-Leukämie vom T-Zell-Typ (T-LGLL)	56
Aggressive NK-Zell-Leukämie	56
Adulte(s) T-Zell-Leukämie/Lymphom (ATL/L)	57
Mycosis fungoides/Sézary-Syndrom	57
Anhang	61

Genetische Diagnostik von malignen Lymphomen
O. Weigert, E. Gaitzsch, U. Keller, C. Haferlach 63

Allgemeiner Stellenwert der molekularen Diagnostik	63
Klonalitätsbestimmung	64
Molekularbiologische Grundlagen	64
Molekularbiologische Diagnostik	64
Klinischer Stellenwert	64
Somatischer Hypermutationsstatus	65
Molekularbiologische Grundlagen	65
Molekularbiologische Diagnostik	65
Klinischer Stellenwert	65
Chromosomale Translokationen	65
Molekularbiologische Grundlagen	65
Genetische Diagnostik	66
Klinischer Stellenwert	67
Copy Number Alterationen (CNA, Kopienzahlvariation)	67
Molekularbiologische Grundlagen	68
Molekularbiologische Diagnostik	68
Klinischer Stellenwert	68
Genmutationsanalysen	69
Molekularbiologische Grundlagen	69
Molekularbiologische Diagnostik	70
Klinischer Stellenwert	70
Genexpressionsprofile	71
Molekularbiologische Grundlagen	71
Molekularbiologische Diagnostik	71
Klinischer Stellenwert	71
Aktuelle Entwicklungen	72
Besondere Hinweise	72

Hodgkin-Lymphom
A. Zimmermann, Ch. Bogner, M. Dreyling, A. Rank, M. Hentrich 75

Risikofaktoren	75
Pathogenese	75
Histologie und Immunphänotypisierung	76
Diagnostik	77
Anamnese und körperliche Untersuchung	77
Labordiagnostik	77
Histologie	78
Bildgebende Diagnostik	78
Organfunktionsuntersuchungen	79
Definition des Krankheitsstadiums	79

Seltene Symptome und paraneoplastische Syndrome beim Hodgkin-Lymphom 81
Stadiengerechte Therapie 81
    Frühes Erkrankungsstadium 82
    Intermediäres Erkrankungsstadium 84
    Fortgeschrittenes Erkrankungsstadium 85
Therapie des älteren Patienten 86
Rezidivtherapie 88
Neue Substanzen und Behandlungsstrategien 91
Prognose 92
Noduläres Lymphozyten-prädominantes HL (NLPHL) oder noduläres Paragranulom 92
Nachsorge 93
Sekundärneoplasien 93

Chronische lymphatische Leukämie
M. Hoechstetter, A. Zöllner, C. Bogner, T. Seiler, M. Dreyling, F. S. Oduncu, C.-M. Wendtner 100

Definition 100
Epidemiologie 100
Pathogenese 101
Klinische Stadieneinteilung und Prognoseparameter 102
Diagnostik 105
Charakteristika der Erkrankung und Krankheitsverlauf 106
Therapiestrategie 106
Standardisierte Remissionskriterien 107
Indikationen zur Einleitung einer Therapie 108
Therapie bei Patienten in frühen Stadien
(Stadium Binet A) 108
Therapie bei Patienten in fortgeschrittenen Stadien
(Binet A/B mit Symptomatik und Binet C) 109
    Primärtherapie 109
    Therapieoptionen bei fitten Patienten ohne del(17p) und/oder mutiertem TP53 109
    Therapieoptionen bei Patienten mit del(17p) und/oder mutiertem TP53 112
    Therapieoptionen bei älteren Patienten
    und Patienten mit signifikanter Komorbidität 112
    Therapieoptionen bei Patienten mit schlechtem Allgemeinzustand 113
Rezidivtherapie und Therapie der refraktären CLL 113
    Refraktäre Patienten, Frührezidiv nach Chemoimmuntherapie (< 2–3 Jahre),
    Hochrisikopatienten 114
    Patienten mit Spätrezidiv (> 2 Jahre) 115
Allogene Stammzelltransplantation 116
Behandlung von Komplikationen 116
    Richter-Transformation 116
    Infektionen 117
Therapie von Autoimmunzytopenien 117
Splenektomie 118
Studien 118

Mantelzell-Lymphome
E. Silkenstedt, E. Hoster, F. Bassermann, U. Keller,
M. Rudelius, M. Unterhalt, W. Hiddemann, M. Dreyling 122

    Histologie und Immunphänotyp 122
    Zytogenetik und Molekulargenetik 123
    Prognostische Faktoren 123
    Klinische Präsentation 126
    Diagnostik 127
    Therapie 127
        Bestrahlung 127
        Konventionelle Chemotherapie 128
        Kombinierte Immunchemotherapie 128
        Therapie bei Patienten ≤ 65 Jahre 130
        Therapie bei Patienten > 65 Jahre 133
        Rezidivtherapie 135
        Molekulare „zielgerichtete" Ansätze 136
    Aktuelle Studien 139

Follikuläre Lymphome
R. Forstpointner, X. Schiel, M. Kremer, J. Rauch, S. Combs, M. Unterhalt, M. Dreyling 144

    Histologie 144
    Molekulargenetik 145
    Epidemiologie 145
    Prognosefaktoren 145
    Diagnostik 146
    Klinik 147
    Therapie 147
        Therapie im Stadium I–II 147
        Therapie im Stadium III–IV 148
        Induktionstherapie 149
        Rezidivtherapie 151
        Konsolidierung/Erhaltung 153
        Weitere Antikörper 156
        Immunmodulierende Substanzen 156
        Inhibitoren des B-Zell-Rezeptorsignalwegs 157
        BCL-2-Inhibitoren 159
        Proteasominhibitor Bortezomib 159
        Fortgeschrittene Stadien III und IV –
        Primärbehandlung 161
        Rezidivierte follikuläre Lymphome 161

Lymphoplasmozytisches Immunozytom (Morbus Waldenström)
A.-K. Zoellner, X. Schiel, P. Bojko, M. Kremer,
M. Hubmann, F. Oduncu, H. Dietzfelbinger, M. Dreyling 165

    Klinik 166
    Diagnostik bei M. Waldenström 166
        Anamnese 166
    Therapie und Prognose 168

Therapie Indikation/Remissionskriterien	169
Therapie	171
Rezidivtherapie	174
Erhaltungstherapien	178
Therapiestrategien und Therapieprotokolle beim MW	181

Marginalzonen-Lymphome
T. Weiglein, M. Rudelius, M. Dreyling *186*

Allgemeines	186
Ätiologie	187
Pathologie	187
Extranodales Marginalzonen-Lymphom (MALT)	188
Klinik	188
Empfehlungen zur Diagnostik	190
Therapie des gastrischen MALT-Lymphoms	191
Therapie von lokalisierten extragastrischen MALT	193
Therapie von fortgeschrittenen MALT	195
Splenisches Marginalzonen-Lymphom	198
Klinik	198
Empfehlungen zur Diagnostik	198
Therapie	198
Nodales Marginalzonen-Lymphom	200
Klinik	200
Empfehlungen zur Diagnostik	200
Therapie	200
Histologische Transformation	201
Prognose	201

Diffuses großzelliges B-Zell-Lymphom
C. Schmidt, F. Schneller, M. Rudelius, T. Will, F. Zettl, M. Dreyling, C. Bogner *208*

Übersicht	208
Stadieneinteilung	209
Internationaler Prognostischer Index (IPI)	209
Diagnostik	210
Histomorphologische Diagnostik	211
Klinische Symptomatik	213
Anamnese und körperliche Untersuchung	213
Labor und Bildgebung	213
Erweiterte Diagnostik	214
Grundsätze der Therapie	216
Risikoadaptiertes Vorgehen	217
Therapie älterer Patienten	217
Junge Patienten mit günstigem Risikoprofil	219
Junge Patienten mit ungünstigem Risikoprofil (intermediär hohes oder hohes Risiko)	220
ZNS-Prophylaxe und Therapie bei ZNS-Beteiligung	222
Rezidivtherapie	222
Allogene Transplantation	224

Neue Therapieansätze 224
Strahlentherapie 226

T-Zell-Lymphome
M. Hentrich, F. Zettl, A. Mayer, M. Kremer, M. Dreyling *231*

Klassifikation und Epidemiologie 231
Ätiologie und Pathogenese 231
Klinik und Diagnostik 233
Prognosefaktoren 234
Therapie peripherer T-Zell-Lymphome (PTCL) 235
Therapie nodaler und extranodaler PTCL 235
    Primärtherapie 235
    Rezidivtherapie 237
Therapie leukämischer PTCL 239
    Prolymphozytenleukämie vom T-Zell-Typ 239
    Chronische T-Zell-Leukämie vom Typ der
    „large granular lymphocytes" (LGL-Leukämie) 239
    T-Zell-Lymphom/Leukämie des Erwachsenen (ATL/L) 240

Burkitt-Lymphom/-Leukämie
C. Bogner, M. Hentrich, M.Rudelius, M. Dreyling *244*

Übersicht 244
Epidemiologie und Pathogenese 244
Genetik und Diagnostik 245
Klinik und Staging 246
Primärtherapie 246
Spezielle Situationen 247
    ZNS-Befall 247
    Rezidivtherapie 248
    Adressen/laufende Studien 248

Maligne Lymphome im Rahmen der HIV-Erkrankung und Posttransplantationslymphome
M. Hentrich, F. Oduncu, M. Rudelius, M. Starck, F. Schneller, Ch. Bogner *251*

HIV-assoziierte Non-Hodgkin-Lymphome 251
    Epidemiologie 251
    Pathogenese und Klassifikation 251
    Diagnostik und Stadieneinteilung 252
    Grundsätze der Behandlung – Prognosefaktoren 253
    Diffuse großzellige B-Zell-Lymphome (DLBCL) 253
    Burkitt- und Burkitt-like Lymphome 255
    Plasmoblastische Lymphome 256
    Primäres Erguss-Lymphom 257
    Primäre ZNS-Lymphome 257
Hodgkin-Lymphom 257
    Rezidivtherapie 258
Lymphome unter medikamentöser
Immunsuppression – Posttransplantationslymphome 259

Epidemiologie, Pathogenese und Klassifikation 259
　　Diagnostik – Prognosefaktoren 260
　　Therapie 260

Primäre Lymphome des Zentralnervensystems
L. v. Baumgarten, P. Jost, M. Dreyling, N. Fischer 266

　　Pathogenese und Epidemiologie 266
　　Klinik 266
　　Diagnostik 267
　　Histopathologie 268
　　Therapie und Prognose 268
　　　　Operation 269
　　　　Strahlentherapie 269
　　　　Chemotherapie 270
　　　　Strategien zum langfristigen Remissionserhalt 271
　　　　Behandlung von älteren Patienten 271
　　　　Therapiealgorithmus für die Erstlinienbehandlung 273
　　　　Rezidivtherapie 273
　　　　Zielgerichtete Substanzen, Immuntherapien 274
　　　　PZNSL bei immunsupprimierten Patienten 274
　　Nachsorge 275
　　Therapiestudien 275
　　　　International Extranodal Lymphoma Study Group, Studie IELSG 43/MATRIx 275
　　PRIMAIN-Protokoll 276
　　IELSG32-Protokoll 276
　　Freiburger ZNS-NHL-Protokoll 277
　　MATRix/IELSG43-Protokoll 277

Kutane Lymphome
M. J. Flaig, L. Engels, S. Theurich, K. Kilian, W. Stolz, M. Schlaak 282

　　Kutane T-Zell-Lymphome 285
　　　　Mycosis fungoides 285
　　　　Sonderformen der MF 294
　　　　Sézary-Syndrom 295
　　　　Primär kutane CD30+ lymphoproliferative Erkrankungen 296
　　　　Subkutanes pannikulitisartiges T-Zell-Lymphom (SPTL) 297
　　　　Primär kutanes akrales CD8+ T-Zell-Lymphom (provisorisch) 297
　　　　Primär kutanes CD8+ aggressives epidermotropes zytotoxisches
　　　　T-Zell-Lymphom (provisorisch) 298
　　　　Extranodales NK/T-Zell-Lymphom, nasaler Typ 298
　　Kutane B-Zell-Lymphome 298
　　　　Primär kutanes Marginalzonen-B-Zell-Lymphom (PCMZL) 299
　　　　Primär kutanes Keimzentrums-Lymphom (PCFCL) 299
　　　　Primär kutanes diffuses großzelliges B-Zell-Lymphom
　　　　vom Bein-Typ (PCLBCL) („leg-type") 300
　　　　Primär kutane diffuse großzellige Lymphome, andere 300
　　Spezialsprechstunden für Patienten mit kutanen Lymphomen 300

Immuntherapie bei malignen Lymphomen
V. Bücklein, V. Blumenberg, C. Schmidt, M. Subklewe 302

    CAR-T-Zellen 302
        Produktion von CAR-T-Zellen 304
        Klinische Daten und Zulassung von CAR-T-Zellen 305
        Unerwünschte Wirkungen von CAR-T-Zellen 307
        Kosten der CAR-T-Zell-Therapie 311
        Weiterentwicklungen der CAR-T-Zell-Therapie 311

Allogene hämatopoetische Stammzelltransplantation
A.-K. Zoellner, A. Hausmann, M. Verbeek, C. Schmid, J. Tischer 317

    Spenderwahl 318
    Stammzellquelle 319
    Nebenwirkungen 319
    Indikationsstellung nach Lymphomentität 321
        Follikuläre Lymphome 321
        Mantelzell-Lymphome 322
        Aggressive B-Zell-Lymphome 323
        Reife T-Zell-Lymphome 324
        Morbus Hodgkin 326
        Chronische lymphatische Leukämie 328
    Transplantationszentren und Ansprechpartner
    für die allogene Stammzelltransplantation 330

Diagnostik von Lymphomen mit PET/CT
C. Cyran, T. Vag, R. Tiling, C. Bogner, K. Scheidhauer 336

    Positronenemissionstomografie (PET) 336
    Klinische Anwendungen der FDG-PET bei malignem Lymphom 337
        PET/CT zum primären Staging maligner Lymphome 337
        PET nach Beendigung der Therapie (Therapiekontrolle) 338
        PET zum Therapiemonitoring 340
        PET im Rahmen der Nachsorge 341

Nachsorge, Lebensqualität und Rehabilitation bei malignen Lymphomen
I. Bumeder, F. Mumm, H. Dietzfelbinger, P. Heußner, F. Oduncu 346

    Medizinische Nachsorge 346
        Anamnese 348
        Körperliche Untersuchung 349
        Laborparameter und technische Untersuchungen 349
        Langzeitprobleme 349
    Lebensqualität 350
        Sonderrolle der Fatigue 353
        Psychosoziale Unterstützung 355
    Rehabilitation 357
        Rehabilitative Therapie 358

Anhang Therapieprotokolle **363**

Abkürzungsverzeichnis **369**

Sachregister **378**

Autoren und Mitglieder der Projektgruppe **383**

Krebsberatungsstellen **389**

Epidemiologie maligner Lymphome

G. Schubert-Fritschle, R. Eckel, J. Engel

Schlagwörter

- Epidemiologie • Tumorregister München (TRM) • Inzidenz • Mortalität
- Altersverteilung • Erkrankungsrisiko • Überlebensraten

Die im Folgenden dargestellten Analysen zur Epidemiologie maligner Lymphome orientieren sich an der im Jahr 2001 erstmals veröffentlichten, international akzeptierten WHO-Klassifikation für blutbildende und lymphatische Gewebe. Neben der Unterteilung in Hodgkin- und Non-Hodgkin-Lymphome unterscheidet diese Klassifikation die Non-Hodgkin-Lymphome nach der B- und T-Zell-Linie (Swerdlow et al. 2008).

Entsprechend ist dieses Kapitel unterteilt in Ergebnisse zum Hodgkin- und zum Non-Hodgkin-Lymphom. Neben nationalen und internationalen Daten werden klinisch-epidemiologische Daten aus dem Tumorregister München (TRM) präsentiert.

nationale und internationale Daten

Das Einzugsgebiet des TRM wurde seit seiner Gründung im Jahr 1978 immer wieder vergrößert. Ausgehend von den beiden Universitätsklinika und dem Stadtgebiet München, wurde die Dokumentation kontinuierlich auf die umliegenden Landkreise ausgedehnt. Mit dem Bayerischen Krebsregistergesetz (BayKRG, verabschiedet im Jahr 2000) wurde, beginnend mit dem Jahr 2002, die flächendeckende Krebsregistrierung für ganz Bayern beschlossen, was für das TRM eine Ausweitung des Einzugsgebietes von 2,6 auf 4,1 Mio. Einwohner zur Folge hatte. Mit der Novellierung des BayKRG im Jahr 2007 gehören der gesamte Regierungsbezirk Oberbayern sowie Stadt und Landkreis Landshut mit derzeit insgesamt 4,86 Mio. Einwohnern zum Einzugsgebiet des TRM (http://www.tumorregister-muenchen.de/area.php). Seit 1998 ist eine weitgehend vollzählige bevölkerungsbezogene Erfassung der PatientInnen im jeweiligen Einzugsgebiet erreicht und anerkannt (Forman et al. 2013).

Tumorregister München (TRM)

Hodgkin-Lymphom

Ätiologie

Unterschiede in der Epidemiologie des Morbus Hodgkin in Bezug auf das Erkrankungsalter, den histologischen Subtyp und auf demografische Faktoren lassen eine unterschiedliche Ätiologie vermuten (three disease hypothesis) (Armstrong et al. 1998). Typ I beschreibt eine gehäuft im Kindesalter (0–14 Jahre) in Entwicklungsländern auftretende Erkrankung, insbesondere vom mischzelligen Subtyp und vorwiegend in Assoziation mit dem Epstein-Barr-Virus (EBV). Typ II findet sich in industrialisierten Ländern mit einem ersten Erkrankungsgipfel im jungen Erwachsenenalter (15–34 Jahre), ist vom nodulär-sklerosierenden Subtyp sowie meist EBV-negativ. Typ III tritt im höheren Erwachsenenalter (> 50 Jahre) auf und

three disease hypothesis

ist histologisch insbesondere vom mischzelligen Subtyp sowie meist EBV-positiv (Armstrong et al. 1998, Young et al. 2003). In westlichen Ländern konnte das EBV in 26–50 % der Fälle im Tumor nachgewiesen werden (Armstrong et al. 1998). Nach einer erfolgten Mononukleose ist das Risiko, an einem Hodgkin-Lymphom zu erkranken, dreifach erhöht (Swerdlow 2003). Gleichfalls besteht bei angeborenen und erworbenen Immundefekterkrankungen (z. B. HIV) sowie nach allogener Knochenmarktransplantation ein erhöhtes Erkrankungsrisiko (Swerdlow 2003). In kleineren Studien wurden berufliche Exposition gegenüber Holz und Staub sowie der Kontakt mit Chemikalien (sowohl Herbizide/Pestizide als auch andere Lösungsmittel) als weitere Risikofaktoren für das Auftreten eines Morbus Hodgkin genannt (Schottenfeld et al. 1996).

Epidemiologische Kenngrößen: internationale und nationale Daten

Inzidenz

Die Inzidenz des Morbus Hodgkin liegt bei Männern etwas höher als bei Frauen. Nach SEER (Surveillance, Epidemiology, and End Results (Howlander et al. 2018)) – der bevölkerungsbezogenen Krebsregistrierung des *National Cancer Institute* auf der Basis von 28 % der Bevölkerung der USA – beträgt die durchschnittliche altersstandardisierte Inzidenz für die Jahre 2012–2016 für die weiße männliche Bevölkerung 3,0 pro 100 000 (Weltstandard, WS) und 2,5 pro 100 000 (WS) für die Frauen. In Deutschland steht lt. Schätzungen des *Robert Koch-Instituts* (RKI) und der *Gesellschaft der epidemiologischen Krebsregister in Deutschland e.V.* (GEKID) der Morbus Hodgkin bei den Männern an 21. Stelle und bei den Frauen an 23. Stelle in der Rangfolge der jährlichen Krebsneuerkrankungen. Im Jahr 2014 sind demnach 1340 Männer und 1030 Frauen an einem Hodgkin-Lymphom erkrankt, das sind 0,54 % aller männlichen bzw. 0,45 % aller weiblichen Krebsneuerkrankungen (Robert Koch-Institut 2011, Robert Koch-Institut und GEKID 2017). Für beide Geschlechter ist die geschätzte Inzidenz für Deutschland etwas niedriger als in den USA (Männer: 2,8 pro 100 000, Frauen: 2,2 pro 100 000 (WS)).

Mortalität

Die altersstandardisierte Mortalität liegt in den USA für die weiße Bevölkerung der Jahre 2012–2016 bei 0,3 pro 100 000 (WS) für Männer und bei 0,2 pro 100 000 (WS) für Frauen (Howlander et al. 2018). In Deutschland wird für Männer 0,2, für Frauen 0,1 pro 100 000 (WS) angegeben. In der Rangfolge der Krebsmortalität steht der Morbus Hodgkin damit an 21. bzw. 25. Stelle (Robert Koch-Institut und GEKID 2017). Im Jahr 2014 verstarben 183 Männer und 150 Frauen an einem Morbus Hodgkin. Der Anteil der tumorbedingten Mortalität beträgt 0,15 % für Männer und 0,15 % für Frauen.

In Tabelle 1 sind die wichtigsten epidemiologischen Kenngrößen der Erkrankung zusammengestellt. Die Daten wurden aus verschiedenen Quellen zusammengetragen (Howlander et al. 2018, Robert Koch-Institut 2011, Robert Koch-Institut und GEKID 2017, Tumorregister München 2019).

Entwicklung von Inzidenz und Mortalität im zeitlichen Verlauf

Die geschätzten altersstandardisierten Erkrankungsraten für Deutschland sind seit Ende der 1990er Jahre relativ konstant (Robert Koch-Institut und GEKID 2017). Die Statistik der SEER-Daten zeigt ein divergierendes Bild. Während die Raten seit den 1990er Jahren für die Männer zunächst sanken, ist seit 2005 ein deutlicher

Tabelle 1 Epidemiologische Basiszahlen (Morbus Hodgkin).

	Kollektiv	Männer	Frauen
Neuerkrankungen			
Jährliche Neuerkrankungen in Deutschland (ICD10: C81) [a]	2014	1340	1030
Anteil an allen Krebsneuerkrankungen [a]	2014	0,54 %	0,45 %
Rohe Inzidenz Deutschland (ICD10: C81 / je 100 000) [a]	2014	3,4	2,5
Inzidenz Europastandard (ASR; BRD, ICD10: C81 / je 100 000) [a]	2014	3,1	2,4
Inzidenz Weltstandard (ASR; BRD, ICD10: C81 / je 100 000) [a]	2014	2,8	2,2
Rohe Inzidenz (ASR; TRM, ICD 10: C81 / je 100 000) [b]	1998–2016	3,0	2,1
Inzidenz Europastandard (ASR; TRM ICD 10: C81 / je 100 000) [b]	1998–2016	2,8	2,1
Inzidenz Weltstandard (ASR; TRM, ICD 10: C81 / je 100 000) [b]	1998–2016	2,6	2,0
Inzidenz Weltstandard (SEER, ICD10: C81 / je 100 000) [c]	2012–2016	3,0	2,5
Alter (C81 inkl. DCO)			
Medianes Erkrankungsalter [b]	1998–2016	41,3 Jahre	37,0 Jahre
Mittleres Erkrankungsalter [b]	1998–2016	45,0 Jahre	43,3 Jahre
Erkrankungsalter (10 % jünger als bzw. 10 % älter als) [b]	1998–2016	19,9 bzw. 74,2 J.	19,0 bzw. 77,7 J.
Mittleres Sterbealter (tumorbedingt verstorben) [b]	1998–2013	67,5 Jahre	69,9 Jahre
Überleben			
5-/10-Jahres-Überlebensrate (relatives Überleben, SEER) [c]	2006	87,2 % / 84,6 %	89,4 % / 85,8 %
5-/10-Jahres-Überlebensrate (relatives Überleben C81, TRM) [d]	1998–2016	90,7 % / 86,1 %	90,5 % / 87,9 %
5-/10-Jahres-Überlebensrate (Gesamtüberleben C81, TRM) [d]	1998–2016	87,6 % / 80,4 %	88,6 % / 84,5 %
Sterbefälle			
Jährliche Sterbefälle in Deutschland (ICD10: C81) [a]	2014	183	150
Anteil an krebsbedingten Sterbefällen in Deutschland (ICD10: C81) [a]	2014	0,15 %	0,15 %
Rohe Mortalität Deutschland (ICD10: C81 / je 100 000) [a]	2014	0,5	0,4
Mortalität Europastandard (ASR; BRD, ICD10: C81 / je 100 000) [a]	2014	0,3	0,2

Tabelle 1 Epidemiologische Basiszahlen (Morbus Hodgkin). (Forts.)

	Kollektiv	Männer	Frauen
Mortalität Weltstandard (ASR; BRD, ICD10: C81 / je 100 000) [a]	2014	0,2	0,1
Rohe Mortalität (TRM, ICD10: C81 / je 100 000) [b]	1998–2016	0,8	0,6
Mortalität Europastandard (ASR; TRM, ICD10: C81 / je 100 000) [b]	1998–2016	0,6	0,4
Mortalität Weltstandard (ASR; TRM, ICD10: C81 / je 100 000) [b]	1998–2016	0,4	0,3
Mortalität Weltstandard (SEER, ICD 10: C81 / je 100 000) [c]	2012–2016	0,3	0,2

a   Krebs in Deutschland 2013/2014. Häufigkeiten und Trends. 11. Ausgabe. Robert Koch-Institut (Hrsg) und die Gesellschaft der epidemiologischen Krebsregister in Deutschland e. V. (Hrsg). Berlin, 2017 (Robert Koch-Institut 2011, Robert Koch-Institut und GEKID 2017).
b   Tumorregister München (TRM), epidemiologische Auswertung im Internet unter http://www.tumorregister-muenchen.de/facts/base/base_C81__G.pdf (2019). Der DCO-Anteil beträgt 3,7 % (C81).
c   SEER Cancer Statistics Review, 1975–2016, National Cancer Institute. Bethesda, MD, http://seer.cancer.gov/csr/1975_2016/, based on Nov. 2018 SEER data submission, posted to the SEER web site, April 2019 (Howlander et al. 2018).
d   Tumorregister München (TRM), Auswertung zum Überleben im Internet unter http://www.tumorregister-muenchen.de/facts/surv/surv_C81__G.pdf (2019). Im Gesamtüberleben (overall survival) werden alle Sterbefälle berücksichtigt, das relative Überleben ist ein Schätzer für das tumorspezifische Überleben. Das relative Überleben berechnet sich aus dem Quotienten von beobachtetem (= Gesamtüberleben) und erwartetem Überleben als Schätzung für das tumorspezifische Überleben. Das erwartete Überleben beschreibt das Überleben in einer bzgl. Alter und Geschlecht identisch zusammengesetzten Kohorte der Normalbevölkerung.
ASR steht für „age standardised rate",
DCO steht für „death certificate only".

Anstieg zu beobachten. Für die Frauen ist in den USA seit 1975 ein schwacher, aber stetiger Anstieg zu verzeichnen (Howlander et al. 2018).

Die altersstandardisierte Mortalität nimmt in den letzten 30 Jahren in Deutschland bei beiden Geschlechtern erst leicht, seit den 1990er Jahren aber deutlich ab (Robert Koch-Institut und GEKID 2017). Ein ähnlicher Verlauf zeigt sich in den USA (Howlander et al. 2018). Diese Entwicklung dürfte auf substanzielle Verbesserungen in der Behandlung zurückzuführen sein.

Klinisch-epidemiologische Daten aus dem Tumorregister München (TRM)

Zur Beschreibung des klinisch-epidemiologischen Krankheitsbildes des Morbus Hodgkin wurden alle Patienten mit der Diagnose Morbus Hodgkin (ungeachtet, ob Primär- oder Zweittumor) berücksichtigt, die von 1998 bis 2016 im TRM erfasst wurden (n = 1935). Für die Überlebenszeitanalysen wurden nur die Erstmalignome der Jahre 1998–2016 mit guter Follow-up-Qualität herangezogen (n = 1602); Jugendliche unter 15 Jahren (n = 75) wurden ausgeschlossen.

Männer-Frauen-Verhältnis beträgt 1,37 : 1

Das Männer-Frauen-Verhältnis beträgt 1,37 : 1. Männer weisen ein medianes Erkrankungsalter von 41,3 Jahren auf, Frauen sind im Median 37,0 Jahre alt. In Abbildung 1 ist die prozentuale Altersverteilung in 5-Jahres-Altersklassen (rechte Achse) für den Diagnosezeitraum 2007–2016 dargestellt. Anhand der Linien (linke Achse) lässt sich das Erkrankungsrisiko (pro 100 000) in der jeweiligen Altersklasse (altersspezifische Inzidenz) für Männer und Frauen ablesen.

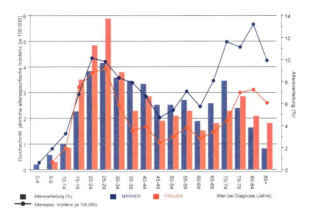

Abbildung 1 Morbus Hodgkin – altersspezifische Inzidenz und Altersverteilung (2007–2016, 682 Männer/452 Frauen, mit DCO-Meldungen (DCO = death certificate only)).

In Tabelle 2 sind klinische Kenngrößen in Abhängigkeit von der Histologie zusammengestellt. Fast die Hälfte der Patienten weist eine noduläre-sklerosierende Histologie auf, 20 % der Histologien sind als mischzellig klassifiziert. Die kleinste Subgruppe des klassischen Hodgkin-Lymphoms stellen die lymphozytenarmen Hodgkin-Lymphome mit 1,4 % dar, für die das relative Überleben auch die schlechteste Prognose ausweist. Das lymphozyten-prädominante Hodgkin-Lymphom ist zu 6,2 % vertreten. Die Verteilung der bekannten Risikofaktoren in den einzelnen Entitäten zeigt, dass der noduläre-sklerosierende Subtyp einen höheren Anteil an Frauen aufweist und mit einem Altersmedian von 33,9 Jahren die jüngste Gruppe ist.

Abhängigkeit von der Histologie

Die Überlebenskurven (dargestellt ist das relative Überleben als Schätzer für das tumorspezifische Überleben) zeigen günstigere Verläufe für jüngere Patienten (Abbildung 2), für niedrigere Ann-Arbor-Stadien (Abbildung 3) sowie für die noduläre-sklerosierende und die lymphozyten-prädominante Histologie (Abbildung 4).

Überlebenskurven

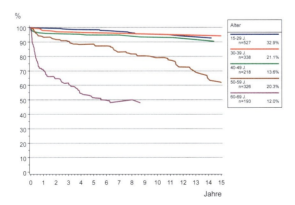

Abbildung 2 Morbus Hodgkin – relatives Überleben stratifiziert nach Alter (Tumorregister München; n = 1602).

Tabelle 2 Verteilung klinischer Kenngrößen in Abhängigkeit von der Histologie (Morbus Hodgkin – ohne Jugendliche < 15 Jahre).

Histologie	Anteil Patienten (n = 1784) %	Alter (Median) Jahre	Weiblich %	Ann-Arbor-Stadium I %	II %	III %	IV %	B-Symptomatik vorhanden %	Relatives Überleben (n = 1602) 5 Jahre / 10 Jahre %
Klassisches Hodgkin-Lymphom									
Lymphozytenreich	4,4	52,3	36,7	36,9	43,1	12,3	7,7	23,1	91/87
Mischzellig	20,1	48,1	37,6	16,4	43,3	26,9	13,4	44,9	83/77
Nodulär-sklerosierend	49,2	33,9	49,0	7,6	59,4	18,1	14,9	41,7	94/91
Lymphozytenarm	1,4	55,2	20,8	11,1	27,8	11,1	50,0	36,4	69/-
Lymphozyten-prädom. Hodgkin-Lymphom	6,2	42,4	27,3	35,5	36,8	22,4	5,3	14,9	92/91
Morbus Hodgkin NOS [a]	17,8	51,6	36,8	14,6	38,5	25,9	21,0	45,8	84/80
Multiple Angaben	0,9	36,1	31,3	25,0	41,6	16,7	16,7	18,2	87/82

[a] not otherwise specified

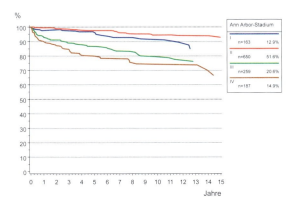

Abbildung 3 Morbus Hodgkin – relatives Überleben stratifiziert nach Ann-Arbor-Stadium (Tumorregister München; n = 1259).

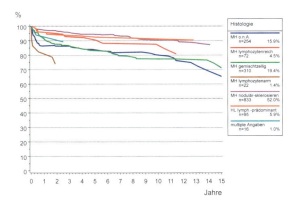

Abbildung 4 Morbus Hodgkin – relatives Überleben stratifiziert nach Histologie (Tumorregister München; n = 1602).

Die relativen 5-Jahres-Überlebensraten von 90,7 % für Männer und 90,5 % für Frauen sind mit den Angaben von SEER (Männer 87,2 % / Frauen 89,4 %) vergleichbar (Howlander et al. 2018). Das RKI gibt für Männer eine relative 5-Jahres-Überlebensrate von 84 %, für Frauen von 85 % an (Robert Koch-Institut und GEKID 2017). Mit zunehmendem Alter bei Diagnosestellung sinken die Überlebensraten (Abbildung 2). Die Abhängigkeit des Überlebens vom Ann-Arbor-Stadium ist in Abbildung 3 dargestellt.

relative 5-Jahres-Überlebensrate

Non-Hodgkin-Lymphome

Ätiologie

Die Ätiologie der Non-Hodgkin-Lymphome (NHL) ist weitgehend unklar. Genetische und infektiöse Ursachen sowie das Rauchen und Umweltnoxen sollen über eine *gestörte Funktion des Immunsystems* bei gleichzeitiger Immunstimulation die Entwicklung eines NHL begünstigen. Hinweise dafür gibt es bei Autoimmunerkrankungen (Sjögren-Syndrom (Kauppi et al. 1997), rheumatoider Arthritis (Mellemkjaer et al. 1996), Lupus erythematodes (Mellemkjaer 1997), Zöliakie (Green et al. 2003), Dermatitis herpetiformis (Sigurgeirsson et al. 1994), bei genetischen Immundefekterkrankungen (Filipovich et al. 1992) (Wiskott-Aldrich-Syndrom, Common variable immunodeficiency, Ataxia teleangiectatica), bei erworbenen Immundefekten (HIV) (Dal Maso et al. 2003) sowie bei Patienten unter Immunsuppression (Cyclosporin, Azathioprin, Prednison), insbesondere nach Organtransplantation (Birkeland et al. 1995). Eine *infektiöse Genese* gilt beim epidemischen Burkitt-Lymphom (EBV) (Young et al. 2003) sowie dem adult T-cell leukemia lymphoma (HTLV-1) (Cleghorn et al. 1995) als gesichert. Ferner wird ein Zusammenhang von NHL mit dem Hepatitis-C-Virus (HCV) sowie mit *Borrelia-burgdorferi*-Infektionen diskutiert (Weng et al. 2003, Goodlad et al. 2000). In der Genese des MALT-Lymphoms des Magens ist eine Infektion mit *Helicobacter pylori* von kausaler Bedeutung (Eck et al. 1997). Unter den Umweltnoxen wird die Exposition mit Herbiziden (Hardell et al. 1999) bzw. organischen Lösungsmitteln (Hardell et al. 1994) und UV-Licht (Mc Michael et al. 1996) als krankheitsauslösend diskutiert. Letztlich können aber die vorbeschriebenen Faktoren (z. B. HIV) den seit Jahrzehnten weltweit kontinuierlichen Anstieg der Lymphomerkrankungen nicht hinreichend erklären.

Epidemiologische Kenngrößen: internationale und nationale Daten

Im Jahr 2014 wurde nach Schätzungen von GEKID und RKI bei 9160 Männern und 7880 Frauen ein Non-Hodgkin-Lymphom diagnostiziert. Dies entspricht 3,7 % aller männlichen und 3,5 % aller weiblichen Krebsneuerkrankungen. Die altersstandardisierten *Inzidenzen* betragen bei den Männern 11,3 pro 100 000 und bei den Frauen 7,9 pro 100 000 (WS). Damit liegt in Deutschland das Non-Hodgkin-Lymphom bei den Männern auf Rang 8, bei den Frauen auf Rang 7 (Robert Koch-Institut 2011, Robert Koch-Institut und GEKID 2017). Für die USA ergeben die SEER-Daten der Jahre 2012–2016 für die weiße Bevölkerung mit 18,4 bzw. 12,7 pro 100 000 (WS, Männer/Frauen) deutlich höhere altersstandardisierte Inzidenzen (Howlander et al. 2018).

Die altersstandardisierte *Mortalität* liegt in den USA für die weiße Bevölkerung bei 4,0 bzw. 2,3 pro 100 000 (WS, Männer bzw. Frauen), in Deutschland bei 3,5 bzw. 1,9 pro 100 000 Einwohner. Das Non-Hodgkin-Lymphom steht damit in Deutschland in der Rangfolge der Krebsmortalität an elfter bzw. achter Stelle (Robert Koch-Institut und GEKID 2017). Der Anteil tumorbedingter Mortalität beträgt bei Männern und Frauen jeweils 2,9 %. Dies entspricht 3560 männlichen und 2949 weiblichen Todesfällen aufgrund eines Non-Hodgkin-Lymphoms.

Tabelle 3 gibt eine Übersicht über die wichtigsten epidemiologischen Kenngrößen, die aus verschiedenen Quellen zusammengestellt wurden (Howlander et al.

2018, Robert Koch-Institut 2011, Robert Koch-Institut und GEKID 2017, Tumorregister München 2019).

Tabelle 3 Epidemiologische Basiszahlen (Non-Hodgkin-Lymphom, ICD10: C82–C88, C91).

	Kollektiv	Männer	Frauen
Neuerkrankungen			
Jährliche Neuerkrankungen in Deutschland (ICD10: C82–C88) [a]	2014	9160	7880
Anteil an allen Krebsneuerkrankungen (ICD10: C82–C88) [a]	2014	3,7 %	3,5 %
Rohe Inzidenz Deutschland (ICD10: C82–C88 / je 100 000) [a]	2014	23,1	19,1
Inzidenz Europastandard (ASR; BRD, ICD10: C82–C88 / je 100 000) [a]	2014	15,9	11,2
Inzidenz Weltstandard (ASR; BRD, ICD10: C82–C88 / je 100 000) [a]	2014	11,3	7,9
Rohe Inzidenz (ASR; TRM, ICD10: C82–C86 / je 100 000) [b]	1998–2016	15,6	12,8
Inzidenz Europastandard (ASR; TRM, ICD10: C82–C86 / je 100 000) [b]	1998–2016	12,3	8,4
Inzidenz Weltstandard (ASR; TRM, ICD10: C82–C86 / je 100 000) [b]	1998–2016	8,7	6,0
Inzidenz Weltstandard, SEER (ASR; TRM, ICD10: C82–C85, C91 / je 100 000) [c]	2012–2016	18,4	12,7
Alter			
Medianes Erkrankungsalter [b]	1998–2016	68,3 Jahre	71,2 Jahre
Mittleres Erkrankungsalter [b]	1998–2016	65,3 Jahre	68,6 Jahre
Erkrankungsalter (10 % jünger als bzw. 10 % älter als) [b]	1998–2016	43,6 bzw. 82,9 J.	48,0 bzw. 85,8 J.
Mittleres Sterbealter (tumorbedingt verstorben) [b]	1998–2016	73,7 Jahre	77,8 Jahre
Überleben			
5-/10-Jahres-Überlebensrate (relatives Überleben, SEER) [c]	2006	68,9 % / 60,9 %	72,4 % / 66,9 %
5-/10-Jahres-Überlebensrate (relatives Überleben, C82–C86, C91, TRM) [d]	1998–2016	64,7 % / 55,4 %	68,4 % / 58,6 %
5-/10-Jahres-Überlebensrate (Gesamtüberleben, C82–C86, C91, TRM) [d]	1998–2016	57,4 % / 43,9 %	61,2 % / 47,5 %

Tabelle 3 Epidemiologische Basiszahlen (Non-Hodgkin-Lymphom, ICD10: C82–C88, C91). (Forts.)

	Kollektiv	Männer	Frauen
Sterbefälle			
Jährliche Sterbefälle in Deutschland (ICD10: C82–C86) [a]	2014	3560	2949
Anteil an krebsbedingten Sterbefällen in Deutschland (ICD10: C82–C86) [a]	2014	2,9 %	2,9 %
Rohe Mortalität Deutschland (ICD10: C82–C86 / je 100 000) [a]	2014	9,0	7,1
Mortalität Europastandard (ASR; BRD, ICD10: C82–C86 / je 100 000) [a]	2014	5,5	3,1
Mortalität Weltstandard (ASR; BRD, ICD10: C82–C86 / je 100 000) [a]	2014	3,5	1,9
Rohe Mortalität (TRM; je 100 000) [b]	1998–2016	7,5	6,2
Mortalität Europastandard (ASR; TRM, ICD10: C82–C86, C91 / je 100 000) [b]	1998–2016	5,6	3,3
Mortalität Weltstandard (ASR; TRM, ICD10: C82–C86, C91 / je 100 000) [b]	1998–2016	3,6	2,1
Mortalität Weltstandard, SEER (ICD10: C82–C85, C91/ je 100 000) [c]	2012–2016	4,0	2,3

a Krebs in Deutschland 2013/2014. Häufigkeiten und Trends. 11. Ausgabe. Robert Koch-Institut (Hrsg) und die Gesellschaft der epidemiologischen Krebsregister in Deutschland e. V. (Hrsg), Berlin, 2017 (Robert Koch-Institut 2011, Robert Koch-Institut und GEKID 2017).
b Tumorregister München (TRM), epidemiologische Auswertung im Internet unter http://www.tumorregister-muenchen.de/facts/base/base_C8285G.pdf (2019). Der DCO-Anteil beträgt 9,4 % (C82–C86).
c SEER Cancer Statistics Review, 1975–2016, National Cancer Institute. Bethesda, MD, http://seer.cancer.gov/csr/1975_2016/, based on Nov. 2018 SEER data submission, posted to the SEER web site, April 2019 (Howlander et al. 2018).
d Tumorregister München (TRM), Auswertung zum Überleben im Internet unter http://www.tumorregister-muenchen.de/facts/surv/surv_C8286G.pdf (2019). Im Gesamtüberleben (overall survival) werden alle Sterbefälle berücksichtigt, das relative Überleben ist ein Schätzer für das tumorspezifische Überleben. Das relative Überleben berechnet sich aus dem Quotienten von beobachtetem (= Gesamtüberleben) und erwartetem Überleben als Schätzung für das tumorspezifische Überleben. Das erwartete Überleben beschreibt das Überleben in einer bzgl. Alter und Geschlecht identisch zusammengesetzten Kohorte der Normalbevölkerung.
ASR steht für „age standardised rate".
DCO steht für „death certificate only".

Entwicklung von Inzidenz und Mortalität im zeitlichen Verlauf

Die Inzidenzraten stiegen beim NHL in den Jahren 1999 bis 2010 in Deutschland, parallel zur Entwicklung in anderen europäischen Ländern, für beide Geschlechter gleichermaßen deutlich an. In den USA hat sich die Inzidenz des NHL von 1975 bis 2007 bei beiden Geschlechtern fast verdoppelt (Howlander et al. 2018).

Erst im Jahr 2001 wurde die international akzeptierte WHO-Klassifikation für blutbildende und lymphatische Gewebe veröffentlicht, die die unterschiedlichen Klassifikationen (Kiel-, REAL-Klassifikation, Working Formulation) ersetzte und im Jahr 2008 in der 4. Auflage erschienen ist (Swerdlow SH et al. 2008). Für die Transformation der früheren Klassifikationen in die WHO-Klassifikation existieren keine Standards, ein Vorschlag für die Übersetzung und Gruppierung wurde von *Morton* et al. (Morton et al. 2007) publiziert. Dazu kommen Abgrenzungsprobleme gegenüber der chronisch-lymphatischen Leukämie (B-CLL), was die Interpretation der Erkrankungsraten für das NHL erschwert.

Während in Deutschland die altersstandardisierten Inzidenzraten anstiegen, sind parallel dazu die altersstandardisierten Mortalitätsraten für Männer und Frauen in den Jahren 1999–2010 etwas gesunken (Robert Koch-Institut und GEKID 2017).

Klinisch-epidemiologische Daten aus dem Tumorregister München (TRM)

Die WHO-Klassifikation unterscheidet im Wesentlichen die in Tabelle 4 aufgeführten histologischen Subtypen. Die Analysen zum klinisch-epidemiologischen Krankheitsbild des NHL basieren auf 10 521 in den Jahren 1998 bis 2016 im TRM erfassten und nach WHO (re-)klassifizierten NHL-Patienten (C82–C86, C91.1, ungeachtet, ob Primär- oder Zweittumor). Bei den Überlebenszeitanalysen wurden Primärtumoren der Jahre 1998–2016 mit gutem Follow-up berücksichtigt (n = 7690).

Männer und Frauen erkranken ungefähr im Verhältnis 1,17 : 1. Bei den Männern wird die Erkrankung im Median mit 68,3 Jahren, bei den Frauen mit 71,2 Jahren diagnostiziert. Abbildung 5 zeigt die altersspezifische Inzidenz (linke Achse) sowie die Altersverteilung in 5-Jahres-Altersklassen (rechte Achse). Anhand der Linien (linke Achse) lässt sich das Erkrankungsrisiko (pro 100 000) in der jeweiligen Altersklasse (altersspezifische Inzidenz) für Männer und Frauen ablesen.

Männer und Frauen

Verhältnis 1,17 : 1

Zusammenhänge zwischen der Histologie und der Verteilung von Risikofaktoren werden anhand von Tabelle 4 deutlich. Die große Mehrheit aller NHL sind Neoplasien der B-Zell-Reihe (89,4 %), Lymphome der T- und NK-Zell-Reihe spielen dagegen eine untergeordnete Rolle. Am häufigsten vertreten ist das diffuse großzellige B-Zell-Lymphom mit einem Anteil von 27,9 % an allen NHL, gefolgt von der B-CLL mit 20,4 %. Der Frauenanteil ist mit 19,4 % bei der Haarzell-Leukämie am niedrigsten, während er für das follikuläre NHL und das Marginalzonen-Lymphom (MZL) am höchsten ist. Die im Median jüngsten Patienten finden sich beim Burkitt-Lymphom und den wenigen Vorläufer-Neoplasien. Zur Verteilung des Ann-

Histologie

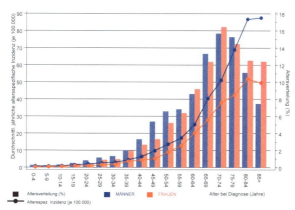

Abbildung 5 Non-Hodgkin-Lymphom – Altersverteilung (2007–2016, 3595 Männer/2933 Frauen, mit DCO-Meldungen (DCO = death certificate only)).

Tabelle 4 Verteilung klinischer Kenngrößen in Abhängigkeit von der Histologie (Non-Hodgkin-Lymphom, C82–C86 und C91.1).

Histologie	Anteil Patienten (n = 13 589) %	Alter (Median) Jahre	Anteil weiblich %	Ann-Arbor-Stadium I %	II %	III %	IV %	B-Symptomatik[c] %	Relatives Überleben[d] 5 Jahre/10 Jahre %
Vorläufer-Neoplasien	3,3	45,3	42,1	-	-	-	-	70,0	51/46
B-Zell-Neoplasien									
B-CLL	20,4	69,9	38,0	(ab 1996 nach Binet) A 64,0	B 23,6	C 12,4	-	48,9	82/62
Lymphoplasmozytisches Lymphom	3,8	71,4	39,5	3,1	1,1	1,0	94,8	42,5	75/55
Mantelzell-Lymphom	4,6	69,2	28,3	6,9	7,1	17,8	68,2	42,2	61/42
Follikulär	15,0	64,3	52,9	24,6	17,4	25,3	32,7	23,9	88/81
MZL	7,7	67,2	52,5	36,5	17,8	10,9	34,8	34,0	88/81
Haarzell-Leukämie	1,4	62,4	19,4	-	-	-	-	50,0	95/93
Diffuses großzelliges Lymphom	27,9	70,8	47,9	23,2	25,7	21,1	30,0	40,6	61/53
Burkitt-Lymphom	1,0	54,0	30,5	17,1	21,4	10,0	51,5	61,5	61/-
B-Zell NOS[a]	7,6	70,9	44,1	21,0	20,5	15,6	42,9	54,9	52/41
T-Zell-/NK-Zell-Neoplasien (NP)									
Prädominant nodale T-Zell-NP	4,0	68,1	37,8	11,3	17,0	29,3	42,4	63,8	42/35
Primär kutane T-Zell-NP	1,2	59,7	32,7	25,7	25,7	17,2	31,4	48,0	67/61
Sonstige[b]	0,7	65,4	48,3	63,2	26,3	0	10,5	46,7	47/-
Unspezifizierte und Multiple Lymphome									
Lymphome NOS[a]	0,5	75,3	49,3	75,0	0	25,0	0	25,0	55/29
Multiple Angaben	0,9	68,0	47,9	8,5	11,9	23,7	55,9	46,3	64/53

a not otherwise specified.
b Enthält seltene Entitäten der T- und NK-Zell-Neoplasien sowie nicht näher spezifizierte „sonstige Histologien".
c Angaben zum Vorliegen einer A/B-Symptomatik sind in 26,1 % der Fälle vorhanden.
d Berücksichtigt sind Patienten mit Non-Hodgkin-Lymphom als Erstmalignom aus den Diagnosejahren 1998–2016 (n = 10 704).

Arbor-Stadiums, dem Vorliegen einer B-Symptomatik und zum relativen Überleben finden sich die Angaben abhängig von der Histologie ebenfalls in Tabelle 4.
Das relative Überleben (Schätzung für das tumorspezifische Überleben) zeigt keine Geschlechtsunterschiede (nicht dargestellt). Die relativen 5-Jahres-Überlebensraten von 70,1 % für Männer und 71,3 % für Frauen sind mit den Angaben von SEER (Männer 69,9 % / Frauen 73,6 %) vergleichbar (Howlander et al. 2018). Das RKI gibt eine relative 5-Jahres-Überlebensrate von 67 % für Männer und 71 % für Frauen an (Robert Koch-Institut und GEKID 2017). Mit zunehmendem Alter bei Diagnosestellung sinken die Überlebensraten (Abbildung 6). Die Abhängigkeit des Überlebens vom Ann-Arbor-Stadium ist in Abbildung 7 dargestellt.

relative 5-Jahres-Überlebensrate

Den Abbildungen 8 und 9 ist das Überleben für indolente Lymphome der B-Zell-Reihe und für aggressive Lymphome und Lymphome der T- und NK-Zell-Reihe sowie Vorläufer-Neoplasien zu entnehmen.

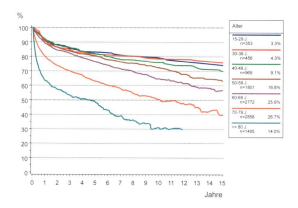

Abbildung 6 Non-Hodgkin-Lymphom – relatives Überleben stratifiziert nach Alter (Tumorregister München; n = 10 704).

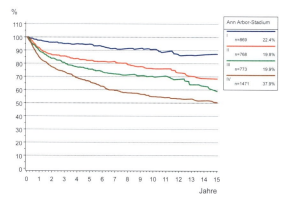

Abbildung 7 Non-Hodgkin-Lymphom – relatives Überleben stratifiziert nach Ann-Arbor-Stadium (Tumorregister München; ohne B-CLL, n = 3881).

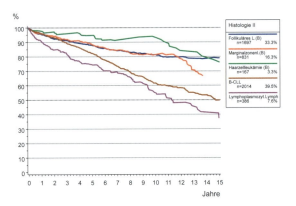

Abbildung 8 Non-Hodgkin-Lymphom – relatives Überleben stratifiziert nach Histologie (indolente B-Zell-Lymphome) (Tumorregister München; indolente B-Zell-Lymphome, n = 5095).

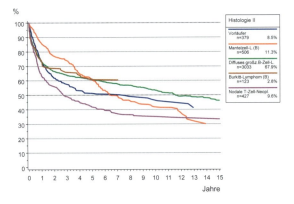

Abbildung 9 Non-Hodgkin-Lymphom – relatives Überleben stratifiziert nach Histologie (aggressive B-Zell-Lymphome und Lymphome der T- und NK-Zell-Reihe) (Tumorregister München; n = 4468).

Die relativen 15-Jahres-Überlebensraten liegen für die Gruppe der indolenten B-Zell-Lymphome im Bereich von 79 % (follikuläre L.) bis 37 % (lymphoplasmozyt. Lymphome).

relative 15-Jahres-Überlebensraten

Die aggressiven B-Zell-Lymphome zeigen erwartungsgemäß schlechtere relative 15-Jahres-Überlebensraten (diffuses großzelliges B-Zell-Lymphom 46 %, nodales T-Zell-Lymphom 33 %).

Kooperation mit dem Tumorregister München (TRM) und Zugang über Internet

- Onkologische Dokumentationsbögen können (per Telefon, Fax oder Post) bezogen werden unter:
  Dokumentationsstelle des TRM, IBE/Klinikum Großhadern,
  Marchioninistraße 15, 81377 München
  Tel.: 089 4400-74756 oder 089 4400-77750
  Fax.: 089 4400-74753
  E-Mail: tumor@ibe.med.uni-muenchen.de
- Nachsorgekalender können bezogen werden bei:
  Bayerische Landesärztekammer
  Mühlbaurstraße 16, 81677 München
  Tel.: 089 4147209
- Unter der Internetadresse www.tumorregister-muenchen.de sind Daten zur Inzidenz und Mortalität sowie tumorspezifische Auswertungen mit Basisstatistiken, Survivalanalysen und speziellen Auswertungen auch online verfügbar. Des Weiteren finden sich hier weitere Informationen über das Tumorregister München sowie die Jahresberichte des TRM.
- Für die geschlossene Benutzergruppe der am Tumorregister München mitwirkenden Versorgungsträger (Kliniken und Ärzte) besteht ein passwortgeschützter Online-Zugang zu ausführlichen epidemiologischen und klinikspezifischen Auswertungen (siehe Klinik-/Arzt-Impressum).

Erklärung zu Interessenkonflikten

Die Autoren geben keine Interessenkonflikte an.

Literatur

Armstrong AA, Alexander FE, Cartwright R (1998) Epstein-Barr virus and Hodgkin's disease: further evidence for the three disease hypothesis. Leukemia 12: 1272–1276

Birkeland SA, Storm HH (1995) Cancer risk after renal transplantation in the nordic countries, 1964–1986. Int J Cancer 60: 183–189

Cleghorn FR, Manns A (1995) Effect of human T-lymphotropic virus type I infection on non-Hodgkin's lymphoma incidence. J Natl Cancer Inst 87: 1009–1014

Dal Maso L, Franceschi S (2003) Risk of cancer in persons with AIDS in Italy, 1985–1998. Br J Cancer 89: 94–100

Eck M, Schmausser B (1997) MALT-type lymphoma of the stomach is associated with Helicobacter pylori strains expressing the Cag A protein. Gastroenterology 112: 1482–1486

Filipovich AH, Mathur A (1992) Primary immunodeficiencies: genetic risk factors for lymphoma. Cancer Res 52: 5465s–5467s

Forman D, Bray F, Brewster DH et al (2013) Cancer incidence in five continents, Vol. X. IARC, Lyon. http://ci5.iarc.fr

Goodlad JR, Davidson MM (2000) Primary cutaneous B-cell lymphoma and Borrelia burgdorferi infection in patients from the highlands of Scotland. Am J Surg Pathol 24(9): 1279–1285

Green P, Fleischauer A (2003) Risk of malignancy in patients with celiac disease. Am J Med 115: 191–195

Hardell L, Eriksson M (1994) Exposure to phenoxyacetic acids, chlorophenols, or organic solvents in relation to histopathology, stage and anatomical localisation of NHL. Cancer Res 54: 2386–2389

Hardell L, Eriksson M (1999) A case control study of NHL and exposure to pesticides. Cancer 85: 1353–1360

Howlander N, Noone AM, Krapcho M et al (eds) (2018) SEER Cancer Statistics Review, 1975–2016. National Cancer Institute, Bethesda, MD. http://seer.cancer.gov/csr/1975_2016/, based on November 2018 SEER data submission, posted to the SEER web site, April 2019

Kauppi M, Pukkala E (1997) Elevated incidence of hematologic malignancies in patients with rheumatoid arthritis (Finland). Cancer Causes Control 8: 201–204

Mc Michael AJ, Giles GG (1996) Have increases in solar ultraviolet exposure contributed to the rise in incidence of non-Hodgkin's lymphoma? Br J Cancer 73: 945–950

Mellemkjaer L, Andersen V (1997) Non-Hodgkin's lymphoma and other cancers among a cohort of patients with systemic lupus erythematosus. Arthritis Rheum 40(4): 761–768

Mellemkjaer L, Linet MS (1996) Rheumatoid arthritis and cancer risk. Eur J Cancer 32A, 10: 1753–1757

Morton LM, Turner JJ, Cerhan JR et al (2007) Proposed classification of lymphoid neoplasms for epidemiologic research from the Pathology Working Group of the International Lymphoma Epidemiology Consortium (InterLymph). Blood 110: 695–708

Robert Koch-Institut (RKI) (2011) Gesundheitsberichterstattung und Epidemiologie: Dachdokumentation Krebs. Interaktive Datenbankabfragen. http://www.rki.de

Robert Koch-Institut (RKI) und die Gesellschaft der epidemiologischen Krebsregister in Deutschland e. V. (GEKID) (Hrsg) (2017) Krebs in Deutschland 2013/2014. Häufigkeiten und Trends. 11. Ausgabe, Berlin

Schottenfeld D, Fraumeni JF (1996) Cancer epidemiology and prevention. 2nd ed. Oxford University Press, New York, Oxford

Sigurgeirsson B, Agnarsson B (1994) Risk of lymphoma in patients with dermatitis herpetiformis. BMJ 308: 13–15

Swerdlow AJ (2003) Epidemiology of Hodgkin's disease and non-Hodgkin´s lymphoma. Eur J Nucl Med Mol Imaging 30(Suppl 1): S3–S12

Swerdlow SH et al (2008) WHO classification of tumours of haematopoietic and lymphoid tissues. International Agency for Research on Cancer, Lyon

Tumorregister München (TRM) (2019) http://www.tumorregister-muenchen.de

Weng WK, Levy S (2003) Hepatitis C virus and lymphoma genesis. Leuk Lymphoma 44(7): 1113–1120

Young LS, Murray PG (2003) Epstein-Barr virus and oncogenesis: from latent genes to tumors. Oncogene 22: 5108–5121

Pathologisch-anatomische Grundlagen maligner Lymphome

M. Kremer, S. Ihrler, M. Rudelius

Schlagwörter

- WHO-Klassifikation • Zytomorphologie • Beckenkammbiopsie
- Immunhistochemie • Molekulargenetik

Maligne Lymphome sind primäre Neoplasien des physiologischen oder erworbenen lymphatischen Gewebes. Unterschieden werden die verschiedenen Formen des Hodgkin-Lymphoms (HL) und der Non-Hodgkin-Lymphome (NHL), nach der Lokalisation primär nodale und extranodale maligne Lymphome. Die morphologische und biologische Vielfalt maligner Lymphome führte in der Vergangenheit zu international uneinheitlichen Klassifikationen (z. B. *Rappaport* 1966 (Rappaport 1966); *Lukes* und *Collins* 1974 (Lukes et al. 1974); Kiel-Klassifikation 1975, 1992 (Lennert et al. 1975, Lennert et al. 1992); Working Formulation 1982 (The Non-Hodgkin´s Lymphoma Pathologic Classification Project 1982)). Durch die 2001 und 2008 erfolgte Publikation der WHO-Klassifikation der Neoplasien hämatopoetischer und lymphatischer Gewebe (Jaffe et al. 2008) wurde die Grundlage für eine international einheitliche und universell anwendbare Klassifikation der Lymphome gelegt.

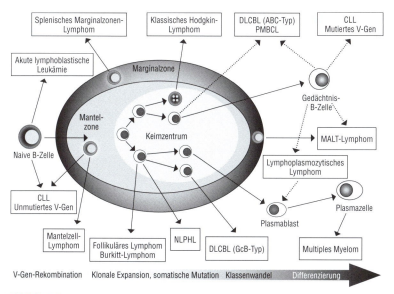

Abbildung 1 Pathoanatomische Zuordnung der Lymphome.

Tabelle 1 WHO-Klassifikation für Neoplasien des lymphatischen Gewebes (2017), modifiziert.

B-Zell-Neoplasien	T-Zell-Neoplasien
Vorläufer-B-Zell-Neoplasien B-lymphoblastische(s) Leukämie/Lymphom	Vorläufer-T-Zell-Neoplasien T-lymphoblastische(s) Leukämie/Lymphom
Reife B-Zell-Neoplasien Chronische lymphatische Leukämie vom B-Zell-Typ / lymphozytisches Lymphom Prolymphozytenleukämie vom B-Zell-Typ Haarzell-Leukämie Lymphoplasmozytisches Lymphom Follikuläres Lymphom Primäres kutanes Follikelzentrums-Lymphom Mantelzell-Lymphom Splenisches Marginalzonen-Lymphom Extranodales Marginalzonen-Lymphom vom Typ des Mukosa-assoziierten lymphatischen Gewebes (MALT-Lymphom) Nodales Marginalzonen-Lymphom Diffuses großzelliges B-Zell-Lymphom (NOS) T-Zell-/Histiozyten-reiches großzelliges B-NHL Primäres kutanes diffuses großzelliges B-NHL Primäres großzelliges B-NHL des ZNS EBV+ diffuses großzelliges B-NHL EBV+ mukokutane Ulzeration Primär mediastinales großzelliges B-NHL Intravaskuläres diffuses großzelliges B-NHL ALK+ großzelliges B-NHL Primäres Ergusslymphom (HHV8+) Plasmoblastisches Lymphom Burkitt-Lymphom High-grade B-Zell-Lymphom Plasmozytom (solitär ossär, primär extraossär) Multiples Myelom (Plasmazell-Myelom)	Reife T-Zell-Neoplasien Prolymphozytenleukämie vom T-Zell-Typ T-Zell-Leukämie vom azurgranulierten Typ Aggressive NK-Zell-Leukämie Adulte T-Zell-Leukämie/Lymphom (HTLV1+) Peripheres T-Zell-Lymphom, nicht subspezifiziert Angioimmunoblastisches T-Zell-Lymphom und nodale T-Zell-Lymphome der follikulären T-Helfer-Zellen (FTH) Anaplastisch-großzelliges T-Zell-Lymphom (ALK-positiv) Anaplastisch-großzelliges T-Zell-Lymphom (ALK-negativ) Extranodales NK/T-Zell-Lymphom Enteropathie-assoziiertes T-Zell-Lymphom Hepatosplenisches T-Zell-Lymphom Subkutanes Pannikulitis-artiges T-Zell-Lymphom Mycosis fungoides Sézary-Syndrom Kutanes Gamma-Delta-T-NHL

Tabelle 1 WHO-Klassifikation für Neoplasien des lymphatischen Gewebes (2017), modifiziert. (Forts.)

B-Zell-Neoplasien	T-Zell-Neoplasien
B-Zell-Lymphoproliferationen mit variablem malignem Potenzial Lymphomatoide Granulomatose B-Zell-post-Transplant-Lymphoproliferationen	T-Zell-Lymphoproliferationen mit variablem malignem Potenzial Kutane CD30+ Lymphoproliferationen Lymphomatoide Papulose Primär kutanes großzellig anaplastisches T-NHL
Hodgkin-Lymphom	
Klassisches Hodgkin-Lymphom *Subtypen:* Hodgkin-Lymphom, noduläre Sklerose (Grad I und II) Hodgkin-Lymphom, Mischtyp Hodgkin-Lymphom, lymphozytenarm Klassisches Hodgkin-Lymphom, lymphozytenreich (nodulärer und diffuser Subtyp) Noduläres lymphozyten-prädominantes Hodgkin-Lymphom (noduläres Paragranulom)	

Die Neuauflage der WHO-Klassifikation von 2017 (Tabelle 1) beruft sich in Grundzügen auf das Konzept der Kiel-Klassifikation (Lennert et al. 1975, Lennert et al. 1992), die verschiedenen Lymphomtypen den unterschiedlichen Reifungsstufen normaler Lymphozyten der B- und T-Zell-Reihe zuzuordnen (Abbildung 1). Die WHO-Klassifikation geht aber über eine rein morphologisch-immunphänotypische Einteilung hinaus und versucht Krankheitsentitäten unter Berücksichtigung klinischer, morphologischer, immunphänotypischer sowie zyto- und molekulargenetischer Befunde zu definieren. So definieren das Alter des Patienten (junges Alter oder hohes Alter) und die Lokalisation bestimmte Entitäten, wie z. B. das pädiatrische Marginalzonen-Lymphom oder das pädiatrische folikuläre Lymphom. In den letzten 20 Jahren ist man sich außerdem morphologischer und immunphänotypischer Gemeinsamkeiten einzelner Lymphome bewusst geworden, welche mit Genexpressionsprofilen belegt werden konnten. So ist z. B. in einzelnen Fällen eine klare Trennung zwischen klassischem Hodgkin-Lymphom und großzelligem B-Zell-Lymphom nicht sicher möglich. Diese Grenzfälle werden in der WHO 2017 getrennt klassifiziert; das Ziel ist es, durch neue genetische oder biologische Erkenntnisse eine klinisch relevante Subklassifikation dieser aggressiven Lymphome zu erzielen.

Genexpressionsprofile

Materialentnahme und -aufarbeitung

Bei der Entnahme von Lymphknoten ist zur Gewährleistung einer optimalen Diagnostik zu beachten, dass immer ein vollständiger Lymphknoten ohne Quetschung entnommen wird, da in der Lymphknotendiagnostik nicht nur die zytologische Analyse, sondern auch die Beurteilung der Makro- und Mikroarchitektur

Fixation des Organs wichtig ist. Eine gute Fixation ist wesentliche Voraussetzung für eine optimale Diagnostik. Da in den allermeisten Fällen eine exakte Lymphomdiagnose an Paraffinschnitten von optimal Formalin-fixiertem Gewebe möglich ist, wird empfohlen, im Regelfall den Lymphknoten sofort nach Entnahme in ausreichender Menge gepuffertem Formalin (4 %, entspricht einer 1 : 10 Verdünnung der 37 %igen Stammlösung) zu fixieren. An Institutionen mit der Möglichkeit der Frischgewebsasservierung (Tumorbank) sollte auf jeden Fall ein Teil des Materials kryokonserviert werden. Dabei ist dringend auf die Einhaltung kurzer Zeitspannen (unter 30 Minuten) bis zur Weiterbearbeitung des Materials durch den Pathologen zu achten.

Grundlage jeder Lymphomdiagnostik bleibt der strukturelle Lymphknotenbefund und die Beurteilung der Zytomorphologie mit Standardfärbungen an optimalem Paraffinmaterial (HE, Giemsa, PAS und Gomori). Für die Subtypisierung der NHL ist eine grundlegende immunhistochemische Charakterisierung heute als Standard zu betrachten und sollte im Bedarfsfall durch Übersendung an Institutionen mit entsprechender Erfahrung in der hämatopathologischen Diagnostik gewährleistet werden. Molekularpathologische Techniken stellen für einen Teil der Fälle eine hilfreiche Ergänzung dar, in einigen Fällen sind sie zur Subcharakterisierung mittlerweile zwingend.

Beckenkammbiopsie Eine Beckenkammbiopsie mit Knochenmarkaspiration ist evtl. im Rahmen der Staginguntersuchung notwendig. Die Biopsie sollte idealerweise mindestens 5 Markräume erfassen, was in der Regel durch einer Länge von 2 cm gewährleistet ist. Auch sollte sie, ähnlich der Lymphknotenentnahme, unmittelbar nach Entnahme mit gepuffertem Formalin (4 %, entspricht einer 1 : 10 Verdünnung der 37 %igen Stammlösung) fixiert werden und schnellstmöglich in die Pathologie übersendet werden. Nach EDTA-Entkalkung und Paraffineinbettung steht das Material so für gezielte Zusatzuntersuchungen wie Histochemie, Immunhistochemie und molekulare Untersuchungen zur Verfügung. Alternative Fixantien liefern z. T. zwar bessere morphologische Details, schränken aber die Möglichkeiten von Zusatzuntersuchungen ein. Eine sog. Plastikeinbettung der Beckenkammtrepanate wird heute wegen der eingeschränkten immunphänotypischen und molekularen Analyse nicht mehr durchgeführt.

Non-Hodgkin-Lymphome

Die verschiedenen Lymphomtypen lassen sich aus der B- und T-Lymphozyten-Reihe bzw. aus den Populationen des Lymphfollikels und des Parakortex und den damit eng assoziierten Strukturen ableiten.

B-Zell-Neoplasien

Umlagerung der Immunglobulin-Gene Alle Lymphome der B-Zell-Reihe zeigen eine (zumindest inkomplette) Umlagerung der Immunglobulin-Gene und sind grundsätzlich in der Lage, Immunglobuline zu bilden, durch deren Nachweis an der Zellmembran (verlässlich nur am Gefrierschnitt) oder im Zytoplasma (auch am Paraffinschnitt) sie mit immunhistochemischen Methoden charakterisiert werden können.

Vorläufer-B-Zell-lymphoblastische(s) Leukämie/Lymphom

(Siehe auch Manual „Leukämien".)
Definition: Eine Neoplasie aus Lymphoblasten der B-Zell-Reihe, die meist primär als akute lymphatische Leukämie (ALL) das Knochenmark betrifft und sich selten primär als lokaler Tumor in Lymphknoten oder extranodal manifestiert. Bei Nachweis eines extramedullären Tumors ohne Beteiligung des Knochenmarks ist der Fall als Vorläufer-B-Zell-lymphoblastisches Lymphom zu klassifizieren. 75 % der Fälle betrifft Kinder unter sechs Jahren. Die Genetik ist prognostisch wichtig und beeinflusst die Therapie.

ALL

Inzidenz: 80 % der Leukämien im Kindesalter, 20 % der Leukämien der Erwachsenen.
Ursprungszelle: Naive B-Zelle.
Morphologie: Die Lymphoblasten sind etwas größer als normale Lymphozyten und zeigen runde Kerne mit fein granulärem Chromatin und unauffälligen Nukleolen sowie einem sehr schmalen Zytoplasmasaum. Es finden sich zahlreiche Mitosen – hohe Proliferationsrate.
Immunphänotyp: TdT$^+$, CD19$^+$, CD79a$^+$, CD22$^+$, CD20$^{-/+}$, CD10 (CALLA)$^{+/-}$, HLA-Dr$^+$, sIg$^-$, cMu$^{-/+}$, Pax 5$^+$, CD34$^{+/-}$.

Genetik: Mehrere prognostisch relevante Subgruppen:
1. t(9;22)(q34;q11.2); BCR/ABL-Rearrangement
2. 11q23 (MLL)-Rearrangements
3. IKZF1-Deletionen
4. JAK(1,2,3)-Mutationen
5. CRLF2-Translokationen
6. t(12;21)(p13;q22) (TEL/AML1)
7. t(1;19)(q23;p13.3) (PBX/E2A)
8. hypodiploid
9. hyperdiploid

Die Subgruppen 6 und 9 nehmen 50 % der Fälle ein und sind prognostisch günstiger. Die Subgruppen 3–5 können in Kombination vorliegen und zeigen eine ungünstige Prognose.

Periphere „reife" B-Zell-Neoplasien
Chronische lymphozytische Leukämie/ kleinzelliges, lymphozytisches B-Zell-Lymphom (CLL)

CLL

Definition: Eine Neoplasie aus kleinen runden B-Lymphozyten mit Beteiligung von peripherem Blut, Knochenmark, Lymphknoten sowie variabler Beteiligung von Milz und Leber. 90 % der Fälle entsprechen der chronischen lymphatischen Leukämie; Fälle des lymphozytischen B-Zell-Lymphoms mit extramedullärer Beteiligung und nur wenigen leukämischen Zellen im Blut (< 5,0 x 10^9/l) sind selten.
Inzidenz: 20/100 000, Altersgipfel 65 Jahre, häufigste familiäre Leukämie.
Mögliche Ursprungszelle: Post-Keimzentrums-Zelle, Antigen-gereift (experienced).

Morphologie:
- Lymphknoten: Monotone, diffuse Infiltration durch vorherrschend kleine, „reife" Lymphozyten. Cluster von größeren Zellen (Paraimmunoblasten), welche als Proliferationszentren bezeichnet werden.
- Knochenmark: Die Infiltration des Knochenmarks, die zum Zeitpunkt der Diagnosestellung in einem Großteil der CLL vorhanden ist, zeigt ein noduläres oder interstitielles, seltener diffuses Infiltrationsmuster.

Immunphänotyp: sIgM$^+$ (schwach), sIgD$^{+/-}$, CD19$^+$, CD20$^+$ (schwach), CD79a$^+$, CD22$^{+/-}$, CD23$^+$, CD43$^+$, CD5$^+$, CD200$^+$, CD49d, CD10$^-$, CD11c$^{-/+}$ (schwach), ZAP-70$^{+/-}$, Cyclin D1$^-$.

Genetik: Klonale IgH-Umlagerung, Trisomie 12 (15 %), Del 13q14 (50 %), 11q– (14 %), 6q–, 17q– (10 %). Notch1/2-Mutationen.

Prognostische Faktoren: Von prognostischer Relevanz ist neben dem klinischen Stadium nach *Rai* und *Binet* der Mutationsstatus der Immunglobulin-Gene. Fälle mit unmutierten IgVH-Genen, meist assoziiert mit Expression des ZAP-70-Proteins, zeigen eine ungünstigere Prognose als Fälle mit abgelaufener somatischer Hypermutation. Ebenso weisen Fälle mit hoher Expression von CD38 (> 30 % der Zellen positiv) ein schlechteres Ansprechen auf die Therapie und einen schlechteren Krankheitsverlauf auf.

Besonderheiten: In circa 3–5 % der Fälle geht die CLL in ein großzelliges B-Zell-Lymphom über (sog. Richter-Transformation). Morphologisch entspricht dieses Lymphom meist einem diffusen großzelligen B-Zell-Lymphom, teils mit Immunoblasten, teils auch mit Hodgkin-ähnlichen Zellen. Die Richter-Transformation entspricht klonal mehrheitlich einer echten Transformation, seltener einer klonal unverwandten Zweitneoplasie.

Ungefähr 3 % gesunder Erwachsener über 40 Jahre weisen eine CD5$^+$ monoklonale B-Zell-Population (< 5,0 x 10^9/l) im Blut auf. Häufig weisen diese Zellen dieselben genetischen Aberrationen (z. B. Del 13q14) wie eine sporadische CLL auf, jedoch zeigen nur ca. 2 % der Fälle einen Progress zu einer CLL. Man hat sich geeinigt, diese Fälle als monoklonale B-Zell-Lymphozytose (MBL) zu klassifizieren; noch ist nicht bekannt, welche Faktoren zu einem Progress zu einer CLL beitragen und als Frühform der CLL gewertet werden können.

Prolymphozytische Leukämie

Siehe Kapitel „Immunzytologische Untersuchungen bei malignen Lymphomen" und Kapitel „Chronische lymphatische Leukämie".

Lymphoplasmozytisches Lymphom (LPL)/Morbus Waldenström

Definition: Eine klinisch indolente Neoplasie aus kleinen B-Lymphozyten, plasmozytoiden Lymphozyten und Plasmazellen. Hauptsächlich sind das Knochenmark, eventuell auch die Milz und Lymphknoten infiltriert. Morbus Waldenström ist definiert als LPL mit Assoziation mit einem monoklonalen Serumprotein (IgM-Gammopathie) mit Hyperviskosität oder Kryoglobulinämie. Da eine Reihe von reifzelligen B-NHL eine partielle bis ausgedehnte plasmazelluläre bzw. sekretorische Differenzierung aufweisen können (häufig bei Marginalzonen-Lymphom und CLL, seltener bei Mantelzell-Lymphom), müssen diese ausgeschlossen werden.

Inzidenz: 1,5 % der nodalen Lymphome, Altersgipfel 63 Jahre.

Ursprungszelle: Post-Keimzentrums-Zelle, Antigen-gereift.

Morphologie:
- Knochenmark: Neben der eher diffusen Infiltration kleiner reifer Lymphozyten mit der oben angegebenen plasmozytoiden Differenzierung sind Mastzellen im neoplastischen Infiltrat typisch.
- Lymphknoten: Das morphologische Bild wird beherrscht von kleinen Lymphozyten, wobei hier aber zusätzlich plasmozytoide Zellen und Plasmazellen samt ihren Vorläufern, den Immunoblasten, erkennbar sind. Die plasmozytoiden Zellen besitzen basophiles Zytoplasma, aber lymphozytenartige Kerne. Typisch sind zytoplasmatische oder intranukleäre Einschlüsse, meist von IgM (sog. Dutcher-Bodies). Proliferationszentren wie bei der CLL fehlen.

Immunphänotyp: sIg meist IgM^{++}, cIg$^+$, CD19$^+$, CD20$^+$, CD22$^+$, CD79a$^+$, CD 103$^-$, LEF1$^-$, CD43$^{+/-}$; meist IgD$^-$, CD5$^{-/+}$, CD10$^-$.

Genetik: Neben der klonalen IgH-Umlagerung ist der Nachweis der MYD88 L265P-Mutation in mehr als 80 % der LPL beschrieben und mittlerweile als diagnostisch für diese Entität anzusehen. Del 6q und Zugewinn von Chromosom 6p ist in über 40 % bzw. 15 % nachweisbar. Notch2- und CXCR4-Mutationen sind selten nachweisbar und hinsichtlich ihrer prognostischen Aussagekraft noch nicht abschließend bewertet. Translokationen t(9;4)(p13;q32) sind selten.

MYD88 L265P-Mutation

Prognostische Faktoren: Klinisches Stadium nach dem kürzlich entwickelten internationalen prognostischen „Scoring"-System. Sichere genetische oder molekularpathologische Marker konnten bisher nicht identifiziert werden. Eine Progression in ein high-grade NHL ist eher selten.

Besonderheiten: Autoimmunphänomene (z. B. Hämolyse) sind häufig; bei IgM-Ablagerung kann es zu peripheren Neuropathien und Nierenversagen kommen.

Mantelzell-Lymphom

Definition: Das Mantelzell-Lymphom (MCL) ist durch die konstante (> 95 %) Expression von Cyclin D1 charakterisiert. Betroffen sind vorwiegend ältere Patienten mit einer auffälligen männlichen Präponderanz (3–7 : 1). Zum Zeitpunkt der Diagnosestellung liegt meist eine disseminierte Erkrankung mit Splenomegalie und Knochenmarkbefall vor. Die Prognose ist schlecht (5-Jahres-Überlebensrate: 11 %).

Expression von Cyclin D1

Inzidenz: 0,42/100 000, Altersgipfel: 60 Jahre.

Ursprungszelle: Prä-Keimzentrums-Zelle, naive Follikelmantelzelle.

Morphologie:
- Lymphknoten: Diffuse, teils noduläre oder perifollikuläre Infiltration. Das Infiltrationsmuster hat keinen Einfluss auf die Prognose. Das Infiltrat besteht aus kleinen bis mittelgroßen Lymphozyten mit kaum erkennbarem Zytoplasmasaum und unregelmäßiger Kernmembran („Zentrozyt"). Größere Zellformen fehlen, eingestreut findet man manchmal typischerweise „nackte" Keimzentren. Die intranodalen Blutgefäße zeigen oft eine auffällige Hyalinisierung. Die blastoide Variante des Mantelzell-Lymphoms ist durch eine höhere Proliferationsrate und aggressiveres Verhalten ausgezeichnet. Sie ist morphologisch durch mehr blastenartig anmutende Zellen mit offenem Chromatin charakterisiert.

- Knochenmark: Das Infiltrationsmuster zeigt eine mehr „landkartenartige" Verteilung und unterscheidet sich hierdurch von der eher nodulären Infiltration bei der CLL, zumindest in frühen Stadien. Es findet sich eine intraläsionale Fibrose.

Immunphänotyp: sIgM$^+$, sIgD$^+$, l > k, Cyclin D1^{+++}, CD5$^+$, CD19$^+$, CD20$^+$, CD22$^+$, CD79a$^+$, CD43$^+$, SOX11 $^+$, p27$^-$ (Ausnahme: blastoide Variante p27$^+$), CD10$^{-/+}$, BCL-6$^-$, CD23$^-$, CD11c$^-$.

Genetik: Klonale IgH-Umlagerung. Somatische Hypermutationen sind selten. Die Translokation t(11;14)(q13;q32) oder das sogenannte *BCL-1*-Rearrangement bringt den CCND1/PRAD1-Lokus in die Nähe des IgH-Rezeptors und führt zu einer Überexpression von Cyclin D1, die in nahezu allen Mantelzell-Lymphomen auf mRNA-Ebene und immunhistochemisch nachweisbar ist. Alterationen des *p53*- und *p16*-Gens sind beim klassischen Mantelzell-Lymphom selten, wurden aber bei der blastoiden Variante beschrieben.

Prognostische Faktoren: Ein geringer Teil der Mantelzell-Lymphome zeigt einen eher indolenten Verlauf. Die Proliferationsaktivität und die immunhistochemische Expression von *p53* sind die wichtigsten prognostischen Faktoren in Mantelzell-Lymphomen, sie können durch den Mitoseindex, den Proliferationsindex (Ki67) oder durch die Proliferationssignatur (DNA-Mikroarrays) bestimmt werden. Blastoide Mantelzell-Lymphome sind mit einer signifikant kürzeren Überlebenszeit assoziiert.

Besonderheiten: Etwa 40 % der Fälle manifestieren sich primär extranodal, häufig als disseminierter gastrointestinaler Befall unter dem Bild einer sogenannten *lymphomatösen Polypose* (insbesondere Magen, Darm, Waldeyer'scher Rachenring). In Genexpressionsstudien wurden Lymphome mit einer Mantelzell-Lymphom-Signatur identifiziert, welche keine t(11;14)-Translokation oder Cyclin-D1-Überexpression aufweisen. Diese Cyclin-D1-negativen Mantelzell-Lymphome verhalten sich wie die typischen Mantelzell-Lymphome, lassen sich jedoch immunhistochemisch durch die Expression von *SOX11* bzw. molekulargenetisch durch den Nachweis einer Cyclin-D2-Translokation von anderen Lymphomen abgrenzen.

In jüngeren Publikationen wurde, ganz ähnlich den follikulären Lymphomen, das In-situ-Mantelzell-Lymphom beschrieben. Es handelt sich um klonale lymphatische Populationen, die in einem Teil eines Lymphknotens nachweisbar sind und deren klinische Bedeutung derzeit noch nicht ganz klar ist. Eine Evolution in ein Mantelzell-Lymphom kann, muss aber nicht auftreten. Allerdings zeigte eine retrospektive Analyse bei Patienten mit Mantelzell-Lymphomen, dass fast ein Drittel der Patienten ein In-situ-MCL zwischen 2 und 86 Monaten vor Diagnosestellung des Mantelzell-Lymphoms aufwiesen (Adam et al. 2012).

Follikuläres Lymphom (FL)

Definition: Das follikuläre Lymphom ist *das häufigste nodale B-Zell-Lymphom* und macht etwa 25–30 % aller NHL aus. Es tritt vorwiegend im mittleren bis höheren Lebensalter auf und liegt meist in einem fortgeschrittenen Stadium vor. Das FL spricht gut auf eine Therapie an, rezidiviert jedoch häufig.

Inzidenz: 1,7–3/100 000, Altersgipfel: 57 Jahre.

Ursprungszelle: Keimzentrumszelle.

Morphologie:
- Lymphknoten: Das FL besteht aus einer gemischten Population von Zentroblasten und Zentrozyten in follikulärer Anordnung. Ein zumindest herdförmig diffuses Wachstumsmuster kann vorkommen. In bis zu 10 % der Fälle kann auch ein Marginalzonen-Wachstumsmuster beobachtet werden. FL wurden nach WHO in drei Grade unterteilt, die den Zentroblastenanteil innerhalb von 10 HPF zufällig ausgesuchter neoplastischer Keimzentren widerspiegeln. Diese Graduierung wird in der neuen Auflage der WHO-Klassifikation trotz der schwierigen Reproduzierbarkeit beibehalten, wobei Grad I und II dem Grad III gegenübergestellt werden. Grad III wird in Grad IIIa und IIIb unterteilt. Grad IIIb entspricht biologisch einem high-grade Lymphom.
- Knochenmark: Bei etwa 50 % der Patienten liegt initial ein Knochenmarkbefall vor, der eine charakteristische Verteilung zeigt: Die neoplastischen Infiltrate schmiegen sich meist tapetenartig an die Knochentrabekel an und zeigen eine auffällige Fibrose des Retikulinfasernetzes. Diese verhindert oft die Aspiration bei der zytologischen Untersuchung. Eine Staginguntersuchung beim FL sollte daher immer auch eine Stanzbiopsie beinhalten.

Immunphänotyp: sIg$^+$ (IgM$^{+/-}$ > IgD > IgG > IgA), CD79a$^+$, CD20$^+$, CD10$^+$, BCL-2$^+$, BCL-6$^+$, CD5$^-$, Cyclin D1$^-$, CD43$^-$; CD23 oder CD21 zeigen die follikulär dendritischen Zellen der Keimzentren.

Genetik: Klonale IgH-Umlagerung mit weitergehender somatischer Hypermutation der Immunglobulin-Gene als Ausdruck des Keimzentrumsstatus. Nahezu in allen Fällen (70–90 %) besteht die Translokation t(14;18)(q32;q21), die sogenannte *BCL-2*-Umlagerung, die den BCL-2-Lokus auf Chromosom 18 in den IgH-Lokus auf Chromosom 14 transloziert. Als Konsequenz daraus ergibt sich eine Apoptoseresistenz durch die Überexpression von *BCL-2*. Weiter finden sich häufig Zugewinne auf Chromosom 7 und 18 sowie Alterationen auf Chromosom 17p (p53-Lokus) und Chromosom 9p (p15-, p16-Lokus).

BCL-2-Umlagerung

Kürzlich wurden auch wie bei anderen niedrig malignen Non-Hodgkin-Lymphomen Notch1/2-Mutationen in bis zu 7 % der FL beschrieben. Notch1/2-mutierte FL zeigen häufiger eine Milzbeteiligung und häufiger einen Progress in ein DLBCL.

Notch1/2-Mutationen

Prognostische Faktoren: Neben klinischen Faktoren (FLIPI) ist vor allem der histologische Grad prognostisch entscheidend. FL Grad III sind durch einen klinisch aggressiveren Verlauf gekennzeichnet. Histologische Infiltrationsmuster, insbesondere diffuse Areale, scheinen nur prognostisch ungünstig in FL Grad III, nicht aber in FL Grad I oder II.

Besonderheiten/Varianten:

Varianten

- FL des Kindesalters: Selten tritt ein FL im Kindesalter unter 20 Jahren auf. Es zeigt dann eine männliche Präponderanz mit meist lokalisiertem Befall und trotz blastärer Zytologie eine günstige Prognose. Charakteristischerweise fehlt meist die Translokation t(14;18)(q32;q21).
- Kutanes FL: Dieses häufige B-NHL der Haut zeigt ebenfalls selten die *BCL-2*-Translokation t(14;18)(q32;q21), ist meist auf die Haut beschränkt und spricht gut auf eine lokale Therapie an.
- Primär intestinales FL: Die häufigste extranodale Manifestation ist der Gastrointestinaltrakt. Die meisten Patienten mit duodenalem FL weisen ein lokalisiertes Stadium auf und zeigen ein exzellentes Überleben auch ohne Therapie.

- Intrafollikuläre Neoplasie (FL in situ): Gruppen intrafollikulärer B-Zellen mit kräftiger *BCL-2*-Expression und *BCL-2*-Translokation werden als intrafollikuläre Neoplasie bezeichnet, wenn nicht gleichzeitig ein FL in anderer Lokalisation vorliegt. Intrafollikuläre Neoplasien zeigen eine kleinere Anzahl genetischer Aberrationen und gehen in ca. 10 % in ein FL über. FL in situ werden auch in Assoziation mit anderen Non-Hodgkin-Lymphomen beobachtet.
- Transformation: Etwa 25–40 % der Patienten mit FL machen im Laufe der Erkrankung eine Aggressivitätssteigerung durch, morphologisch meist gekennzeichnet durch eine Transformation in ein diffuses großzelliges B-NHL.
- Gewisse molekulare Alterationen sind mit einem erhöhten Risiko für eine Transformation eines FL in ein DLBCL vergesellschaftet: Del 1p, Del 6q, Zugewinne auf Chromosom 7 und 12, Mutationen in *CD79b*, *MYD88*, *CARD11*, *SOCS1*, *BCL-2*, *MLL2*.

Extranodales Marginalzonen-B-Zell-Lymphom vom MALT-Typ

Definition: Klassisches Beispiel eines primär extranodalen NHL. Ausgangspunkt ist selten physiologisch vorhandenes (Tonsillen, Dünndarm etc.), meist dagegen durch chronische, häufig autoimmun bedingte Entzündung erworbenes lymphatisches Gewebe (MALT: Mucosa Associated Lymphoid Tissue) des Gastrointestinaltrakts, der Schilddrüse und anderer Drüsen. Knapp 50 % manifestieren sich im Magen (in über 90 % der Fälle mit Assoziation zu einer chronischen *Helicobacter-pylori*-Gastritis), etwa jeweils gut 10 % in Speicheldrüsen (bei Morbus Sjögren) und Schilddrüse (bei Hashimoto-Thyreoiditis), wenigere in Lunge, Orbita sowie weiteren extranodalen Lokalisationen. Die häufige Entstehung nicht aus physiologischem lymphatischem Gewebe, sondern aus pathologischem antibakteriellem (Magen) oder autoimmunem (Speicheldrüsen oder Schilddrüse) lymphatischem Gewebe bedingt eine Reihe von klinischen, pathohistologischen und therapeutischen Besonderheiten.

Inzidenz: 7–8 % aller B-Zell-Lymphome, Altersgipfel: 61 Jahre.

Ursprungszelle: Post-Keimzentrums-Zelle, Marginalzonen-B-Zelle (Gedächtniszelle).

Morphologie: Relativ monomorphe Zellpopulation aus Zentrozyten-ähnlichen bzw. monozytoiden B-Zellen mit variabler plasmazellulärer Differenzierung (in einem Drittel der Fälle; DD lymphoplasmozytisches Lymphom) in verbreiterten und interfollikulär konfluierenden Marginalzonen-Arealen, in späteren Stadien mit sekundärer Kolonisierung von reaktiven Keimzentren (DD: follikuläres bzw. Mantelzell-Lymphom). Charakteristisch ist ein organoides Wachstumsmuster mit Epitheliotropismus zu Drüsen- und Gangstrukturen, teilweise mit Ausbildung sog. lymphoepithelialer Läsionen (nicht diagnostisch in Speicheldrüsen-Lymphomen wegen präexistentem Morbus Sjögren). Das Marginalzonen-Lymphom kann vereinzelt einen relativ hohen Anteil an Blasten aufweisen. Der Übergang von der chronischen Entzündung zum Lymphom ist vermutlich häufig langsam, daraus resultieren relativ zahlreiche diagnostisch schwierig einzuordnende Übergangsstadien. Hier sind ausreichend große und gut erhaltene Biopsien notwendig.

Knochenmark: Intrasinusoidales Infiltrationsmuster (selten in lokalisierten Stadien).

Immunphänotyp: sIg$^+$ (M > G oder A), IgD$^-$, CD5$^-$, CD10$^-$, CD19$^+$, CD20$^+$, CD22$^+$, CD79a$^+$, CD23$^-$, CD43$^{+/-}$, CD11c$^{+/-}$, Cyclin D1$^-$.

Genetik: Klonalitätsanalysen besitzen eine nur eingeschränkte Bedeutung, da in den vorausgehenden Entzündungsstadien häufig bereits eine Klonalität besteht

Assoziation zu einer chronischen Helicobacter-pylori-Gastritis

(in bis zu 60 % bei Morbus Sjögren!). Mehrere genetische Alterationen mit auffälliger Organpräferenz: Trisomie 3 oder 18 (vor allem Darm, Speicheldrüse), t(11;18)(q21;q21) in 25–50 % der Fälle (vor allem Lunge, Magen und Darm), seltener t(14;18)(q32;q21) (vor allem Orbita, Speicheldrüse und Haut), t(3;14)(p22;q32) (Schilddrüse und Orbita), t(1;14)(p22;q32) (Darm). Die Translokationen von *API2*, *MALT* oder *BCL-10* führen zu einer konstitutiven Aktivierung von NF-κB (nuclear factor κB) und damit zur Aktivierung antiapoptotischer und proliferativer Signalwege. Diese Mutationsnachweise besitzen nur geringe therapeutische Relevanz und sind nur in wenigen Zentren etabliert.

Prognostische Faktoren: Die überwiegende Zahl manifestiert sich als lokalisierte Erkrankung mit langsamem, indolentem Verlauf und gutem Ansprechen auf lokale Therapie (z. B. antibakteriell bei Helicobacter-assoziiertem Magenlymphom). Eine aggressive, systemische Therapie ist meist nicht indiziert, zumal es sich häufig um ältere Patienten mit therapierelevanten Grunderkrankungen handelt. Eine Beteiligung mehrerer extranodaler Lokalisationen (im Sinne eines sog. „homing"; z. B. Stadium IIE bei mehreren Speicheldrüsen) oder eine lokal begrenzte Lymphknotenbeteiligung stellen kein wesentliches negatives prognostisches Kriterium dar.

indolenter Verlauf

Besonderheiten: Fälle mit sekundärem Übergang in ein blastäres B-Zell-Lymphom werden der Gruppe der großzelligen diffusen B-Zell-Lymphome zugerechnet und sollten nicht als MALT-Lymphome bezeichnet werden.

Nodales Marginalzonen-B-Zell-Lymphom

Definition: Ein sehr seltener, in der neuen WHO-Klassifikation eigenständiger Lymphomtyp mit großer Ähnlichkeit des Wachstumsmusters, zytologischer Kriterien und des immunhistologischen Reaktionsmusters zu extranodalen Marginalzonen-Lymphomen, aber prognostisch etwas schlechterem Verlauf. Etwa ein Drittel der zunächst als nodales Marginalzonen-Lymphom diagnostizierten Fälle erweist sich im Verlauf bzw. bei der pathologisch-klinischen Korrelation als sekundäre Lymphknotenmitbeteiligung bei primär extranodalem Marginalzonen-Lymphom (z. B. zervikal bei Marginalzonen-Lymphom der Speicheldrüse oder der Schilddrüse).

sehr selten

Inzidenz: 1,5 % aller B-Zell-Lymphome, Altersgipfel: 55 Jahre.
Immunphänotyp: Weitgehend identisch zu extranodalem Marginalzonen-NHL.
Genetik: Bisher keine konsistenten Befunde, offensichtlich nur sehr selten Trisomie 3 oder t(11;18)(q21;q21).
Besonderheiten/Varianten: Pädiatrisches nodales Marginalzonen-Lymphom: Selten tritt ein Marginalzonen-Lymphom unter 18 Jahren auf. Es ist gekennzeichnet durch eine männliche Präponderanz und betrifft meist die zervikalen Lymphknoten in einem lokalisierten Stadium. Die Prognose ist exzellent und es wird eine konservative Therapie empfohlen.

Splenisches Marginalzonen-Lymphom

Definition: Der Name splenisches Marginalzonen-Lymphom impliziert eine große Ähnlichkeit zu anderen Marginalzonen-Lymphomen. Das splenische Marginalzonen-Lymphom ist jedoch durch klinische, immunphänotypische und genetische Faktoren gekennzeichnet, die sich klar von anderen Marginalzonen-Lymphomen unterscheiden. Es ist ein seltenes reifzelliges B-Zell-Lymphom mit bevorzugtem Befall der Marginalzone der Milz (Leitsymptom: Splenomegalie), des Kno-

Befall der Marginalzone der Milz

chenmarks und variabel des peripheren Blutes („villöse Lymphozyten"). Wichtigste klinische und morphologische Differenzialdiagnosen sind die Haarzell-Leukämie mit diffusem Infiltrationsmuster des Knochenmarks sowie das lymphoplasmozytische Lymphom.

Inzidenz: 1 % aller Lymphome; Altersgipfel: über 50 Jahre.
Ursprungszelle: Unklar.
Morphologie: Mikronoduläre Infiltrate reifer B-Zellen mit eingestreuten Zentro- oder Immunoblasten. Insbesondere Infiltration der weißen Pulpa; eine diffuse Infiltration der roten Pulpa kann jedoch vorkommen.
Knochenmark: Noduläre oder intrasinusoidale Infiltration.
Immunphänotyp: sIgM$^+$, IgD$^+$, CD5$^-$, CD10$^-$, CD19$^+$, CD20$^+$, CD22$^+$, CD79a$^+$, CD23$^-$, p27$^+$, CD43$^-$, CD11c$^{+/-}$, Cyclin D1$^-$.
Genetik: Bisher wenig konsistente Befunde; Deletionen von 7q22-36; selten Trisomie 3, keine t(11;18)(q21;q21) oder t(14;18)(q32;q21), Notch1/2-Mutationen.
Prognostische Faktoren: Splenische Marginalzonen-Lymphome mit *p53*-Mutationen, 7q Deletion und unmutierten IgVH Genen zeigen einen schlechteren klinischen Verlauf.
Besonderheiten: Circa 13 % der splenischen Marginalzonen-Lymphome transformieren in ein diffuses großzelliges B-Zell-Lymphom.

Haarzell-Leukämie

Definition: Ein seltenes reifzelliges B-Zell-Lymphom mit locker-diffuser Knochenmarkinfiltration, Infiltration der roten Milzpulpa und meist niedriger Zahl von zirkulierenden Tumorzellen. Es dominieren ältere Männer mit den Leitsymptomen Splenomegalie und Granulozyto- sowie Monozytopenie mit rezidivierenden Infekten. Eine erhebliche Retikulinfibrose bedingt häufig eine Sicca-Punktion im Aspirat.
Inzidenz: 2 % der lymphatischen Leukämien; Altersgipfel: 54 Jahre.
Ursprungszelle: Post-Keimzentrums-Zelle, evtl. Gedächtniszelle.

„Haarzellen"
Morphologie: Die sogenannten „Haarzellen" zeigen oväläre bis bohnenförmige Kerne, namensgebend sind pseudopodienartige Zytoplasmafortsätze, nur nachweisbar in Ausstrichpräparaten.
Knochenmark: Hypozelluläres Mark mit lockerer, diffuser Lymphominfiltration, Retikulinfibrose und prominenter Hypoplasie der Granulopoese.
Immunphänotyp: CD19$^+$, CD20$^+$, CD22$^+$, CD25$^+$, CD79a$^+$, CD103$^+$, CD11c$^+$, CD5$^-$, CD10$^-$, CD23$^-$, DBA44$^+$, Cyclin D1$^+$.
Genetik: Nachweis der BRAF-V600E-Mutation in nahezu allen Fällen. (Der Nachweis dieser Mutation ist nahezu diagnostisch!)
Prognostische Faktoren: Variante Haarzell-Leukämie (siehe unten) spricht schlechter auf die Therapie an und zeigt einen aggressiveren klinischen Verlauf.
Besonderheiten/Varianten: Ca. 10 % der Haarzell-Leukämien zeigen nicht nur einen massiven Befall der Milz, sondern auch eine ausgeprägte Leukozytose. Sie treten häufiger bei älteren Männern (> 70 Jahre) auf und zeigen ein ähnliches Immunprofil wie klassische Haarzell-Leukämien, sind jedoch TRAP-negativ. Es ist nicht klar, ob diese Fälle nur eine Haarzell-Leukämie-Variante oder eine distinkte Entität eines B-Zell-Lymphoms darstellen, sie werden in der WHO 2008 als Haarzell-Leukämie-Variante bezeichnet.

Diffuses großzelliges B-Zell-Lymphom (DLBCL)

Definition: Mit der morphologisch weit gefassten Definition einer diffusen Proliferation großer blastärer (zentroblastischer und immunoblastischer) B-Zellen umfasst diese Entität 30–40 % aller NHL. Es handelt sich um aggressive, bei Diagnosestellung teils fortgeschrittene Lymphome überwiegend bei älteren Menschen. Neben etwa 60 % primär nodalen DLBCL entwickeln sich etwa 40 % primär extranodal, vor allem im Gastrointestinaltrakt, daneben in zahlreichen, teils ungewöhnlichen Lokalisationen. Ein kleinerer Teil entwickelt sich durch sekundäre Transformation primär reifzelliger Lymphome, z. B. aus follikulärem Lymphom, CLL („Richter-Syndrom") und Marginalzonen-Lymphom (z. B. Magen). Aufgrund mangelnder Reproduzierbarkeit und therapeutischer Konsequenz werden früher eigenständige Typen der Kiel-Klassifikation vorläufig nur als morphologische Varianten betrachtet: zentroblastisch, immunoblastisch und anaplastisch. Genexpressionsanalysen haben eine Gruppe von DLBCL mit signifikant besserer Überlebensrate (sog. Keimzentrumstyp (GCB)) gegenüber dem aktivierten B-Zell-Typ (ABC) identifiziert. Diese Unterteilung wird inzwischen als essenziell angesehen, da zielgerichtete Therapieansätze in Entwicklung sind. Diese Unterteilung muss nicht mittels molekularpathologischer Methoden erfolgen, alternativ können auch immunhistochemische Algorithmen herangezogen werden.

ABC-Typ, GCB-Typ

Inzidenz: 30–40 % aller Non-Hodgkin-Lymphome, Altersgipfel: 70 Jahre.
Ursprungszelle: Reife Keimzentrumszelle (GCB) oder Post-Keimzentrums-Zelle (ABC).

Morphologie:
- Lymphknoten: Es dominieren große blastäre Zellen mit oder ohne prominente Nukleolen. Die Kerngröße ist größer oder gleich dem Kern einer histiozytären Zelle oder doppelt so groß wie der Kern eines normalen Lymphozyten. Das Infiltrat ist diffus, selten kann eine sinusoidale, noduläre oder interfollikuläre Infiltration vorliegen. Nekrosen sind häufig. Der Proliferationsindex (Ki67) liegt zwischen 40 % und 90 %.
- Knochenmark: Diffuses oder noduläres Infiltrationsmuster.

Immunphänotyp: sIg$^{+/-}$, cIg$^{+/-}$, BCL-2$^{+/-}$, BCL-6$^{+/-}$, CD5$^{-/+}$, CD10$^{-/+}$, CD19$^+$, CD20$^+$, CD22$^+$, CD79a$^+$, CD30$^{-/+}$.
Genetik: Die Pathogenese von DLBCL ist komplex, so können DLBCL entweder de novo oder durch eine Transformation (z. B. follikuläres Lymphom oder Marginalzonen-Lymphom) entstehen. Etwa 10 % zeigen eine *MYC*-Translokation, diese kann in ca. 20 % der Fälle mit einer *BCL-6*- oder *BCL-2*-Translokation kombiniert sein. Da diese Fälle eine sehr schlechte Prognose aufweisen, werden sie nach der aktuellen WHO-Klassifikation nicht als diffuses großzelliges B-Zell-Lymphom, sondern als high-grade B-Zell-Lymphom mit *MYC*- und *BCL-2*- und/oder *BCL-6*-Translokation klassifiziert.
Prognostische Faktoren: Neben dem klinischen revidierten Internationalen Prognostischen Index, welcher unter anderem das Alter und das Stadium berücksichtigt, sind die wichtigsten prognostischen Faktoren die Expression von *BCL-2* und *CD5* sowie die molekulare Unterscheidung zwischen ABC- und GCB-Typ. Hierbei sind eine hohe Expression von *BCL-2* oder *CD5* und ein GCB-Typ als schlechte prognostische Faktoren zu werten.
Besonderheiten/Subtypen: In der WHO-Klassifikation werden Subtypen (DLBCL NOS, T-Zell-reiches DLBCL, primäres ZNS-DLBCL, primär kutanes DLBCL (leg type)

und EBV⁺ DLBCL) sowie acht abzugrenzende Entitäten (primär mediastinales DLBCL, intravaskuläres DLBCL, DLBCL assoziiert mit chronischer Entzündung, lymphomatoide Granulomatose, ALK⁺ DLBCL, plasmoblastisches DLBCL, DLBCL bei HHV8-assoziiertem multizentrischem M. Castleman, primäres Erguss-Lymphom, HHV8- und EBV-assoziierte germinotrope lymphoproliferative Erkrankung) beschrieben. Hierbei geht die klinische Präsentation, wie z. B. Alter, Lokalisation oder Immunstatus, mit in die Klassifikation ein.

High-grade B-Zell-Lymphom

ehemalige Grauzonen-Lymphome

Definition: In der aktuellen WHO-Klassifikation werden die ehemaligen Grauzonen-Lymphome (intermediär zwischen Burkitt-Lymphom und DLBCL) klar von den DLBCLs abgetrennt, um dem aggressiven Verlauf und der evtl. therapeutischen Optionen gerecht zu werden. Das bedeutet auch, dass diffuse großzellige B-Zell-Lymphome mit *MYC*- und *BCL-2*- und/oder *BCL-6*-Translokation als high-grade B-Zell-Lymphom mit *MYC* und *BCL 2* und/oder *BCL-6*-Translokation klassifiziert werden.

Inzidenz: Seltene Entität, welche überwiegend im Erwachsenenalter auftritt. Männer sind etwas häufiger betroffen als Frauen.

Ursprungszelle: Reife Keimzentrumszelle (GCB) oder Post-Keimzentrums-Zelle (ABC).

Morphologie:
- Lymphknoten: Es dominieren meist kleine blastäre Zellen ohne prominente Nukleolen, wobei einzelne Lymphome auch eine klassische DLBCL-Morphologie mit Immunoblasten und Zentroblasten zeigen können. Das bedeutet, dass man nicht alle high-grade B-Zell-Lymphome morphologisch klar definieren kann und zur abschließenden Klassifikation eine Translokationsanalyse (z. B. FISH) notwendig ist.
- Das Infiltrat ist diffus, selten kann eine sinusoidale, noduläre oder interfollikuläre Infiltration vorliegen. Nekrosen sind häufig. Der Proliferationsindex (Ki67) liegt meist bei über 90 %.
- Knochenmark: Diffuses oder noduläres Infiltrationsmuster.

Immunphänotyp: sIg$^{+/-}$, cIg$^{+/-}$, BCL-2$^{+/-}$, BCL-6$^{+/-}$, CD5$^{-/+}$, CD10$^{-/+}$, CD19$^+$, CD20$^+$, CD22$^+$, CD79a$^+$, CD30$^{-/+}$.

Genetik: Es handelt sich auch auf der Ebene der Genexpression um eine Gruppe von Lymphomen mit überlappenden Profilen von Burkitt-Lymphomen und DLBCLs. Ein Teil der Lymphome ist durch eine Transformation aus einem follikulären Lymphom entstanden. Sie zeigen eine *MYC*-Translokation kombiniert mit einer *BCL-6*- oder *BCL-2*-Translokation. Die *MYC*-Translokation kann aber auch mit einer Polysomie oder Amplifikation von *BCL-2* kombiniert sein. Anders als beim Burkitt-Lymphom treten die Translokationen jedoch vor dem Hintergrund eines komplexen chromosomalen Karyotyps auf.

Prognostische Faktoren: Die Lymphome zeigen häufig einen aggressiven klinischen Verlauf mit Befall des Knochenmarks und des ZNS. Prospektive zuverlässige Daten zu unterschiedlichen Prognosefaktoren liegen zurzeit noch nicht vor, möglicherweise zeigen jedoch Lymphome mit einer klassischen DLBCL-Morphologie einen etwas besseren Verlauf.

Besonderheiten/Subtypen: Es werden die folgenden Subtypen unterschieden:
- high-grade B-Zell-Lymphom mit *MYC*-und *BCL-2*- und/oder *BCL-6*-Translokation (s. o.)
- high-grade B-Zell-Lymphom (NOS) mit intermediären morphologischen, immunphänotypischen und genetischen Eigenschaften zwischen Burkitt-Lymphom und DLBCL (früheres Grauzonen-Lymphom).

Burkitt-Lymphom

Definition: Ein klinisch aggressives, jedoch Chemotherapie-sensitives B-Zell-NHL mit häufiger extranodaler Manifestation, gelegentlich leukämisch. Es manifestiert sich in drei klinischen Varianten:
- endemischer, nahezu immer EBV-positiver Typ (vor allem im Kieferbereich bei Kindern in Zentralafrika) *EBV-positiver Typ*
- sporadischer, nur zu 30 % EBV-positiver Typ, häufig mit „bulky disease" im Ileozökalbereich, als häufiges malignes Lymphom bei Kindern
- Immundefizienz-assoziierter Typ, vor allem bei HIV-Infektion mit EBV-Positivität in 25–40 % der Fälle *Immundefizienz-assoziierter Typ*

Inzidenz: Endemisch in Äquatorialafrika, sporadisch 1–2 % aller Lymphome.
Ursprungszelle: Keimzentrumszelle.
Morphologie: Das charakteristische histologische Bild wird dominiert von monomorphen, dicht gelagerten mittelgroßen Zellen mit rundlichen Kernen und schmalem basophilem Zytoplasmasaum. Das extrem rasche Wachstum mit zahlreichen Mitosen und hoher Proliferationsfraktion (Ki67 nahezu 100 %) bedingt auch viele Apoptosen und Kerntrümmermakrophagen, häufig mit typischem sog. Sternenhimmel-Bild.
Die Variante des sog. atypischen Burkitt-Lymphoms zeigt eine größere Kernpleomorphie mit prominenten Nukleolen. Burkitt-ähnliche Lymphome mit niedrigerer Proliferationsrate und höherem Anteil reaktiver T-Zellen (sowie ohne *c-MYC*-Translokation) entsprechen eher dem diffusen großzelligen B-Zell-Lymphom.
Knochenmark: Diffuses oder noduläres Infiltrationsmuster.
Immunphänotyp: sIgM$^+$, CD5$^-$, CD23$^-$, BCL-2$^-$, CD10$^+$, BCL-6$^+$, CD19$^+$, CD20$^+$, CD22$^+$, CD79a$^+$.
Genetik: Praktisch in allen Fällen zeigt sich eine Translokation des *MYC*-Gens durch t(2;8)(p12;q24), t(8;14)(q24;q32) oder t(8;22)(q24;q11). Eine aktivierende Mutation des Transkriptionsfaktors TCF-3 oder seines Inhibitors ID3 kann in bis zu 70 % der sporadischen Burkitt-Lymphome detektiert werden.

Plasmozytom/Plasmazell-Myelom

Siehe Tumormanual „Multiples Myelom".

T-Zell-Neoplasien

In der WHO-Klassifikation wird wie in der REAL-Klassifikation eine Unterteilung in Neoplasien der unreifen Vorläuferzellen (T-lymphoblastische Lymphome und akute lymphatische Leukämie vom T-Zell-Typ) und reife T-/NK-Zell-Neoplasien vorgenommen.

Hier dargelegt werden vorwiegend die in Mitteleuropa relevanten T-Zell-Lymphome.

Vorläufer-T-Zell-Neoplasien
Vorläufer-T-Zell-lymphoblastische(s) Leukämie/Lymphom

Definition: Neoplasie der Lymphoblasten der T-Zell-Reihe. Bei Befall des Knochenmarks und leukämischer Ausschwemmung: T-ALL; ansonsten bei nodalem bzw. extranodalem Befall (Mediastinum): T-lymphoblastisches Lymphom. T-lymphoblastische Lymphome (T-LBL) repräsentieren mit bis zu 90 % aller lymphoblastischen Lymphome den Hauptteil dieser Entität und kommen am häufigsten im Mediastinum/Thymus vor. Ein Pleurabefall ist dementsprechend häufig. Aggressive Neoplasie mit gutem Therapieansprechen.
Inzidenz: Circa 15 % der ALL im Kindesalter und 25 % der ALL im Erwachsenenalter.
Ursprungszelle: Naive T-Zelle.
Morphologie: Morphologisch sind die Zellen denen der B ALL ähnlich. Nukleolen fehlen oder sind klein. Beim T-LBL kann ein Sternenhimmelmuster vorliegen. CD3 wird wegen der Unreife der Zellen häufig nur im Zytoplasma gefunden.
Immunphänotyp: TdT$^+$, CD1a$^{+/-}$, CD3$^{+/-}$, CD7$^+$, CD5$^+$, CD10$^{+/-}$, CD4$^+$, CD8$^{+/-}$, CD177$^{+/-}$. Viele T-LBL/ALL zeigen charakteristischerweise eine Koexpression von CD4 und CD8.
Genetik: In einem Drittel der Fälle bestehen Translokationen, die den alpha- oder delta-T-Zell-Rezeptor-Lokus auf Chromosom 14q11.2 mit einer Reihe verschiedener Partnergene betreffen (*MYC, TAL1, RBTN1, RBTN2, HOX11, LCK*).

Periphere „reife" T-Zell- und NK-Zell-Neoplasien

Definition: Reife T-Zell- sowie NK-T-Zell-Lymphome sind seltene Erkrankungen, die weltweit weniger als 12 % der NHL ausmachen. Es bestehen erhebliche geographische Unterschiede; so kommen T-Zell-Lymphome in Asien und Teilen Südamerikas deutlich häufiger vor als beispielsweise in Europa.
Im Gegensatz zu den reifen B-NHL finden sich bei den reifen T-NHL mit wenigen Ausnahmen keine so klaren, mit spezifischen Krankheitsbildern assoziierte Antigenprofile. Eine Ursprungszelle lässt sich meistens nicht identifizieren und eine immunhistochemische Bestimmung der Klonalität, analog der Leichtkettenrestriktion beim B-NHL, ist nicht möglich. Es findet sich eine variable Expression von T-Zell-assoziierten Oberflächenmolekülen, und aberrante Expressionsmuster bzw. Antigenverlust können ein guter Hinweis für eine T-Zell-Neoplasie sein. Aus diesen Gründen finden sich seltener als bei B-NHL klassische, einen Subtyp definierende Immunphänotypen. Reife T-Zell-Lymphome repräsentieren reife oder postthymische T-Zellen. Natürliche Killerzellen (NK) sind den reifen T-Zellen ähnlich und werden daher von der WHO dieser Gruppe zugeordnet. Die Einteilung nach WHO berücksichtigt morphologische, immunphänotypische, molekulargenetische und verstärkt auch klinische Kriterien.
Es gibt zwei Hauptgruppen von T-Lymphozyten, die auf der unterschiedlichen Zusammensetzung des T-Zell-Rezeptors beruhen: alpha/beta-T-Lymphozyten und gamma/delta-T-Lymphozyten. Alpha/beta-T-Lymphozyten teilen sich auf in CD4-positive (Helfer-) und CD8-positive (zytotoxische) Zellen. NK-Zellen sind den zytotoxischen T-Lymphozyten ähnlich und exprimieren CD2, CD7, CD56 sowie CD57. Sie zeigen keine Umlagerungen des T-Zell-Rezeptors. Bei den zytotoxischen

NK- und T-Lymphozyten lassen sich Perforin, Granzym B und T-Zell-intrazelluläres Antigen (TIA-1) als immunhistochemische Marker einsetzen.

Prädominant leukämische T-Zell-Neoplasien

Eine Gruppe insgesamt seltener Neoplasien, deren klinisches Spektrum von relativ indolenten (T-LGL) bis hin zu aggressiven Formen reicht.

T-LGL

- T-Zell-prolymphozytische Leukämie
- T-Zell-LGL(large granular lymphocyte)-Leukämie
- aggressive NK-Zell-Leukämie und indolente LGL-Leukämie vom NK-Typ

Nähere Beschreibung siehe Kapitel „Immunzytologische Untersuchungen bei malignen Lymphomen".

Prädominant nodale T-Zell-Neoplasien

Peripheres T-Zell-Lymphom (nicht näher spezifiziert, NOS)

Definition: In dieser häufigsten Kategorie peripherer T-Zell-Lymphome wurden mehrere Kategorien der Kiel-Klassifikation zusammengefasst, die morphologisch schlecht reproduzierbar waren. Das periphere T-Zell-Lymphom NOS stellt ein aggressives NHL mit schlechter Prognose dar, die Patienten präsentieren sich meist in einem fortgeschrittenen Stadium. Bei einigen Patienten besteht eine Assoziation mit autoimmunologischen Erkrankungen.
Inzidenz: Selten, jedoch häufigstes reifes T-Zell-Lymphom, Altersgipfel: 60 Jahre.

Morphologie:
- Lymphknoten: Morphologisch findet sich meist eine deutliche Polymorphie des Infiltrats mit mittelgroßen bis großen, pleomorphen Zellen mit oft irregulären Zellkernen und häufig hellem Zytoplasma. Reed-Sternberg-ähnliche Zellen können vorkommen. Das Zellbild im Hintergrund ist oft bunt, bestehend aus Histiozytengruppen, eosinophilen Granulozyten und reichlich Plasmazellen. Epitheloide Venolen können vorkommen.
- Knochenmark: Die Infiltration im Knochenmark kann sehr diskret sein, ist aber praktisch immer von einer nodulären Fibrose begleitet.

Immunphänotyp: CD3$^+$, variable Expression von T-Zell-Markern, CD4$^+$ >> CD8$^+$, auch CD4$^-$/8$^-$, CD30$^{(+)}$.
Genetik: Es finden sich rearrangierte T-Zell-Rezeptor-Gene. Oft ist ein komplexer Karyotyp nachweisbar. Eine Translokation von ITK zu SYK, t(5;9)(q33;q22), wurde als seltenes genetisches Ereignis beschrieben.
Prognostische Faktoren: Der sicherste prognostische Faktor ist der klinische Internationale Prognoseindex, sichere immunphänotypische, morphologische oder molekularpathologische Faktoren sind bis jetzt nicht definiert.
Besonderheiten/Varianten: Die lymphoepitheloide Variante (Lennert-Lymphom) ist durch ein prominentes reaktives Infiltrat von epitheloiden Histiozyten gekennzeichnet. Sie bleibt eher nodal lokalisiert und hat dadurch eine etwas günstigere Prognose.

Lennert-Lymphom

Angioimmunoblastisches T-Zell-Lymphom (AITL) und andere nodale T-Zell-Lymphome der follikulären T-Helfer-Zellen (FTH)

Definition: Follikuläre T-Helfer-Zellen sind eine Subpopulation von T-Zellen, welche immunhistochemisch gut charakterisiert sind. Nodale Lymphome mit einem FTH-Phänotyp (AITL und follikuläres T-Zell-Lymphom) gleichen sich auch in ihrem Genexpressionsprofil und werden deshalb in der neuen WHO-Klassifikation in einer Kategorie zusammengefasst. Das AITL ist ein peripheres T-Zell-Lymphom mit charakteristischer morphologischer Begleitreaktion in Form von Proliferaten „hoher endothelialer Venolen" und follikulär-dendritischer Zellen. Vor der Verfügbarkeit molekulargenetischer Studien wurde diese Entität aufgrund des bunten zytologischen Bildes bei häufigem Fehlen eindeutig atypischer Zellelemente, der auffälligen klinischen Begleitsymptomatik sowie aufgrund der immer wieder berichteten Remissionen durch eine Steroidtherapie vielfach als pathologische Immunreaktion gewertet; der Nachweis klonaler T-Zell-Rezeptor-(TCR-)Rearrangements sowie zytogenetischer Aberrationen in fast allen Fällen bestätigte jedoch die maligne Natur dieser Erkrankung.

Inzidenz: 15–20 % der T-Zell-Lymphome und circa 1–2 % aller NHL. Altersgipfel: > 60 Jahre.

Morphologie:
- Lymphknoten: Es findet sich ein komplexes, oft eher hypozelluläres Bild mit aufgehobener Lymphknotenstruktur, sogenannten ausgebrannten Keimzentren, offenen Sinus und Überspringen der Kapsel durch das atypische Infiltrat. Typisch ist eine Proliferation postkapillärer Venolen mit prominenten Endothelien und einer bunten Zellpopulation aus epitheloiden Histiozyten, Plasmazellen, Eosinophilen und Clustern von follikulären dendritischen Zellen. Die unterschiedlich großen Tumorzellen zeigen gebuchtete Kerne und ein breites, blasses Zytoplasma. Das Vorkommen von Reed-Sternberg-ähnlichen Zellen (CD30$^+$, CD15$^+$, CD20$^{+/-}$, oftmals EBV-positiv) erschwert manchmal die Abgrenzung zum Hodgkin-Lymphom.
- Knochenmark: Die Infiltration im Knochenmark spiegelt die polymorphe Begleitreaktion im Lymphknoten wider. Es besteht ein noduläres Infiltrat, das aus Histiozyten, Plasmazellen, proliferierenden FDC (follikulär-dendritischen Zellen) und nur wenigen Tumorzellen besteht.

Immunphänotyp: Tumorzellen aufgrund des polymorphen Bildes oft nicht eindeutig identifizierbar: CD3$^+$, CD4$^+$, aberrant CD10$^+$, CLCX13$^+$. Reichlich reaktive CD8$^+$ T-Zellen, CD20$^+$ B-Zellen und polyklonale Plasmazellen. CD21 zum Nachweis der FDC.

Genetik: Klonales TCR-Rearrangement in 75 % der Fälle. Es finden sich variable Aberrationen einschließlich von Trisomien 3, 5 und X.

Besonderheiten: Die mit dem AITL einhergehende Immundefizienz führt häufig zu einer Infektion oder Reaktivierung von EBV und EBV-assoziierten lymphoproliferativen Erkrankungen. Diese können in ein EBV$^+$ DLBCL oder Hodgkin-Lymphom übergehen.

Subtypen: Einen weiteren Subtyp stellt das follikuläre T-Zell-Lymphom dar, welches durch einen FTH-Immunphänotyp und eine follikuläre Wuchsform charakterisiert ist. Früher fielen die Lymphome in die Kategorie der peripheren T-Zell-Lymphome (NOS), in der aktuellen WHO-Klassifikation werden sie aufgrund der überlappenden Eigenschaften zusammen mit den AITL geführt, wobei die Stellung dieser Lymphome noch nicht abschließend geklärt ist.

Großzellig-anaplastisches Lymphom (ALCL), primär systemisch, ALK⁺ und ALK⁻

Definition: T-Zell-Lymphom, das aus charakteristischen pleomorphen, großen CD30⁺ Zellen besteht und in der Mehrheit der Fälle für das „anaplastic lymphoma kinase"-Protein (ALK) positiv ist. Es befällt sowohl Lymphknoten als auch extranodale Regionen wie Haut, Knochen, Weichgewebe und Lungen.
Inzidenz: Ca. 3 % der NHL. Altersgipfel: Es besteht eine bimodale Altersverteilung; ALK-positive Patienten sind in der Regel jünger (dritte Lebensdekade und jünger), ALK-negative Patienten älter.

„anaplastic lymphoma kinase"-Protein (ALK)

Morphologie:
- Lymphknoten: Es besteht eine klassische anaplastische Zytologie mit oft hufeisenförmigen, sehr großen Zellkernen; daneben gibt es jedoch auch monomorph-kleinzellige oder Histiozyten-reiche Varianten. Ein charakteristisches Merkmal ist die Ausbreitung der Tumorzellen in den Lymphknotensinus. Charakteristisch ist die oben angesprochene starke Expression von CD30 und des epithelialen Membran-Antigens bei gelegentlich fehlendem Nachweis von T-Zell-Markern.
- Knochenmark: Eine Infiltration im Knochenmark kann ohne Immunhistochemie leicht übersehen werden, da das für andere NHL-Infiltrate typische Begleitinfiltrat fehlt und die Tumorzellen oft disseminiert auftreten.

Immunphänotyp: Beim T-Zell-Typ variabel T-Linien-spezifische Marker, insbesondere CD4 (CD3, CD5, CD7 sind oft negativ) sowie CD30⁺⁺, EMA⁺, ALK⁺ (nukleär und/oder zytoplasmatisch), Granzym B⁺, Perforin⁺, TIA1⁺, EBV⁻. Beim sog. Nullzelltyp keine nachweisbare Expression von T- oder B-Linien-spezifischen Markern.
Genetik: Translokation t(2;5)(p23;q35) mit der Fusion von ALK- und Nukleophosmin(NPM)-Genen. Es können auch andere Translokationspartner von ALK auftreten, die z. T. mit unterschiedlichen immunhistochemischen ALK-Expressionsmustern assoziiert sind. Klonales TCR-Rearrangement in der Mehrheit der Fälle.
Prognostische Faktoren: ALK-Expression ist prognostisch günstig. Die 5-Jahres-Überlebensrate liegt hier bei 80 %, im Gegensatz zu 20 % bei ALK-negativen Fällen.

Prädominant extranodale, extrakutane T-Zell-Neoplasien

Die meisten dieser Entitäten sind in Mitteleuropa sehr selten, werden jedoch aufgrund der Einbeziehung in die WHO-Klassifikation hier kurz beschrieben. Gemeinsam sind ihnen ein breites zytologisches Spektrum, Heterogenität in der Expression von T-Zell-Antigenen, die Expression von zytotoxischen Molekülen (TIA-1, Granzym B, Perforin) und eine schlechte Prognose.

Extranodales NK-/T-Zell-Lymphom (vom nasalen Typ)

Definition: Diese bei uns sehr seltene Entität findet sich häufig in Teilen Chinas und in der indigenen Bevölkerung Mittel- und Südamerikas und ist nahezu immer mit einer EBV-Infektion assoziiert.

EBV-Infektion

Morphologie: Es findet sich ein angiozentrisches/angioinvasives Infiltrat aus kleinen „reifen" Lymphozyten und atypischen bzw. blastären T-Zellen, daneben Plasmazellen, eosinophile Granulozyten und Histiozyten. Durch die Gefäßinfiltration kommt es zu Nekrosen.
Immunphänotyp: CD2$^+$, CD3$^{-/+}$, CD4/8$^-$, CD7$^{+/-}$, CD56$^+$, Granzym B$^+$, Perforin$^+$, TIA1$^+$, EBV$^+$ (EBER$^+$).
Genetik: Die T-Zell-Rezeptor-Gene sind meist in Keimbahnkonfiguration. Zahlreiche zytogenetische Aberrationen, jedoch bis jetzt ohne spezifische Translokation.

Enteropathie-assoziiertes (intestinales) T-Zell-Lymphom

Definition: Mit der Gluten-sensitiven Enteropathie assoziierte T-Zell-Lymphome im Intestinum. Die Neoplasie kann auch ohne klinisch apparente Zöliakie auftreten. Das Lymphom zeigt einen aggressiven Verlauf mit schlechter Prognose.
Morphologie: Morphologisch findet sich meist eine Zottenatrophie mit starker Vermehrung Intraepithelialer T-Lymphozyten. Das Bild der neoplastischen T-Zellen ist variabel und reicht von kleinen lymphozytären Zellen bis hin zu bizarren blastären Zellen. Die Lymphominfiltrate treten oft multifokal auf, sind immer wieder ulzeriert und führen häufig zur Perforation des Darms. Morphologisch werden 2 Typen, die polymorph-großzellige Variante (EATL I) und die monomorph-kleinzellige Variante (EATL II), unterschieden.
Immunphänotyp: CD3$^+$, CD5$^+$, CD4$^-$, CD7$^+$, CD8$^{+/-}$, CD56$^{-/+}$, CD30$^{-/+}$.
Intraepitheliale Lymphozyten zeigen oft den gleichen Phänotyp.
Genetik: Klonales TCR-Rearrangement in der Mehrzahl der Fälle. HLA DQA1*0501, DQB1*0201-Genotyp bei den meisten Patienten (Sprue-assoziiert).

Hepatosplenisches T-Zell-Lymphom

Definition: Im Gegensatz zu den meisten anderen extranodalen T-NHL ist dieser Tumor primär meist generalisiert, mit Hepatosplenomegalie und häufigem Knochenmarkbefall. Er betrifft vor allem junge Männer, typischerweise mit Thrombozytopenie und Splenomegalie. Ein Teil der Fälle tritt nach einer Organtransplantation auf. Die Prognose ist schlecht.
Morphologie: Es findet sich eine vornehmlich sinusoidale Ausbreitung von monomorphen, mittelgroßen Tumorzellen in Leber, Milz und Knochenmark. Sie sind CD8$^+$ oder CD4$^-$/CD8$^-$, häufig CD56$^+$ und exprimieren die d-Kette des TCR. EBV ist negativ. Zytogenetisch wurde ein Isochromosom 7q als wiederkehrende Aberration beschrieben.

Subkutanes pannikulitisches T-Zell-Lymphom

Definition: Klinisch anfangs indolenter Tumor mit subkutanen Knoten, die initial als Pannikulitis-ähnliches Bild mit Infiltration des Fettgewebes durch lymphatische Zellen und Makrophagen imponieren.
Morphologie: Die CD8$^+$, zytotoxischen Tumorzellen zeigen oft eine typische randständige Auskleidung von Fettvakuolen und zahlreiche Apoptosen. Ein klonales TCR-Rearrangement ist immer nachweisbar.

Primär kutane T-Zell-Neoplasien

(Siehe auch Kapitel „Kutane Lymphome".)

Mycosis fungoides und Sézary-Syndrom

Die Mycosis fungoides ist eine T-Zell-Neoplasie der Haut mit stadienhaft ablaufendem Krankheitsgeschehen, die nach oft langjährigen indolenten, auf die Haut beschränkten Manifestationen terminal in ein aggressives, disseminiertes Lymphom übergehen kann. Im initialen Krankheitsstadium ist eine Abgrenzung gegen chronische Dermatitiden sowohl klinisch als auch histomorphologisch sehr schwierig. Die neoplastischen Zellen exprimieren meist CD4 neben anderen T-Zell-Markern. Das Sézary-Syndrom ist eine aggressivere Variante der Mycosis fungoides mit generalisierter Erythrodermie und leukämischer Beteiligung des peripheren Blutes.

T-Zell-Neoplasie der Haut

CD30$^+$ T-Zell-lymphoproliferative Erkrankungen der Haut

Die CD30$^+$ T-Zell-Proliferationen der Haut umfassen ein Spektrum von Erkrankungen, die von der klinisch benigne verlaufenden lymphomatoiden Papulose bis zum kutanen großzellig-anaplastischen Lymphom (ALCL) reichen. Das kutane ALCL ist im Gegensatz zur systemischen Form immer ALK-1-negativ und zeigt meist eine gute Prognose, auch bei lokalen Therapieformen. Die CD30$^+$ T-Zell-lymphoproliferativen Erkrankungen sind meist CD4$^+$ und zeigen eine variable Expression anderer T-Zell-Marker.

Hodgkin-Lymphom (HL)

Definition: Das Hodgkin-Lymphom ist eine lymphatische Neoplasie, die durch eine kleine Minderheit (meist < 1 %) der charakteristischen Tumorzellen, die Hodgkin- und Reed-Sternberg-Zellen sowie ihrer Varianten, in einem bunten reaktiven, „entzündlichen" Infiltrat gekennzeichnet ist. Dieser reaktive Hintergrund ist wahrscheinlich Folge eines Spektrums von Zytokinen, die von den Tumorzellen gebildet werden. Die HL machen etwa 30 % aller malignen Lymphome aus und zeigen eine charakteristische zweigipfelige Altersverteilung mit einem ersten Gipfel im jungen Erwachsenenalter und einem zweiten im höheren Lebensalter. Das HL ist typischerweise eine nodale Erkrankung; charakteristisch ist beim nodulär-sklerosierenden Subtyp ein oft ausgeprägter mediastinaler Befall. Initialer Knochenmarkbefall und primäre extranodale Manifestationen sind selten.

Hodgkin- und Reed-Sternberg-Zellen

Histogenese und Klassifikation: Das letzte Jahrzehnt brachte einen sprunghaften Wissenszuwachs über die Natur und die Histogenese des Morbus Hodgkin. Die B-Zell-Herkunft und Monoklonalität zumindest der meisten Fälle dieser Erkrankung konnten durch Kombination der Einzelzellmikrodissektion mit molekularpathologischen Analysen gesichert werden.

Diese und neuere morphologisch-immunphänotypische Untersuchungen führten dazu, dass in der neuen WHO-Klassifikation, bereits basierend auf der REAL-Klassifikation, zwei große Gruppen von HL unterschieden werden: das klassische HL und das noduläre Lymphozyten-prädominante HL oder noduläre Paragranulom, das sich sowohl immunphänotypisch als auch klinisch deutlich von den Kategorien der klassischen HL abhebt.

zwei große Gruppen

Noduläres lymphozytenreiches Hodgkin-Lymphom (noduläres Paragranulom, NLPHL)

Definition: Das noduläre Paragranulom ist eine vom Keimzentrum abstammende B-Zell-Neoplasie und zeigt im Gegensatz zu den klassischen HL eine konstante Expression von B-Zell-Markern, hat mit Letzterem aber das Vorherrschen einer reaktiven Zellpopulation gemeinsam. Nach neuen Kriterien macht das NLPHL maximal 5 % aller HL aus. Das noduläre Paragranulom wird häufig im Stadium I diagnostiziert, verläuft unabhängig von der Therapie meist indolent und hat eine sehr gute Prognose. Spätrezidive sind jedoch häufiger als beim klassischen Morbus Hodgkin und ein kleiner Teil der Patienten entwickelt ebenfalls eher indolent verlaufende großzellige B-Zell-Lymphome.

Morphologie: Morphologisch zeigt der befallene Lymphknoten in der Übersicht zumindest abschnittsweise ein noduläres, progressiv transformierten Keimzentren entsprechendes Muster. Hier sind kleine Lymphozyten die vorherrschende Zellpopulation. Die neoplastische Zelle ist die L&H-Zelle (lymphocytic and histiocytic) oder auch *Popcorn-Zelle*, die einen großen, lobulierten und eingekerbten Zellkern mit mehreren kleineren Nukleolen und einem wechselnd breiten Zytoplasmasaum aufweist. Die L&H-Zellen sind meist recht selten.

Immunphänotyp: Die Tumorzellen zeigen eine starke, homogene Expression von B-Zell-Markern wie CD20 und CD79a, $CD45^+$, $CD30^-$, $CD15^-$, $EMA^{+/-}$. Positivität für B-Zell-spezifische Transkriptionsfaktoren (Oct-2, BOB-1, PU-1, BSAP (PAX5)). EBV^-.

Genetik: Wie praktisch alle HL zeigen die Zellen ein nur im Einzelzell-Assay nachweisbares klonales Immunglobulin-Genrearrangement, andere genetische Alterationen sind nicht bekannt.

Klassisches Hodgkin-Lymphom

Definition: Alle Subgruppen des klassischen Hodgkin-Lymphoms sind durch das Vorkommen einer Minderheit von klassischen Hodgkin- und Sternberg-Reed-Zellen in einem bunten, inflammatorischen Hintergrund gekennzeichnet. Die Subtypisierung erfolgt vor allem anhand der Histoarchitektur und der Zusammensetzung der reaktiven Hintergrundpopulation.

Klassisches Hodgkin-Lymphom, lymphozytenreich

Diese unter anderem durch die Arbeiten der *Deutschen Hodgkin-Studiengruppe* genauer abgegrenzte Kategorie zeigt ebenso wie das noduläre Paragranulom ein *Vorherrschen von Lymphozyten*. Es kann ein häufigeres noduläres und ein selteneres diffuses Wachstumsmuster unterschieden werden. Im Gegensatz zum Paragranulom entsprechen die neoplastischen Zellen jedoch morphologisch und immunphänotypisch denen des klassischen HL (CD15, CD30 meist positiv, $CD45^-$, CD20 nur in einer Minderheit der Fälle heterogen positiv). Eine sichere Abgrenzung zwischen dem nodulären Paragranulom und der nodulären Variante des lymphozytenreichen klassischen HL erfordert daher eine immunhistochemische Untersuchung. Klinisch verhält sich diese Neoplasie ähnlich dem nodulären Paragranulom, fortgeschrittene Krankheitsstadien sind selten.

Klassisches HL, nodulär-sklerosierender Typ

Der häufigste Typ des HL ist durch einen nodulären Umbau des Lymphknotens mit beträchtlicher Kollagenfaservermehrung gekennzeichnet. Die Infiltrate bestehen aus Hodgkin- und Reed-Sternberg-Zellen, untermischt mit Eosinophilen, Lymphozyten und Fibroblasten. Eine charakteristische Tumorzellvariante sind die Lakunarzellen, bei denen es zu einer fixierungsbedingten Schrumpfung des Zytoplasmas mit Ausbildung eines perinukleären Hofs kommt. Der Nachweis der Lakunarzellen kann auch bei der Identifizierung der frühen, zellulären Phase der nodulären Sklerose ohne deutliche Fibrose hilfreich sein. Die Unterteilung des nodulär-sklerosierenden HL-Subtyps in zwei Untergruppen, Typ I und II, kann durch die Bewertung der Tumorzellzahl und Morphologie anhand des Vorschlags von *Bennett* et al. (Bennett et al. 1985) durchgeführt werden, obwohl dieses Grading bei neuen Therapien nicht von Relevanz zu sein scheint. Eine immunhistochemische Verifizierung ist in typischen Fällen nicht unbedingt notwendig. Klinisch manifestiert sich die Erkrankung oft mit einem Befall des Mediastinums, mit oder ohne Einschluss des Thymus.

Lakunarzellen

Klassisches HL, Mischtyp

Hier findet sich eine manchmal nur partiell ausgeprägte Zerstörung der normalen Lymphknotenarchitektur durch ein buntes Infiltrat aus klassischen Reed-Sternberg- und Hodgkin-Zellen, Lymphozyten, Plasmazellen, Eosinophilen und Histiozyten, die manchmal vorherrschend sein können. Lakunarzellen oder eine Fibrosierung finden sich typischerweise nicht. Der Immunphänotyp und die klinische Manifestation unterscheiden sich nicht wesentlich vom nodulär-sklerosierenden Typ, aber eine primär mediastinale Manifestation ist selten.

Klassisches HL, lymphozytenarmer Typ

Diese Form ist bei uns die seltenste Variante und wird in ca. 1 % der Fälle diagnostiziert. Morphologisch findet sich ein Vorherrschen von Hodgkin- und Reed-Sternberg-Zellen, wobei oft eine atypische Morphologie der Tumorzellen vorliegt. Ein Teil der Fälle ist von diffuser Fibrose begleitet. Von großer Bedeutung ist die Abgrenzung gegen hoch maligne NHL, insbesondere das großzellig-anaplastische Lymphom. Eine Expression von T-Zell-Markern, EMA oder CD45 spricht für ein großzellig-anaplastisches Lymphom, während die Expression von CD15 und dem B-Zell-Transkriptionsfaktor BSAP die Diagnose HL unterstützt.

Immunphänotyp des klassischen HL: Die Expression von CD30 und meist auch CD15, bei Fehlen von CD45 und linienspezifischen Markern, ist charakteristisch für das klassische HL. Im Gegensatz zum nodulären Paragranulom werden B-Zell-Oberflächenmarker wie CD20 entweder gar nicht oder nur heterogen in einer Minderheit von Zellen exprimiert. Allerdings lässt sich in den meisten Fällen BSAP (PAX5) nachweisen, während die anderen B-Zell-Transkriptionsfaktoren Oct-2 und BOB-1 meist fehlen. ALK-1 ist negativ. Etwa 20–50 % der Fälle des klassischen HL, vor allem vom Mischtyp, exprimieren das latente Membranprotein 1 (LMP-1) des Epstein-Barr-Virus.

Expression von CD30 und meist auch CD15

BSAP

In der neuen WHO-Klassifikation werden die seltenen Lymphome mit intermediären Charakteristika zwischen dem klassischen Hodgkin-Lymphom und dem diffusen großzelligen B-NHL separat herausgehoben.

Genetik des klassischen HL: Der geringe Tumorzellanteil beim HL hat bis vor Kurzem molekulare Untersuchungen sehr erschwert. In einem kleinen Teil der Fälle lassen sich schwache klonale Immunglobulin-Rearrangements bei konventioneller Untersuchung des Gesamtgewebes finden. Erst durch Einzelzelluntersuchungen konnte überzeugend gezeigt werden, dass bei fast allen Fällen des klassischen HL klonale Immunglobulin-Rearrangements vorliegen; 1–2 % tragen klonale T-Zell-Rezeptor-Rearrangements. Trotzdem zeigen Hodgkin- und Reed-Sternberg-Zellen keinerlei Expression von Immunglobulinen, weder auf RNA- noch auf Proteinebene. In einem Teil der Fälle lassen sich sogenannte „crippling mutations" in den Immunglobulin-Genen mit Entstehung von Stop-Kodons nachweisen, bei anderen Fällen liegt eine Inaktivierung der Immunglobulin-Transkription aus anderen Gründen vor, die eine Expression von Immunglobulinen verhindert. Da B-Zellen mit derartigen Mutationen im Keimzentrum normalerweise in die Apoptose gehen, müssen beim HL zusätzliche Mutationen postuliert werden, die eine Apoptose-Induktion verhindern. Zytogenetisch oder in FISH-Untersuchungen zeigt das klassische HL komplexe Aberrationen; eindeutig wiederkehrende Veränderungen sind nicht bekannt. Abhängig von Alter, Herkunft und Subtyp kann in ca. 20 % bis > 50 % von klassischen HL das Genom des Epstein-Barr-Virus (EBV) nachgewiesen werden, wobei ein Latenztyp II mit Expression von LMP-1 vorliegt. LMP-1 besitzt transformierende Wirkung und ist wahrscheinlich ein wichtiger Kofaktor für die Tumorentstehung EBV-positiver Fälle. Die EBV-Expression ist prognostisch eher günstig zu werten.

Lymphoproliferative Erkrankungen bei Immundefekten

(Siehe auch Kapitel „Maligne Lymphome im Rahmen der HIV-Erkrankung und Posttransplantationslymphome".)
Patienten mit angeborener und erworbener Immuninsuffizienz haben ein deutlich erhöhtes Risiko für die Entwicklung lymphoproliferativer Erkrankungen, die gehäuft mit einer EBV-Infektion assoziiert sind. Dabei findet sich ein Spektrum von polyklonalen Zellproliferaten über oligoklonale Formen bis hin zu klonalen malignen Lymphomen, wobei ganz überwiegend die B-Zell-Reihe betroffen ist. Bei immundefizienten Patienten finden sich vermehrt extranodale Lymphome, insbesondere Lymphome des ZNS und des Gastrointestinaltraktes.

Erworbenes Immundefektsyndrom (AIDS)

Definition: Maligne Lymphome bei HIV-infizierten Patienten gehören zu den sogenannten AIDS-definierenden Erkrankungen und treten zurzeit bei ungefähr 10 % der HIV-positiven Patienten auf, möglicherweise mit steigender Inzidenz. Der Befall ist, unter Einbeziehung extranodaler Manifestationen, in der Regel sehr ausgeprägt mit Infiltration insbesondere von zentralem Nervensystem, Gastrointestinaltrakt, Knochenmark und Haut. 75 % der Patienten zeigen klinisch eine B-Symptomatik. Die mittlere Überlebenszeit für AIDS-Patienten mit NHL beträgt durchschnittlich deutlich weniger als ein Jahr, wobei immunoblastenreiche Lymphome die schlechteste Prognose aufweisen.
Morphologie: Histopathologisch überwiegen B-Zell-Lymphome von hohem Malignitätsgrad mit diffusem Wachstumsmuster, vor allem diffuse großzellige B-NHL

mit immunoblastischer Morphologie und Burkitt-Lymphome. Seltene Varianten sind das mit dem Humanen Herpesvirus 8 assoziierte primäre Erguss-Lymphom, das meist keine linienspezifischen Antigene exprimiert, und das oft in der Mundhöhle auftretende plasmoblastische Lymphom. Ansonsten ist der Immunphänotyp dem der sporadischen Lymphome identisch.

Genetik: Häufig kann molekularpathologisch (z. B. durch in situ Hybridisierung) eine Assoziation mit dem Epstein-Barr-Virus nachgewiesen werden. Neben klonalen Immunglobulin-Rearrangements finden sich beim Burkitt-Lymphom Rearrangements des *c-MYC*-Onkogens.

Z. n. Transplantation (PTLD)

Definition: Innerhalb von wenigen Monaten bis hin zu mehreren Jahren nach Transplantationen findet sich eine deutlich erhöhte Prävalenz von lymphoproliferativen Erkrankungen, wobei ein Zusammenspiel aus iatrogen bedingter Immuninsuffizienz, EBV-Infektion und Transplantat-bedingter allgemeiner Immunstimulation pathogenetisch von Bedeutung sein soll. Die Prävalenz ist abhängig vom Transplantationstyp (Niere: 1–2,5 %; Herz: ca. 5 %; Herz-Lunge: ca. 9 %; Leber: 2,3–4 %; Knochenmark allogen: ca. 1 %), vom Alter des Patienten und von der Art und Intensität der medikamentösen Immunsuppression. Die neue WHO-Klassifikation unterscheidet Frühläsionen (Plasmazellhyperplasie und infektiöse-Mononukleose-artig), die klassischen polymorphen Lymphoproliferationen und monomorphe Lymphome, die meist lange nach Transplantation auftreten und wie die sporadischen Lymphome klassifiziert werden (siehe auch Kapitel „Maligne Lymphome im Rahmen der HIV-Erkrankung und Posttransplantationslymphome").

Morphologie: Die polymorphe B-Zell-Lymphoproliferation zeigt ein buntes Bild mit unterschiedlichen Blasten, gelegentlich Reed-Sternberg-artigen Riesenzellen, kleinen Lymphozyten, Plasmazellen und oft ausgedehnten Nekrosen.

Genetik: Während die Frühläsionen polyklonal sind, findet sich bei allen monomorphen und bei der Mehrheit der polymorphen Läsionen ein monoklonales Immunglobulin-Rearrangement. Trotz des Vorliegens einer monoklonalen Population spricht ein Teil der polymorphen PTLD auf Absetzen der Immunsuppression an, während monomorphe Lymphome einer Chemotherapie bedürfen. Die große Mehrheit der frühen und polymorphen Läsionen ist EBV-positiv.

Immuninsuffizienz, EBV-Infektion

Erklärung zu Interessenkonflikten
Die Autoren geben keine Interessenkonflikte an.

Literatur

Adam P, Schiefer AI, Prill S et al (2012) Incidence of preclinical manifestations of mantle cell lymphoma and mantle cell lymphoma in situ in reactive lymphoid tissues. Mod Pathol 25(12): 1629–1636

Anagnostopoulos I, Hansmann ML, Franssila K et al (2000) European Task Force on Lymphoma project on lymphocyte predominance Hodgkin disease: histologic and immunohistologic analysis of submitted cases reveals 2 types of Hodgkin disease with a nodular growth pattern and abundant lymphocytes. Blood 96: 1889–1899

Bennett MH, MacLennan KA, Easterling MJ et al (1985) Analysis of histological subtypes in Hodgkin's disease in relation to prognosis and survival. In: Quaglino D, Hayhoe FGJ (eds) The Cytobiology of leukaemias and lymphomas. Serono Symposia Publications. Raven Press, New York, USA

Jaffe ES, Harris NL, Stein H et al (2008) World Health Organization Classification of Tumours. Pathology and genetics of tumors of haematopoietic and lymphoid tissues. IARC Press, Lyon

Lennert K, Feller A (1992) Histopathology of non-Hodgkin's Lymphomas, 2nd ed. Springer, New York, USA

Lennert K, Stein K, Kaiserling E (1975) Cytological and functional criteria for the classification of malignant lymphomata. Br J Cancer 31(Suppl 2): 29–43

Lukes RJ, Collins RD (1974) Immunologic characterization of human malignant lymphomas. Cancer 34(Suppl): 1488–1503

Rappaport H (1966) Malignant lymphomas: nomenclature and classification. In: Tumours of the Hematopoetic System. Armed Forces Institute of Pathology, Washington DC, USA

Stein H, Hummel M (1999) Cellular origin and clonality of classic Hodgkin's lymphoma: immunophenotypic and molecular studies. SeminHematol 36: 233–241

The Non-Hodgkin´s Lymphoma Pathologic Classification Project (1982) National Cancer Institute sponsored study of classification of non-Hodgkin´s lymphomas. Summary and description of a working formulation for clinical usage. Cancer 49: 2112–2135

Immunzytologische Untersuchungen bei malignen Lymphomen

V. Bücklein, B. Tast, K. Götze, M. Subklewe

Schlagwörter

- Durchflusszytometrie • Antigenprofile • Measurable Residual Disease
- reifzellige B-Zell-Neoplasien • periphere T- und NK-Zell-Neoplasien

Die Durchflusszytometrie (FCM) ist eine etablierte Methode in der Diagnostik lymphatischer Erkrankungen. Mithilfe monoklonaler Antikörper, seltener auch spezifizierter polyklonaler Antikörperpräparationen (z. B. gegen Immunglobulinfraktionen), ist es möglich, Zelloberflächenantigene und intrazytoplasmatische Antigene eindeutig zu charakterisieren. Durch die parallele Erfassung mehrerer Antigene auf einzelnen Zellen werden charakteristische Antigenprofile qualitativ und quantitativ erfasst. Auf diese Weise können normale Zelltypen des hämatopoetischen Systems und deren maligne Äquivalente den unterschiedlichen Zelllinien, z. B. B- oder T-lymphatisch, und dem jeweiligen Differenzierungsstadium (unreifzellig bis reifzellig) zugeordnet werden. Die hierfür verwendeten Antikörper sind in der Regel direkt an ein Fluorochrom gekoppelt. Die Anwendung direkter Immunfluoreszenz erlaubt die Mehrfachmarkierung der Zellen mit Antikörpern unterschiedlicher Spezifität, die unterschiedliche Fluorochrome tragen und in überwiegend getrennten Spektralbereichen erfasst werden. Die Fluoreszenzintensität stellt dann ein Maß für die Antigendichte dar. Die Auswertung erfolgt mit einem Durchflusszytometer. Letzteres stellt ein opto-elektronisches Messsystem dar, bei dem von in Suspension vorliegenden Zellen optische Signale unterschiedlicher Qualität wie Lichtstreuung (als Maß für Zellgröße und Granularität) sowie verschiedene Fluoreszenzsignale der verwendeten Antikörper gleichzeitig detektiert werden können (sogenannte multiparametrische Analyse).

Die computergesteuerte Durchflusszytometrie ermöglicht eine rasche Analyse einer großen Zahl von Einzelzellen (bis zu mehrere Millionen Zellen in wenigen Minuten) bei gleichzeitiger Erfassung mehrerer Fluoreszenzmarkierungen, der Zellgröße und der Granularität. Mit Durchflusszytometern der neueren Generation sind parallele Messungen von bis zu 18 Fluorochromen bzw. Antigenen möglich. Dies ist die Konsequenz der Weiterentwicklung in der durchflusszytometrischen Technologie, die wesentlich von Fortschritten der Laseroptik, der Softwareentwicklung und Verfügbarkeit neuer Fluorochrome profitiert hat. Entsprechend sehen die in den letzten Jahren entstandenen Messvorschläge (z. B. ELN (Béné et al. 2011), EuroFlow (www.euroflow.org)) Messungen von mehr als 4 Fluorochromen vor. Die Erweiterung der diagnostischen Panels führt zu einer überlegenen Koexpressionsanalyse und verbesserten Darstellung kleinerer Subpopulationen, was sowohl in der Diagnostik als auch im Measurable-Residual-Disease-(MRD-)Setting hilfreich ist. Auch bei Probenmaterial mit nur geringer Zellzahl, z. B. Liquor, ist die

monoklonale Antikörper

Zelloberflächenantigene und intrazytoplasmatische Antigene

Sensitivität der Durchflusszytometrie

Reduktion der Anzahl von Färberöhrchen vorteilhaft, da pro Röhrchen und Ansatz (und damit pro Zelle) mehr Antigene gleichzeitig bestimmt werden können. Allerdings erhöht sich die Komplexität der Durchflusszytometrie, da in Panels mit mehr als 6 Antikörpern die Wahl des Fluorochroms in Bezug auf die Expressionsstärke des Antigens zu berücksichtigen ist. So sollten Antigene, die stark bzw. mit deutlichen Unterschieden innerhalb der Population exprimiert werden, mit weniger fluoreszenzintensiven Antikörperkonjugaten nachgewiesen werden. Die jüngsten Technologieentwicklungen haben dazu geführt, dass die Durchflusszytometrie eine Sensitivität erreicht hat, die bisher nur durch molekulare Methoden erzielt werden konnte. Zur Qualitätssicherung und zur Verbesserung der Vergleichbarkeit von durchflusszytometrischen Messungen, insbesondere im MRD-Setting, ist eine Standardisierung und Harmonisierung mit Angabe der Antikörperpanels einschließlich verwendeter Antikörperklone anzustreben.

WHO-Klassifikation der lymphatischen Neoplasien

Die WHO-Klassifikation 2016 unterscheidet vier große Kategorien lymphatischer Neoplasien: lymphatische Vorläufer-Neoplasien (B- oder T-Zell-Reihe), reifzellige B-Zell-Neoplasien, reifzellige T/NK-Zell-Neoplasien und das Hodgkin-Lymphom (Swerdlow, Campo, Harris et al. 2016).

Ausgewählte bzw. in der immunzytologischen/durchflusszytometrischen Routinediagnostik von peripherem Blut oder Knochenmark häufiger vorkommende reifzellige Lymphomentitäten der B- bzw. T/NK-Zell-Reihe sollen im Folgenden näher besprochen werden. Eine Übersicht zum Vorgehen bei der durchflusszytometrischen Diagnostik findet sich in Abbildung 1. Ergänzend wird auf die entsprechenden Abschnitte des Kapitels „Pathologisch-anatomische Grundlagen maligner Lymphome" dieses Manuals verwiesen.

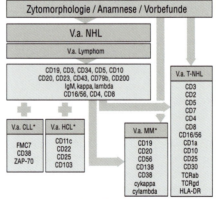

Abbildung 1 Eingesetzte Marker zur durchflusszytometrischen Diagnostik bei häufigen Lymphomen der B- bzw. der T/NK-Zell-Reihe.

Auf eine Darstellung der Diagnostik des Hodgkin-Lymphoms wird an dieser Stelle verzichtet, da sie eine Domäne der Histopathologie/Immunhistochemie darstellt und die durchflusszytometrische Analytik hier eine untergeordnete Rolle spielt, die in nur wenigen Laboren zum Einsatz kommt.

Reifzellige B-Zell-Neoplasien

Die Immunphänotypisierung erfolgt aufgrund eines klinischen, laborchemischen oder zytomorphologischen Verdachts auf das Vorliegen einer lymphatischen Neoplasie. In der Regel ist daher die Aufgabe der Immunphänotypisierung bei Nachweis von auffälligen oder vermehrten reifzelligen Lymphozyten erstens die Abgrenzung reaktiver und maligner Lymphozytenpopulationen sowie zweitens die weitere Subtypisierung anhand des Antigenexpressionsmusters. Hierzu gehört insbesondere die Linienzugehörigkeit der auffälligen Lymphozytenpopulation (T- versus B-lymphatisch) und der Nachweis einer Monoklonalität, bei B-Zell-Lymphomen durch Diagnose einer Leichtkettenrestriktion (Typ kappa oder lambda) an der Zelloberfläche oder seltener auch intrazytoplasmatisch.

Immunphänotypisierung bei Verdacht auf lymphatische Neoplasie

Eine Übersicht über die verschiedenen Immunphänotypen peripherer B-Zell-Neoplasien (inkl. Multiples Myelom) gibt Tabelle 1.

Chronische lymphatische Leukämie (CLL)

Die CLL ist eine der häufig zu stellenden Diagnosen in immunzytologischen Untersuchungen. Als physiologischer Zellvertreter wird die CD5+/CD23+ rezirkulierende periphere B-Zelle postuliert. Die Immunphänotypisierung erlaubt in den meisten Fällen eine sichere Abgrenzung zu anderen B-Zell-Lymphomen und den weitaus selteneren reifzelligen Lymphomen der T-Zell-Reihe. Hierbei erleichtern neben dem empfohlenen Standard-Antikörper-Panel zusätzliche Marker die sichere Zuordnung; des Weiteren sind immunphänotypische Untersuchungen von Prognosefaktoren und der minimalen Resterkrankung (MRD) möglich. Wenn möglich, sollten weitere Untersuchungen zur Abgrenzung von anderen Entitäten herangezogen werden (z. B. FISH t(11;14) zum Ausschluss eines Mantelzell-Lymphoms); bei atypischen Fällen ist eine Lymphknotenbiopsie zu empfehlen.

CLL häufige Diagnose

Die klassische CLL zeichnet sich immunphänotypisch durch die Koexpression von CD19, CD5 und CD23 aus; eine Leichtkettenrestriktion vom Typ kappa oder lambda kann meist an der Zelloberfläche (bei jedoch teils schwacher Expression der Leichtketten), selten auch nur intrazytoplasmatisch nachgewiesen werden. Weitere Marker reifer B-Zellen wie CD20, FMC7, CD22, CD11c, CD79b und Oberflächenimmunglobulin sIgM (und/oder sIgD) werden üblicherweise nur schwach exprimiert. Der Immunphänotyp der Lymphozyten des peripheren Blutes wurde in ein Scoring-System (modifizierter Matutes-Score) eingearbeitet, welches eine bessere Unterscheidung der typischen CLL von anderen leukämischen B-Zell-Lymphomen ermöglicht (Tabelle 2) (Béné et al. 2011, Swerdlow, Campo, Harris et al. 2016, Fuchs et al. 2011, Matutes et al. 1994, Craig et al. 2008, Moreau et al. 1997).

2017 wurde ein alternatives Scoring-System (CLLflow Score) zur Differenzialdiagnose der CLL publiziert. Der CLLflow Score adressiert mehrere Probleme in der alltäglichen Anwendung des modifizierten Matutes-Scores. Einerseits wird durch die Hinzunahme von CD200 eine erhöhte Spezifität gegenüber dem modifizierten

Tabelle 1 Immunzytologische Charakteristika verschiedener peripherer reifzelliger B-Zell-Lymphome.

Antigen	CLL	PLL	SMZL	HCL	HCLv	LPL	PZL	MALT	FL	MCL	MM
CD19	+	+	+	+	+	+	–	+	+	+	–
CD20	+w	+	+	+	+	+/–	–	+	+	+	–
CD22	–/w	+	+	+	+	+	–	+	+	+	–
CD23	+	–	–/+	–	–	–	–	–	–/+	–/w	–
CD79b	–/w	+	+	–	–/w	+		+	+/w	+	
CD43	++	+	–	+	+			–/+	–	+	
CD200	+	–		+	–	–	v	v	v	–	v
sIgM	+w	++	+	++	++	++	–	+	+	+	–
Leicht-ketten	s/cy	s/cy	s			s	cy	s	s	s/cy	cy
HLA-DR	+	+	+	+	+	+	+/–	+	+	+	+/–
CD10	–	–	–	+/–	–	–	–	–	+	–	–
CD5	+	–/+w	–	–	–	–	–	–	–	+	–
CD11c	–/w	–/+	+/–	++	++	–/+w	–	+w	–	–	–
FMC7	–/w	+	+	+	+	–/+		–/+	+	+	
CD103	–	–	–/+	+	+	–		–/+	–	–	–
CD56							–				+
CD138							v	–/+			+
CD38	v		–/+			+	++	–/+			++
CD28							+				+
CD25			–	++	–	–/w					
CD123			–	+	–	–					
cy μ						+					

Dargestellt ist der häufigste Immunphänotyp nach Swerdlow, Campo, Pileri et al. 2016, Swerdlow, Campo, Harris et al. 2016, Matutes et al. 1994.

CLL	Chronische lymphatische Leukämie vom B-Zell-Typ	–	Antigen in weniger als 10 % der Fälle exprimiert
PLL	Prolymphozytenleukämie vom B-Zell-Typ	–/+	Antigen in weniger als 50 % der Fälle exprimiert
SMZL	Splenisches Marginalzonenlymphom	+/–	Antigen in mehr als 50 % der Fälle exprimiert
HCL	Haarzell-Leukämie	+	Antigen in über 90 % der Fälle exprimiert
HCLv	Haarzell-Leukämie-Variante	++	Antigen dicht exprimiert
LPL	Lymphoplasmozytisches Lymphom/Morbus Waldenström	w	weak, Antigen nur schwach exprimiert
PZL	Plasmazell-Leukämie	v	Antigen variabel exprimiert
MALT	Extranodales Marginalzonen-B-Zell-Lymphom des MALT	s	surface – Expression an der Zelloberfläche
FL	Follikuläres Lymphom	cy	zytoplasmatisch – intrazytoplasmatische Expression
MCL	Mantelzell-Lymphom		
MM	Multiples Myelom		

Tabelle 2 Immunphänotyp und Scoring-Systeme zur Differenzialdiagnose der CLL; modifiziert nach Matutes et al. 1994, Moreau et al. 1997, Köhnke et al. 2017.

Marker	Modifizierter Matutes-Score		CLLflow Score
	Expression	Score	Expression auf CD19⁺ Lymphozyten
sIgM	schwach positiv	1	
CD5	positiv	1	% CD5⁺/CD23⁺ doppeltpositiv+
CD23	positiv	1	
CD79b	schwach positiv (alternativ CD22)	1	-
FMC7	negativ	1	-
CD200			+
		Score 4–5: CLL wahrscheinlich	> 0: CLL wahrscheinlich

Matutes-Score erreicht. Wie aus Tabelle 2 ersichtlich werden im Matutes-Score Punkte für die IgM- bzw. CD79b-Oberflächenexpression als „schwach positiv" vergeben und sind somit abhängig von der Erfahrung und subjektiven Einschätzung des jeweiligen Befunders. Der CLLflow Score wird im Gegensatz dazu ausschließlich aus den prozentualen Anteilen der Antigen-positiven Subpopulationen berechnet und erhöht dadurch die Nachvollziehbarkeit der Diagnosestellung (Köhnke et al. 2017). Der CLLflow Score wird über die folgende Formel berechnet, dabei beziehen sich alle Werte auf die CD19⁺-Subpopulation:

CLLflow = % CD5⁺/CD23⁺ + % CD200⁺ - % CD79b⁺ - % FMC7⁺

Ein CLLflow Score > 0 macht die Diagnose einer CLL wahrscheinlich, während ein CLLflow Score ≤ 0 eher nicht mit einer CLL vereinbar ist.
CD43 wird bei der CLL meist stark exprimiert und kann die diagnostische Einordnung, speziell die Abgrenzung zum follikulären Lymphom, verbessern; der Nachweis von CD200 stellt ein Unterscheidungsmerkmal zum Mantelzell-Lymphom dar. Die Hinzunahme von CD81 zum klassischen Antikörper-Panel erweist sich in der MRD-Diagnostik als vorteilhaft (Jung et al. 2003, Palumbo et al. 2009, Rawstron et al. 2007).
Die Transformation in ein diffuses großzelliges B-Zell-Lymphom (Richter-Syndrom) lässt sich immunzytologisch nicht sicher erfassen, da das Antigenexpressionsmuster mit dem der ursprünglichen CLL völlig identisch sein kann.
An prognostischen Markern können CD38 und ZAP-70 immunphänotypisch bestimmt werden. Für CD38 konnte eine positive Korrelation mit dem IgVH-Mutationsstatus und der ZAP-70-Expression sowie ein gewisser Stellenwert als unabhängiger Prognosefaktor gezeigt werden; die Stabilität des Markers im individuellen Krankheitsverlauf wird kontrovers diskutiert. Es existieren bisher keine standardisierten Messmethoden oder Grenzwerte, meist wird die Schwelle zur Positivität bei 20 oder 30 % positiver CLL-Zellen gesetzt. ZAP-70 wurde ursprünglich durch seine starke Korrelation zum IgVH-Mutationsstatus als Prognosemarker identifiziert. Mittlerweile existieren zahlreiche Hinweise auf einen unabhängigen, dem IgVH-Mutationsstatus überlegenen prädiktiven Wert. Es wurden Vorschläge

für eine standardisierte Messung publiziert. Bezüglich der Interpretation der Daten konnte mehrmals gezeigt werden, dass die Berechnung der Ratio der mittleren Fluoreszenzintensitäten von CLL- und T-Zellen (evtl. auch unter Berücksichtigung der B- und NK-Zellen) der Angabe des Anteils positiver Zellen überlegen ist; die Definition allgemein anerkannter Grenzwerte steht jedoch weiterhin aus. Die prognostische Bedeutung der Expressionsstärke weiterer Oberflächenantigene wird untersucht (Swerdlow, Campo, Harris et al. 2016, Fuchs et al. 2011, Letestu et al. 2006, Rassenti et al. 2008, Kern et al. 2009, Huang et al. 2014).

Monoklonale B-Zell-Lymphozytose (MBL)

kleine monoklonale B-Zell-Populationen ohne Krankheitssymptome

Mit steigender Sensitivität der diagnostischen Methoden werden in Routineuntersuchungen immer mehr Individuen mit kleinen monoklonalen B-Zell-Populationen ohne Krankheitssymptome identifiziert (< 5000/µl), welche die diagnostischen Kriterien einer hämatologischen Neoplasie nicht erfüllen. Dies wird als monoklonale B-Zell-Lymphozytose bezeichnet (diagnostische Kriterien s. unten).

Die Inzidenz variiert je nach zugrunde liegender Studie stark und liegt zwischen 3,5 % und > 20 % bei über 60-Jährigen; diese Diskrepanz ist neben den unterschiedlichen Kollektiven auch auf technische Unterschiede zurückzuführen. Die überwiegende Mehrheit der monoklonalen B-Zell-Populationen weist den charakteristischen Immunphänotyp einer CLL auf (s. oben). Neben dem charakteristischen Phänotyp zeigen die MBL-Populationen auch einen erhöhten Anteil an CLL-typischen genetischen Veränderungen.

Die WHO-Klassifikation von 2016 (Swerdlow, Campo, Pileri et al. 2016) unterscheidet hierbei eine sogenannte „low-count" MBL mit < 500/µl monoklonalen B-Zellen mit CLL-typischem Immunphänotyp, für die eine Progression in eine manifeste CLL sehr unwahrscheinlich ist und für die keine regelmäßigen Kontrolluntersuchungen indiziert sind, und eine „high-count" MBL mit deutlich höherem Progressionsrisiko in eine CLL (Rawstron et al. 2010, Vardi et al. 2013). Für Patienten mit > 500/µl monoklonalen B-Zellen werden demnach jährliche Kontrolluntersuchungen empfohlen (Morabito et al 2013).

bei > 500/µl monoklonalen B-Zellen jährliche Kontrolluntersuchungen

Daneben existieren $CD5^+$ atypische und $CD5^-$ Formen der MBL. Letztere haben eine Inzidenz von ca. 1 % und zeigen Ähnlichkeiten vor allem zum splenischen Marginalzonen-Lymphom (Swerdlow, Campo, Harris et al. 2016, Fuchs et al. 2011, Rawstron et al. 2002, Almeida et al. 2011, Rawstron 2009, Kalpadakis et al. 2014).

Diagnostische Kriterien der MBL (Rawstron 2009):

1. Monoklonale B-Zell-Population im peripheren Blut mit
   a) kappa/lambda-Ratio > 3 : 1 oder < 0,3 : 1 oder
   b) fehlender oder schwacher Expression von Oberflächenimmunglobulin auf über 25 % der B-Zellen oder
   c) krankheitsspezifischem Immunphänotyp.
2. Wiederholter Nachweis der monoklonalen B-Zell-Population über drei Monate
3. Ausschluss-Kriterien sind
   a) Lymphadenopathie und Organomegalie oder
   b) Autoimmunerkrankung oder Infekt oder
   c) diagnostische Kriterien einer B-Zell-Neoplasie außer Paraprotein.

4. Einteilung:
   a) CD5⁺CD23⁺: entspricht einem CLL-Immunphänotyp und stellt die größte Untergruppe dar.
   b) CD5⁺CD23⁻: korreliert mit moderater Expression von CD20 und CD79b und entspricht einer atypischen CLL.
   c) CD5⁻: entspricht dem Immunphänotyp einer CD5⁻ B-Zell-Neoplasie.

Mantelzell-Lymphom

Das MCL hat einen variableren Immunphänotyp als die CLL, Abweichungen vom typischen Immunphänotyp finden sich in etwa 40 % aller Fälle. Dennoch ist eine Diagnosestellung unter Verwendung einer begrenzten Anzahl von Antigenen meist möglich. Charakteristisch ist die Koexpression von CD5, die in etwa 90 % aller Fälle nachweisbar ist, sodass als wichtigste Differenzialdiagnose die Abgrenzung zur CLL erfolgen muss. Hilfreich ist hier die Negativität der MCL-Zellen für CD23, die moderate bis starke Expressionsintensität von Oberflächenimmunglobulin (sIgM, sIgD) und CD20 sowie die Positivität von FMC7. Allerdings wird eine Positivität für CD23 in bis zu 20 % der MCL beschrieben. Daher kann als weiteres Unterscheidungsmerkmal zur CLL die fehlende Expression von CD200 auf MCL-Zellen hinzugezogen werden. Eine CD200-Expression auf Mantelzell-Lymphomen wurde bisher nur in sehr vereinzelten Fällen, und dann in schwacher Intensität, nachgewiesen, sodass eine signifikante CD200-Expression die Diagnose eines MCL weitgehend ausschließt.

fehlende Expression von CD200

Bei Vorliegen eines atypischen Immunphänotyps ist die Diagnosesicherung durch Nachweis einer Cyclin-D1-Expression anzustreben bzw. eine ergänzende FISH-Untersuchung auf t(11;14) zu veranlassen. Die WHO-Klassifikation von 2016 unterscheidet zusätzlich MCL mit SOX11-Expression, die üblicherweise mit einem aggressiveren klinischen Verlauf assoziiert sind, und SOX11-negative MCL mit indolentem, langfristigem Verlauf ohne Therapieindikation. Die Bestimmung von SOX11 mittels Durchflusszytometrie ist möglich und u. U. hilfreich in der Diagnostik z. B. von seltenen Cyclin-D1-negativen MCL (Wasik et al. 2015); die prognostische Relevanz der FCM-basierten Bestimmung dieses Transkriptionsfaktors ist bisher jedoch nicht gezeigt (Béné et al. 2011, Swerdlow, Campo, Harris et al. 2016, Fuchs et al. 2011, Craig et al. 2008, Palumbo et al. 2009, Gao et al. 2009, Liu et al. 2002).

Prolymphozytenleukämie der B-Zell-Reihe (B-PLL)

Zytomorphologisch ist die B-PLL charakterisiert durch einen Anteil an Prolymphozyten von über 55 % der peripheren Blutlymphozyten. Nicht zur B-PLL gerechnet werden nach der WHO-Klassifikation aus der CLL transformierte Formen, die CLL mit erhöhtem Prolymphozytenanteil und Lymphome mit ähnlicher Morphologie, welche die Translokation t(11;14)(q13;q32) tragen. Als physiologischer Zellvertreter wird eine noch nicht näher bekannte periphere B-Zelle postuliert.

Der Immunphänotyp ist variabel und zeichnet sich im Vergleich zur CLL v. a. durch eine kräftige Expression der B-lymphatischen Antigene CD19, CD20, CD22, CD79a, CD79b, FMC7 sowie der Oberflächenimmunglobuline vom Typ IgM und/oder IgD aus. CD23 ist meist negativ (80–90 %). Die Koexpression von CD5 wird in der Literatur mit stark variierender Häufigkeit angegeben (20–70 %); entscheidend ist hier die Abgrenzung zum blastären, leukämisch verlaufenden Mantelzell-Lymphom. Nach Ausschluss dieser Fälle ist für die B-PLL mit einer Koexpression von CD5 in 20–30 % der Fälle auszugehen. Die differenzialdiagnostische Abgrenzung zur transformierten CLL, CLL mit erhöhtem Prolymphozytenanteil und zum leukämischen MCL muss unter Berücksichtigung der klinischen Vorgeschichte und Zytogenetik (s. t(11;14)) erfolgen, da eine immunphänotypische Abgrenzung zur de novo B-PLL nicht sicher möglich ist. In neueren Genexpressionsstudien wird eine hohe Ähnlichkeit der B-PLL auch ohne t(11;14) und dem MCL beschrieben (Swerdlow, Campo, Harris et al. 2016, Fuchs et al. 2011, Craig et al. 2008, Hercher et al. 2001, van der Velden et al. 2014).

Follikuläres Lymphom (FL)

Koexpression von CD10

Das follikuläre Lymphom weist eine deutliche Expression von B-Zell-assoziierten Antigenen (CD19, CD20, CD22, CD79a) sowie Oberflächenimmunglobulin (sIg) (IgM$^{+/-}$, IgD > IgG > IgA) auf. Differenzialdiagnostisch bedeutend ist die Koexpression von CD10, die regelhaft beim FL nachweisbar ist und dieses üblicherweise von anderen reifzelligen B-Zell-Lymphomen unterscheidet. Einschränkend ist jedoch zu beachten, dass dieser Marker (v. a. bei Grad-3b-Lymphomen) im Knochenmark und insbesondere im peripheren Blut negativ sein kann; die Interpretation muss also in Zusammenschau mit den übrigen Befunden erfolgen. Die Abgrenzung gegenüber reaktiven B-Zellen erfolgt unter Berücksichtigung der klinischen Informationen und des Nachweises einer Leichtkettenrestriktion (McKenna et al. 2001).

Ein weiterer Marker, der bei der Identifikation maligner B-Zell-Populationen hilfreich sein kann, ist BCL-2. Im Gegensatz zur starken BCL-2-Expression auf FL-Zellen zeigen physiologische Keimzentrumszellen und Hämatogonien nur eine schwache Expression. In der Immunhistochemie lässt sich BCL-2 bei einem Großteil der follikulären Lymphome Grad 1, 2 und in ca. 50 % der FL Grad 3 nachweisen [30].

Normale B-Vorläuferzellen im Knochenmark (Hämatogonien) koexprimieren ebenfalls CD10. Eine Abgrenzung zum FL gelingt über die für Hämatogonien typische Expression von CD34, eine homogene Expression von CD43 sowie eine im Vergleich zum FL reduzierte CD45-Expression.

Eine Koexpression von CD10 zeigt häufig auch das Burkitt-Lymphom. Es ist jedoch in den meisten Fällen bereits in der Morphologie deutlich vom FL abzugrenzen (Swerdlow, Campo, Harris et al. 2016, Fuchs et al. 2011, Craig et al. 2008).

Marginalzonen-Lymphome (splenisch/nodal/extranodale MALT-Lymphome)

unspezifischer Immunphänotyp

Die WHO-Klassifikation unterscheidet für Marginalzonen-Lymphome splenische, nodale und extranodale B-Zell-Lymphome, die ihren Ursprung in Post-Keimzentrums-Zellen haben.

Gemeinsam ist diesen Entitäten ein weitgehend unspezifischer Immunphänotyp mit oftmals variabler Ausprägung, sodass die Rolle der Durchflusszytometrie für Patienten mit Marginalzonen-Lymphomen oftmals im Ausschluss von B-Zell-Lymphomen mit spezifischem Immunphänotyp (z. B. CLL oder MCL) besteht.

In der Regel exprimieren die pathologischen Lymphozyten Oberflächen-IgM und -IgD sowie B-lymphatische Antigene (CD19, CD20, CD79a). Eine Expression der Marginalzonen-assoziierten Antigene CD21 und CD35 kann nachweisbar sein, diese ist jedoch nicht spezifisch. CD5, CD10 und CD23 werden in der überwiegenden Mehrzahl der Fälle nicht exprimiert. Nur in seltenen Fällen (ca. 5 %) ist für Marginalzonen-Lymphome eine CD5-Expression nachweisbar. Allerdings ist die Intensität der CD5-Expression in diesen Fällen häufig deutlich geringer als z. B. bei der CLL. Eine Divergenz des CD5-Status zwischen knochenmarkinfiltrierenden Lymphomzellen (die für MALT-Lymphome in 2–20 % aller Fälle nachweisbar und u. U. CD5-positiv sind) und extramedullären Lymphommanifestationen (z. B. Magenschleimhaut, Speicheldrüsen mit CD5-negativen Infiltraten) in demselben Patienten ist für wenige Fälle beschrieben. CD43 findet sich in weniger als 50 % der Fälle. Morphologisch zeigen sich gelegentlich villöse Lymphozyten, sodass der Abgrenzung zur Haarzell-Leukämie besondere Bedeutung zukommt. Hilfreich ist hier CD103. Allerdings können Marginalzonen-Lymphome ebenfalls eine Expression von CD103 aufweisen und so den Immunphänotyp einer Haarzell-Leukämie imitieren; hier kann die fehlende Expression von CD25 auf Marginalzonen-Lymphomen eine Unterscheidung ermöglichen. Auch ist die Intensität der CD11c-Expression häufig geringer als bei der Haarzell-Leukämie.

Die Abgrenzung zum lymphoplasmozytischen Lymphom (M. Waldenström) kann ebenfalls durch den sehr ähnlichen Immunphänotyp erschwert sein. Eine Paraproteinämie ist auch für Patienten mit MALT-Lymphom in Einzelfällen beschrieben. In einem relevanten Anteil der Fälle weisen Marginalzonen-Lymphome eine plasmazytoide Differenzierung auf und zeigen dann u. U. eine Expression von CD38 und/oder CD138. Ergänzend kann hier die hohe Prävalenz der MYD88-Mutation bei Patienten mit Morbus Waldenström (> 90 % versus < 10 % bei MZL) als molekulargenetische Unterscheidungshilfe herangezogen werden (Treon et al. 2013, Poulain et al. 2013, Xu et al. 2013).

Marginalzonen-Lymphome zeigen insgesamt eine heterogene Expression von CD200, sodass auch dieser Marker zur sicheren Differenzierung von anderen Lymphomentitäten nicht geeignet ist. Innerhalb der Marginalzonen-Lymphome weisen nodale Lymphomtypen u. U. eine stärkere Fluoreszenzintensität für CD200 auf als MALT-Lymphome (mit mittlerer Intensität) und splenische Marginalzonen-Lymphome (mit relativ geringer Fluoreszenzintensität) (Swerdlow, Campo, Harris et al. 2016, Fuchs et al. 2011, Craig et al. 2008).

immunphänotypisch keine klare Abgrenzung

Lymphoplasmozytisches Lymphom (LPL)/Morbus Waldenström

Immunphänotypisch besteht keine klare Abgrenzung zu anderen Entitäten. Charakteristischerweise zeigt sich eine deutliche Expression von Leichtketten und Oberflächen- sowie zytoplasmatischen Immunglobulinen; diese sind in der Regel vom Typ IgM, gelegentlich auch IgG oder IgA. IgD findet sich nicht. Ebenso werden die B-lymphatischen Antigene CD19, CD20, CD22, CD79a und CD79b exprimiert. CD23 findet sich auf einem Teil der LPL, meist jedoch in schwacher Intensität. CD5 und CD10 werden kaum exprimiert (< 5 % der LPL). CD11c und CD25 stellen sich häufig positiv dar, im Gegensatz zur HCL tritt jedoch keine Koexpression von CD103 und CD123 auf. Plasmozytische Marker wie CD38 und/oder CD138 werden häufig exprimiert. Differenzialdiagnostisch kann v. a. die Abgrenzung zum Marginalzonen-Lymphom Probleme bereiten. Durch ergänzende molekulargenetische

Untersuchungen bzgl. einer MYD88 L265P-Mutation (> 90 % bei dieser Entität versus < 10 % bei MZL) ist jedoch eine verbesserte Unterscheidung möglich (Swerdlow, Campo, Harris et al. 2016, Craig et al. 2008, Treon et al. 2013, Poulain et al. 2013, Xu et al. 2013, Konoplev et al. 2005).

Haarzell-Leukämie (HCL)

In der zytomorphologischen Beurteilung des Blutausstrichs (besonders in unfixierten Präparaten) weisen die kleinen bis mittelgroßen lymphoiden Zellen ein reichlich vorhandenes Zytoplasma mit oft haarartigen, feinen oder villösen Ausziehungen auf. Im Blutbild sieht man zum Diagnosezeitpunkt in der Regel eine Panzytopenie mit Monopenie (Verminderung der absoluten Monozytenzahl). Als physiologischer Zellvertreter wird eine periphere B-Zelle in einem bisher unbekannten Post-Keimzentrumsstadium angenommen.

Immunphänotypisch fallen Haarzellen zunächst durch eine kräftige CD45-Expression und eine breite Streuung im Scattergramm (SSC) in Relation zu den normalen Lymphozyten auf. Haarzellen weisen eine kräftige Expression B-Zell-assoziierter Antigene (CD19, CD20, CD22, CD79a, FMC7) auf, exprimieren Oberflächenimmunglobulin (sIgM) und koexprimieren CD103, CD25 und CD11c. CD123 wird überwiegend mit mittlerer bis starker Intensität exprimiert und ermöglicht eine weitere Abgrenzung zur HCLv (Haarzell-Variante) und zum splenischen Marginalzonen-Lymphom. Die Expression von CD200 kann ebenfalls zur Abgrenzung einer HCL zur HCLv und zu anderen B-Zell-Lymphomen geeignet sein. Abweichungen von diesem Markerprofil sind relativ häufig beschrieben (Negativität für CD103 oder CD25, Positivität für CD10 oder CD23), sodass bei atypischer Antigenkonstellation und entsprechender Morphologie und Klinik ggf. trotzdem die Diagnose einer HCL gestellt werden kann. Hilfreich für die Abgrenzung zur HCLv und anderen B-Zell-Lymphomen ist darüber hinaus die molekulargenetische Diagnostik zum Nachweis einer BRAF V600E-Mutation, die für die HCL typisch ist (Tiacci et al. 2011). Die HCLv stellt eine seltene Form der Haarzell-Leukämie mit deutlich erhöhten Leukozytenwerten dar. Eine Abgrenzung dieser Entität ist jedoch wichtig, da die HCLv sich durch ein kürzeres Überleben und schlechteres Therapieansprechen auszeichnet. Immunphänotypisch unterscheidet sich die HCLv von der klassischen HCL v. a. durch die fehlende Koexpression von CD25 und CD123, molekulargenetisch gelingt die Abgrenzung durch den fehlenden Nachweis der o. g. BRAF V600E-Mutation. Differenzialdiagnostisch müssen für CD25/CD123-negative und BRAF V600E-nichtmutierte Fälle neben der HCLv das splenische Marginalzonen-Lymphom (SMZL) sowie die Prolymphozytenleukämie der B-Zell-Reihe (B-PLL) in Betracht gezogen werden (Swerdlow, Campo, Harris et al. 2016, Fuchs et al. 2011, Del Giudice et al. 2004, Chen et al. 2006, Cessna et al. 2005, Pillai et al. 2013).

kräftige Expression B-Zell-assoziierter Antigene

Diffuses großzelliges B-Zell-Lymphom (DLBCL)

Unter dem Begriff „diffuses großzelliges B-Zell-Lymphom" werden nach der WHO-2016-Klassifikation verschiedene Varianten entsprechend der Morphologie, Biologie und Klinik zusammengefasst. Die in der Kiel-Klassifikation getrennt geführten Lymphomentitäten des B-zentroblastischen und B-immunoblastischen Lymphoms werden wie auch in der WHO-2008-Klassifikation den „DLBCLs not otherwise specified (NOS)" zugeordnet. Im Gegensatz zur Klassifikation von 2008 wird in der aktualisierten Version der WHO-Klassifikation von 2016 nun aber eine Subklassifikation der DLBCL NOS hinsichtlich der Ursprungszelle – *germinal-center B-cell* (GCB) und *activated B-cell-like* (ABC)/non-GCB – gefordert. Bis zur flächendeckenden Verfügbarkeit von *next-generation-sequencing*-basierter Diagnostik kann diese Unterscheidung mittels immunhistochemischer Diagnostik erfolgen. Zuordnungen von Subgruppen/Entitäten der DLBCLs mittels Immunphänotypisierung haben weiterhin keinen Einzug gefunden und sind bisher weder diagnostisch noch therapeutisch relevant.

Sämtliche Subtypen exprimieren B-Zell-assoziierte Antigene (CD19, CD20, CD22, CD79a), wobei eines oder mehrere hiervon fehlen können. Der Nachweis einer erhaltenen CD19-Expression ist von großer Bedeutung vor Einleitung einer Therapie mit CD19-CAR-T-Zellen. Oberflächen- oder zytoplasmatische Immunglobuline sind in 50–75 % der Fälle nachweisbar. Der größte Teil der anaplastischen großzelligen diffusen B-Zell-Lymphome exprimiert CD30, nicht-anaplastische Fälle hingegen nur gelegentlich. Einige Fälle exprimieren CD5 (10 %) oder CD10 (30–60 %). Im Unterschied zur blastären Variante des Mantelzell-Lymphoms ist bei CD5-positiven DLBCL keine t(11;14) nachweisbar, sodass bei Nachweis von blastären Zellen in der Morphologie und Nachweis einer CD5-Positivität der Zellen eine entsprechende Untersuchung veranlasst werden sollte. In einem geringen Teil der Fälle findet sich eine Expression des Plasmazell-assoziierten Antigens CD138. Der Anteil proliferierender Zellen, darstellbar mit dem Proliferationsmarker Ki67, liegt gewöhnlich hoch (> 40 %).

Nachweis einer erhaltenen CD19-Expression

In seltenen Fällen kann bei Nachweis von blastären Zellen in der Morphologie die Abgrenzung zu Vorläuferneoplasien schwierig sein. Hilfreich ist hier der üblicherweise fehlende Nachweis von Vorläufermarkern, insbesondere von CD34 und cyTdT (Swerdlow, Campo, Harris et al. 2016, Fuchs et al. 2011, Craig et al. 2008, Löffler et al. 2013).

Burkitt-Lymphom (BL)

Aufgrund der typischen Morphologie von Burkitt-Lymphomen mit stark basophilem Zytoplasma und charakteristischen Lipidvakuolen, der molekulargenetischen Merkmale (MYC-Rearrangement, häufig Nachweis der t(8;14)) und dem Nachweis einer sehr hohen Proliferationsrate (Ki67 > 90 %) lässt sich das Burkitt-Lymphom in der Regel gut von anderen aggressiv verlaufenden B-Zell-Lymphomen, wie z. B. DLBCL oder intermediate BL/DLBCL unterscheiden.

typische Morphologie

Immunphänotypisch zeigen die Zellen eine Expression B-Zell-assoziierter Antigene (CD19, CD20, CD22, CD79a, CD38, CD43), eine konstante und sehr dichte Expression des Oberflächen-Immunglobulins (sIgM) mit Leichtkettenrestriktion und meist eine Expression von CD10. Die Zellen sind gewöhnlich negativ oder nur schwach positiv für BCL-2 und negativ für cyTdT und CD34 (Swerdlow, Campo, Harris et al. 2016, Fuchs et al. 2011, Craig et al. 2008, Löffler et al. 2013).

Periphere T- und NK-Zell-Neoplasien

Die peripheren T-Zell-Neoplasien stammen von reifen postthymischen T-Zellen ab. Aufgrund der immunphänotypischen wie funktionellen Verwandtschaft von T-

und NK-Zellen werden sie mit den NK-Zell-Neoplasien in einer gemeinsamen Gruppe zusammengefasst.

Differenzierung häufig schwierig

Eine Klassifikation und Differenzierung dieser Lymphome auf der Basis morphologischer und immunphänotypischer Kriterien ist häufig schwierig. Aus diesen Gründen spielen klinische Charakteristika in der Definition der einzelnen Entitäten weiterhin eine größere Rolle als bei den B-Zell-Lymphomen. Dabei sind die Manifestation (leukämisch, nodal oder extranodal), der klinische Verlauf (aggressiv oder indolent) und einige spezifische Eigenheiten (z. B. Panzytopenie und begleitende rheumatoide Arthritis bei T-LGL) einzelner Entitäten von Bedeutung.

Die Diagnostik eines T-Zell-Lymphoms erfolgt aufgrund des Antigenexpressionsprofils und ggf. des Nachweises von Monoklonalität mittels TCR-Vβ-Anfärbung. Diese basiert darauf, dass monoklonale T-Zellen eine identische Vβ-Domäne des T-Zell-αβ-Rezeptorkomplexes exprimieren. Derzeit gibt es 30 bekannte Subklassen der Vβ-Komplexe. Kommerziell erhältliche Antikörperkombinationen decken ca. 70 % dieser Subklassen ab und erlauben damit einen Rückschluss auf die Klonalität der Zellen, entweder direkt durch Überwiegen einer Reaktivität oder indirekt durch Fehlen einer Bindung an alle enthaltenen Antikörper.

Einige der häufigeren T- und NK-Zell-Lymphome werden im Folgenden beschrieben. Die Diagnostik weiterer peripherer B- oder T-Zell-Lymphome stellt eine Domäne der Histopathologie dar, sodass auf das entsprechende Kapitel „Pathologisch-anatomische Grundlagen maligner Lymphome" sowie die ergänzenden Kapitel zu den entsprechenden Lymphomentitäten dieses Tumormanuals verwiesen wird.

Angioimmunoblastisches T-Zell-Lymphom (AITL)/ follikuläres T-Zell-Lymphom

Angioimmunoblastische T-Zell-Lymphome und die (weit selteneren) follikulären T-Zell-Lymphome bilden eine Gruppe von aggressiv verlaufenden T-Zell-Lymphomen, als deren physiologische Ursprungszelle eine CD4-positive follikuläre T-Helferzelle (T_{FH}) angenommen wird. Eine Ausschwemmung in das periphere Blut zeigt sich bei diesen üblicherweise mit ausgeprägter Lymphadenopathie verlaufenden Erkrankungen, die häufig mit Splenomegalie und deutlichen B-Symptomen einhergehen, nur selten. Im peripheren Blut können allerdings eine polyklonale Hypergammaglobulinämie und eine Eosinophilie auffällig sein.

Darüber hinaus gelingt immer wieder der Nachweis einer Knochenmarkinfiltration durch neoplastische T-Zellen, die charakterisiert sind durch die Expression von CD4, eine oftmals relativ schwache oder sogar fehlende Expression von Oberflächen-CD3 und dem Verlust der CD7-Expression in einem Teil der Patienten. Charakteristischerweise zeigen die Zellen zusätzlich eine Expression von mindestens zwei, idealerweise drei T_{FH}-assoziierten Antigenen: CD10, CXCL13, ICOS, BCL-6 und/oder PD-1 (Rodriguez-Pinilla et al. 2008). Ein häufig begleitend bestehendes polyklonales $CD8^+$ T-Zell- und/oder B-Zell-Infiltrat kann die Diagnostik erschweren. Im Verlauf kann es zu sekundären EBV-assoziierten B-Zell-Proliferationen und -Lymphomen kommen.

T_{FH}-assoziierte Antigene

Prolymphozyten-Leukämie vom T-Zell-Typ (T-PLL)

Immunphänotypisch sind T-Prolymphozyten periphere T-Lymphozyten mit Expression von CD2, sCD3 (oft nur schwach ausgeprägt) und CD7. TdT und CD1a sind negativ. In ca. 60 % der Fälle sind die Zellen CD4⁺ und CD8⁻, in 15 % der Fälle sind sie CD4⁻ und CD8⁺. In 25 % der Fälle zeigt sich eine gleichzeitige Expression von CD4 und CD8, welche fast ausschließlich bei der T-PLL vorkommt. CD52 ist oft stark exprimiert und kann als therapeutisches Target dienen. Die malignen Zellen ähneln damit morphologisch und immunphänotypisch Zellen in einem intermediären Differenzierungsstadium zwischen kortikalen Thymozyten und T-Lymphozyten des peripheren Blutes (Swerdlow, Campo, Harris et al. 2016, Fuchs et al. 2011, Craig et al. 2008, Löffler et al. 2013).

gleichzeitige Expression von CD4 und CD8

Tabelle 3 Immunphänotypische Charakteristika verschiedener peripherer T- und NK-Zell-Neoplasien.

Antigen	AITL	T-PLL	T-LGL	Agg. NK-L	ATL/L	MF/SEZ
CD2	+	+	+	+	+	+
sCD3	+/(w)	+/(w)	+	–	+	+
cyCD3				–/+		
CD5	+	+	–/+	–	+	+
CD7	+/–	+	–/+	+	–	–
CD4	+	+/–	–/+	–	+/–	+
CD8	–	–/+	+	+/–	–/+	–/+
CD25	+/–	–	–	–	++	–/+
CD16	–/+	–	+/–	+	–	–
CD56	–/+	–	–/+	+	–	–
CD57	+/–	–	+	–/+	–	–
CD52	+	++	+	–/+	+	+
TCRαβ	+	+	+	–	+	+

Dargestellt ist der häufigste Immunphänotyp nach Swerdlow, Campo, Pileri et al. 2016, Swerdlow, Campo, Harris et al. 2016, Matutes et al. 1994.

AITL	Angioimmunoblastisches T-Zell-Lymphom/follikuläres T-Zell-Lymphom	–	Antigen in weniger als 10 % der Fälle exprimiert
		–/+	Antigen in weniger als 50 % der Fälle exprimiert
T-PLL	Prolymphozyten-Leukämie vom T-Zell-Typ	+/–	Antigen in mehr als 50 % der Fälle exprimiert
T-LGL	LGL-Leukämie vom T-Zell-Typ	+	Antigen in über 90 % der Fälle exprimiert
Agg. NK-L	Aggressive NK-Zell-Leukämie	++	Antigen dicht exprimiert
ATL/L	Adulte T-Zell-Leukämie/Lymphom	w	weak, Antigen nur schwach exprimiert
MF/SEZ	Mycosis fungoides/Sézary-Syndrom		

LGL-Leukämie vom T-Zell-Typ (T-LGLL)

Die „large granular lymphocyte"-Leukämie vom T-Zell-Typ (T-LGL) stellt eine heterogene Gruppe dar, die charakterisiert ist durch eine persistierende (länger als sechs Monate anhaltende) Erhöhung der Zahl großer granulierter Lymphozyten (LGL-Zellen) im peripheren Blut (in der Regel 2–20 G/l) ohne anderweitig erkennbare Ursache.

Die Unterscheidung von einer reaktiven LGL-Lymphozytose kann gelegentlich schwierig sein, jedoch zeigen reaktive Veränderungen oftmals Werte, die unterhalb von 5 G/l liegen. Zusätzlich finden sich im Blutbild von Patienten mit LGL-Leukämie häufig eine Granulozytopenie und eine Anämie (aber nur selten eine Thrombozytopenie).

Immunphänotypisch zeigen die pathologischen Lymphozyten ein reifes T-zelluläres Antigenexpressionsmuster. Nach der WHO-Klassifikation können verschiedene *Subtypen* unterschieden werden:

Häufige Form:
CD3$^+$, TCRαβ$^+$, CD4$^-$, CD8$^+$ (über ca. 80 % der Fälle)

Seltene Formen:
- CD3$^+$, TCRαβ$^+$, CD4$^+$, CD8$^-$
- CD3$^+$, TCRγδ$^+$ (meist CD8$^+$)

Das Expressionslevel von CD5 und CD7 ist häufig gering. Typisch ist die aberrante Expression von NK-assoziierten Antigenen: nahezu regelhaft von CD57, häufig von CD16, gelegentlich von CD56 und CD94/NKG2. Häufig findet sich auch die Expression von *killer-cell immunoglobin-like receptor* (KIR-)Antigenen, wobei die Restriktion auf eine spezifische KIR-Subform als Korrelat für die Monoklonalität der Zellen gelten kann.

CD52 wurde im Zusammenhang mit dieser Entität noch weniger untersucht als bei der T-PLL, ist in kleinen Fallserien aber ebenfalls exprimiert und kann daher als therapeutisches Target dienen. Daneben sind häufig zytotoxische Effektorproteine wie TIA-1, Granzym B und Perforin nachweisbar. Fälle, die morphologisch an T-LGL erinnern, jedoch einen NK-Immunphänotyp (CD3$^-$ und TCRαβ$^-$) aufweisen, werden den NK-Zell-Neoplasien zugeordnet und verlaufen häufig indolenter als andere Entitäten dieser Gruppe (Swerdlow, Campo, Harris et al. 2016, Fuchs et al. 2011, Craig et al. 2008, Löffler et al. 2013, Osuji et al. 2005).

Aggressive NK-Zell-Leukämie

Immunphänotypisch sind die neoplastischen Zellen in den meisten Fällen positiv für CD2, CD56 und CD3ϵ. sCD3 wird ebenso wie TCRαβ nicht exprimiert. Intrazelluläres CD3 wurde in einer Fallserie in 3 von 7 Fällen nachgewiesen. CD16 ist häufig (75 %) positiv, CD11b teilweise, während CD57 in der Regel negativ ist (Swerdlow, Campo, Harris et al. 2016, Fuchs et al. 2011, Löffler et al. 2013, Suzuki et al. 2004).

Adulte(s) T-Zell-Leukämie/Lymphom (ATL/L)

Das physiologische Korrelat der Neoplasie stellt die periphere CD4-positive T-Zelle in verschiedenen Aktivierungsstufen dar. Dementsprechend sind die neoplastischen Zellen immunphänotypisch positiv für die T-Zell-Marker CD2, CD3 und CD5, während CD7 gewöhnlich fehlt. Charakteristisch ist die starke Expression von CD25. Die meisten Fälle exprimieren CD4 bei Negativität für CD8, seltener findet sich eine Expression von CD8 bei fehlender Expression von CD4 oder gleichzeitiger Expression von CD4 und CD8 (Tabelle 3). Die großen neoplastischen Zellen weisen eine Positivität für CD30 auf, sind jedoch negativ für ALK und zytotoxische Moleküle. Zudem exprimieren die Zellen gelegentlich CCR4 und FOXP3. Falls eine Diagnosestellung anhand morphologischer und immunphänotypischer Kriterien alleine nicht möglich ist, kann eine Untersuchung auf HTLV-1 als ätiologisches Agens hinzugezogen werden (Swerdlow, Campo, Harris et al. 2016, Fuchs et al. 2011, Craig et al. 2008, Löffler et al. 2013).

starke Expression von CD25

Mycosis fungoides/Sézary-Syndrom

Immunphänotypisch findet sich beim Sézary-Syndrom eine Expression von CD2, CD3, CD5, CD28 und TCRαβ. Die Expression von CD7 oder CD25 fehlt häufig, in den meisten Fällen sind die Zellen zudem negativ für CD26 (Del Giudice et al. 2004). Die Bestimmung der Absolutzahlen von CD4+ CD26- oder CD4+ CD7- T-Zell-Subsets hat für die Erkrankung prognostische Bedeutung und kann zur Bestimmung des Therapieansprechens herangezogen werden (Scarisbrick et al. 2018). Meist wird CD4 exprimiert; eine Expression von CD8 findet sich nur äußerst selten. Das kutane Lymphozytenantigen (CLA), assoziiert mit dem Homing der Zellen in die Haut, wird häufig exprimiert, ebenso wie CCR4. In fortgeschrittenen Stadien der Erkrankung werden weitere Aberrationen des T-Zell-Phänotyps beobachtet (Tabelle 3) (Swerdlow, Campo, Harris et al. 2016, Fuchs et al. 2011, Craig et al. 2008, Löffler et al. 2013, Novelli et al. 2015).

Expression von CD7 oder CD25 fehlt häufig

zudem meist negativ für CD26

Erklärung zu Interessenkonflikten

Die Autoren geben keine Interessenkonflikte an.

Was ist neu?
Was sollte beachtet werden?

1. Die Durchflusszytometrie erlaubt die schnelle und zuverlässige Diagnostik insbesondere von reifzelligen B- und T-Zell-Lymphomen.

2. Durchflusszytometrische Analysen sind darüber hinaus hilfreich in der Abgrenzung reifzelliger und unreifzelliger (Vorläufer-)Neoplasien (ALL und AML).

3. In der Diagnostik der CLL erlaubt die Verwendung des 2017 veröffentlichen CLLflow Scores eine spezifischere und weniger Befunder-abhängige Abgrenzung von anderen reifzelligen B-Zell-Lymphomen (Köhnke et al., Br J Haematol 2017).

4. Mit zunehmender Sensitivität der durchflusszytometrischen Analysen wird bei immer mehr Individuen eine Monoklonale B-Lymphozytose (MBL) diagnostiziert. Die WHO-Klassifikation von 2016 unterscheidet hier Individuen mit einer sog. low-count MBL (mit < 500/µl monoklonalen B-Zellen) und high-count MBL mit einem signifikanten Progressionsrisiko, Insbesondere in eine CLL. Die Empfehlungen für Kontrolluntersuchungen unterscheiden sich für diese beiden Subgruppen und sollten beachtet werden (bei low-count MBL-Nachweis besteht üblicherweise kein Bedarf für regelmäßige Kontrolluntersuchungen).

5. Für Patienten mit Mantelzell-Lymphom kann die durchflusszytometrische Bestimmung des Transkriptionsfaktors SOX11 möglicherweise hilfreich sein in der Unterscheidung von Patienten mit schnell-progredientem und langsam-indolentem Verlauf. Die SOX11-Expressionsanalyse hat bisher aber noch nicht vollumfänglich Einzug in die Diagnostik gefunden.

6. Nach der Zulassung von CAR-T-Zellen zur Behandlung von Patienten mit diffusem großzelligem B-Zell-Lymphom kommt bei Vorliegen eines Knochenmarkbefalls dem immunphänotypischen Nachweis einer erhaltenen CD19-Expression vor Therapie eine besondere Rolle zu.

7. Bei V. a. Vorliegen eines T-Zell-Lymphoms kann die Bestimmung des TCR Vβ-Repertoires zur Bestätigung der Monoklonalität hilfreich sein. Allerdings werden in kommerziell erhältlichen Kits zur Bestimmung des Repertoires nur ca. 70 % aller potenziellen Vβ-Ketten erfasst, sodass auch die fehlende Anfärbbarkeit eines signifikanten Anteils der T-Zellen hinweisend sein kann auf eine Monoklonalität.

Literatur

Almeida J, Nieto WG, Teodosio C et al (2011) CLL-like B-lymphocytes are systematically present at very low numbers in peripheral blood of healthy adults. Leukemia 25: 718–722

Béné MC, Nebe T, Bettelheim P et al (2011) Immunophenotyping of acute leukemia and lymphoproliferative disorders: a consensus proposal of the European LeukemiaNet Work Package 10. Leukemia 25: 567–574

Cessna MH, Hartung L, Tripp S et al (2005) Hairy cell leukemia variant: fact or fiction. Am J Clin Pathol 123: 132–138

Chen YH, Tallman MS, Goolsby C, Peterson L (2006) Immunophenotypic variations in hairy cell leukemia. Am J Clin Pathol 125: 251–259

Cook JR, Craig FE, Swerdlow SH (2003) bcl-2 expression by multicolor flow cytometric analysis assists in the diagnosis of follicular lymphoma in lymph node and bone marrow. Am J Clin Pathol 119: 145–151

Craig FE, Foon KA (2008) Flow cytometric immunophenotyping for hematologic neoplasms. Blood 111: 3941–3967

Del Giudice I, Matutes E, Morilla R et al (2004) The diagnostic value of CD123 in B-cell disorders with hairy or villous lymphocytes. Haematologica 89: 303–308

Fuchs R, Staib P, Brümmendorf T et al (2011) Manual Hämatologie 2011

Gao J, Peterson L, Nelson B et al (2009) Immunophenotypic variations in mantle cell lymphoma. Am J Clin Pathol 132: 699–706

Hercher C, Robain M, Davi F et al (2001) A multicentric study of 41 cases of B-prolymphocytic leukemia: two evolutive forms. Leuk Lymphoma 42: 981–987

Huang PY, Best OG, Almazi JG et al (2014) Cell surface phenotype profiles distinguish stable and progressive chronic lymphocytic leukemia. Leuk Lymphoma 55: 2085–2092

Jung G, Eisenmann J-C, Thiébault S et al (2003) Cell surface CD43 determination improves diagnostic precision in late B-cell diseases. Br J Haematol 120: 496–499

Kalpadakis C, Pangalis GA, Sachanas S et al (2014) New insights into monoclonal B-cell lymphocytosis. BioMed Res Int: 258927

Kern W, Dicker F, Schnittger S et al (2009) Correlation of flow cytometrically determined expression of ZAP-70 using the SBZAP antibody with IgVH mutation status and cytogenetics in 1,229 patients with chronic lymphocytic leukemia. Cytometry B Clin Cytom 76: 385–393

Köhnke T, Wittmann VK, Bücklein VL et al (2017) Diagnosis of CLL revisited: increased specificity by modified five-marker scoring system including CD200. Br J Haematol 179: 480–487

Konoplev S, Medeiros LJ, Bueso-Ramos CE et al (2005) Immunophenotypic profile of lymphoplasmacytic lymphoma/Waldenström macroglobulinemia. Am J Clin Pathol 124: 414–420

Letestu R, Rawstron A, Ghia P et al (2006) Evaluation of ZAP-70 expression by flow cytometry in chronic lymphocytic leukemia: a multicentric international harmonization process. Cytometry B Clin Cytom 70: 309–314

Liu Z, Dong HY, Gorczyca W et al (2002) CD5- mantle cell lymphoma. AJCP 118: 216–224

Löffler H, Rastetter J, Haferlach T (2013) Atlas der klinischen Hämatologie, Springer

Matutes E, Owusu-Ankomah K, Morilla R et al (1994) The immunological profile of B-cell disorders and proposal of a scoring system for the diagnosis of CLL. Leukemia 8: 1640–1645

McKenna RW, Washington LT, Aquino DB et al (2001) Immunophenotypic analysis of hematogones (B-lymphocyte precursors) in 662 consecutive bone marrow specimens by 4-color flow cytometry. Blood 98: 2498–2507

Morabito F, Mosca L, Cutrona G et al (2013) Clinical monoclonal B lymphocytosis versus Rai 0 chronic lymhocytic leukemia: A comparison of cellular, cytogenetic, molecular, and clinical features. Clin Cancer Res 19: 5890–5900

Moreau EJ, Matutes E, A'Hern RP et al (1997) Improvement of the chronic lymphocytic leukemia scoring system with the monoclonal antibody SN8 (CD79b). Am J Clin Pathol 108: 378–382

Novelli M, Fava P, Sarda C et al (2015) Blood flow cytometry in Sézary syndrome: new insights on prognostic relevance and immunophenotypic changes during follow-up. Am J Clin Pathol 143: 57–69

Osuji N, Del Giudice I, Matutes E et al (2005) CD52 expression in T-cell large granular lymphocyte leukemia – implications for treatment with alemtuzumab. Leuk Lymphoma 46: 723–727

Palumbo GA, Parrinello N, Fargione G et al (2009) CD200 expression may help in differential diagnosis between mantle cell lymphoma and B-cell chronic lymphocytic leukemia. Leuk Res 33: 1212–1216

Pillai V, Pozdnyakova O, Charest K et al (2013) CD200 flow cytometric assessment and semiquantitative immunohistochemical staining distinguishes hairy cell leukemia from hairy cell leukemia-variant and other B-cell lymphoproliferative disorders. Am J Clin Pathol 140: 536–543

Poulain S, Roumier C, Decambron A et al (2013) MYD88 L265P mutation in Waldenstrom macroglobulinemia. Blood 121: 4504–4511

Rassenti LZ, Jain S, Keating MJ et al (2008) Relative value of ZAP-70, CD38, and immunoglobulin mutation status in predicting aggressive disease in chronic lymphocytic leukemia. Blood 112: 1923–1930

Rawstron AC (2009) Monoclonal B-cell lymphocytosis. Hematology Am Soc Hematol Educ Program 2009: 430–439

Rawstron AC, Green MJ, Kuzmicki A et al (2002) Monoclonal B lymphocytes with the characteristics of „indolent" chronic lymphocytic leukemia are present in 3.5 % of adults with normal blood counts. Blood 100: 635–639

Rawstron AC, Shanafelt T, Lanasa MC et al (2010) Different biology and clinical outcome according to the absolute numbers of clonal B-cells in monoclonal B-cell lymphocytosis (MBL). Cytometry B Clin Cytom 78(suppl 1): 19–23

Rawstron AC, Villamor N, Ritgen M et al (2007) International standardized approach for flow cytometric residual disease monitoring in chronic lymphocytic leukaemia. Leukemia 21: 956–964

Rodriguez-Pinilla SM, Atienza L, Murillo C (2008) Peripheral T-cell lymphoma with follicular T-cell markers. Am J Surg Pathol 32: 1787–1799

Scarisbrick JJ, Hodak E, Bagot M et al (2018) Blood classification and blood response criteria in mycosis fungoides and Sézary syndrome using flow cytometry: recommendations from the EORTC cutaneous lymphoma task force. Eur J Cancer 93: 47–56

Suzuki R, Suzumiya J, Nakamura S et al (2004) Aggressive natural killer-cell leukemia revisited: large granular lymphocyte leukemia of cytotoxic NK cells. Leukemia 18: 763–770

Swerdlow SH, Campo E, Harris NL et al (2016) WHO classification of tumours of haematopoietic and lymphoid tissues. World Health Organization

Swerdlow SH, Campo E, Pileri SA et al (2016) The 2016 revision of the World Health Organization classification of lymphoid neoplasms. Blood 127: 2375–2390

Tiacci E, Trifonov V, Schiavoni G et al (2011) BRAF mutations in hairy cell leukemia. N Enql J Med 364: 2305–2315

Treon SP, Hunter ZR (2013) A new era for Waldenstrom macroglobulinemia: MYD88 L265P. Blood 121: 4434–4436

van der Velden VHJ, Hoogeveen PG, de Ridder D et al (2014) B-cell prolymphocytic leukemia: a specific subgroup of mantle cell lymphoma. Blood 124: 412–419

Vardi A, Dagklis A, Scarfó L et al (2013) Immunogenetics shows that not all MBL are equal: the larger the clone, the more similar to CLL. Blood 121: 4521–4528

Wasik AM, Priebe V, Lord M (2015) Flow cytometric analysis of SOX11: a new diagnostic method for distinguishing B-cell chronic lymphocytic leukemia/small lymphocytic lymphoma from mantle cell lymphoma. Leuk Lymphoma 56: 1425–1431

www.euroflow.org

Xu L, Hunter ZR, Yang G et al (2013) MYD88 L265P in Waldenström macroglobulinemia, immunoglobulin M monoclonal gammopathy, and other B-cell lymphoproliferative disorders using conventional and quantitative allele-specific polymerase chain reaction. Blood 121: 2051–2058

Anhang

Auswahl häufig verwendeter monoklonaler Antikörper mit definierter Clusterbezeichnung (CD); modifiziert nach 7th International Workshop (Harrogate), Juni 2000.

Cluster	Antigenexpression/vorwiegende Reaktivität
CD1a	kortikale Thymozyten, Subsets dendritischer Zellen, Langerhans-Zellen, B-Zell-Subset
CD2	T-Zellen, Mehrheit der NK-Zellen
CD3	Expression an der Oberfläche reifer T-Zellen, intrazytoplasmatische Expression in unreifen T-Zellen
CD4	T-Helfer-Zellen, Monozyten, Makrophagen
CD5	T-Zellen; B-Zell-Subsets
CD7	T-Zellen; NK-Zellen; Subsets unreifer myeloischer Zellen
CD8	zytotoxische T-Zellen; NK-Zell-Subsets; Subsets kortikaler Thymozyten
CD10	Prä-B-Zell-Subsets; B-Zell-Subsets; Neutrophile; Subsets kortikaler Thymozyten
CD11b	Monozyten, Makrophagen; Neutrophile; NK-Zellen
CD11c	Monozyten, Makrophagen; Neutrophile; B-Zell Subsets
CD13	myeloische Zellen
CD14	Monozyten; schwache Expression auf Neutrophilen
CD15	Neutrophile; schwache Expression auf Monozyten
CD16a	NK-Zellen; Makrophagen
CD16b	Granulozyten
CD19	Vorläufer-B-Zellen, reife B-Zellen
CD20	Subsets von Vorläufer-B-Zellen; reife B-Zellen; folikuläre dendritische Zellen
CD22	Expression an der Oberfläche von B-Zellen; zytoplasmatische Expression in Vorläufer B-Zellen
CD23	B-Zell-Subsets; Monozyten; dendritische Zellen; Eosinophile; Thrombozyten
CD25	aktivierte T- und B-Lymphozyten; aktivierte Makrophagen
CD30	aktivierte T- und B-Lymphozyten; Reed-Sternberg-Zellen
CD33	alle myeloischen Zellen; Mehrheit der monozytären Zellen
CD34	hämatopoetische Vorläuferzellen; Endothelzellen
CD38	Plasmazellen; Thymozyten; aktivierte T- und B-Zellen; Monozyten; Vorläuferzellen
CD41a	Thrombozyten; Megakaryozyten
CD42a, b, c, d	Thrombozyten; Megakaryozyten
CD43	alle T-Lymphozyten; Mehrheit der B-Lymphozyten; Neutrophile; Monozyten; Thrombozyten
CD44	Leukozyten, Erythrozyten
CD45	alle Leukozyten
CD52	alle reifen Lymphozyten, Monozyten, dendritische Zellen, Zellen des männlichen Genitaltrakts
CD56	NK-Zellen; einige T-Zellen

CD57	NK-Zell-Subset; T-Zell-Subset	
CD61	Thrombozyten; Megakaryozyten	
CD65	Neutrophile	
CD71	proliferierende Zellen	
CD79a, b	B-Zellen	
CD103	human mucosal lymphocyte HML-1: Mukosa-assoziierte T-Lymphozyten	
CD117	c-kit, Stammzellfaktor-Rezeptor: hämatopoetische Progenitorzellen	
CD138	B-Zellen; Plasmazellen	
CD200	T-Zell-Subsets; CD19⁺ B-Zellen, dendritische Zellen, zentrales/peripheres Nervengewebe	
CD238	Glycophorin A: Erythrozyten; Erythroblasten; erythroide Vorläuferzellen	
Bisher nicht geclustert:		
HLA-DR	B-Lymphozyten; aktivierte T-Lymphozyten; Monozyten; Blasten	
MPO	Myeloperoxidase; lysosomale Expression in Neutrophilen und Monozyten	
TdT	nukleäre Expression in lymphatischen Vorläuferzellen	
TCRab	T-Zell-Rezeptor alpha/beta: Mehrheit der T-Zellen	
TCRgd	T-Zell-Rezeptor gamma/delta: T-Zell-Subset	
kappa	Oberflächenexpression auf B-Lymphozyten; zytoplasmatische Expression in Plasmazellen	
lambda	Oberflächenexpression auf B-Lymphozyten; zytoplasmatische Expression in Plasmazellen	
sIgM	Oberflächenexpression auf reifen B-Zellen	
FMC7	B-Zell-Subset	

Aktuelle Informationen sind über die Datenbank PROW im Internet erhältlich (http://www.ncbi.nlm.nih.gov/prow/).

Genetische Diagnostik von malignen Lymphomen

O. Weigert, E. Gaitzsch, U. Keller, C. Haferlach

Schlagwörter

• genetische Diagnostik • Molekulardiagnostik • personalisierte Therapie • double/triple hit lymphomas • MYC- und BCL-2- und/oder BCL-6-Translokationen

Die Diagnose lymphoider Neoplasien erfolgt auf Grundlage der WHO-Klassifikation (Swerdlow et al. 2017, Swerdlow et al. 2016). Ziel ist die Definition homogener, klinisch relevanter und nicht-überlappender Entitäten. Grundsätzlich wird zwischen unreifzelligen (precursor) und reifzelligen (mature) B-Zell, T- und NK-Zell-lymphoproliferativen Erkrankungen unterschieden. In einem separaten Kapitel werden Hodgkin-Lymphome, Immundefizienz-assoziierte Lymphome sowie histiozytäre und dendritische Zell-Neoplasien behandelt. Neben Klinik, Morphologie und Immunphänotyp findet die molekulare Diagnostik zunehmend Berücksichtigung.

Allgemeiner Stellenwert der molekularen Diagnostik

Molekularbiologische Alterationen und Prozesse maligner Lymphome werden zunehmend besser verstanden. Die Übertragung dieser Erkenntnisse in die Versorgungsrealität stellt jedoch weiterhin eine Herausforderung dar. In der klinischen Routine sollte grundsätzlich nur Diagnostik zum Einsatz kommen, für die ein zusätzlicher Nutzen gezeigt wurde.

Wichtige genetische Verfahren sind die Chromosomenbandenanalyse (Karyotypisierung und Metaphasen-Zytogenetik), Fluoreszenz in-situ Hybridisierung (FISH), PCR-basierte Verfahren, genomische Microarray-Technologien (Comparative Genomic Hybridization (CGH), Single-Nucleotide Polymorphism (SNP) und Genexpressions-Arrays), Hochdurchsatz-Sequenzierungen (sog. „Next-Generation Sequencing"), digitales molekulares Barcoding (nCounter® Technologie) sowie die Untersuchung von zirkulierenden Tumorzellen und/oder zellfreier DNA (sog. „Liquid Biopsies").

wichtige genetische Verfahren

Genetische Untersuchungen sollten derzeit nur in spezialisierten Zentren und Labors durchgeführt werden mit ausreichender Erfahrung in Indikationsstellung, Durchführung und Interpretation der entsprechenden Tests. Gegenwärtig sind wenige Untersuchungen obligat, einige optional, aber eine Vielzahl in Entwicklung und/oder klinischer Evaluation. Insgesamt handelt es sich um ein sehr aktives Forschungsfeld mit raschem Wissenszuwachs. Von der genetischen Diagnostik verspricht man sich nicht nur eine verbesserte diagnostische Genauigkeit, sondern auch die Entwicklung prognostischer und prädiktiver Biomarker sowie perspektivisch eine Rationale für personalisierte Therapieentscheidungen.

Die folgenden Abschnitte geben einen kurzen Überblick, welche genetischen Veränderungen mit welcher Methodik diagnostiziert werden können, und erläutern den aktuellen klinischen Stellenwert anhand von ausgewählten Beispielen. Weiterführende Details finden sich in den Kapiteln zu den jeweiligen Lymphomentitäten.

Klonalitätsbestimmung

Die genetische Diagnostik erlaubt die Bestimmung der Klonalität lymphoproliferativer Erkankungen.

Molekularbiologische Grundlagen

Rearrangements

Auf frühester Stufe des Reifungsprozesses der Lymphozyten finden im Rahmen der Antigenrezeptordiversifikation Rearrangements statt. In B-Lymphozyten kommt es zur Umlagerung von Sequenzen des Immunglobulingens (VDJ-Rearrangement), in T-Lymphozyten des T-Zell Rezeptors (TCR). Somit verfügt jeder Lymphozyt über ein individuelles IG- bzw. TCR-Rearrangement (Schatz et al. 2011). Während bei reaktiven Prozessen unterschiedliche (polyklonale) IG- bzw. TCR-Rearrangements nachweisbar sind, zeichnen sich maligne Lymphome durch monoklonale (selten oligoklonale) Rearrangements aus.

Molekularbiologische Diagnostik

Multiplex-PCR-Assays

Die klassische Methode zur Detektion von IG- und TCR-Rearrangements ist die Southern Blot Analyse. Mit dieser Methode können zwar praktisch alle Rearrangements nachgewiesen werden, allerdings ist die Untersuchung zeit- und kostenaufwendig und benötigt größere Mengen an hochmolekularer DNA. In der Routinediagnostik ist diese Methode mittlerweile nahezu vollständig von PCR-basierten Methoden verdrängt worden. Das europäische EuroClonality Konsortium hat Multiplex-PCR-Assays etabliert, die standardisiert in wenigen Reaktionsansätzen die Detektion der häufigsten klonalen IG- und TCR-Rearrangements erlauben (BIOMED-2) (van Dongen et al. 2003). Vorteile sind u. a. die hohe Sensitivität, der geringe labortechnische Aufwand und die rasche Bearbeitungszeit, die geringe Menge an benötigtem Ausgangsmaterial und die Möglichkeit, auch fixierte Gewebeproben zu analysieren. Allerdings kann es u. a. zu falsch negativen Ergebnissen kommen, z. B. bei seltenen Rearrangements oder falls Primer-bindende Regionen durch aberrante somatische Hypermutation verändert sind.

Klinischer Stellenwert

In der klinischen Routine sind Klonalitätsanalysen meistens nicht nötig, um die Diagnose eines malignen Lymphoms zu stellen. Sie sollten Fällen vorbehalten bleiben, die diagnostische Schwierigkeiten bereiten, wie etwa bei ungewisser Morphologie oder bei klinisch vermutetem Lymphom trotz reaktiver Morphologie.

Somatischer Hypermutationsstatus

Durch Analyse des somatischen Hypermutationsstatus (SHM) können reifzellige B-Zell-Lymphome weiter unterschieden werden in Prä-Keimzentrumslymphome und (Post-) Keimzentrumslymphome.

Keimzentrumslymphome

Molekularbiologische Grundlagen

Nach Antigenkontakt werden die hypervariablen (V) Regionen des Immunglobulingens (IG) in B-Lymphozyten im Rahmen der Keimzentrumsreaktion durch somatische Hypermutation (s. o.) weiter modifiziert.

Molekularbiologische Diagnostik

In der klinischen Routine erfolgt der Nachweis somatischer Hypermutationen mittels PCR und nachfolgender Sequenzierung der V-Regionen der IG-Gene.

Klinischer Stellenwert

Bei der chronisch lymphatischen Leukämie (CLL) ist der Hypermutationsstatus einer der wichtigsten prognostischen Biomarker und unmutiertes IGHV (definiert als > 98 % Homologie mit Keimbahnsequenz) ist ein Risikofaktor im CLL International Prognostic Index (CLL-IPI) (International CLL-IPI working group 2016). Während die meisten Mantelzell-Lymphome (MCL) unmutiertes IGHV tragen, gibt es eine Untergruppe von IGHV-mutierten MCL, die meist *SOX11*-negativ sind und sich häufig leukämisch/nicht-nodal präsentieren (Jares et al. 2012).

IGHV-Status

Chromosomale Translokationen

Eine Reihe von lymphoproliferativen Erkrankungen zeichnet sich durch charakteristische rekurrente chromosomale Translokationen aus (Tabelle 1).
Der Nachweis bestimmter Translokationen kann im Rahmen der Stufendiagnostik maligner Lymphome eine wichtige Rolle spielen und bei Verlaufsuntersuchungen oder der Bestimmung der minimalen Resterkrankung (MRD) sinnvoll sein.

Molekularbiologische Grundlagen

Bei B-Zell-Lymphomen können durch Fehler bei der VDJ-Rekombination oder dem IG-Isotyp-Klassenwechsel (Class-Switch Recombination) Onkogene nach chromosomaler Juxtaposition unter die transkriptionelle Kontrolle konstitutiv aktiver Promotor- bzw. Enhancer-Sequenzen geraten (Nussenzweig et al. 2010). Beispiele sind die Translokation und Überexpression von *MYC* (z. B. beim Burkitt-Lymphom) und *Cyclin D1* (z. B. beim Mantelzell-Lymphom), die u. a. zu einer Dysregulation von Zellproliferation und Zellzyklus führen. Die Translokation t(14;18) führt zu einer Überexpression von *BCL2* (z. B. beim follikulären Lymphom) und zu einer

Dysregulation von Zellproliferation und Zellzyklus

Tabelle 1 Auswahl häufiger chromosomaler Translokationen bei Non-Hodgkin-Lymphomen.

Chromosomale Translokation	Lymphomentität	Beteiligte Gene
t(14;18)(q32;q21)	Follikuläres Lymphom, Diffuses großzelliges B-Zell-Lymphom	BCL2, IGH
t(8;14)(q24;q32) t(8;22)(q24;q11) t(2;8)(p11;q24)	Burkitt-Lymphom	MYC, IGH MYC, IGL MYC, IGK
t(11;14)(q13;q32)	Mantelzell-Lymphom, B-CLL (selten)	CCND1 (BCL1), IGH
t(11;18)(q21;q21) t(14;18)(q32;q21) t(1;14)(p22;q32) t(1;2)(p22;p11)	Marginalzonen-Lymphom, Extranodales MALT-Lymphom	API2, MALT1 MALT1, IGH BCL10, IGH BCL10, IGK
t(14;18)(q32;q21) t(2;18)(p11;q21) t(18;22)(q21;q11) t(14;19)(q32;q13)	CLL/SLL	BCL2, IGH BCL2, IGK BCL2, IGL BCL3, IGH
t(9;14)(p13;q32)	Lymphoplasmozytisches Lymphom	PAX5, IGH
t(3;14)(q27;q32)* t(3;22)(q27;q11) t(2;3)(p11;q27)	Diffuses großzelliges B-Zell-Lymphom (de novo)	BCL6, IGH BCL6, IGL BCL6, IGK
t(2;5)(p23;q35)**	Anaplastisch großzelliges Lymphom	ALK, NPM1

* Es wurde eine Vielzahl weiterer *BCL-6*-Translokationspartner beschrieben.
** > 20 % der ALCLs tragen andere 2p23 Rearrangements.

Hemmung des programmierten Zelltods. Diese Translokationen gelten als initiale transformierende Ereignisse in der Entstehung maligner Lymphome und sind bereits in frühen Erkrankungsstadien nachweisbar (z. B. in-situ folliculäre Neoplasie oder in-situ Mantelzell-Lymphom). Interessanterweise kann mit zunehmendem Alter in mehr als der Hälfte gesunder Individuen eine kleine Population von zirkulierenden atypischen Post-Keimzentrum-B-Zellen mit t(14;18)-Translokation nachgewiesen werden. Es konnte gezeigt werden, dass eine hohe t(14;18)-Last im Blut einen prädiktiven Biomarker darstellt, in der Zukunft an einem follikulären Lymphom zu erkranken (Roulland et al. 2014).

Genetische Diagnostik

Chromosomenbandenanalyse

Mit der Chromosomenbandenanalyse (Karyotypisierung, Metaphasen-Zytogenetik) kann eine große Bandbreite genomischer Alterationen detektiert werden, inklusive struktureller (z. B. Translokationen, Inversionen, Deletionen) und numerischer (z. B. Monosomien, Trisomien, Deletionen) chromosomaler Veränderungen.

Fluoreszenz in-situ Hybridisierung (FISH)

Bedingt durch die mikroskopische Auflösung liegt das Detektionslimit bei einer Größe von 5–10 Mb. Mit der Fluoreszenz in-situ Hybridisierung (FISH) können bekannte chromosomale Veränderungen auch in nicht-teilungsfähigen (Interphase) Zellen mit hoher Sensitivität und einer besseren Auflösung (bis zu 50 kb) nachgewiesen werden. Kommerzielle FISH-Proben haben eine Länge von mehreren hundert kb und decken eine Vielzahl möglicher Bruchpunkte ab. Außerdem erlauben Break-apart-Proben den Nachweis von Gentranslokation mit anderen (auch unbekannten) Partnergenen. Translokationen mit bekannten Bruchpunkten können mittels PCR nachgewiesen werden.

Prinzipiell erlaubt auch die Hochdurchsatzsequenzierung die agnostische (Whole Genome Sequencing) oder zielgerichtete (Targeted Sequencing) Detektion von chromosomalen Translokationen, ist jedoch für die Routinediagnostik aktuell noch zu aufwendig und teuer.

Klinischer Stellenwert

In der klinischen Routine kann der Nachweis typischer Translokationen im Rahmen einer Stufendiagnostik maligner Lymphome die Verdachtsdiagnose erhärten. In der aktuellen Revision der WHO-Klassifikation kommt dem Nachweis chromosomaler Translokationen bei high-grade Lymphomen eine besondere Bedeutung zu: Eine neue Kategorie umfasst klinisch sehr aggressiv verlaufende Lymphome mit *MYC*- und *BCL-2*- und/oder *BCL-6*-Translokationen (sog. „Double-Hit"- oder „Triple-Hit"-Lymphome) (Swerdlow et al. 2016). Beim anaplastisch großzelligen Lymphom (ALCL) werden anhand des *ALK*-Translokationsstatus zwei distinkte Entitäten unterschieden: ALK-negative und ALK-positive ALCL, wobei Letztere häufiger bei jungen Patienten diagnostiziert werden und mit einem günstigeren klinischen Verlauf assoziiert sind. Beim extranodalen Marginalzonen-Lymphom vom Mukosa-assoziierten Typ MALT-Lymphom hilft der Nachweis rekurrenter *MALT1*-Translokationen t(11;18) nicht nur bei der Differenzialdiagnose zu reaktiven proliferativen Veränderungen, sondern auch bei der Identifikation von Patienten, die weniger wahrscheinlich von einer H.-pylori-Eradikationstherapie profitieren. Außerdem haben MALT-Lymphome mit *FOXP1*-Translokationen t(3;14) ein erhöhtes Risiko, zu histologisch high-grade Lymphomen zu transformieren (Zucca et al. 2016).

Im Rahmen der Bestimmung der minimalen Resterkrankung können bekannte Translokationen und andere chromosomale Rearrangements mittels hochsensitiver PCR oder gezielter Hochdurchsatzsequenzierung in Blut und Knochenmark (d. h. in zirkulierenden Lymphomzellen) und/oder aus dem Blutplasma (d. h. in zellfreier DNA) nachgewiesen werden (Herrera et al. 2017). Insbesondere beim Mantelzell-Lymphom und beim follikulären Lymphom hat die MRD-Bestimmung einen starken prognostischen Stellenwert, ist jedoch noch nicht in der Routinediagnostik angekommen.

Copy Number Alterationen (CNA, Kopienzahlvariation)

Bei lymphoproliferativen Erkrankungen findet sich häufig ein Verlust der Heterozygotie, d. h. eine Abweichung der Zahl bestimmter DNA-Abschnitte (z. B. Deletionen, Amplifikationen, uniparenterale Disomien) im Genom.

Molekularbiologische Grundlagen

Deletionen und Amplifikationen

Deletionen und Amplifikationen können kleinere Genabschnitte bis hin zu ganzen Chromosomen betreffen. Der Verlust von Tumorsuppressoren (z. B. *PTEN* oder *CDKN2A*) oder die Amplifikation von Onkogenen (z. B. *MYC* oder *REL*) können zur Lymphomentstehung und zum Erkrankungsverlauf beitragen. Eine hohe Zahl und komplexe CNA gelten als Ausdruck einer genetischen Instabilität und sind meist mit einer ungünstigen Prognose assoziiert.

Molekularbiologische Diagnostik

Numerische CNA können prinzipiell mit den gleichen genetischen Methoden identifiziert werden wie chromosomale Translokationen (s. o.). Genomweite molekulare Karyotypisierung mittels Comparative Genomic Hybridization (CGH) Arrays oder Single-Nucleotide Polymorphism (SNP) Arrays bieten im Vergleich zur Karyotypisierung basierend auf der Chromosomenanalyse und sogar zur FISH eine höhere Auflösung und erlauben die präzise Beschreibung komplexer CNA inklusive uniparenteraler Disomie (d. h. Kopienzahl-neutrale CNA).

Klinischer Stellenwert

Ähnlich wie chromosomale Translokationen kann der Nachweis rekurrenter CNA bei einigen Lymphomen die Verdachtsdiagnose im Rahmen einer Stufendiagnostik erhärten, was jedoch in der klinischen Routine nur selten notwendig ist. So sind zum Beispiel bei etwa der Hälfte aller MALT-Lymphome Trisomien 3/3q oder 18/18q oder 6p23-Deletionen nachweisbar. Die aktuelle Revision der WHO-Klassifikation beinhaltet eine neue (vorläufige) Entität: „Burkitt-ähnliche Lymphome mit 11q-Deletion" erinnern klinisch, morphologisch und im Genexpressionsmuster an Burkitt-Lymphome, tragen aber kein *MYC*-Rearrangement.

prognostische und prädiktive Biomarker

Den größten Stellenwert haben somatische CNA in der Klinik als prognostische und prädiktive Biomarker. Mehr als 80 % aller chronisch lymphatischen Leukämien (CLL) tragen zytogenetische Veränderungen und Interphase FISH für del(17p), del(11q) oder del(13q) zählt bei dieser Erkrankung mittlerweile zur Standarddiagnostik. Die häufigsten CNA bei der CLL sind 13q-Deletionen, die als Einzelalteration meist einen günstigen Krankheitsverlauf anzeigen. Deletionen von 11q22-23 kommen bei bis zu 20 % aller CLL vor, betreffen typischerweise das Tumorsuppressorgen *ATM* und gelegentlich auch *BIRC3* und sind häufig mit Chemotherapieresistenz assoziiert. Ebenso wie bei anderen Lymphomen (z. B. dem Mantelzell-Lymphom) sind 17p-Deletionen häufig mit einem komplexen Karyotyp und einem aggressiven klinischen Verlauf assoziiert. Da 17p-deletierte (ebenso wie *TP53*-mutierte) CLL meist chemotherapieresistent sind, sollten diesen Patienten bevorzugt *TP53*-unabhängige Therapien angeboten werden, wie Ibrutinib, Idelalisib, oder Venetoclax.

Genmutationsanalysen

Durch den breiten Einsatz von Hochdurchsatz-Sequenziertechnologien wurden mittlerweile bei vielen Lymphomentitäten (i) ganze Genome, (ii) Exome, (iii) Transkriptome sowie (iv) zielgerichtete Panels analysiert.

Molekularbiologische Grundlagen

Maligne Lymphome haben im Median etwa 1 somatische Mutation pro Megabase genomischer Sequenz (Alexandrov et al. 2013), also weniger Mutationen als die meisten soliden Tumoren, aber mehr als beispielsweise akute Leukämien. Besonders viele Mutationen werden bei reifzelligen B-Zell-Lymphomen im Rahmen der Keimzentrumsreaktion erworben (s. o.) als Folge der aberranten somatischen Hypermutation. Die Heterogenität der Lymphome spiegelt sich auch in ihren Mutationsmustern wider (Tabelle 2).

Mutationsmuster

Tabelle 2 Häufige Genmutationen bei ausgewählten Lymphomentitäten.

Lymphomentität	Mutierte Gene (Auswahl mit relativen Häufigkeiten)
CLL	*SF3B1* (11 %), *TP53* (10 %), *NOTCH1* (8 %), *ATM* (6 %), *BIRC3* (3 %), *MYD88* (2 %)
Burkitt-Lymphom	*MYC* (40 %), *CCND3* (38 %), *ID3* (34 %), *GNA13* (20–25 %), *ARID1A* (10–15 %), *SMARCA4* (10–15 %), *TP53* (20 %), *RHOA* (8 %)
Diffuses großzelliges Lymphom	*PCLO* (35 %), *PIM1* (31 %), *KMT2D* (29 %), *CREBBP* (29 %), *TP53* (24 %), *TNFRSF14* (22 %), *CARD11* (20 %), *GNA13* (20 %), *MEF2B* (18 %), *CD79B* (16 %), *EZH2* (14 %), *BTG1* (16 %), *HIST1H1C* (14 %), *MYD88* (12 %), *TMSL3* (12 %) *EP300* (10 %), *CD58* (10 %)
Follikuläres Lymphom	*KMT2D* (50–82 %), *CREBBP* (33–75 %), *TNFRSF14* (20–35 %), *EZH2* (12–27 %), *GNA13* (5–21 %), *EP300* (9–15 %), *TNFAIP3/A20* (11–22 %), *CARD11* (12 %), *STAT6* (11 %), *MEF2B* (10 %), *BCL2* Hypermutation (76 %), *TP53* (< 5 %)
Haarzell-Leukämie	*BRAF V600E* (bis zu 100 %)
Mantelzell-Lymphom	*ATM* (41 %), *CCND1* (35 %), *WHSC1* (10 %), *KMT2D* (14 %), *TP53* (< 10 %), *BIRC3* (< 10 %), *MEF2B* (< 10 %)
Morbus Waldenström	*MYD88 L265P* (91 %), *CXCR4* (28 %), *ARID1A* (17 %)
Angioimmunoblastisches T-Zell-Lymphom	*TET2* (76 %), *RHOA* (68 %), *DNMT3A* (33 %), *IDH2* (20 %)

So findet man bei follikulären Lymphomen (FL) und diffusen großzelligen B-Zell-Lymphomen (DLBCL) in der großen Mehrzahl der Fälle Mutationen in epigenetischen Modifikatoren (z. B. *CREBBP*, *EP300*, *KMT2D*, oder *EZH2*), aber auch in Transkriptionsfaktoren (z. B. *STAT6*, *MEF2B*, oder *FOXO1*) und Signalmolekülen (z. B. *CD79A/B*, *CARD11*, *TNFAIP3/A20*). Bei einigen Lymphomen finden sich hochrekurrente Mutationen (z. B. *BRAF V600E* bei der Haarzell-Leukämie oder *MYD88 L265P* beim Morbus Waldenström (WM)). Prinzipiell können sich Genmutationen wirkungsverstärkend (gain-of-function), wirkungsabschwächend (loss-of-function, Sonderfall: dominant-negativ) oder gar nicht (silent oder neutral) auf die Funktion des Genprodukts auswirken. Ein Sonderfall sind sog. *neomorphe Mutationen*, bei denen das mutierte Genprodukt eine neue Funktion erhält (z. B. *IDH2*-Mutationen, die u. a. bei angioimmunoblastischen und anderen peripheren T-Zell-Lymphomen (PTCL) gefunden werden). Bis heute versteht man jedoch die biologische, funktionelle und klinische Relevanz individueller Genmutationen und ihre Wechselwirkung mit anderen Alterationen nicht vollständig.

Molekularbiologische Diagnostik

PCR und direkte Sanger-Sequenzierung sind weiterhin der Standard in der Routinediagnostik, werden jedoch in absehbarer Zeit durch *Hochdurchsatz-Sequenzierungen* abgelöst werden. Bislang existieren allerdings noch keine allgemein akzeptierten Standardprotokolle, einheitliche Bioinformatik-Algorithmen und harmonisierte Befundrichtlinien.

Klinischer Stellenwert

Zur Diagnosestellung ist der Nachweis von Mutationen in der Regel nicht nötig. Ausnahmen sind *BRAF*-Mutationen bei der Haarzell-Leukämie (HZL) oder *MYD88*-Mutationen beim Morbus Waldenström, die bei der Differenzialdiagnose hilfreich sein können. Auch als prognostische oder prädiktive Biomarker werden bislang nur wenige Mutationen in der klinischen Routine verwendet, etwa *TP53*-Mutationen bei der chronisch lymphatischen Leukämie (CLL). Aktuell findet aber ein Umbruch statt. Großangelegte Sequenzierungsstudien führen zu einem raschen Wissenszuwachs. Beim Morbus Waldenström (WM) ist mittlerweile der klinische Stellenwert von *MYD88*- und *CXCR4-Mutationen* gut dokumentiert: Gleichzeitiges Vorliegen von *MYD88*- und *CXCR4*-Mutationen ist oft mit aggressiv verlaufenden Erkrankungen und hoher Tumorlast assoziiert. Hingegen sprechen Patienten mit *MYD88*-unmutiertem, *CXCR4*-mutiertem WM am schlechtesten auf den BTK-Inhibitor Ibrutinib an. Generell sind Genmutationen als *prädiktive Biomarker bei molekular zielgerichteten Therapien* besonders vielversprechend. So zeigen z. B. Patienten mit rezidivierten/refraktären DLBCL, die eine Ibrutinib-Monotherapie erhalten, besonders geringe Ansprechraten bei Vorliegen von Mutationen in *CARD11* oder *TNFAIP3/A20* und besonders hohe Ansprechraten bei Vorliegen von Mutationen in *CD79A/B*, v. a. in Kombination mit *MYD88*-Mutationen. Des Weiteren werden bei einigen Lymphomen Genmutationen zunehmend in Klassifikations- und Risikomodelle integriert. Beispiele hierfür sind verschiedene molekulare Subtypen beim DLBCL (Chapuy et al. 2018, Schmitz et al. 2018) oder das klinisch-genetische Risikomodell m7-FLIPI beim follikulären Lymphom (Pastore et al. 2015).

Genexpressionsprofile

Genexpressionsprofile (GEP) werden seit mehr als zwei Jahrzehnten verwendet, um die Biologie maligner Lymphome besser zu charakterisieren.

Molekularbiologische Grundlagen

Grundsätzlich erlauben Expressionsanalysen mehrerer Gene bis hin zum Transkriptom Einblicke, wie ein Genotyp als Phänotyp ausgeprägt wird. Genexpressionsprofile von Lymphomgeweben repräsentieren dabei sowohl Lymphomzellen als auch Zellen des Microenvironments sowie deren Interaktion.

Transkriptom

Molekularbiologische Diagnostik

Kommerziell erhältliche DNA-Microarrays (DNA-Chip Technologie) erlauben die parallele Quantifizierung einer großen Zahl von Transkripten. Ein prominentes Anwendungsbeispiel sind die diffusen großzelligen B-Zell-Lymphome (DLBCL). Ähnlichkeiten der GEP von DLBCL und deren vermuteten Ursprungszellen (cells-of-origin, COO) haben zu einer Klassifikation mit vier Untergruppen geführt: Germinal Center B-Cell (GCB-)type DLBCL, Activated B-Cell (ABC-)type DLBCL, primär mediastinale B-Zell-Lymphome (PMBL) und nicht klassifizierbare DLBCL (Alizadeh et al. 2000). Es existieren weitere GEP-basierte DLBCL-Klassifikationen (Shipp et al. 2002). Mit der nCounter® Technologie steht mittlerweile eine robuste Plattform für digitale Multiplex-Genexpressionsanalysen aus Formalin-fixiertem, Paraffin-eingebettetem (FFPE) Gewebe zur Verfügung. RNA-Sequencing-Methoden sind hingegen noch nicht in der Routinediagnostik angekommen.

DNA-Microarrays

Klinischer Stellenwert

GEP-basierte Analysen sind derzeit nicht Bestandteil der Routinediagnostik und kommen bislang v. a. zu Forschungszwecken und im Rahmen von klinischen Studien zum Einsatz. Nichtsdestotrotz unterscheidet die aktuelle WHO-Klassifikation DLBCL in GCB-Typ, ABC-Typ und NOS (not otherwise specified) (Swerdlow et al. 2016). Es existiert zwar ein kommerziell erhältlicher nCounter® Assay (Lymph2Cx) zur Bestimmung der COO-Klassifikation (Scott et al. 2014), aber in der klinischen Routine erfolgt die Unterscheidung in GCB-Typ und Nicht-GCB-Typ derzeit weiterhin näherungsweise mithilfe immunhistochemischer Färbungen für *CD10*, *BCL6* und *IRF4/MUM1* („Hans-Klassifikation") (Hans et al. 2004). Des Weiteren können GEP-Analysen hilfreich sein, die heterogene Gruppe der peripheren T-Zell-Lymphome (PTCL) besser zu unterteilen (Iqbal et al. 2014). So können beispielsweise nodale PTCL mit T_{FH}-Phänotyp von PTCL NOS abgegrenzt werden (Swerdlow et al. 2016). GEP-Signaturen werden auch seit vielen Jahren intensiv als prognostische Biomarker untersucht. Beim follikulären Lymphom (FL) konnte beispielsweise gezeigt werden, dass das Überleben von Patienten mit Gensignaturen korreliert, welche maßgeblich vom Microenvironment abstammen (Dave et al. 2004). Kürzlich konnte eine weitere Studie zum FL zeigen, dass ein Risikomodell basierend auf der Expression von 23 Genen prädiktiv für das progressionsfreie Überleben nach Immunochemotherapie ist (Huet et al. 2018).

COO-Klassifikation

Aktuelle Entwicklungen

Omics-Technologien

Weitere umfangreiche molekulare Methoden (sog. „Omics-Technologien") werden zunehmend angewandt, um maligne Lymphome besser zu charakterisieren, u. a. Untersuchungen des Epigenoms (z. B. Methylierungsanalysen und Chromatin-Immunpräzipitation (ChIP)-Sequenzierungen), des Proteoms und des Metaboloms. Auch funktionelle Analysen sind mittlerweile an primärem Patientenmaterial möglich, wie etwa das BH3-Profiling, eine Methode zur funktionellen Apoptose-Testung (Montero et al. 2015). Durch Einzelzellanalysen werden interessante Einblicke in molekulare Hierarchien und klonale Evolution gewonnen (McGranahan et al. 2017). Außerdem erfasst man zunehmend, dass Lymphome mehr als nur Ansammlungen von Tumorzellen sind, sondern komplexe Gewebe mit spezifischen Interaktionen zwischen Lymphomzellen und zellulären sowie nichtzellulären Komponenten des Microenvironments. Entsprechend kommt diagnostischen Plattformen mit räumlicher Auflösung eine besondere Bedeutung zu, wie etwa der digitalen, quantitativen Multispektral-Bildgebung.

Microenvironment

Schon jetzt werden auf der Grundlage eines besseren Verständnisses der zugrunde liegenden molekularen Prozesse neue vielversprechende Therapien für Patienten mit malignen Lymphomen entwickelt, z. B. epigenetische Therapien (Sermer et al. 2019) oder neue Immuntherapien (Younes et al. 2016). Ob und in welchem Umfang diese weiterführende molekulare Diagnostik jedoch in der klinischen Routinediagnostik und beim individuellen Patienten zum Einsatz kommen wird, bleibt abzuwarten.

Besondere Hinweise

Kooperationen

Um die Therapieergebnisse von Patienten mit malignen Lymphomen nachhaltig zu verbessern, sind große Kooperationen unerlässlich. In Deutschland bündelt die *German Lymphoma Alliance* (GLA) als gemeinnütziger Verein die vorhandene Expertise in Lymphomforschung, Diagnostik, Therapie und Nachsorge im Bereich der Non-Hodgkin-Lymphome (https://www.german-lymphoma-alliance.de). Weitere große Lymphom-Studiengruppen sind die *Deutsche Hodgkin Studiengruppe* (GHSG, https://www.ghsg.org), die *Arbeitsgemeinschaft Multiples Myelom* (AGMM, https://www.myelom.org), und die *Deutsche CLL Studiengruppe* (DCLLSG, http://www.dcllsg.de). Im *Kompetenznetz Maligne Lymphome e. V.* (KML) haben sich die führenden Forschergruppen und Versorgungseinrichtungen zusammengeschlossen, die in Deutschland im Bereich maligner Lymphome tätig sind (http://www.lymphome.de/index.jsp).

Erklärung zu Interessenkonflikten

O. Weigert war in den vergangenen drei Jahren Berater von Epizyme und Roche. Er hat persönliche Forschungsmittel von Novartis und Roche sowie Honorare oder Kostenerstattungen von Epizyme und Janssen erhalten. Seine Institution hat Forschungsmittel von Janssen, Novartis und Roche erhalten. E. Gaitzsch, U. Keller und C. Haferlach geben keinen Interessenkonflikt an.

Was ist neu?
Was sollte beachtet werden?

1. Die Diagnose lymphoider Neoplasien erfolgt auf Grundlage der WHO-Klassifikation.
2. Ziel ist die Definition homogener, klinisch relevanter und nicht-überlappender Entitäten.
3. Neben Klinik, Morphologie und Immunphänotyp findet die molekulare Diagnostik zunehmend Berücksichtigung.
4. Genetische Untersuchungen sollten derzeit nur in spezialisierten Zentren und Labors durchgeführt werden, mit ausreichender Erfahrung in Indikationsstellung, Durchführung und Interpretation der entsprechenden Tests.
5. In der klinischen Routine sollte grundsätzlich nur Diagnostik zum Einsatz kommen, für die ein zusätzlicher Nutzen gezeigt wurde.
6. Gegenwärtig sind wenige Untersuchungen obligat, einige optional, aber eine Vielzahl in Entwicklung und/oder klinischer Evaluation.
7. Insgesamt handelt es sich um ein sehr aktives Forschungsfeld mit raschem Wissenszuwachs.
8. Von der genetischen Diagnostik verspricht man sich nicht nur eine verbesserte diagnostische Genauigkeit, sondern auch die Entwicklung prognostischer und prädiktiver Biomarker sowie perspektivisch eine Rationale für personalisierte Therapieentscheidungen.

Literatur

Alexandrov LB, Nik-Zainal S, Wedge DC et al (2013) Signatures of mutational processes in human cancer. Nature 500: 415–421

Alizadeh AA, Eisen MB, Davis RE et al (2000) Distinct types of diffuse large B-cell lymphoma identified by gene expression profiling. Nature 403: 503–511

Chapuy B, Stewart C, Dunford AJ et al (2018) Molecular subtypes of diffuse large B cell lymphoma are associated with distinct pathogenic mechanisms and outcomes. Nature Medicine 24: 679–690

Dave SS, Wright G, Tan B et al (2004) Prediction of survival in follicular lymphoma based on molecular features of tumor-infiltrating immune cells. N Engl J Med 351: 2159–2169

Hans CP, Weisenburger DD, Greiner TC et al (2004) Confirmation of the molecular classification of diffuse large B-cell lymphoma by immunohistochemistry using a tissue microarray. Blood 103: 275–282

Herrera AF, Armand P (2017) Minimal Residual Disease Assessment in Lymphoma: Methods and Applications. J Clin Oncol 35: 3877–3887

Huet S, Tesson B, Jais J-P et al (2018) A gene-expression profiling score for prediction of outcome in patients with follicular lymphoma: a retrospective training and validation analysis in three international cohorts. Lancet Oncol 19: 549–561

International CLL-IPI working group (2016) An international prognostic index for patients with chronic lymphocytic leukaemia (CLL-IPI): a meta-analysis of individual patient data. Lancet Oncol 17: 779–790

Iqbal J, Wright G, Wang C et al (2014) Gene expression signatures delineate biological and prognostic subgroups in peripheral T-cell lymphoma. Blood 123: 2915–2923

Jares P, Colomer D, Campo E (2012) Molecular pathogenesis of mantle cell lymphoma. J Clin Invest 122: 3416–3423

McGranahan N, Swanton C (2017) Clonal Heterogeneity and Tumor Evolution: Past, Present, and the Future. Cell 168: 613–628

Montero J, Sarosiek KA, DeAngelo JD et al (2015) Drug-Induced Death Signaling Strategy Rapidly Predicts Cancer Response to Chemotherapy. Cell 160: 977–989

Nussenzweig A, Nussenzweig MC (2010) Origin of Chromosomal Translocations in Lymphoid Cancer. Cell 141: 27–38

Pastore A, Jurinovic V, Kridel R et al (2015) Integration of gene mutations in risk prognostication for patients receiving first-line immunochemotherapy for follicular lymphoma: a retrospective analysis of a prospective clinical trial and validation in a population-based registry. Lancet Oncol 16: 1111–1122

Roulland S, Kelly RS, Morgado E et al (2014) t(14;18) Translocation: A Predictive Blood Biomarker for Follicular Lymphoma. J Clin Oncol 32(13): 1347–1355

Schatz DG, Ji Y (2011) Recombination centres and the orchestration of V(D)J recombination. Nat Rev Immunol 11: 251–263

Schmitz R, Wright GW, Huang DW et al (2018) Genetics and Pathogenesis of Diffuse Large B-Cell Lymphoma. N Engl J Med 378: 1396–1407

Scott DW, Wright GW, Williams PM et al (2014) Determining cell-of-origin subtypes of diffuse large B-cell lymphoma using gene expression in formalin-fixed paraffin-embedded tissue. Blood 123: 1214–1217

Sermer D, Pasqualucci L, Wendel H-G et al (2019) Emerging epigenetic-modulating therapies in lymphoma. Nat Rev Clin Oncol 16(8): 494–507

Shipp MA, Ross KN, Tamayo P et al (2002) Diffuse large B-cell lymphoma outcome prediction by gene-expression profiling and supervised machine learning. Nature medicine 8: 68–74

Swerdlow SH, Campo E, Harris NL et al (2017) WHO Classification of Tumours of Haematopoietic and Lymphoid Tissues. Revised Fourth Edition. Lyon: IARC

Swerdlow SH, Campo E, Pileri SA et al (2016) The 2016 revision of the World Health Organization classification of lymphoid neoplasms. Blood 127: 2375–2390

van Dongen JJM, Langerak AW, Bruggemann M et al (2003) Design and standardization of PCR primers and protocols for detection of clonal immunoglobulin and T-cell receptor gene recombinations in suspect lymphoproliferations: report of the BIOMED-2 Concerted Action BMH4-CT98-3936. Leukemia 17: 2257–2317

Younes A, Ansell S, Fowler N et al (2016) The landscape of new drugs in lymphoma. Nat Rev Clin Oncol 14: 335–346

Zucca E, Bertoni F (2016) The spectrum of MALT lymphoma at different sites: biological and therapeutic relevance. Blood 127: 2082–2092

Hodgkin-Lymphom

A. Zimmermann, Ch. Bogner, M. Dreyling, A. Rank,
M. Hentrich

Schlagwörter

- Hodgkin-Lymphom • stadiengerechte Therapie • frühes Stadium
- intermediäres Stadium • fortgeschrittenes Stadium • Rezidivtherapie

Jährlich erkranken in Deutschland etwa 2000 Patienten an einem Hodgkin-Lymphom. Während die Erstbeschreibung des Hodgkin-Lymphoms auf *Thomas Hodgkin* zurückgeht, wurden die wegweisenden histologischen Merkmale der Erkrankung durch *Carl Sternberg* und *Dorothy Reed* beschrieben (Dawson 1999). Charakteristisch ist ein geringer Anteil maligner Hodgkin-Reed-Sternberg-Zellen (HRS-Zellen), dem zahlreiche reaktive Zellen gegenüberstehen. Klinisch präsentiert sich die Erkrankung häufig durch eine zervikale Lymphknotenschwellung und eine B-Symptomatik. Der als Pel-Ebstein-Fieber bezeichnete Temperaturverlauf oder der vielbesagte Alkoholschmerz der Lymphknoten treten hingegen selten auf.

jährlich 2000 Patienten

Hodgkin-Reed-Sternberg-Zellen

Risikofaktoren

Das Hodgkin-Lymphom zeigt eine familiäre Häufung. Verwandte ersten Grades haben ein drei- bis vierfach erhöhtes Risiko an einem Hodgkin-Lymphom zu erkranken (Goldin et al. 2004). Dennoch liegt ein familiäres Hodgkin-Lymphom nur in ca. 5 % aller neu diagnostizierten Fälle vor.
Wesentlich häufiger ist das Hodgkin-Lymphom mit einer EBV (Epstein-Barr-Virus)-Infektion assoziiert. In Abhängigkeit von verschiedenen Faktoren erhöht eine durchgemachte EBV-Infektion das Erkrankungsrisiko um das 3- bis 4-Fache (Cartwright et al. 2004). Die Tatsache, dass ca. 40 % aller klassischen Hodgkin-Lymphome EBV-positiv sind, deutet außerdem auf eine pathogenetische Bedeutung der EBV-Infektion hin (Shapiro 2011, Matsuki et al. 2015). Eine HIV (Human Immunodeficiency Virus)-Infektion stellt einen weiteren Risikofaktor dar. Dabei liegt in nahezu 100 % der Fälle eine Koinfektion mit EBV vor. Auch andere Einschränkungen des Immunsystems, wie z. B. bestimmte angeborene Immundefekte oder Z. n. allogener Stammzelltransplantation, gehen mit einem erhöhten Erkrankungsrisiko einher (Shapiro 2011, Rowlings et al. 1999, Straus et al. 2001).

Pathogenese

Da HRS-Zellen VDJ-rekombinierte und somatisch hypermutierte Immunglobulin-Gene aufweisen, sind B-Zellen des Keimzentrums als zellulärer Ursprung des Hodgkin-Lymphoms anzusehen. In sehr seltenen Fällen finden sich klonale T-Zell-Rezeptoren, die für einen T-zellulären Ursprung sprechen (Matsuki et al. 2015).

Eine zentrale Rolle in der molekularen Pathogenese des Hodgkin-Lymphoms nimmt die NF-κB-Signalkaskade ein. Durch eine konstitutive Aktivierung werden zahlreiche inflammatorische und antiapoptotische Faktoren überexprimiert. Neben verschiedenen somatischen Genaberrationen führt auch die Expression des EBV-Proteins LMP1 zu einer Aktivierung der NF-κB-Signalkaskade (Küppers 2012). Der JAK/STAT-Signalweg spielt ebenfalls eine wichtige Rolle in der Pathogenese des Hodgkin-Lymphoms (Kuppers 2012).

Die Histologie des Hodgkin-Lymphoms weist einen sehr geringen Anteil an HRS-Zellen auf, während der Großteil des Tumorgewebes aus einem „bunten" Immunzellinfiltrat besteht. Das „Microenvironment" ist gekennzeichnet durch komplexe interzelluläre Wechselwirkungen. Verschiedene Zytokine und Oberflächeninteraktionen etablieren ein immunsuppressives Milieu, das die HRS-Zellen vor Angriffen des Immunsystems schützt. Ein besonderer „Immune-escape"-Mechanismus ist die Überexpression des PD-1-Liganden durch HRS-Zellen, bedingt durch Amplifikation des Genabschnittes 9p24.1 auf Chromosom 9, die zu einer Inhibition der T-Zell-Antwort führt (Matsuki et al. 2015). An dieser Stelle setzen Immun-Checkpoint-Inhibitoren an, die einen neuen Therapieansatz beim Hodgkin-Lymphom darstellen (siehe Abschnitt „Neue Substanzen und Behandlungsstrategien") (Ansell et al. 2015).

Histologie und Immunphänotypisierung

Die für das Hodgkin-Lymphom charakteristischen Zellen sind große einkernige Hodgkin-Zellen und mehrkernige Sternberg-Reed-Zellen. Diese machen jedoch nur ca. 1 % des Tumorgewebes aus. Der überwiegende Anteil des befallenen lymphatischen Gewebes besteht aus einem entzündlichen Immunzellinfiltrat mit benignen Lymphozyten („Bystander-Lymphozyten"), Makrophagen, Mastzellen, Fibroblasten, Plasmazellen, Neutrophilen und Eosinophilen. Aufgrund des „bunten" Zellbildes kann die histopathologische Diagnosestellung sehr schwierig sein. Daher sollte in Zweifelsfällen eine Beurteilung durch einen Referenzpathologen erfolgen. Ferner sollte bei initialer Beurteilung als „reaktive Veränderung" und klinischer Progredienz eine erneute Biopsie erwogen werden.

Die WHO-Klassifikation von 2016 unterscheidet das klassische Hodgkin-Lymphom (CHL; 95 %) vom nodulären lymphozyten-prädominanten Hodgkin-Lymphom (noduläres Paragranulom; NLPHL; ca. 5 %). Immunphänotypisch können die malignen Lymphomzellen wie folgt charakterisiert werden (Swerdlow et al. 2016):
- CHL: CD15$^+$ (85 %), CD30$^+$ (nahezu 100 %), CD45$^-$, CD20$^-$ (60–70 %)
- NLPHL: zumeist CD15$^-$, CD30$^-$, CD45$^+$ und CD20$^+$.

Das klassische Hodgkin-Lymphom wird nach WHO-Kriterien in Anlehnung an *Lukes* und *Butler* in vier histologische Subtypen unterteilt:
1. nodulär-sklerosierender Typ (70 %) mit knotigem Aufbau durch bindegewebige Narben, HRS-Zellen, Lymphozyten, Histiozyten und Nekrosen, EBV-Assoziation in 30 %
2. gemischtzelliger Typ (20–25 %) mit buntem Bild aus Lymphozyten, Eosinophilen, Vernarbungen und HRS-Zellen, EBV-Assoziation in 65 %
3. lymphozytenreicher klassischer Typ (5 %) mit nur wenigen HRS-Zellen, EBV-Assoziation in 30 %
4. lymphozytenarmer Typ (< 1 %) mit zahlreichen HRS-Zellen, vielen Mitosen und Kernatypien, Kernaplasien und Nekrosen, EBV-Assoziation in 80 %.

Neben der histologischen Erscheinung unterscheiden sich die vier Subtypen des klassischen Hodgkin-Lymphoms in ihren klinischen Eigenschaften. Eine therapeutische Konsequenz hat die histologische Subklassifikation jedoch nicht.

Das noduläre Paragranulom wird vom klassischen Hodgkin-Lymphom abgegrenzt. Mikroskopisch findet man anstatt der HRS-Zellen die für das NLPHL typischen lymphozyten-prädominanten (LP-)Zellen, die aufgrund ihrer Morphologie auch als „Popcorn-Zellen" bezeichnet werden (Swerdlow et al. 2016).

In der WHO-Klassifikation von 2016 ist zudem die Kategorie der „nicht klassifizierbaren B-Zell-Lymphome" aufgeführt („B-cell lymphoma, unclassifiable, with features intermediate between diffuse large B-cell lymphoma and classical Hodgkin lymphoma"). Diese Kategorie umfasst diejenigen Fälle, die histologisch und immunphänotypisch ein Mischbild zwischen klassischem Hodgkin-Lymphom und diffusem großzelligem B-Zell-Lymphom darstellen (Swerdlow et al. 2016).

Diagnostik

Anamnese und körperliche Untersuchung

Eine Lymphknotenschwellung besteht bei Erstdiagnose in etwa 70 % der Fälle. Die befallenen Lymphknotenregionen sind zervikal (70 %), mediastinal (60 %), axillär (20 %), retroperitoneal (25 %) und inguinal (10 %). Ein rein infradiaphragmaler Befall ist mit weniger als 10 % der Fälle selten (Mauch 2011). Die zu tastenden Lymphknoten sind schmerzlos, derb, von gummiartiger Konsistenz und z. T. konfluierend. Dabei wird eine Größe von > 1,5 cm im Achsenquerschnitt als suspekt eingestuft. Ab einem Durchmesser von 5 cm spricht man gemäß den Angaben der *Deutschen Hodgkin Studiengruppe* (GHSG) von „bulky disease". Bei einem mediastinalen Bulk klagen die Patienten gelegentlich über Reizhusten. In der klinischen Untersuchung kann bei Befall der Leber oder Milz eine Hepato- und/oder Splenomegalie auffallen. Anamnestisch wird in mindestens 30 % der Fälle eine B-Symptomatik berichtet, d. h. unerklärter Gewichtsverlust (> 10 % in den vorangegangenen sechs Monaten), Nachtschweiß oder Fieber > 38,0 °C. Typisch, aber selten ist das sogenannte Pel-Ebstein-Fieber, welches sich durch einen wellenförmigen Fieberverlauf auszeichnet. Zudem sollten folgende Symptome erfragt werden: Juckreiz, Müdigkeit, Leistungsminderung sowie der für das Hodgkin-Lymphom typische, aber seltene Alkoholschmerz.

Lymphknotenschwellung in ca. 70 %

B-Symptomatik in ca. 30 %

Labordiagnostik

Zu den obligaten Laboruntersuchungen gehören:
- großes Blutbild mit Differenzialblutbild
- Laktatdehydrogenase (LDH)
- Leber- und Nierenwerte, Elektrolyte
- Blutkörperchen-Senkungsgeschwindigkeit (BSG)
- Gesamteiweiß, Albumin, Eiweißelektrophorese und β_2-Mikroglobulin
- bei prämenopausalen Frauen: ß-HCG-Test

Im Differenzialblutbild ist eine absolute Lymphozytopenie (< 1000/µl), bei gelegentlicher Leukozytose typisch. Zudem kann eine Eosinophilie, Monozytose, Thrombozytopenie oder Anämie vorliegen. Eine Eiweißelektrophorese mit quantitativer Immunglobulinbestimmung und die Bestimmung von β_2-Mikroglobulin sind nicht zuletzt differenzialdiagnostisch von Bedeutung. Da das Risiko für ein HL bei Patienten mit HIV deutlich erhöht ist, sollte vor Therapiebeginn ein HIV-Test veranlasst werden. Im Hinblick auf die chemotherapeutische Behandlung wird zudem die Erfassung des Hepatitis-B- und -C-Status empfohlen.

Histologie

Die Hodgkin-Diagnose beruht auf der histologischen Untersuchung eines oder mehrerer in toto mit Kapsel exstirpierten Lymphknoten. Ist dies nicht möglich, kann die Entnahme anderer Gewebeproben, z. B. durch CT-gesteuerte Biopsien, erfolgen. Eine Feinnadelaspiration (Zytologie) ist aufgrund des geringen Anteils an Hodgkin- und Reed-Sternberg-Zellen und der nicht beurteilbaren Lymphknotenstruktur nicht ausreichend und sollte deshalb nicht durchgeführt werden. Die Anforderung einer Referenzhistologie sollte immer erwogen werden. Bei Einschluss in eine GHSG-Studie ist eine Referenzhistologie obligat.

Die Frage nach einem Knochenmarkbefall wurde bislang durch die histopathologische Begutachtung einer Knochenstanze (mind. 2 cm) beantwortet. Diese Praxis wird durch den Einsatz einer FDG-PET/CT im initialen Staging zunehmend infrage gestellt. In einer Metaanalyse unter Einschluss von 9 Studien zeigte sich, dass sich mithilfe der PET/CT im initialen Staging eine hohe Sensitivität und Spezifität in Bezug auf einen Knochenmarkbefall erzielen lässt (Adams et al. 2014). Gleichzeitig zeigte sich, dass bei negativer PET/CT ein Knochenmarkbefall sicher ausgeschlossen werden kann (negativer prädiktiver Wert 99,9 %) (Voltin et al. 2018). Demzufolge kann auf eine Knochenmarkpunktion verzichtet werden, wenn ein Knochenmarkbefall in der PET/CT sicher ausgeschlossen werden kann.

PET/CT im initialen Staging

auf Knochenmarkpunktion verzichten bei neg. PET/CT

Bei bildgebendem Verdacht auf einen Leberbefall, der in 4–6 % aller Fälle vorliegt, sollte eine Sonografie- oder CT-gesteuerte Punktion diskutiert werden. Alternativ steht die FDG-PET zu Verfügung, die bei eindeutigem Befund eine invasive Diagnostik ersetzen kann. Die Inzidenz des okkulten Milzbefalls beträgt 20–30 %. Da sich das Überleben von Patienten mit und ohne Splenektomie bei adäquater Therapie nicht unterscheidet, ist eine diagnostische Splenektomie nicht erforderlich (Carde et al. 1993).

Bildgebende Diagnostik

Um das Krankheitsstadium und die bestehenden Risikofaktoren festzulegen, bedarf es verschiedener bildgebender Diagnostikverfahren:
- CT Hals/Thorax/Abdomen (mit Kontrastmittel): zur Erfassung aller nodalen und extranodalen Manifestationen
- zusätzlich (!) Röntgen Thorax mit der Frage nach der Größe des Mediastinalbefalls (s. u.)
- ggf. Sonografie der Lymphknotenstationen und Oberbauchorgane
- FDG-PET oder FDG-PET/CT

In der aktuellen S3-Leitlinie Hodgkin-Lymphom wird die Durchführung einer PET/CT zur initialen Stadienbestimmung empfohlen (Empfehlungsgrad A) (S3-Leitlinie Hodgkin-Lymphom 2018). Vorliegende Daten zeigen Vorteile bei der exakten Stadieneinteilung und der Detektion eines Knochenmarkbefalls. In internationalen Leitlinien hat die PET/CT im Rahmen der Diagnostik bei Erstdiagnose einen festen Stellenwert (Cheson et al. 2014). Zudem ermöglicht die initiale PET/CT eine bessere Vergleichbarkeit mit Interim- oder Abschluss-PET/CTs. Allerdings ist zu beachten, dass die PET-Untersuchung weiterhin nicht Gegenstand des Leistungskatalogs der gesetzlichen Krankenversicherung ist.

Organfunktionsuntersuchungen

Vor Beginn einer Therapie (Chemotherapie und/oder Strahlentherapie) sollten Organfunktionen bestimmt werden, um ggf. Kontraindikationen zu erkennen oder Anpassungen der Therapieschemata und Dosierungen vornehmen zu können. Im Einzelnen sollten dafür folgende Untersuchungen erfolgen:

Organfunktionen bestimmen

- EKG
- transthorakale Echokardiografie
- Lungenfunktionstest
- Kreatinin-Clearance
- TSH
- Gonadenfunktion

Je nach Alter und Kinderwunsch sollten die Patienten vor Therapiebeginn in einem Fertilitätszentrum vorgestellt werden, um über eine Fertilitätsprotektion mit möglicher Kryokonservierung von Eizellen bzw. Spermien aufgeklärt zu werden.

Definition des Krankheitsstadiums

Die *Deutsche Hodgkin Studiengruppe* unterscheidet drei Erkrankungsstadien: frühes, intermediäres und fortgeschrittenes Stadium. Diese ergeben sich aus der Klassifikation nach *Ann Arbor* unter Berücksichtigung folgender zusätzlicher Risikofaktoren (Abbildung 1):

drei Erkrankungsstadien

b) großer Mediastinaltumor (> ⅓ der unteren Thoraxapertur im Röntgen Thorax)
c) Extranodalbefall (E-Stadien)
d) hohe BSG (A-Stadien: > 50 mm/Std. oder B-Stadien: > 30 mm/Std.)
e) Befall von ≥ 3 Lymphknotenarealen (LK-Areale)

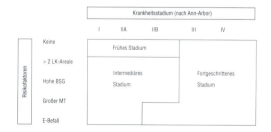

Abbildung 1 Prognostische Stadieneinteilung des Hodgkin-Lymphoms nach den Richtlinien der Deutschen Hodgkin Studiengruppe (MT = Mediastinaltumor, E-Befall = extranodaler Befall).

Definition der Lymphknotenareale

Die Anzahl der befallenen Lymphknotenregionen nach *Ann Arbor* legt das Krankheitsstadium fest und ist von der Definition der Lymphknotenareale zu unterscheiden. Ein Lymphknotenareal erfasst mehrere Lymphknotenregionen. Die genaue Abgrenzung der LK-Areale ist auf der Homepage der *Deutschen Hodgkin Studiengruppe* (GHSG) zu finden (http://www.ghsg.org/de/das-hodgkin-lymphom/stadieneinteilung).

Tabelle 1 Paraneoplastische Syndrome beim Hodgkin-Lymphom.

Organ/ Organsystem	Syndrom/Symptom	Referenz
Haut	Pruritus (10–25 %)	Cavalli 1998
	Mycosis fungoides	Rubenstein et al. 2006
	Erythema nodosum	Rubenstein et al. 2006
	Sonstige Ekzeme	Rubenstein et al. 2006
Niere	Nephrotisches Syndrom (0,5–1 %)	Audard et al. 2006
	• Minimal-Change-Glomerulonephritis (0,4 %)	Audard et al. 2006
	• Amyloidose (0,1 %)	Audard et al. 2006
	• fokal-segmentale Glomerulosklerose	Lynn et al. 1988
	IgA-Nephropathie	Bergmann et al. 2005
	Glomerulonephritis bei Purpura Schönlein-Henoch	Blanco et al. 1999
Blut	AK-vermittelte hämolytische Anämie	Levine et al. 1980
	Idiopathische thrombozytopenische Purpura	Waddell et al. 1979
	Leukozytose	
ZNS	Subakute Kleinhirndegeneration	Cavalli 1998
	Progressive multifokale Leukenzephalopathie (PML)	Cavalli 1998
	Limbische Enzephalitis	Cavalli 1998
	Polyneuropathie	Horwich et al. 1977
	• sensorisch	Younger et al. 1991
	• motorisch	Blaes et al. 1998
	• sensomotorisch	van Lieshout et al. 1986
	• autonom	
	Polyradikulitis	Julien et al. 1980
	• Guillain-Barré-Syndrom	Navellou et al. 2001
	• chronisch-inflammatorische Demyelinisierung	

Seltene Symptome und paraneoplastische Syndrome beim Hodgkin-Lymphom

In seltenen Fällen ist das Hodgkin-Lymphom mit paraneoplastischen Syndromen assoziiert, die der Erkrankung Monate bis Jahre vorausgehen und später gelegentlich ein Rezidiv anzeigen können (Tabelle 1). Diese Paraneoplasien können die Haut im Sinne eines Erythema nodosum betreffen, sich als Glomerulonephritis manifestieren, autoimmunvermittelte Anämien, Thrombozytopenien oder Leukozytosen auslösen oder zu entzündlichen oder degenerativen neurologischen Erkrankungen führen. Neben diesen paraneoplastischen Syndromen gibt es ungewöhnliche Erstmanifestationen. Beispiele für solch sehr seltene und ungewöhnliche Hodgkin-Manifestationen sind Hautinfiltrate (Tassies et al. 1992), ZNS-Befall (insbesondere bei HIV-positiven Patienten) (Anselmo et al. 1996) oder isolierte knöcherne Läsionen, die sowohl lytisch als auch sklerosierend z. B. im Bereich der Wirbelsäule auftreten („Elfenbeinwirbelkörper") und durch Ausbreitung des Lymphoms per continuitatem aus paraaortalen Lymphknoten entstehen (Kaplan 1980).

Stadiengerechte Therapie

Das klassische Hodgkin-Lymphom unterscheidet sich aufgrund seiner hohen Empfindlichkeit gegenüber Chemo- und Strahlentherapie von vielen anderen malignen Erkrankungen. Dank einer systematischen Weiterentwicklung der Behandlungskonzepte (Chemotherapieprotokolle, Bestrahlungsregime) durch die Therapiestudien der *Deutschen Hodgkin Studiengruppe* (GHSG) ist das Hodgkin-Lymphom heute selbst in fortgeschrittenen Stadien mit einer guten Prognose verbunden. Es wird daher grundsätzlich die Behandlung aller neu diagnostizierten Patienten im Rahmen der aktuellen Studienprotokolle der GHSG empfohlen. Die Einzelheiten dieser Studien können den entsprechenden Studienprotokollen entnommen werden. Einen Überblick über die stadienabhängige Standardtherapie und entsprechende GHSG-Studien gibt Tabelle 2.

Tabelle 2   Stadienabhängige Standardtherapie sowie aktuelle GHSG-Studien.

Erkrankungs-stadium*	Standardtherapie	Aktuelle GHSG-Therapiestudie
Früh	2 x ABVD + 20 Gy IS	CARHL: Einsatz von Nivolumab in der Erstlinie
Intermediär	2 x BEACOPP-esk + 2 x ABVD + 30 Gy IS Alternativ: 4 x ABVD + 30 Gy IS	Abgeschlossen: NIVAHL
Fortgeschritten	PET-gesteuert 4–6 x BEACOPP-esk + 30 Gy IS auf verbliebene Reste > 2,5 cm	HD21: Einsatz von Brentuximab in der Erstlinie (BrECADD vs. BE-ACOPP-esk.)

*entsprechend der prognostischen Stadieneinteilung der GHSG (www.ghsg.org); Stand: 04/2019

Individualisierung der Therapie

Die laufende Studiengeneration setzt auf eine Individualisierung der Therapie mit dem Ziel der Dosisreduktion, um das Ausmaß der Akut- und Spättoxizitäten ohne Beeinträchtigung des Therapieerfolgs zu verringern. Um dieses Ziel zu erreichen, wird derzeit, neben neuen Substanzen wie Brentuximab oder Immun-Checkpoint-Inhibitoren, das Positronenemissionstomogramm (PET) als diagnostisches Verfahren zur Prognose- und Risikoabschätzung und damit zur Therapiesteuerung geprüft. Die Bestrahlungsstrategie hat sich aufgrund neuer Studienerkenntnisse und technischer Fortschritte ebenfalls gewandelt und wird heutzutage hauptsächlich als eine Chemotherapie-ergänzende Behandlung angesehen. Durch die deutliche Verkleinerung des Bestrahlungsfeldes und eine zunehmende Dosisreduktion kann das Lymphom unter größtmöglicher Schonung des umliegenden gesunden Gewebes bestrahlt werden. Der historische Standard einer Großfeldbestrahlung unter Einschluss des Lymphoms und aller angrenzenden Lymphknotenstationen (extended field, EF) war für lange Zeit durch die involved field-Bestrahlung abgelöst worden. In den letzten 10–15 Jahren wurde das Zielvolumen der Strahlentherapie weiter reduziert (involved site, IS) und in sehr ähnlicher Form (involved node, IN) in Studien der GHSG (u. a. HD17) und der EORTC (H9 und H10) geprüft. Bei der IN-Radiotherapie werden nur noch die befallenen Lymphknoten bestrahlt (Eich et al. 2008).

Entsprechend der *International Lymphoma Radiation Oncology Group (ILROG)* basiert das klinische Zielvolumen (clinical target volume = CTV) bei der IS-RT auf dem Lymphomvolumen vor Beginn der Chemotherapie (gross tumor volume = GTV) unter Berücksichtigung des Ansprechens nach der Chemotherapie plus einem geeigneten medizinisch begründeten Sicherheitssaum (Specht et al. 2014).

Frühes Erkrankungsstadium

Standardtherapie: zwei Zyklen ABVD, Involved-Site-Bestrahlung

Die aktuelle Standardtherapie im frühen Stadium des Hodgkin-Lymphoms besteht aus einer Chemotherapie mit zwei Zyklen ABVD gefolgt von einer Involved-Site-Bestrahlung mit 20 Gy (Eichenauer et al. 2018, Engert et al. 2010). Dieser Standard ist das Ergebnis der Therapiestudien der *Deutschen Hodgkin Studiengruppe* für das frühe Erkrankungsstadium (u. a. HD7 und HD10). So war in der HD7-Studie die Kombination von ABVD plus Strahlentherapie dem Arm der alleinigen Strahlentherapie im FFTF (freedom from treatment failure) deutlich überlegen mit 88 % versus 67 %, bei vergleichbarem Gesamtüberleben (94 % versus 92 %) nach sieben Jahren (Engert et al. 2007). In der Auswertung der HD10-Studie waren zwei Zyklen ABVD plus 20 Gy IF vergleichbar mit zwei Zyklen ABVD plus 30 Gy IF. Beide Arme waren dem Standardarm mit vier Zyklen ABVD und 30 Gy IF nicht unterlegen (Engert et al. 2010).

Ziel der anschließenden HD13-Studie war eine Reduktion der Toxizität durch Wegfall des knochenmarktoxischen Dacarbazin und/oder des lungentoxischen Bleomycin aus dem ABVD-Schema. In einer Zwischenauswertung zeigte sich allerdings in den Behandlungsarmen ohne Dacarbazin eine erhöhte Rate an Rezidiven, Progressen und Todesfällen, sodass diese geschlossen wurden. Die Endauswertung der HD13-Studie ergab im primären Endpunkt (FFTF) eine Unterlegenheit des Armes ohne Bleomycin von 3,9 % nach fünf Jahren, sodass ABVD als Standard nicht ersetzt werden kann. Die Raten kompletter Remissionen unterschieden sich jedoch nicht (Behringer et al. 2015).

In der HD16-Studie wurde randomisiert geprüft, ob durch eine FDG-PET nach zwei Zyklen ABVD eine Risikostratifizierung möglich ist. Im Standardarm erhielten alle Patienten unabhängig vom PET-Befund eine Strahlentherapie mit 20 Gy IF, im experimentellen Arm hingegen nur die PET-positiven Patienten. Ziel der Studie war es, Patienten zu identifizieren, bei denen auf eine Nachbestrahlung verzichtet werden kann, ohne die Prognose zu verschlechtern. Die wissenschaftliche Grundlage beruht auf Untersuchungen von *Hutchings* et al. (Hutchings et al. 2006). Nach einem medianen Follow-up von 47 Monaten zeigte sich hinsichtlich des PFS eine Unterlegenheit der alleinigen Chemotherapie gegenüber der Therapiekombination aus Chemotherapie und Bestrahlung (5-Jahres-PFS 93,4 % vs. 86,1 %). Somit konnte eine Nichtunterlegenheit der experimentellen Therapiestrategie nicht gezeigt werden (HR 1,78; 95 %-KI: 1,02–3,12; p = 0,040). Insbesondere zeigte sich durch Verzicht auf die additive Strahlentherapie ein Verlust der lokalen Tumorkontrolle mit signifikanter Zunahme der Rezidive im Strahlentherapiefeld (2,1 % vs. 8,7 %, p = 0,0003). Hinsichtlich des Overall-Survival bestand wie zu erwarten kein Unterschied zwischen den Therapiearmen (98,1 % vs. 98,4 %) (Fuchs et al. 2018).

Unterlegenheit der alleinigen Chemotherapie

Verlust der lokalen Tumorkontrolle

Die internationale H10-Studie stellte sowohl für die frühen als auch intermediären Stadien ebenfalls die Frage nach der Notwendigkeit einer konsolidierenden Strahlentherapie in Abhängigkeit vom PET-Ergebnis. Nach zwei Zyklen ABVD wurde eine PET durchgeführt und anschließend bei PET-negativen Patienten zwischen zwei weiteren Zyklen ABVD und einem weiteren Zyklus ABVD plus IF-Strahlentherapie mit 30 Gy randomisiert. Das PFS nach einem Jahr betrug 94,9 % vs. 100 % im Standardarm. In den frühen Stadien hatte es 9 Rezidiv-Ereignisse bei den PET-negativen, nicht bestrahlten Patienten gegeben und nur 1 Ereignis bei den bestrahlten Patienten. Da eine Nichtunterlegenheit einer alleinigen Chemotherapie selbst bei PET-negativen Patienten nicht gezeigt werden konnte, wurde die Studie vorzeitig abgebrochen (Raemaekers et al. 2014).

Auf Grundlage der o. g. Phase-III-Studien bleibt die Kombination von 2 Zyklen ABVD gefolgt von einer 20 Gy IS-Bestrahlung Standardtherapie für Patienten mit frühem Erkrankungsstadium.

Zukünftige Studienkonzepte sehen für Patienten in frühen Stadien den Einsatz von innovativen Substanzen in der Erstlinie vor. So wird in der Phase-II-Studie „CARHL" der GHSG ein „Chemotherapie-freier" Therapieansatz verfolgt (Abbildung 2). Hierbei erhalten Patienten 6 Zyklen Nivolumab in Kombination mit einer simultanen oder einer sequenziellen 20 Gy IS-Bestrahlung (Baues et al. 2017).

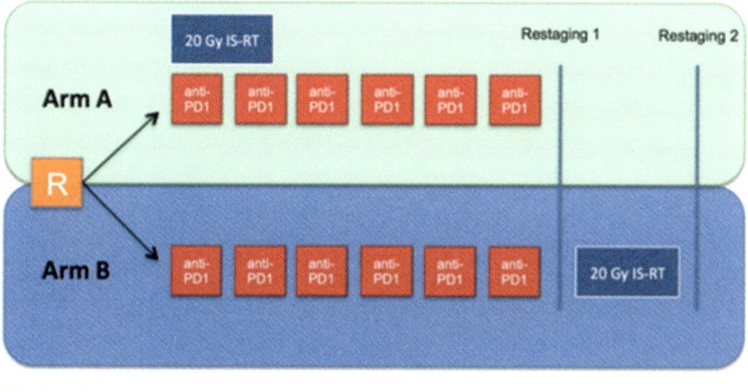

Abbildung 2 GHSG-Therapiestudie CARHL für frühe Stadien.

Intermediäres Erkrankungsstadium

Standardtherapie

Nach Auswertung der HD11- und HD14-Studie wird in Deutschland eine Therapie mit zwei Zyklen BEACOPP-eskaliert plus zwei Zyklen ABVD gefolgt von einer IF-Bestrahlung mit 30 Gy als Standardtherapie angesehen (Eich et al. 2010, Borchmann et al. 2008, von Tresckow et al. 2012).

In der HD11-Studie (vier Zyklen ABVD plus 20 oder 30 Gy IF versus vier Zyklen BEACOPP-basis plus 20 oder 30 Gy IF) zeigte sich in der Endauswertung eine Überlegenheit von BEACOPP-basis gegenüber ABVD nur in Kombination mit einer Bestrahlung mit 20 Gy IF. Dabei konnte jedoch eine Überlegenheit der Bestrahlung mit 30 Gy IF nach vier Zyklen ABVD nicht sicher ausgeschlossen werden. Nach vier Zyklen BEACOPP-basis war die Radiatio mit 20 Gy IF der Bestrahlung mit 30 Gy IF nicht unterlegen (Eich et al. 2010). Die HD14-Studie der GHSG konnte zeigen, dass

2 Zyklen BEACOPP-esk, 2 Zyklen ABVD, IF-Strahlenther.

das PFS nach zwei Zyklen BEACOPP-esk gefolgt von zwei Zyklen ABVD und IF-Strahlentherapie gegenüber vier Zyklen ABVD signifikant überlegen ist (Borchmann et al. 2008, von Tresckow et al. 2012). Nach sieben Jahren zeigte sich eine zunehmende Differenz im PFS zum Vorteil des aggressiveren „2 + 2"-Schemas, wohingegen im OS nach sieben Jahren kein signifikanter Unterschied zu sehen war. Zudem ist bei jüngeren Patienten die erhöhte Infertilitätsrate im Vergleich zu 4 Zyklen ABVD gegen das etwas verbesserte PFS abzuwägen. Angesichts dessen wären auch 4 Zyklen ABVD eine vertretbare Alternative.

Die mittlerweile vollständig rekrutierte GHSG-Studie HD17 für intermediäre Stadien prüfte die Therapiestratifizierung mittels FDG-PET im Sinne eines risikoadaptierten Einsatzes der Strahlentherapie (IF-RT versus IN-RT versus keine Radiatio) mit dem Ziel einer Reduktion der Toxizität. Zunächst erhielten alle Patienten zwei Zyklen BEACOPP-esk und zwei Zyklen ABVD, im Anschluss wurde eine FDG-PET durchgeführt. Im Standardarm erfolgte die weitere Behandlung unabhängig vom PET-Ergebnis mit 30 Gy IF-Radiatio. Im experimentellen Arm wurde bei PET-negativen Patienten auf eine Radiatio verzichtet und bei PET-positiven Patienten eine Radiatio mit 30 Gy IN (involved node) durchgeführt. Primärer Endpunkt der Studie war das progressionsfreie Überleben. Ergebnisse der Studie stehen aktuell noch aus.

In der ebenfalls vollständig rekrutierten randomisierten Phase-II-Studie „NIVAHL" der GHSG (Abbildung 3) erfolgte der Einsatz von Nivolumab anstelle von Bleomycin in Kombination mit 4 Zyklen AVD in der Erstlinie. Die Gabe des Checkpoint-Inhibitors erfolgte entweder direkt simultan mit 4 Zyklen Chemotherapie oder se-

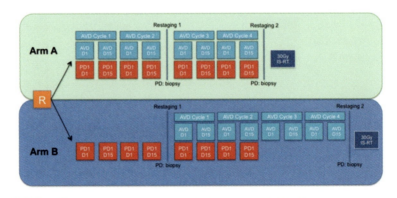

Abbildung 3 GHSG-Therapiestudie NIVAHL für intermediäre Stadien.

quenziell nach einer Lead-In-Phase mit 4 Zyklen Nivolumab mono (Abbildung 3). Primärer Endpunkt der Studie war die Rate kompletter Remissionen am Ende der Systemtherapie (Baues et al. 2017). Ergebnisse liegen noch nicht vor.

Fortgeschrittenes Erkrankungsstadium

Bis vor etwa zwanzig Jahren bestand die Standardtherapie für diese Patientengruppe in vier Doppelzyklen COPP und ABVD (alternativ 8 x ABVD) (Bonadonna et al. 1982). International wird eine Therapie mit acht Zyklen ABVD als Standardtherapie betrachtet, die sich gegenüber vier Zyklen COPP plus vier Zyklen ABVD als gleichwertig herausgestellt hat (Canellos et al. 1992). Da die Ergebnisse insgesamt unbefriedigend waren (4-Jahres-FFTF < 50 %), wurde von der GHSG das BEACOPP-Schema entwickelt (HD9-Studie). Im randomisierten Vergleich erwiesen sich vier Zyklen COPP/ABVD gegenüber acht Zyklen BEACOPP-esk in Bezug auf FFTF und OS als signifikant unterlegen (OS 75 % vs. 86 %). BEACOPP-esk zeigte zudem auch einen signifikanten Vorteil im OS gegenüber BEACOPP-basis (10-Jahres-OS 86 % versus 80 %) (Engert et al. 2009). Unter der Therapie mit BEACOPP-esk gab es allerdings deutlich höhere Raten an Akuttoxizitäten und im Follow-up ein erhöhtes Risiko für Sekundärneoplasien.

BEACOPP-Schema

Andere randomisierte Studien konnten keinen signifikanten Unterschied im Gesamtüberleben zwischen ABVD und BEACOPP nachweisen, trotz signifikant besserer primärer Tumorkontrolle bzw. besserem PFS durch BEACOPP. Hierbei ist einschränkend festzuhalten, dass in diesen Studien nicht gegen den bisherigen Standard der GHSG (6 Zyklen BEACOPP-esk) verglichen wurde und die Studien für die Darstellung eines statistisch signifikanten Unterschieds im OS nicht ausreichend gepowert waren (Federico et al. 2009, Mounier et al. 2014, Viviani et al. 2011, Merli et al. 2016, Carde et al. 2012).

Im Gegensatz hierzu konnte in einer Metaanalyse der *Cochrane Haematological Malignancies Group* und der GHSG ein signifikanter Überlebensvorteil für BEACOPP-esk gezeigt werden. Des Weiteren zeigte sich, dass die Hazards für den Unterschied im OS über die Zeit zunehmen (i. e. je länger das Follow-up, umso größer werden die Überlebensunterschiede) (Skoetz et al. 2013). Daher bleibt das BEACOPP-esk-Schema in Deutschland und einigen anderen Ländern Standard.

In der im Juli 2014 geschlossenen HD18-Studie wurde der Stellenwert der Interim-FDG-PET unter BEACOPP (bei negativer PET2 Randomisation in 2 oder 4 (bzw. 6) weitere Zyklen BEACOPP-esk) sowie der zusätzlichen Gabe von Rituximab untersucht. Bis zur Endauswertung der HD15-Studie lag der Therapiestandard in der HD18 bei 8 Zyklen BEACOPP-esk, nach einem Studienamendment im Juni 2011 wurde der neue Standard von 6 Zyklen BEACOPP-esk in die HD18-Studie übernommen (Engert et al. 2012). Nach zwei Zyklen Chemotherapie sollte bei PET-positiven Patienten eine Überlegenheit der experimentellen Therapie (6 bzw. 8 x BEACOPP-esk + Rituximab) gegenüber der Standardtherapie (6 bzw. 8 x BEACOPP-esk) bezüglich des primären Endpunktes (PFS) nachgewiesen werden. Die Wirksamkeit von Rituximab beim Hodgkin-Lymphom war zuvor in Pilotstudien getestet worden (Younes et al. 2003, Rehwald et al. 2003). PFS und OS nach drei Jahren waren nicht signifikant unterschiedlich (PFS unter BEACOPP 91,4 %, unter R-BEACOPP 93 %). Interessanterweise unterschied sich das PFS von PET2-positiven Patienten in HD18 nicht vom PFS der Gesamtkohorte in HD15. Der positiv prädiktive Wert der PET2 ist unter BEACOPP somit vernachlässigbar.

Von insgesamt 2101 in die Studie eingeschlossenen Patienten wiesen 1005 Patienten eine negative Interim-PET/CT auf. Hinsichtlich des PFS zeigte sich eine Nichtunterlegenheit der experimentellen Strategie von insgesamt 4 Zyklen BEACOPP-esk (5-Jahres-PFS 92,2 %) gegenüber dem Standardarm mit 8/6 x BEACOPP-esk (5-Jahres-PFS 90,8 %). Zudem zeigte sich eine verminderte Rate von schweren hämatologischen sowie nichthämatologischen Toxizitäten im experimentellen Arm. Die bessere Therapieverträglichkeit des experimentellen Armes übersetzte sich in einen Vorteil im Gesamtüberleben nach 5 Jahren (97,7 % vs. 95,4 %, p = 0,004). Basierend auf den Ergebnissen der HD18-Studie stellen nach Empfehlung der GHSG 4 Zyklen BEACOPP-esk für Interim-PET/CT(PET2)-negative Patienten den neuen Therapiestandard dar. Interim-PET/CT-positive Patienten erhalten nach wie vor 6 Zyklen BEACOPP-esk (Borchmann et al. 2018).

BEACOPP-esk

Um die Toxizität von BEACOPP weiter zu minimieren ohne das PFS zu verschlechtern, wurde das BEACOPP-Regime vollständig überarbeitet. In einer randomisierten Phase-II-Studie erfolgte der Vergleich von zwei neuen Varianten: BrECAPP (Ersatz von Vincristin durch Brentuximab-Vedotin (BV) und Wegfall von Bleomycin) sowie BrECADD (zusätzlich Ersatz von Procarbazin durch Dacarbazin und von Prednison durch Dexamethason). In Bezug auf den primären Endpunkt (PFS) und der CR-Raten zeigte sich kein Unterschied. 70 % der mit BrECADD behandelten Patienten konnten die Therapie auf der geplanten und höchsten Dosisstufe beenden, während dies unter BEACOPP-esk bei ca. 50 % der Fall war. Auch schwere Organtoxizitäten traten unter BrECADD seltener auf als unter BEACOPP-esk (Borchmann et al. 2015). Auf Grundlage dieser Ergebnisse wird das BrECADD-Schema aktuell in einer randomisierten Phase-III-Studie der GHSG (HD21-Studie) mit dem aktuellen Standard BEACOPP-esk verglichen. Primärer Endpunkt der Studie ist dabei die Nichtunterlegenheit des experimentellen Schemas hinsichtlich der Therapiewirksamkeit (PFS) sowie Überlegenheit in Bezug auf die therapieassoziierte Morbidität (ko-primärer Endpunkt).

Brentuximab-Vedotin in Kombination mit AVD

Basierend auf den Ergebnissen der ECHELON-1-Studie erfolgte kürzlich die Zulassung von Brentuximab-Vedotin in Kombination mit AVD (A-AVD) für Patienten mit Erstdiagnose eines klassischen Hodgkin-Lymphoms im Stadium IV. In dieser Phase-III-Studie unter Einschluss von 1334 Patienten erfolgte der randomisierte Vergleich der Standardtherapie ABVD mit der experimentellen Strategie A-AVD. Primärer Endpunkt war das modifizierte PFS. Hier ergab sich ein signifikanter Vorteil zugunsten der experimentellen Strategie (2-Jahres-PFS 82,1 % vs. 77,2 %; HR 0,77; 95 %-KI 0,60–0,98; p = 0,04) (Connors et al. 2018). Welchen Stellenwert die neu zugelassene Therapieoption im klinischen Versorgungsalltag einnimmt, ist allerdings noch unklar, da dieses Regime im Studien-zu-Studien-Vergleich bei jüngeren Patienten dem BEACOPP-eskaliert-Regime hinsichtlich des PFS unterlegen ist und bei älteren Patienten eine höhere Toxizität als ABVD aufweist.

Therapie des älteren Patienten

10–15 % d. Hodgkin-Pat. > 60 Jahre

10–15 % aller Hodgkin-Patienten sind > 60 Jahre alt. Limitierend in der Behandlung älterer Patienten sind Komorbiditäten, die eine intensive Chemotherapie oft nicht erlauben. In Analysen großer klinischer Studien wird wiederholt von ausgeprägten behandlungsbedingten Toxizitäten bei älteren Patienten berichtet. Insbesondere dosisintensivierte Protokolle wie BEACOPP sind mit einer erhöhten therapieassoziierten Mortalität verbunden (Engert et al. 2005). Allerdings ist bei gutem

Allgemeinzustand, unauffälligen Toxizitätsuntersuchungen sowie „biologisch jüngerem Alter" eine aggressive Behandlung nicht in jedem Fall kontraindiziert. Hier muss individuell entschieden werden.

Im frühen Stadium lautet die Empfehlung auch für ältere Patienten zweimal ABVD + 20 Gy IS-Bestrahlung. Für Patienten im intermediären Stadium werden 2 Zyklen ABVD gefolgt von 2 Zyklen AVD und einer 30 Gy IS-Bestrahlung empfohlen. Für ältere Patienten, die mehr als 2 Zyklen ABVD erhielten, zeigte sich eine deutlich erhöhte Rate an Bleomycin-induzierten pulmonalen Komplikationen, wohingegen 2 Zyklen ABVD mit keiner relevanten Erhöhung Bleomycin-induzierter Toxizitäten verbunden waren. Aus diesem Grund sollte Bleomycin nicht über den zweiten Zyklus hinaus gegeben werden (Böll et al. 2016). Für Patienten in fortgeschrittenen Stadien sollte anstelle des BEACOPP-Schemas das etablierte ABVD-Regime verabreicht werden, welches in Abhängigkeit der individuellen Verträglichkeit sechsmal gegeben werden kann, gefolgt von einer IS-Strahlentherapie mit 30 Gy auf alle verbliebenen Restgewebe > 1,5 cm. Auch hier sollte ab dem 3. Zyklus auf die Gabe von Bleomycin verzichtet werden.

Bleomycin-induzierte pulmonale Komplikationen

Bleomycin nicht über den zweiten Zyklus hinaus

Basierend auf den Ergebnissen der ECHELON-1 Studie kann für ältere Patienten im Stadium IV ebenfalls die Therapie mit 6 Zyklen A-AVD erwogen werden. Allerdings zeigte sich für die Subgruppe der älteren Patienten ≥ 60 Jahre eine höhere Rate an Neutropenien (Grad ≥ 3), febriler Neutropenie (jeglicher Schweregrad) sowie Polyneuropathie (Grad ≥ 3) bei vergleichbarem PFS (Connors et al. 2018).

Alternativ kommen andere Kombinationsbehandlungen in Betracht. Zur Reduktion der Doxorubicin-Dosis kann ABVD alternierend mit COPP gegeben werden (Bonadonna et al. 1982, Diehl et al. 2003). Bei absoluter Kontraindikation für Chemotherapeutika kann eine palliative Bestrahlung durchgeführt werden.

Zur Vermeidung langer Neutropeniephasen und der damit verbundenen Komplikationen sollten Wachstumsfaktoren wie G-CSF großzügig und prophylaktisch verabreicht werden.

Neue Therapieansätze beziehen innovative Substanzen ein, um die Effektivität bei gleichzeitiger Reduktion der Toxizität zu verbessern. Mittlerweile liegen erste Ergebnisse der B-CAP-Studie vor, eine GHSG-NLG-Intergroup-Phase-II-Studie für Patienten ab 60 Jahre, in welcher der Einsatz von Brentuximab-Vedotin mono oder in Kombination mit einem modifizierten CHOP-Regime in der Erstlinientherapie untersucht wurde. Insgesamt erhielten 49 Patienten eine Therapie mit B-CAP. Für den Brentuximab-Vedotin-mono-Arm liegen noch keine publizierten Daten vor. Die CT-basierte ORR im B-CAP-Arm betrug 98 % nach Abschluss der Kombinationstherapie, dabei erreichten 21 Patienten eine komplette Remission und 26 Patienten eine partielle Remission. 1 Patient war nach Abschluss der Therapie progredient, zudem verstarb 1 Patient unter Therapie. Die Rate an metabolischen kompletten Remissionen betrug nach Abschluss der Systemtherapie 65 %. Insgesamt erwies sich die Therapie als gut durchführbar mit einem akzeptablen Toxizitätsprofil. Lediglich 2 Patienten mussten die Therapie aufgrund von Toxizitäten abbrechen. Zur abschließenden Beurteilung der Daten muss das weitere Follow-Up abgewartet werden (Boell et al. 2018).

Trotz insgesamt vielversprechender Ansätze in der Optimierung der Therapie des älteren Patienten bleibt dieses Patientenkollektiv im klinischen Alltag daher weiterhin eine Herausforderung mit Bedarf nach neuen Therapiestrategien.

Rezidivtherapie

Im Falle eines Rezidivs müssen drei verschiedene Risikogruppen unterschieden werden:
- Krankheitsprogress (Ausbreitung des Lymphoms < 3 Monate nach Therapieende)
- Frührezidiv (Rezidiv zwischen 3 und 12 Monaten nach Therapieende)
- Spätrezidiv (Rezidiv > 12 Monaten nach Therapieende)

Salvage-Chemotherapie

Bei Progress oder Frührezidiv wird die Hochdosischemotherapie mit anschließender autologer Stammzelltransplantation empfohlen, da die Wahrscheinlichkeit für eine komplette Remission durch die wiederholte Gabe der Erstlinientherapie gering ist (Bonfante et al. 1997). Als Salvage-Chemotherapie werden hierbei nach aktueller Empfehlung der *Deutschen Hodgkin Studiengruppe* zunächst zwei Zyklen DHAP gegeben, in deren Intervall die Stammzellmobilisierung und Apherese erfolgt. Nach dem zweiten Zyklus wird die Hochdosischemotherapie (HDCT) mit BEAM durchgeführt mit anschließender Retransfusion autologer Stammzellen (ASCT) (Josting et al. 2002).

Neben DHAP (Josting et al. 2002) existieren zahlreiche weitere konventionelle Salvage-Chemotherapien wie Dexa-BEAM (Schmitz et al. 2002), Mini-BEAM (Colwill et al. 1995), ICE (Moskowitz et al. 2001), MINE (Ferme et al. 1995), CEVD (Pfreundschuh et al. 1987), IV (Bonfante et al. 1998), CEP (Zinzani et al. 1994), ASHAP (Rodriguez et al. 1999), ESHAP (Aparicio et al. 1999) und IGEV (Santoro et al. 2007, Magagnoli et al. 2007). Es kann davon ausgegangen werden, dass sich die Effektivität dieser Schemata nicht wesentlich unterscheidet, allerdings gibt es keine vergleichenden Studien. Insgesamt werden durch eine Salvage-Chemotherapie mit HDCT/ASCT ca. 50 % der Patienten geheilt, was den Bedarf an neuen Therapieoptionen unterstreicht.

Eine weitere Intensivierung der Salvage-Chemotherapie vor HDCT/ASCT (HDR2-Studie) führte nicht zu besseren Ergebnissen, war jedoch mit einer erhöhten Komplikationsrate verbunden (Josting et al. 2010).

Aufgrund der ungünstigen Prognose von Patienten, die nach autologer Stammzelltransplantation ein erneutes Rezidiv erleiden, gibt es aktuell verschiedene Strategien zur Optimierung der Therapie im ersten Rezidiv (Ari et al. 2013). Eine Möglichkeit besteht darin, die Re-Induktion durch Inkorporation neuer Substanzen zu verbessern. Die mittlerweile vollständig rekrutierte Studie HD-R3i der GHSG für Patienten im Rezidiv prüfte eine Intensivierung der Salvage-Chemotherapie DHAP mit Everolimus. Publizierte Daten liegen hierzu bislang noch nicht vor. In weiteren Phase-I- und -II-Studien wurde zudem das Antikörper-Drug-Konjugat Brentuximab-Vedotin mit DHAP oder Bendamustin kombiniert, mit vielversprechenden Ansprechraten (Vitolo et al. 2018). Auch liegen erste Daten zur Kombination von Brentuximab-Vedotin und Nivolumab im ersten Rezidiv vor, die ein Gesamtansprechen von 85 % mit 62 % kompletten Remissionen zeigten (Herrera et al. 2018). Aufgrund der bislang kurzen Follow-up-Zeiträume können allerdings noch keine sicheren Aussagen zur Dauer des Ansprechens getroffen werden.

Eine weitere Strategie zur Optimierung der Rezidivtherapie besteht in der risikoadaptierten Wahl der Therapieintensität auf Basis von klinischen Risikofaktoren und der PET/CT. Für Letzteres konnte in mehreren Arbeiten gezeigt werden, dass Patienten mit positiver PET/CT vor Transplantation ein schlechteres PFS und OS aufweisen (Adams et al. 2016). In einer großen multivariaten Risikoanalyse der

GHSG konnten zudem folgende 5 Risikofaktoren für das PFS sowie OS nach ASCT identifiziert werden: Stadium IV im Rezidiv, Rezidiv ≤ 3 Monate nach Ende der Erstlinientherapie, ECOG ≥ 1, Bulky Disease ≥ 5 cm sowie schlechtes Ansprechen auf die Salvage-Therapie (PET-Status vor autologer SZT) (Bröckelmann et al. 2017). In einer Phase-II-Studie mit 46 Patienten wurden diejenigen Patienten, die nach Brentuximab-Vedotin Monotherapie eine metabolische CR in der PET/CT erreichten, direkt autolog transplantiert, während Patienten mit positiver PET eine Chemotherapie mit augmentierten ICE und ASCT erhielten. Diese Strategie ist durchaus vielversprechend, entspricht aber keinem Standardvorgehen (Moskowitz AJ et al. 2015).

Eine weitere Möglichkeit zur Optimierung der Therapie im Rezidiv ist die Durchführung einer Konsolidierung nach autologer Stammzelltransplantation. In der prospektiven, randomisierten Phase-III-AETHERA-Studie erhielten 329 Patienten mit Hochrisiko-Rezidiv eines Hodgkin-Lymphoms (definiert als das Vorliegen von mindestens einem der 3 Risikofaktoren: primär refraktäre Erkrankung, Frührezidiv (< 12 Monate) oder Extranodalbefall bei Initiierung der Salvage-Therapie) eine Therapie mit Brentuximab-Vedotin über 16 dreiwöchentliche Zyklen oder Placebo. Im unabhängigen Review betrug das mediane PFS 42,9 Monate in der Brentuximab-Vedotin-Gruppe und 24,1 Monate in der Placebogruppe. In Subgruppenanalysen zeigte sich ein konsistenter Benefit hinsichtlich des PFS bei allen analysierten Faktoren (Moskowitz CH et al. 2015). In einer post-hoc Risikofaktoren-Analyse zeigte sich zudem, dass der klinische Nutzen im Sinne einer Verbesserung des progressionsfreien Überlebens mit der Anzahl an Risikofaktoren zunimmt. Folgende Risikofaktoren wurden identifiziert: Auftreten des Hodgkin-Lymphoms < 12 Monate nach oder refraktär gegenüber der vorhergehenden Therapie, partielle Remission oder Krankheitsstabilisierung als bestes Ansprechen auf die letzte Salvage-Therapie laut CT- und/oder PET-Scan, extranodaler Befall bei Rezidiv vor ASCT, B-Symptomatik bei Rezidiv vor ASCT sowie zwei oder mehr vorausgehende Salvage-Therapien (Gautam et al. 2018). Auch nach einem Follow-up von 5 Jahren bestätigte sich der Vorteil im PFS, ein Unterschied im Gesamtüberleben konnte bislang allerdings nicht gezeigt werden (Moskowitz et al. 2018). Die Möglichkeit einer Brentuximab-Vedotin Konsolidierung ist aufgrund der o. g. Daten für Hochrisikopatienten zugelassen und sollte für ausgewählte, insbesondere Hochrisikopatienten, als zusätzliche Therapieoption geprüft werden.

Brentuximab-Vedotin Konsolidierung für Hochrisikopatienten

Eine andere Form der Konsolidierung für Hochrisikopatienten ist die Möglichkeit der Doppeltransplantation mit BEAM als erstem und TAM (Total body irradiation, Ara-C, Melphalan) oder BAM (Busulfan, Ara-C, Melphalan) als zweitem Konditionierungsschema. In einer prospektiven, multizentrischen, nicht randomisierten Studie der *Société Francaise de Greffe de Moelle* (SFGM) und der *Groupe d'Etude des Lymphomes de l'Adulte* (GELA) wurden 150 Hochrisikopatienten (primär refraktäre Erkrankung oder ≥ 2 der folgenden Risikofaktoren im Rezidiv: Frührezidiv, Stadium III oder IV im Rezidiv, Rezidiv im Strahlenfeld) und 95 Patienten mit intermediärem Risiko (ein Risikofaktor im Rezidiv) eingeschlossen und mittels Einzel- oder Doppeltransplantation behandelt. Für die Patienten mit Hochrisiko zeigte sich ein Vorteil hinsichtlich des 5-Jahres-Gesamtüberlebens im historischen Vergleich, sodass Hochrisikopatienten womöglich von einer Doppeltransplantation profitieren. Allerdings liegen keine randomisierten Studien vor, sodass die Möglichkeit einer Doppeltransplantation eine Einzelfallentscheidung bleibt (Morschhauser et al. 2008, Sibon et al. 2016).

Der Stellenwert der allogenen Stammzelltransplantation im Rezidiv des Hodgkin-Lymphoms ist aufgrund der hohen therapieassoziierten Morbidität und Mor-

allogene Stammzelltransplantation umstritten

talität umstritten. Einen neuen Therapieansatz stellt die haploidentische Stammzelltransplantation dar nach reduzierter Konditionierung (reduced intensity) und Gabe von Cyclophosphamid post transplantationem (sog. Baltimore-Schema). Trotz vielversprechender Ergebnisse bei rezidivierten/refraktären Hodgkin- und anderen Lymphomen (Raiola et al. 2014, Zoellner et al. 2015), stellt die haploidentische Stammzelltransplantation noch ein experimentelles Therapieverfahren dar, das Einzelfällen vorbehalten ist.

Seit 2012 ist zur Rezidivtherapie des klassischen Hodgkin-Lymphoms nach autologer Stammzelltransplantation bzw. zur Rezidivtherapie nach mindestens zwei Vortherapien für Patienten, die nicht für eine autologe Transplantation qualifizieren, Brentuximab-Vedotin zugelassen (Younes, Gopal et al. 2012). Brentuximab-Vedotin zeigte in einer Phase-II-Studie bei Patienten (n = 102) nach autologer Stammzelltransplantation bzw. nach mindestens zwei Vortherapien eine ORR von 75 % (34 % CR) (Younes, Gopal et al. 2012). Das PFS lag nach 5 Jahren bei 22 %, das OS bei 41 %. Patienten, die eine CR unter Brentuximab-Vedotin erreichten, wiesen sogar ein PFS von 52 % und ein OS von 64 % auf. Dabei blieben 13 von 34 Patienten mit CR auch nach > 5 Jahren in Remission, von denen lediglich 4 eine konsolidierende allogene Stammzelltransplantation erhalten hatten (Chen et al. 2016). Insgesamt bleibt somit jedoch nur ein kleiner Teil der Patienten langfristig in Remission.

Brentuximab-Vedotin als Rezidivtherapie

Patienten mit initialem Ansprechen auf Brentuximab-Vedotin können auch erneut mit BV behandelt werden. In einer multizentrischen Studie mit 21 rezidivierten oder refraktären (r/r) Hodgkin-Lymphom-Patienten, die zuvor alle auf eine Behandlung mit Brentuximab-Vedotin angesprochen hatten, zeigte sich eine Gesamtansprechrate von 60 % mit 30 % Komplettremissionen und 30 % partiellen Remissionen. Die mittlere Dauer des Ansprechens betrug 9,5 Monate. Aufgrund der Daten kann für ein ausgewähltes Patientenkollektiv auch die Möglichkeit eines Re-Treatments mit Brentuximab-Vedotin in Betracht gezogen werden (Bartlett et al. 2014).

Ein wichtiger Stellenwert in der Hodgkin-Rezidivtherapie kommt inzwischen auch den Immun-Checkpoint-Inhibitoren zu. Ein zentraler Rezeptor in der Steuerung zytotoxischer Immunantworten ist PD-1 (programmed death-1), der auf verschiedenen Immunzellen exprimiert wird. Viele maligne Zellen exprimieren die entsprechenden Liganden, PD-L1 und PD-L2. Durch Bindung dieser Liganden an PD-1 kommt es zu einer Inaktivierung der Immunzellen und einem immune escape der malignen Zellen. Immun-Checkpoint-Inhibitoren, wie z. B. PD-1-Antikörper, heben diese Inaktivierung auf und ermöglichen somit eine zytotoxische Immunantwort gegen die maligne Zelle. Pembrolizumab und Nivolumab, zwei Anti-PD-1-Antikörper, zeigten bereits in Phase-I-Studien bei intensiv vorbehandelten Patienten Ansprechraten von 53 % und 83 % (Ansell et al. 2015, Armand et al. 2016). Unter Nivolumab konnten bei 17 % eine CR und bei 70 % eine PR beobachtet werden (Ansell et al. 2015). Des Weiteren konnten bei 10 der 23 eingeschlossenen Patienten im Tumormaterial eine Überexpression von PD-L1 und die zugrunde liegenden genetischen Aberrationen nachgewiesen werden. Basierend auf den Daten der Checkmate-205- sowie Keynote-087-Studie sind sowohl Nivolumab wie auch Pembrolizumab für die Therapie des r/r Hodgkin-Lymphoms nach Versagen einer ASCT und Brentuximab-Vedotin (Nivolumab) oder nach Brentuximab-Vedotin, wenn eine autologe Stammzelltransplantation nicht infrage kommt (Pembrolizumab), zugelassen (Younes et al. 2016, Chen et al. 2017).

Nivolumab, Pembrolizumab

In der Checkmate-205-Studie zeigte sich nach einem medianen Follow-up von 18 Monaten über alle 3 Kohorten hinweg ein weitestgehend konsistentes Gesamtansprechen von 69 % mit 16 % kompletten Remissionen sowie 53 % partiellen Remissionen (Armand et al. 2018). In einem Update nach einem medianen Follow-up von 31 Monaten lag das Gesamtansprechen in den jeweiligen Kohorten bei 71 % (Kohorte A), 65 % (Kohorte B) sowie 75 % (Kohorte C). Das mediane PFS für Patienten, die eine CR erreichten, lag bei 34,1 Monaten und damit deutlich über dem medianen PFS für Patienten in PR (15,1 Monate) sowie mit Stabilisierung der Erkrankung (8,3 Monate). Hinsichtlich des Gesamtüberlebens ergab sich jedoch auch nach längerem Follow-up zwischen den drei Gruppen kein signifikanter Unterschied (Armand, Engert, Younes et al. 2018).

Da die therapeutische Situation eines Patienten mit rezidiviertem und vor allem refraktärem Hodgkin-Lymphom schwierig bleibt, sollte in diesen Fällen die Kontaktaufnahme mit der *Lymphomgruppe des Tumorzentrums* oder einem spezialisierten hämatologischen Zentrum erfolgen.

Neue Substanzen und Behandlungsstrategien

Durch das zunehmend bessere Verständnis der molekularen Pathogenese des Hodgkin-Lymphoms gibt es vielversprechende neue Therapieansätze. Neue Zielstrukturen sind neben den bereits erwähnten CD30 (Rezeptor der Familie der Tumornekrosefaktoren) und PD-1 auch Histondeacetylasen, mTOR und JAK1/2. Eine weitere „neue" Substanz ist Lenalidomid, welches neben immunmodulatorischen Eigenschaften auch antiangiogenetische und proapoptotische Wirkungen besitzt (Dredge et al. 2005, Corral et al. 1999).

Zu Histondeacetylase(HiDAC)-Inhibitoren wie Panobinostat oder Vorinostat gibt es bei Patienten mit rezidivierten Hodgkin-Lymphomen präklinische Daten (Ushmorov et al. 2004, Ushmorov et al. 2006) und Ergebnisse von Phase-I/II-Studien. Panobinostat zeigte in einer Phase-II-Studie mit 129 r/r Hodgkin-Lymphom-Patienten eine mäßige Gesamtansprechrate von 27 %, hiervon 23 % mit PR und 4 % mit CR. Das mediane PFS lag bei 6,1 Monaten (Younes, Sureda et al. 2012). In Kombination mit Everolimus lag das Gesamtansprechen bei 14 Patienten mit r/r Hodgkin-Lymphom bei 43 %, wobei 15 % der Patienten eine CR erreichten. Allerdings traten zum Teil schwere Thrombozytopenien auf, die eine Dosisreduktion bzw. Therapieunterbrechung notwendig machten (Oki et al. 2013). Auch die Kombination von Panobinostat mit ICE erwies sich als sehr myelosuppressiv, insbesondere in Form von Grad-4-Thrombozytopenien. Allerdings wies diese Kombination eine sehr gute Wirksamkeit auf, 82 % der Patienten erreichten hierunter eine komplette Remission (Hu et al. 2018).

Histondeacetylase (HiDAC)-Inhibitoren

Ein weiteres neues Zielprotein ist mTOR. Die Wirkung der mTOR-Inhibitoren Everolimus und Temsirolimus beruht, neben einem direkten Antitumoreffekt, auf der Induktion einer Immunantwort gegen die malignen Zellen sowie einer Inhibition der Angiogenese (Georgakis et al. 2006, Jundt et al. 2005, Zheng et al. 2007, Del Bufalo et al. 2006). Als Einzelsubstanz zeigte sich für Everolimus in einer Phase-II-Studie mit 19 zum Teil ausgiebig vorbehandelten Patienten (im Median 6 vorherige Therapielinien) ein Gesamtansprechen von 47 % mit einem medianen PFS von 7,2 Monaten. In der Mehrzahl der Fälle wurde eine partielle Remission erreicht, nur 1 Patient erreichte eine komplette Remission. Insgesamt war die Monotherapie mit Everolimus gut verträglich, Hauptnebenwirkung war eine reversible Mye-

mTOR-Inhibitoren

losuppression (Johnston et al. 2010). Auch für Everolimus wurde die Kombination mit anderen Substanzen sowie Chemotherapie erprobt. So wurde Everolimus in der HD-R3i-Studie in Kombination mit DHAP versus Placebo plus DHAP randomisiert verglichen (siehe Abschnitt „Rezidivtherapie").

JAK-Inhibitor

Ergebnisse einer Phase-II-Studie mit dem JAK-Inhibitor Ruxolitinib für die Behandlung von Hodgkin-Lymphom-Patienten mit Rezidiv oder Progress nach ASCT (JeRiCHO-Studie der GHSG) stehen derzeit noch aus. Die Rationale beruht auf präklinischen Daten mit dem JAK/STAT-Inhibitor Lestaurtinib und einer Phase-I-Studie mit dem oralen JAK2-Inhibitor SB1518 (Diaz et al. 2011; Younes, Romaguera et al. 2012). In einer anderen multizentrischen Phase-II-Studie mit 33 ausgiebig vorbehandelten Patienten (im Median 5 Therapielinien) war das Gesamtansprechen unter Ruxolitinib mit 9,4 % insgesamt enttäuschend (Van Den Neste et al. 2018).

CAR-T-Zellen

Während die Therapie mit CAR-T-Zellen im Rezidiv der ALL sowie des DLBCL zugelassen ist und damit bereits einen festen Stellenwert in der klinischen Praxis besitzt, ist die Erfahrung beim Hodgkin-Lymphom insgesamt noch sehr gering. In zwei Phase-I-Studien mit CD30 als Ziel-Antigen zeigte sich jeweils ein ermutigendes Ansprechen bei ausgiebig vorbehandelten Patienten. So erreichten in der Studie von *Wang* et al. (2017) von 18 Patienten mit r/r Hodgkin-Lymphom 7 Patienten eine PR und 6 Patienten eine SD. Die Therapie wurde dabei insgesamt gut toleriert, schwere Toxizitäten ≥ Grad 3 traten nur bei 2 Patienten auf, wobei es zu keinen therapieassoziierten Todesfällen kam (Ramos et al. 2017, Wang et al. 2017).

Neben der Identifizierung neuer Zielstrukturen sehen zukünftige Therapiekonzepte den vermehrten Einsatz sowie die Implementierung neuer Substanzen in der Erstlinientherapie vor mit dem Ziel, die Akut- und Langzeittoxizität zu reduzieren. Zudem wird der Patientenselektion anhand klinischer, bildgebender sowie biologischer Faktoren und der damit einhergehenden Individualisierung der Therapie eine zunehmende Bedeutung zukommen.

Prognose

abhängig von Stadium, Therapie und Remissionsdauer

Die Prognose des Hodgkin-Lymphoms hängt maßgeblich vom Erkrankungsstadium, der verabreichten Therapie und der Remissionsdauer ab. Heutzutage können die meisten Patienten in der Erstlinientherapie geheilt werden (5-Jahres-Überleben ca. 90 %). Rezidive treten meistens innerhalb der ersten fünf Jahre auf. Spätrezidive nach mehr als 20 Jahren sind selten. 30–50 % der Patienten erreichen bei Erstrezidiv mittels Hochdosischemotherapie und autologer Transplantation eine komplette Remission. Trotz Fortschritten in der Rezidivtherapie haben Patienten mit einem Rezidiv nach autologer Transplantation nach wie vor eine schlechte Prognose.

Noduläres Lymphozyten-prädominantes HL (NLPHL) oder noduläres Paragranulom

ca. 5 % NLPHL

Das NLPHL macht ca. 5 % aller Hodgkin-Lymphome aus. Es wird häufig im Stadium I diagnostiziert, verläuft meist indolenter als das klassische Hodgkin-Lymphom und hat im limitierten Stadium eine sehr gute Prognose. Zudem wird regelhaft der B-Zell-Marker CD20 auf den malignen Zellen exprimiert. Im Stadium I ist eine IS-Bestrahlung ad 30 Gy in der Regel ausreichend. Für fortgeschrittene Sta-

IS-Bestrahlung ad 30 Gy im Stadium I

dien gibt es keine durch Studien gesicherten therapeutischen Richtlinien. Die GHSG empfiehlt eine Behandlung in Anlehnung an die Studienprotokolle des klassischen Hodgkin-Lymphoms (Eichenauer et al. 2018).

Nachsorge

Die Nachsorge erfüllt zwei wesentliche Aufgaben: rechtzeitiges Erkennen eines Rezidivs sowie die Überwachung des Patienten bezüglich Spättoxizitäten. Der Patient sollte nach Empfehlungen der GHSG innerhalb des ersten Jahres nach drei, sechs und zwölf Monaten, im zweiten bis vierten Jahr alle sechs Monate und ab dem fünften Jahr jährlich gesehen werden. Die Nachsorge erfolgt lebenslang. Dabei werden neben ausführlicher Anamnese und körperlicher Untersuchung, eine Laborkontrolle und nach Ermessen des behandelnden Arztes weitere apparative Untersuchungen wie Röntgen Thorax, EKG, Lungenfunktionsuntersuchung und eine Sonografie des Abdomens durchgeführt. Bei Rezidivverdacht sollte eine Computertomografie erfolgen. Im Rahmen von Studien ist das Nachsorgemanagement im jeweiligen Studienprotokoll vorgegeben. Neben Spätschäden des Herzens (Kardiomyopathie v. a. nach Anthrazyklingabe und Radiotherapie), der Lunge (Lungenfibrose durch Bleomycin und Radiotherapie) und der Schilddrüse (Hypo- oder Hyperthyreose durch Radiotherapie) stehen in der Nachsorge Sekundärmalignome im Vordergrund. Da vermeidbare Noxen wie z. B. Nikotin eine Potenzierung des Risikos für Zweitmalignome bewirken, sollten die Patienten in der Nachsorge zusätzlich über eine gesunde Lebensweise und die Vermeidung von Kanzerogenen aufgeklärt werden.

Rezidiv

Spättoxizitäten

Sekundärneoplasien

Für das Auftreten von Malignomen nach einem Hodgkin-Lymphom gibt es verschiedene Ursachen: genetische Prädisposition, Umweltkanzerogenese und die Induktion durch die Hodgkin-Therapie („Price of Success") (Boice 1993, Munker 2010). Das Risiko der Hodgkin-Patienten, an einem Zweitmalignom zu erkranken, ist im Vergleich zur Normalbevölkerung um das 7- bis 18-Fache erhöht (Neglia et al. 2001). Die Verteilung zwischen hämatologischen und soliden Sekundärneoplasien liegt ca. bei 1 : 3 bis 1 : 4. Für solide Tumoren, insbesondere Sarkome, Melanome, Lungen-, Schilddrüsen- und Mammakarzinome und gastrointestinale Tumoren, steigt das Risiko lebenslang an, wohingegen die Wahrscheinlichkeit für das Auftreten einer therapieassoziierten Leukämie in den ersten drei bis sieben Jahren am höchsten ist (Munker et al. 1999). Einen Überblick über mögliche Sekundärneoplasien gibt Tabelle 3.

Risiko für Zweitmalignom um das 7- bis 18-Fache erhöht

Tabelle 3 Sekundärneoplasien.

Sekundärneoplasie	Latenz	Risikofaktoren/Besonderheiten
Hämatologie	3–7 Jahre	
AML/MDS		Alkylanzien
Non-Hodgkin-Lymphom		Immunsuppression, noduläres lymphozyten-prädominantes Hodgkin-Lymphom
Plasmazell-Neoplasien		
Solide Tumoren	10–15 Jahre	
Bronchialkarzinome		Chemotherapie/Alkylanzien (4,2-faches Risiko), Radiatio (5,9-faches Risiko), Nikotinabusus (Risikopotenzierung)
Pleuramesotheliome		(Asbestexposition)
Mammakarzinome		Radiatio, intakte Ovarialfunktion
Melanome		
Schilddrüsenkarzinome		
Sarkome		
Gastrointestinale Malignome		

Erklärung zu Interessenkonflikten

Die Autoren geben keine Interessenkonflikte an.

Was ist neu?
Was sollte beachtet werden?

1. Das Hodgkin-Lymphom (HL) ist die häufigste Neoplasie bei jungen Erwachsenen.
2. Durch eine risikoadaptierte Chemo- und Strahlentherapie wird ein Großteil der Patienten langfristig geheilt, sodass die Reduktion therapieassoziierter Morbidität und Mortalität einen aktuellen Forschungsschwerpunkt darstellt.
3. In frühen Stadien bleibt auch nach Vorliegen der Daten der HD16-Studie eine Polychemotherapie mit 2 Zyklen ABVD gefolgt von einer IS-Bestrahlung mit 20 Gy Standard.
4. Für Patienten im fortgeschrittenen Stadium konnte basierend auf den Ergebnissen der HD18-Studie für einen Teil der Patienten eine Deeskalation der Therapie erreicht werden. Demnach stellen nach Empfehlung der GHSG 4 Zyklen BEACOPP-esk für Interim-PET/CT(PET2)-negative Patienten den neuen Therapiestandard dar. Interim-PET/CT-positive Patienten erhalten nach wie vor 6 Zyklen BEACOPP-esk.
5. Eine neu zugelassene Behandlungsoption stellt die Kombination von Brentuximab-Vedotin und AVD (A-AVD) für Patienten mit Erstdiagnose eines klassischen Hodgkin-Lymphoms im Stadium IV dar.
6. Im Rezidiv nehmen neue Substanzen wie Antikörper-Drug-Konjugate sowie Checkpoint-Inhibitoren mittlerweile einen festen Stellenwert im klinischen Alltag ein.
7. Neben der Identifizierung neuer Zielstrukturen sehen zukünftige Therapiekonzepte den vermehrten Einsatz sowie die Implementierung neuer Substanzen in frühere Therapielinien vor.
8. Zudem wird der Patientenselektion anhand klinischer, bildgebender sowie biologischer Faktoren und der damit einhergehenden Individualisierung der Therapie eine zunehmende Bedeutung zukommen.

Literatur

Adams HJ, Kwee TC (2016) Prognostic value of pretransplant FDG-PET in refractory/relapsed Hodgkin lymphoma treated with autologous stem cell transplantation: systematic review and meta-analysis. Ann Hematol 95: 695–706

Adams HJ, Kwee TC, de Keizer B et al (2014) Systematic review and meta-analysis on the diagnostic performance of FDG-PET/CT in detecting bone marrow involvement in newly diagnosed Hodgkin lymphoma: is bone marrow biopsy still necessary? Ann Oncol 25(5): 921–927

Ansell SM et al (2015) PD-1 blockade with nivolumab in relapsed or refractory Hodgkin's lymphoma. N Engl J Med 372(4): 311–319

Anselmo AP, Proia A, Cartoni C et al (1996) Meningeal localization in a patient with Hodgkin's disease. Description of a case and review of the literature. Ann Oncol 7(10): 1071–1075

Aparicio J, Segura A, Garcerá S et al (1999) ESHAP is an active regimen for relapsing Hodgkin's disease. Ann Oncol 10(5): 593–595

Ari S, Fanale M, DeVos S et al (2013) Defining a Hodgkin lymphoma population for novel therapeutics after relapse from autologous hematopoietic cell transplant. Leuk Lymphoma 54(11): 2531–2533

Armand P et al (2016) Pembrolizumab in Patients with Classical Hodgkin Lymphoma after Brentuximab Vedotin Failure: Long-Term Efficacy from the Phase 1b Keynote-013 Study. Blood 128(22): 1108

Armand P, Engert A, Younes A et al (2018) Nivolumab for Relapsed or Refractory Classical Hodgkin Lymphoma (cHL) after Autologous Hematopoietic Cell Transplantation (auto-HCT): Extended Follow-up of the Phase 2 Single-Arm CheckMate 205 Study. Blood 132(Suppl 1): 2897

Armand P, Engert A, Younes A et al (2018) Nivolumab for Relapsed/Refractory Classic Hodgkin Lymphoma After Failure of Autologous Hematopoietic Cell Transplantation: Extended Follow-Up of the Multicohort Single-Arm Phase II CheckMate 205 Trial. J Clin Oncol 36(14): 1428–1439

Audard V, Larousserie F, Grimbert P et al (2006) Minimal change nephrotic syndrome and classical Hodgkin's lymphoma: report of 21 cases and review of the literature. Kidney Int 69(12): 2251–2260

Bartlett NL, Chen R, Fanale MA et al (2014) Retreatment with brentuximab vedotin in patients with CD30-positive hematologic malignancies. J Hematol Oncol 7: 1–8

Baues C, Semrau R, Gaipl US et al (2017) Checkpoint inhibitors and radiation treatment in Hodgkin´s lymphoma: New study concepts of the German Hodgkin Study Group. Strahlenther Onkol 193(2): 95–99

Behringer K, Goergen H, Hitz F et al (2015) Omission of dacarbazine or bleomycin, or both, from the ABVD regimen in treatment of early-stage favourable Hodgkin's lymphoma (GHSG HD13): an open-label, randomised, non-inferiority trial. Lancet 385(9976): 1418–1427

Bergmann J, Buchheidt D, Waldherr R et al (2005) IgA nephropathy and Hodgkin's disease: a rare coincidence. Case report and literature review. Am J Kidney Dis 45(1): e16–19

Blaes F, Strittmatter M, Schwamborn J et al (1998) Antineuronal antibody-associated paraneoplastic neuropathy in Hodgkin's disease. Eur J Neurol 5(1): 109–112

Blanco P, Denisi R, Rispal P et al (1999) Henoch-Schönlein purpura associated with segmental and focal proliferative glomerulonephritis in a patient with Hodgkin's disease. Nephrol Dial Transplant 14(1): 179–180

Boice JD Jr (1993) Second cancer after Hodgkin's disease – the price of success? J Natl Cancer Inst 85(1): 4–5

Böll B, Fosså A, Goergen H et al (2018) B-CAP (brentuximab vedotin, cyclophosphamide, doxorubicin and predniso(lo)Ne) in Older Patients with Advanced-Stage Hodgkin Lymphoma: Results of a Phase II Intergroup Trial By the German Hodgkin Study Group (GHSG) and the Nordic Lymphoma Group (NLG). Blood 132(Suppl 1): 926

Böll B, Goergen H, Behringer K et al (2016) Bleomycin in older early-stage favorable Hodgkin lymphoma patients: analysis of the German Hodgkin Study Group (GHSG) HD10 and HD13 trials. Blood 127(18): 2189–2192

Bonadonna G, Santoro A, Bonfante V et al (1982) Cyclic delivery of MOPP and ABVD combinations in Stage IV Hodgkin's disease: rationale, background studies, and recent results. Cancer Treat Rep 66(4): 881–887

Bonfante V, Santoro A, Viviani S et al (1997) Outcome of patients with Hodgkin's disease failing after primary MOPP-ABVD. J Clin Oncol 15(2): 528–534

Bonfante V, Viviani S, Santoro A et al (1998) Ifosfamide and vinorelbine: an active regimen for patients with relapsed or refractory Hodgkin's disease. Br J Haematol 103(2): 533–535

Borchmann P et al (2015) Targeted BEACOPP Variants in Patients with Newly Diagnosed Advanced Stage Classical Hodgkin Lymphoma: Final Analysis of a Randomized Phase II Study. Blood 126(23): 580

Borchmann P, Engert A, Plütschow A et al (2008) Dose-Intensified Combined Modality Treatment with 2 Cycles of BEACOPP Escalated Followed by 2 Cycles of ABVD and Involved Field Radiotherapy (IF-RT) Is Superior to 4 Cycles of ABVD and IFRT in Patients with Early Unfavourable Hodgkin Lymphoma (HL): An Analysis of the German Hodgkin Study Group (GHSG) HD14 Trial. Blood 112(11): 367

Borchmann P, Goergen H, Kobe C et al (2018) PET-guided treatment in patients with advanced-stage Hodgkin's lymphoma (HD18): final results of an open-label, international, randomised phase 3 trial by the German Hodgkin Study Group. Lancet 390(10114): 2790–2802

Bröckelmann PJ, Müller H, Casasnovas O et al (2017) Risk factors and a prognostic score for survival after autologous stem-cell transplantation for relapsed or refractory Hodgkin lymphoma. Ann Oncol 28: 1352–1358

Canellos GP, Anderson JR, Propert KJ et al (1992) Chemotherapy of advanced Hodgkin's disease with MOPP, ABVD, or MOPP alternating with ABVD. N Engl J Med 327(21): 1478–1484

Carde P et al (2012) ABVD (8 cycles) versus BEACOPP (4 escalated cycles ≥ 4 baseline) in stage III–IV high-risk Hodgkin lymphoma (HL): First results of EORTC 20012 Intergroup randomized phase III clinical trial. Journal of Clinical Oncology 30(Suppl 15): 8002–8002

Carde P, Hagenbeek A, Hayat M et al (1993) Clinical staging versus laparotomy and combined modality with MOPP versus ABVD in early-stage Hodgkin's disease: the H6 twin randomized trials from the European Organization for Research and Treatment of Cancer Lymphoma Cooperative Group. J Clin Oncol 11(11): 2258–2272

Cartwright RA, Watkins G (2004) Epidemiology of Hodgkin's disease: a review. Hematol Oncol 22(1): 11–26

Cavalli F (1998) Rare syndromes in Hodgkin's disease. Ann Oncol 9(Suppl 5): S109–S113

Chen R, Gopal AK, Smith SE et al (2016) Five-year survival and durability results of brentuximab vedotin in patients with relapsed or refractory Hodgkin lymphoma. Blood 128(12): 1562–1566

Chen R, Zinzani PL, Fanale MA et al (2017) Phase II Study of the Efficacy and Safety of Pembrolizumab for Relapsed/Refractory Classic Hodgkin Lymphoma. J Clin Oncol 35(19): 2125–2132

Cheson BD, Fisher RI, Barrington SF et al (2014) Recommendations for initial evaluation, staging, and response assessment of Hodgkin and non-Hodgkin lymphoma: the Lugano classification. J Clin Oncol 32(27): 3059–3068

Colwill R, Crump M, Couture F et al (1995) Mini-BEAM as salvage therapy for relapsed or refractory Hodgkin's disease before intensive therapy and autologous bone marrow transplantation. J Clin Oncol 13(2): 396–402

Connors JM, Jurczak W, Straus DJ et al (2018) Brentuximab Vedotin with Chemotherapy for Stage III or IV Hodgkin's Lymphoma. N Engl J Med 378: 331–344

Corral LG, Haslett PA, Muller GW et al (1999) Differential cytokine modulation and T cell activation by two distinct classes of thalidomide analogues that are potent inhibitors of TNF-alpha. J Immunol 163(1): 380–386

Dawson PJ (1999) The original illustrations of Hodgkin's disease. Ann Diagn Pathol 3(6): 386–393

Del Bufalo D, Ciuffreda L, Trisciuoglio D et al (2006) Antiangiogenic potential of the Mammalian target of rapamycin inhibitor temsirolimus. Cancer Res 66(11): 5549–5554

Diaz T, Navarro A, Ferrer G et al (2011) Lestaurtinib inhibition of the JAK/STAT signaling pathway in Hodgkin lymphoma inhibits proliferation and induces apoptosis. PLoS One 6(4): e18856

Diehl V, Franklin J, Pfreundschuh M et al (2003) Standard and increased-dose BEACOPP chemotherapy compared with COPP-ABVD for advanced Hodgkin's disease. N Engl J Med 348(24): 2386–2395

Dredge K, Horsfall R, Robinson SP et al (2005) Orally administered lenalidomide (CC-5013) is anti-angiogenic in vivo and inhibits endothelial cell migration and Akt phosphorylation in vitro. Microvasc Res 69(1–2): 56–63

Eich HT, Diehl V, Görgen H et al (2010) Intensified chemotherapy and dose-reduced involved-field radiotherapy in patients with early unfavorable Hodgkin's lymphoma: final analysis of the German Hodgkin Study Group HD11 trial. J Clin Oncol 28(27): 4199–4206

Eich HT, Müller RP, Engenhart-Cabillic R et al (2008) Involved-node radiotherapy in early-stage Hodgkin's lymphoma. Definition and guidelines of the German Hodgkin Study Group (GHSG). Strahlenther Onkol 184(8): 406–410

Eichenauer DA, Aleman BMP, André M et al (2018) Hodgkin Lymphoma: ESMO Clinical Practice Guidelines. Ann Oncol 29(Suppl 4): iv19–iv29

Engert A, Ballova V, Haverkamp H et al (2005) Hodgkin's lymphoma in elderly patients: a comprehensive retrospective analysis from the German Hodgkin's Study Group. J Clin Oncol 23(22): 5052–5060

Engert A, Diehl V, Franklin J et al (2009) Escalated-dose BEACOPP in the treatment of patients with advanced-stage Hodgkin's lymphoma: 10 years of follow-up of the GHSG HD9 study. J Clin Oncol 27(27): 4548–4554

Engert A, Franklin J, Eich HT et al (2007) Two cycles of doxorubicin, bleomycin, vinblastine, and dacarbazine plus extended-field radiotherapy is superior to radiotherapy alone in early favorable Hodgkin's lymphoma: final results of the GHSG HD7 trial. J Clin Oncol 25(23): 3495–3502

Engert A, Haverkamp H, Kobe C et al (2012) Reduced-intensity chemotherapy and PET-guided radiotherapy in patients with advanced stage Hodgkin's lymphoma (HD15 trial): a randomised, open-label, phase 3 non-inferiority trial. Lancet 379(9828): 1791–1799

Engert A, Plütschow A, Eich HT et al (2010) Reduced treatment intensity in patients with early-stage Hodgkin's lymphoma. N Engl J Med 363(7): 640–652

Federico M, Luminari S, Iannitto E et al (2009) ABVD compared with BEACOPP compared with CEC for the initial treatment of patients with advanced Hodgkin's lymphoma: results from the HD2000 Gruppo Italiano per lo Studio dei Linfomi Trial. J Clin Oncol 27(5): 805–811

Ferme C, Bastion Y, Lepage E et al (1995) The MINE regimen as intensive salvage chemotherapy for relapsed and refractory Hodgkin's disease. Ann Oncol 6(6): 543–549

Fuchs M et al (2018) PET-Guided Treatment of Early-Stage Favorable Hodgkin Lymphoma: Final Results of the International, Randomized Phase 3 Trial HD16 By the German Hodgkin Study Group. Präsentation beim ASH Annual Meeting, 3. Dezember 2018, Abstract 925

Gautam A, Zhu Y, Ma E et al (2018) Brentuximab vedotin consolidation post-autologous stem cell transplant in Hodgkin lymphoma patients at risk of residual disease. Leuk Lymphoma 59(1): 69–76

Georgakis GV, Li Y, Rassidakis GZ et al (2006) Inhibition of the phosphatidylinositol-3 kinase/Akt promotes G1 cell cycle arrest and apoptosis in Hodgkin lymphoma. Br J Haematol 132(4): 503–511

Goldin LR et al (2004) Familial aggregation of Hodgkin lymphoma and related tumors. Cancer 100(9): 1902–1908

Gopal AK, Chen R, Smith SE et al (2015) Durable remissions in a pivotal phase 2 study of brentuximab vedotin in relapsed or refractory Hodgkin lymphoma. Blood 125(8): 1236–1243

Herrera AF, Moskowitz AJ, Bartlett NL et al (2018) Interim Results of Brentuximab Vedotin in Combination with Nivolumab in Patients with Relapsed or Refractory Hodgkin Lymphoma. Blood 131(11): 1183–1194

Horwich MS, Cho L, Porro RS, Posner JB (1977) Subacute sensory neuropathy: a remote effect of carcinoma. Ann Neurol 2(1): 7–19

Hu B, Younes A, Westin JR et al (2018) Phase-I and Randomized Phase-II Trial of Panobinostat in Combination with ICE (Ifosfamide, Carboplatin, Etoposide) in Relapsed or Refractory Classical Hodgkin Lymphoma. Leuk Lymphoma 59(4): 863–870

Hutchings M, Loft A, Hansen M et al (2006) FDG-PET after two cycles of chemotherapy predicts treatment failure and progression-free survival in Hodgkin lymphoma. Blood 107(1): 52–59

Johnston PB, Inwards DJ, Colgan JP et al (2010) A Phase II Trial of the Oral MTOR Inhibitor Everolimus in Relapsed Hodgkin Lymphoma. Am J Hematol 85(5): 320–324

Josting A, Müller H, Borchmann P et al (2010) Dose Intensity of Chemotherapy in Patients With Relapsed Hodgkin's Lymphoma. J Clin Oncol 28(34): 5074–5080

Josting A, Rudolph C, Mapara M et al (2005) Cologne high-dose sequential chemotherapy in relapsed and refractory Hodgkin lymphoma: results of a large multicenter study of the German Hodgkin Lymphoma Study Group (GHSG). Ann Oncol 16(1): 116–112

Josting A, Rudolph C, Reiser M et al (2002) Time-intensified dexamethasone/cisplatin/cytarabine: an effective salvage therapy with low toxicity in patients with relapsed and refractory Hodgkin's disease. Ann Oncol 13(10): 1628–1635

Julien J, Vital C, Aupy G et al (1980) Guillain-Barré syndrome and Hodgkin's disease – ultrastructural study of a peripheral nerve. J Neurol Sci 45(1): 23–27

Jundt F, Raetzel N, Müller C et al (2005) A rapamycin derivative (everolimus) controls proliferation through down-regulation of truncated CCAAT enhancer binding protein {beta} and NF-{kappa}B activity in Hodgkin and anaplastic large cell lymphomas. Blood 106(5): 1801–1807

Kaplan H (1980) Hodgkin´s Disease. Harvard University Press, Cambridge/MA

Küppers R (2012) New insights in the biology of Hodgkin lymphoma. Hematology Am Soc Hematol Educ: 328–334

Leitlinienprogramm Onkologie, S3-Leitlinie Hodgkin-Lymphom, Version 2.0, Juni 2018

Levine AM, Thornton P, Forman SJ et al (1980) Positive Coombs test in Hodgkin's disease: significance and implications. Blood 55(4): 607–611

Lynn WA, Marcus RE (1988) Glomerulonephritis preceding late relapse of Hodgkin's disease. Postgrad Med J 64(751): 395–397

Magagnoli M, Spina M, Balzarotti M et al (2007) IGEV regimen and a fixed dose of lenograstim: an effective mobilization regimen in pretreated Hodgkin's lymphoma patients. Bone Marrow Transplant 40(11): 1019–1025

Matsuki E, Younes A (2015) Lymphomagenesis in Hodgkin lymphoma. Semin Cancer Biol 34: 14–21

Mauch P (2011) Clinical presentation and patterns of disease distribution in classical Hodgkin lymphoma in adults.

Merli F, Luminari S, Gobbi PG et al (2016) Long-Term Results of the HD2000 Trial Comparing ABVD Versus BEACOPP Versus COPP-EBV-CAD in Untreated Patients With Advanced Hodgkin Lymphoma: A Study by Fondazione Italiana Linfomi. J Clin Oncol 34(11): 1175–1181

Morschhauser F, Brice P, Ferme C et al (2008) Risk-adapted salvage treatment with single or tandem autologous stem-cell transplantation for first relapse/refractory Hodgkin's lymphoma: results of the prospective multicenter H96 trial by the GELA/SFGM study group. J Clin Oncol 26(36): 5980–5987

Moskowitz AJ, Schöder H, Yahalom J et al (2015) PET-Adapted Sequential Salvage Therapy with Brentuximab Vedotin Followed by Augmented Ifosamide, Carboplatin, and Etoposide for Patients with Relapsed and Refractory Hodgkin's Lymphoma: A Non-Randomised, Open-Label, Single-Centre, Phase 2 Study. Lancet Oncol 16(3): 284–292

Moskowitz CH, Nademanee A, Masszi T et al (2015) Brentuximab vedotin as consolidation therapy after autologous stem-cell transplantation in patients with Hodgkin's lymphoma at risk of relapse or progression (AETHERA): a randomised, double-blind, placebo-controlled, phase 3 trial. Lancet 385(9980): 1853–1862

Moskowitz CH, Nimer SD, Zelenetz AD et al (2001) A 2-step comprehensive high-dose chemoradiotherapy second-line program for relapsed and refractory Hodgkin disease: analysis by intent to treat and development of a prognostic model. Blood 97(3): 616–623

Moskowitz CH, Walewski J, Nademanee A et al (2018) Five-year PFS from the AETHERA trial of brentuximab vedotin for Hodgkin lymphoma at high risk of progression or relapse. Blood 132(25): 2639–2642

Mounier N, Brice P, Bologna S et al (2014) ABVD (8 cycles) versus BEACOPP (4 escalated cycles ≥ 4 baseline): final results in stage III–IV low-risk Hodgkin lymphoma (IPS 0–2) of the LYSA H34 randomized trial. Ann Oncol 25(8): 1622–1628

Munker R (2010) Zweitmalignome bei Hodgkin-Lymphomen. Jürgen Hartmann Verlag. krebsmedizin 19(3): 144–147

Munker R, Grützner S, Hiller E et al (1999) Second malignancies after Hodgkin's disease: the Munich experience. Ann Hematol 78(12): 544–554

Navellou JC, Michel F, Viullier J et al (2001) Chronic polyradiculoneuropathy in a patient with Hodgkin's disease. Rev Med Interne 22(6): 592–594

Neglia JP, Friedman DL, Yasui Y et al (2001) Second malignant neoplasms in five-year survivors of childhood cancer: childhood cancer survivor study. J Natl Cancer Inst 93(8): 618–629

Oki Y, Buglio D, Fanale M et al (2013) Phase I Study of Panobinostat plus Everolimus in Patients with Relapsed or Refractory Lymphoma. Clin Cancer Res 19(24): 6882–6890

Pfreundschuh MG, Schoppe WD, Fuchs R et al (1987) Lomustine, etoposide, vindesine, and dexamethasone (CEVD) in Hodgkin's lymphoma refractory to cyclophosphamide, vincristine, procarbazine, and prednisone (COPP) and doxorubicin, bleomycin, vinblastine, and dacarbazine (ABVD): a multicenter trial of the German Hodgkin Study Group. Cancer Treat Rep 71(12): 1203–1207

Raemaekers J, André MP, Federico M et al (2014) Omitting Radiotherapy in Early Positron Emission Tomography–Negative Stage I/II Hodgkin Lymphoma Is Associated With an Increased Risk of Early Relapse: Clinical Results of the Preplanned Interim Analysis of the Randomized EORTC/LYSA/FIL H10 Trial. J Clin Oncol 32(12): 1188–1194

Raiola A, Dominietto A, Varaldo R et al (2014) Unmanipulated haploidentical BMT following non-myeloablative conditioning and post-transplantation CY for advanced Hodgkin's lymphoma. Bone Marrow Transplant 49(2): 190–194

Ramos CA, Ballard B, Zhang H et al (2017) Clinical and Immunological Responses after CD30-Specific Chimeric Antigen Receptor Redirected Lymphocytes. J Clin Invest 127(9): 3462–3471

Rehwald U, Schulz H, Reiser M et al (2003) Treatment of relapsed CD20+ Hodgkin lymphoma with the monoclonal antibody rituximab is effective and well tolerated: results of a phase 2 trial of the German Hodgkin Lymphoma Study Group. Blood 101(2): 420–424

Rodriguez J, Rodriguez MA, Fayad L et al (1999) ASHAP: a regimen for cytoreduction of refractory or recurrent Hodgkin's disease. Blood 93(11): 3632–3636

Rowlings PA et al (1999) Increased incidence of Hodgkin's disease after allogeneic bone marrow transplantation. J Clin Oncol 17(10): 3122–3127

Rubenstein M, Duvic M (2006) Cutaneous manifestations of Hodgkin's disease. Int J Dermatol 45(3): 251–256

Santoro A, Magagnoli M, Spina M et al (2007) Ifosfamide, gemcitabine, and vinorelbine: a new induction regimen for refractory and relapsed Hodgkin's lymphoma. Haematologica 92(1): 35–41

Schmitz N, Pfistner B, Sextro M et al (2002) Aggressive conventional chemotherapy compared with high-dose chemotherapy with autologous haemopoietic stem-cell transplantation for relapsed chemosensitive Hodgkin's disease: a randomised trial. Lancet 359(9323): 2065–2071

Shapiro RS (2011) Malignancies in the setting of primary immunodeficiency: Implications for hematologists/oncologists. Am J Hematol 86(1): 48–55

Sibon D, Morschhauser F, Resche-Rigon M et al (2016) Single or tandem autologous stem-cell transplantation for first-relapsed or refractory Hodgkin lymphoma: 10-year follow-up of the prospective H96 trial by the LYSA/SFGM-TC study group. Haematologica 101(4): 474–448

Skoetz N, Trelle S, Rancea M et al (2013) Effect of initial treatment strategy on survival of patients with advanced-stage Hodgkin's lymphoma: a systematic review and network meta-analysis. Lancet Oncol 14(10): 943–952

Specht L, Yahalom J, Illidge T et al (2014) Modern radiation therapy for Hodgkin lymphoma: field and dose guidelines from the international lymphoma radiation oncology group (ILROG). Int J Radiat Oncol Biol Phys 89(4): 854–862

Straus SE et al (2001) The development of lymphomas in families with autoimmune lymphoproliferative syndrome with germline Fas mutations and defective lymphocyte apoptosis. Blood 98(1): 194–200

Swerdlow SH, Campo E, Pileri SA et al (2016) The 2016 revision of the World Health Organization classification of lymphoid neoplasms. Blood 127(20): 2375–2390

Tassies D, Sierra J, Montserrat E et al (1992) Specific cutaneous involvement in Hodgkin's disease. Hematol Oncol 10(2): 75–79

Ushmorov A, Leithäuser F, Sakk O et al (2006) Epigenetic processes play a major role in B-cell-specific gene silencing in classical Hodgkin lymphoma. Blood 107(6): 2493–2500

Ushmorov A, Ritz O, Hummel M et al (2004) Epigenetic silencing of the immunoglobulin heavy-chain gene in classical Hodgkin lymphoma-derived cell lines contributes to the loss of immunoglobulin expression. Blood 104(10): 3326–3334

Van Den Neste E, André M, Gastinne T et al (2018) A Phase II Study of the Oral JAK1/JAK2 Inhibitor Ruxolitinib in Advanced Relapsed/Refractory Hodgkin Lymphoma. Haematologica 103(5): 840–848

van Lieshout JJ, Wieling W, van Montfrans GA et al (1986) Acute dysautonomia associated with Hodgkin's disease. J Neurol Neurosurg Psychiatry 49(7): 830–832

Vitolo U, Chiappella A (2018) Salvage regimens for Hodgkin's lymphoma in the brentuximab vedotin era. Lancet Oncol 19(2): 162–163

Viviani S, Zinzani PL, Rambaldi A et al (2011) ABVD versus BEACOPP for Hodgkin's lymphoma when high-dose salvage is planned. N Engl J Med 365(3): 203–212

Voltin CA, Goergen H, Baues C et al (2018) Value of bone marrow biopsy in Hodgkin lymphoma patients staged by FDG PET: results from the German Hodgkin Study Group trials HD16, HD17, and HD18. Ann Oncol 29(9): 1926–1931

von Tresckow B, Plütschow A, Fuchs M et al (2012) Dose-intensification in early unfavorable Hodgkin's lymphoma: final analysis of the German Hodgkin Study Group HD14 trial. J Clin Oncol 30(9): 907–913

Waddell CC, Cimo PL (1979) Idiopathic thrombocytopenic purpura occurring in Hodgkin disease after splenectomy: report of two cases and review of the literature. Am J Hematol 7(4): 381–387

Wang CM, Wu ZQ, Wang Y et al (2017) Autologous T Cells Expressing CD30 Chimeric Antigen Receptors for Relapsed or Refractory Hodgkin Lymphoma: An Open-Label Phase I Trial. Clin Cancer Res 23(5): 1156–1166

Younes A, Connors JM, Park SI et al (2013) Brentuximab vedotin combined with ABVD or AVD for patients with newly diagnosed Hodgkin's lymphoma: a phase 1, open-label, dose-escalation study. Lancet Oncol 14(13): 1348–1356

Younes A, Gopal AK, Smith SE et al (2012) Results of a pivotal phase II study of brentuximab vedotin for patients with relapsed or refractory Hodgkin's lymphoma. J Clin Oncol 30(18): 2183–2189

Younes A, Romaguera J, Fanale M et al (2012) Phase I study of a novel oral Janus kinase 2 inhibitor, SB1518, in patients with relapsed lymphoma: evidence of clinical and biologic activity in multiple lymphoma subtypes. J Clin Oncol 30(33): 4161–4167

Younes A, Romaguera J, Hagemeister F et al (2003) A pilot study of rituximab in patients with recurrent, classic Hodgkin disease. Cancer 98(2): 310–314

Younes A, Santoro A, Shipp M et al (2016) Nivolumab for classical Hodgkin's lymphoma after failure of both autologous stem-cell transplantation and brentuximab vedotin: a multicentre, multicohort, single-arm phase 2 trial. Lancet Oncol 17(9): 1283–1294

Younes A, Sureda A, Ben-Yehuda D et al (2012) Panobinostat in Patients with Relapsed/Refractory Hodgkin's Lymphoma after Autologous Stem-Cell Transplantation: Results of a Phase II Study. J Clin Oncol 30(18): 2197–2203

Younger DS, Rowland LP, Latov N et al (1991) Lymphoma, motor neuron diseases, and amyotrophic lateral sclerosis. Ann Neurol 29(1): 78–86

Zheng Y, Collins SL, Lutz MA et al (2007) A role for mammalian target of rapamycin in regulating T cell activation versus anergy. J Immunol 178(4): 2163–2170

Zinzani PL, Barbieri E, Bendandi M et al (1994) CEP regimen (CCNU, etoposide, prednimustine) for relapsed/refractory Hodgkin's disease. Tumori 80(6): 438–442

Zoellner AK, Fritsch S, Prevalsek D et al (2015) Sequential therapy combining clofarabine and T-cell-replete HLA-haploidentical haematopoietic SCT is feasible and shows efficacy in the treatment of refractory or relapsed aggressive lymphoma. Bone Marrow Transplant 50(5): 679–684

Chronische lymphatische Leukämie

M. Hoechstetter, A. Zöllner, C. Bogner, T. Seiler, M. Dreyling,
F. S. Oduncu, C.-M. Wendtner

Schlagwörter

• prädiktive Parameter • CLL-IPI • zielgerichtete Therapie • Blockade des B-Zell-Rezeptorsignalwegs • Inhibitoren der Bruton-Tyrosinkinase (BTK) und der Phosphatidyl-Inositol-3-Kinasen • BCL-2-Inhibition • Checkpoint-Inhibition bei Richter-Transformation • VZV-Vakzinierung

Definition

Die chronische lymphatische Leukämie (CLL) ist charakterisiert durch eine stetige Akkumulation und Proliferation von monoklonalen CD5+ B-Lymphozyten im peripheren Blut, im Knochenmark und in lymphatischen Geweben wie Lymphknoten, Milz und Leber. In der WHO-Klassifikation wird die CLL als leukämisches, lymphozytisches Lymphom beschrieben, das sich vom SLL (small lymphocytic lymphoma) nur durch sein leukämisches Bild unterscheidet. In der WHO-Klassifikation ist die CLL immer eine Erkrankung der neoplastischen B-Zellen, die entsprechende Erkrankung der T-Zellen wird als T-PLL (T-Zell prolymphozytische Leukämie) bezeichnet. Für die Diagnose einer CLL müssen > 5 x 10^9/l monoklonale B-Lymphozyten über einen Zeitraum von mindestens drei Monaten nachweisbar sein. Zytopenien oder krankheitsspezifische Symptome mit einer geringeren Zellzahl reichen nicht aus, um eine CLL aus dem peripheren Blut bei fehlenden extramedullären Manifestationen zu diagnostizieren. Diese Konstellation wird als monoklonale B-Zell-Lymphozytose (MBL) definiert. Die MBL geht nahezu in allen Fällen sowohl der CLL als auch dem SLL voraus. Bei der MBL finden sich im peripheren Blut < 5 x 10^9/l monoklonale B-Lymphozyten, die einen CLL-typischen, einen CLL-atypischen oder einen non-CLL (CD5) Phänotyp aufweisen können. Eine Lymphadenopathie oder Hepatosplenomegalie sind nicht nachweisbar. Prognostisch wird eine niedrigzellige MBL mit < 0,5 x 10^9/l monoklonalen B-Lymphozyten (low-count) von einer hochzelligen (high-count) MBL unterschieden, die wie eine CLL routinemäßig kontrolliert werden sollte (Hallek et al. 2018, Swerdlow et al. 2016).

Epidemiologie

Die CLL ist die häufigste Leukämie im Erwachsenenalter in den westlichen Ländern, sie repräsentiert etwa 25–30 % aller Leukämien. Die Inzidenz liegt bei 3,38 Neuerkrankungen pro 100 000 Einwohnern pro Jahr. Jährlich treten ungefähr 5600 Neuerkrankungen in Deutschland auf. Das sind ungefähr 1,1 % aller invasiven Krebsneuerkrankungen (ohne sonstige Tumoren der Haut), wobei der Anteil bei Männern bei 1,3 % und der bei Frauen bei knapp unter einem Prozent liegt. Die

Erkrankungshäufigkeit nimmt mit steigendem Lebensalter zu. Das mediane Erkrankungsalter ist hoch und liegt bei ca. 72 Jahren bei Männern und bei ca. 75 Jahren bei Frauen. Nach den Daten des Robert Koch-Instituts und der Gesellschaft der epidemiologischen Krebsregister in Deutschland sowie des Statistischen Bundesamtes liegt das mittlere Sterbealter mit Todesursache CLL bei 78 Jahren (Männer, Krebs gesamt 74 Jahre) und 83 Jahren (Frauen, Krebs gesamt 76 Jahre). Das mittlere Sterbealter entspricht damit der derzeitigen durchschnittlichen Lebenserwartung bei Geburt. Trotzdem verkürzt die Krankheit die Lebenserwartung. So hat ein 72-jähriger Mann derzeit eine durchschnittliche Lebenserwartung von 12,9 Jahren und eine 75-jährige Frau eine durchschnittliche Lebenserwartung von 13 Jahren. Die Prognose der CLL ist relativ gut. Die absolute 5-Jahres-Überlebensrate liegt bei 73,2 % (Frauen) und 71,2 % (Männer). Aufgrund des hohen Erkrankungsalters ist die relative 5-Jahres-Überlebensrate, die die Sterblichkeit in der Allgemeinbevölkerung berücksichtigt, deutlich höher. Sie liegt bei 82,6 % (Frauen) bzw. 82,4 % (Männer). Legt man die aktuelle Erkrankungshäufigkeit und die 13. koordinierte Bevölkerungsvorausberechnung des Statistischen Bundesamtes zugrunde, dann kann in den nächsten 25 Jahren, allein aufgrund der Verschiebung der Altersstrukturen in der Bevölkerung, mit einem Anwachsen der Fallzahlen um knapp 30 % gegenüber heute (Stand 2014) von rund 5600 auf etwa 7300 Neuerkrankungsfälle (2040) gerechnet werden.

hohes medianes Erkrankungsalter

In den letzten Jahren wurde eine Zunahme der Neuerkrankungen bei jüngeren Patienten beobachtet, etwa ein Drittel der Patienten war bei Erstdiagnose jünger als 55 Jahre. Die Prävalenz der Erkrankung liegt bei 30–50 pro 100 000 Einwohnern (0,03–0,05 %) (Dores et al. 2007).

Zunahme der Neuerkrankungen bei jüngeren Patienten

Möglicherweise spielen der Einfluss von Umweltfaktoren, wie ionisierende Strahlen oder Chemikalien, sowie Erkrankungen, die mit Immundefekten einhergehen, bei der Ätiologie der CLL eine Rolle. Zudem gibt es Hinweise für eine genetische und familiäre Prädisposition. Auf hereditäre genetische Faktoren weist die niedrige Inzidenz in Asien (China, Korea und Japan) und bei den Nachkommen der japanischen US-Emigranten hin. Die genetische Ursache hierfür ist unbekannt. Für eine familiäre Prädisposition spricht, dass in 5–10 % der Fälle bereits ein oder zwei Familienmitglieder an CLL oder an anderen lymphatischen Neoplasien erkrankten. Bei familiärer CLL tritt das sogenannte Antizipationsphänomen auf, die Patienten sind bei Erstdiagnose jünger und der Verlauf der Erkrankung ist aggressiver. Das Risiko für Verwandte ersten Grades von CLL-Patienten, an einer CLL oder einer anderen lymphatischen Neoplasie zu erkranken, ist zwei- bis siebenfach höher im Vergleich zur Normalbevölkerung.

Pathogenese

Die CLL hat einen charakteristischen Immunphänotyp mit Expression von CD19, CD5 und CD23 und weist eine schwache Expression von membranständigen Immunglobulinen, meist vom Isotyp IgM oder IgD, und CD79b auf. Sie zeigt eine Immunglobulinleichtketten-Restriktion als Ausdruck der Monoklonalität. Dies entspricht dem Phänotyp von reifen und antigenstimulierten B-Zellen. Andererseits ist die Erkrankung im klinischen Verlauf und unter biologischen Gesichtspunkten heterogen: Untersuchungen des Genexpressionsmusters oder des Mutationsstatus der *IGHV*-Gene zeigen die Diversität der Erkrankung. Zentrale Elemente der Pathogenese sind die Inhibition der Apoptose und die Dysregulation der Proliferation

(Chiorazzi et al. 2005). Dabei scheint der B-Zell-Rezeptorsignalweg von besonderer Bedeutung zu sein. Die B-Zell-Rezeptoren von CLL-Zellen verschiedener Patienten zeigen oft strukturelle Ähnlichkeiten in der Antigenbindungsregion. Dies deutet darauf hin, dass ähnliche Antigene für die Pathogenese der Erkrankung relevant sein könnten (Catera et al. 2008, Seiler et al. 2009). Möglicherweise spielen latente bakterielle oder virale Infektionen oder eine Stimulation durch Autoantigene eine Rolle (Chu et al. 2010, Chu et al. 2011). Mit der **Blockade des B-Zell-Rezeptorsignalwegs** durch Inhibitoren der Bruton-Tyrosinkinase (BTK) oder der Phosphatidyl-Inositol-3-Kinasen (PI3K) stehen hochwirksame Therapien zur Verfügung. Auch *BCL-2*-**abhängige Signalwege sind pathogenetisch für den Apoptosedefekt** bei der CLL von Bedeutung, wobei BH3-Mimetika durch ihre proapoptotische Wirkung diesen Effekt aufheben können und seit Kurzem therapeutisch eingesetzt werden (Souers et al. 2013). Ebenso beeinflussen die Interaktionen mit dem Microenvironment Wachstum, Proliferation und Zirkulation der Tumorzellen (Burger et al. 2014). Genomanalysen führten zur Identifikation zahlreicher genetischer Aberrationen und zunehmend zur Unterscheidung auch klinisch relevanter Subgruppen mit unterschiedlichen Signalübertragungswegen (Dohner et al. 2000).

Klinische Stadieneinteilung und Prognoseparameter

Der natürliche Krankheitsverlauf der CLL variiert mit einer Überlebenszeit ab Diagnosezeitpunkt zwischen zwei und mehr als zehn Jahren. Die Stadieneinteilungen von *Rai* (Rai et al. 1975) und *Binet* (Binet et al. 1981) prognostizieren den Verlauf der Erkrankung anhand des Ausmaßes von klinisch palpabler Lymphadenopathie,

Tabelle 1 Stadieneinteilung der CLL nach Binet (1981).

Stadium	Definition	Medianes Überleben
Niedriges Risiko		
A	Hb ≥ 10,0 g/dl Thrombozyten ≥ 100 000/µl < 3 vergrößerte Lymphknotenregionen[a]	> 10 Jahre
Intermediäres Risiko		
B	Hb ≥ 10,0 g/dl Thrombozyten ≥ 100 000/µl ≥ 3 vergrößerte Lymphknotenregionen	7 Jahre
Hochrisiko		
C	Hb < 10,0 g/dl und/oder Thrombozyten < 100 000/µl unabhängig von der Zahl der befallenen Regionen	2–3,5 Jahre

[a] Zervikale, axilläre und inguinale Lymphknotenvergrößerungen unilateral oder bilateral sowie Leber- oder Milzvergrößerungen gelten als je eine Region

Tabelle 2 International Prognostic Index (CLL-IPI).

Unabhängige ungünstige Faktoren	Punktezahl
Del(17p) und/oder *TP53*-Mutation	4
Serum-ß$_2$-Mikroglobulin > 3,5 mg/l	2
Unmutiertes *IGHV*	2
Klinisches Stadium B/C oder Rai I–IV	1
Alter > 65 Jahre	1

IPI = International Prognostic Index; IGHV = immunglobuline heavy-chain variable region gene

Tabelle 3 5-Jahres-Überlebensrate in Abhängigkeit der Risikoklassifizierung gemäß CLL-IPI.

Risikokategorie	Summe	5-Jahres-Überlebensrate
„low risk"	0–1	93,2 %
„intermediate"	2–3	79,3 %
„high"	4–6	63,3 %
„very high"	7–10	23,3 %

Splenomegalie und/oder Hepatomegalie sowie der Anämie und Thrombozytopenie. Basierend auf der Beobachtung, dass in frühen Krankheitsstadien die zunehmende Tumormasse und in den fortgeschrittenen Stadien das Ausmaß der Knochenmarkinsuffizienz die Prognose bestimmen, wurden drei verschiedene Gruppen definiert. Die Ermittlung des zugrunde liegenden Krankheitsstadiums ermöglicht eine grobe Abschätzung der Prognose. Die *Binet*-Stadieneinteilung hat sich dabei im europäischen Sprachraum durchgesetzt, da sie einfacher und aussagekräftiger ist (Tabelle 1). Vor Einführung der Chemoimmuntherapie (CIT) betrug die mediane Überlebenszeit in der Niedrigrisikogruppe (Binet A) über zehn Jahre, in der intermediären Risikogruppe (Binet B) fünf bis sieben Jahre und in der Hochrisikogruppe (Binet C) zwei bis dreieinhalb Jahre. Aufgrund der Beobachtungen, dass heute fast 80 % der Patienten in frühen Stadien diagnostiziert werden, deren Prognose relativ inhomogen ist, sind zusätzliche Prognosefaktoren notwendig, um indolente Frühformen von solchen mit rascherer Progression zu unterscheiden.

Daher wurden neben der klinischen Stadieneinteilung weitere Parameter zur Prognoseabschätzung identifiziert. Dabei gibt es einfach zu erhebende Faktoren, wie die Lymphozytenverdopplungszeit oder die Höhe von Serum-ß$_2$-Mikroglobulin und Serum-Thymidinkinase (Hallek et al. 1996). Daneben wurde eine Vielzahl an neuen biologischen Prognosefaktoren definiert, die helfen, Patienten zum Zeitpunkt der Diagnosestellung in Risikogruppen hinsichtlich des progressionsfreien und therapiefreien Überlebens als auch des Gesamtüberlebens einzuteilen. Zahlreiche retrospektive und prospektive Modelle wurden in den letzten Jahren entwickelt und validiert. Wenige Parameter haben sich als prädiktive Marker im Hinblick auf das Therapieansprechen erwiesen. Dazu gehören der Nachweis einer del(17p) und/oder einer *TP53*-Mutation, die immer vor Erstlinientherapie und je-

*prädiktive Marker
del(17p)
TP53-Mutation*

IGHV-Status

der weiteren Therapielinie neu bestimmt werden sollen. Ebenso wird die Untersuchung des *IGHV*-Status bei der Therapieentscheidung zwischen CIT oder zielgerichteter Therapie mit Ibrutinib empfohlen (siehe entsprechendes Kapitel).
Etablierte prognostische Parameter sind:

Chromosomale Aberrationen: Bei über 90 % der CLL-Patienten können zytogenetische Aberrationen mittels der Interphase-Fluoreszenz-in-situ Hybridisationstechnik (FISH) detektiert werden. Im Hinblick auf das Gesamtüberleben ist der isolierte Nachweis einer del(13q) mit einer sehr günstigen Prognose assoziiert. Der Nachweis einer del(17p) ist bei neudiagnostizierten Patienten selten, kommt jedoch bei vorbehandelten oder therapierefraktären Patienten häufiger vor und ist mit einer kürzeren Überlebenszeit assoziiert (Dohner et al. 2000). Auch eine del(11q) geht mit einer schlechteren Prognose einher, die Patienten sind vor allem rascher therapiebedürftig. Zytogenetische Aberrationen sind als Prognosefaktoren unabhängig vom klinischen Stadium und vom *IGHV*-Mutationsstatus zu bewerten (Krober et al. 2002).

IGHV-Mutationsstatus: Bei etwa 50 % der Patienten lassen sich somatische Hypermutationen in den rearranglerten variablen Regionen der schweren Ketten der Immunglobuline (*IGHV*) nachweisen. Der *IGHV*-Mutationsstatus unterteilt die CLL in zwei Gruppen mit sehr unterschiedlichen Krankheitsverläufen (Krober et al. 2002, Damle et al. 1999, Hamblin et al. 1999). Patienten mit unmutierten *IGHV*-Genen (unmutierte CLL; U-CLL) haben eine schlechtere Prognose mit Entwicklung einer stetig progredienten Erkrankung, morphologisch atypischen CLL-Zellen, oft assoziiert mit ungünstigen zytogenetischen Aberrationen, klonaler Evolution und Therapierefraktärität im Vergleich zu Patienten mit mutierten *IGHV*-Genen (mutierte CLL; M-CLL). Die Definition M- oder U-CLL beruht auf einem Cut-off von 98 %-Homologie zum Keimlinien-Gen, bei einer > 98 %-Homologie gilt die CLL als unmutiert, bei ≤ 98 % als mutiert. Vor allem bei Patienten in frühen Stadien ist der *IGHV*-Mutationsstatus von prognostischer Signifikanz und unabhängig vom klinischen Stadium oder genetischen Aberrationen. Zudem haben Patienten mit einer Expression des Gens *V3-21* in der variablen Region des Immunglobulins eine schlechtere Prognose, unabhängig vom Mutationsstatus (Krober et al. 2006). Die Untersuchung des *IGHV*-Mutationsstatus ist aufwendig, kosten- und zeitintensiv und daher nur bestimmten Labors vorbehalten.

Expression von zytoplasmatischem ZAP-70: Patienten mit einer ZAP-70-Expression von mehr als 20 % haben eine ungünstigere Prognose und zeigen in der Mehrzahl einen unmutierten *IGHV*-Mutationsstatus. Damit ist die ZAP-70-Expression dem *IGHV*-Mutationsstatus in den meisten Fällen prognostisch gleichwertig hinsichtlich des progressionsfreien Überlebens und des Gesamtüberlebens. Es zeigen sich jedoch auch hier diskrepante Befunde. Diese Patienten (hohe ZAP70-Expression, mutierter *IGHV*-Status) tragen jedoch meist weitere mit einer ungünstigen Prognose assoziierte Risikofaktoren wie eine del(17p), del(11q) oder eine *V3-21*-Expression. Die international empfohlene Methode zur Messung der ZAP-70-Expression ist die Durchflusszytometrie (Crespo et al. 2003).

Molekulargenetische Alterationen: Der Nachweis einer Mutation in den Genen *TP53*, *NOTCH1*, *SF3B1*, *ATM*, *POT1*, *KRAS* und *BIRC3* ist mit einem schlechteren Ansprechen auf CIT und mit einem schlechteren Gesamtüberleben assoziiert. Dabei zeigten Mutationen in den Genen *SF3B1* und *TP53* neben anderen klinischen und biologischen Faktoren in einer multivariaten Analyse am Kollektiv der CLL8-Studie der DCLLSG eine unabhängige ungünstige prognostische Relevanz. Vor allem Patienten mit einem mutierten *TP53* haben einen raschen ungünstigen Verlauf und sollten daher auch an einem spezialisierten Zentrum vorgestellt werden (Hochrisiko-CLL) (Stilgenbauer et al. 2014).

Um die Prognose vor Einleitung einer Erstlinientherapie besser abschätzen zu können, kann der sog. CLL-IPI (International Prognostic Index) bestimmt werden, wobei folgende Parameter zur Berechnung (https://www.qxmd.com/calculate/cll-ipi) erforderlich sind: Alter (≤/> 65 Jahre), *Binet*-Stadium (A/B oder C), ß$_2$-Mikroglobulin (≤/> 3,5 mg/dl), *IGHV*-Mutationsstatus (mutiert/unmutiert), del(17p) (FISH) sowie *TP53*-Mutationsstatus (keine Aberration/del(17p) oder mutiertes *TP53*) (Tabelle 2). In Abhängigkeit der Risikoklassifizierung ergeben sich signifikant unterschiedliche 5-Jahres-Gesamtüberlebensraten (Tabelle 3). CLL-IPI wurde allerdings noch nicht auf Basis der neuen gezielten Arzneimittel validiert (Pflug et al. 2014).

CLL-IPI (International Prognostic Index)

Parameter zur Berechnung

Diagnostik

Die morphologische Abgrenzung der CLL zu anderen lymphoproliferativen Erkrankungen, wie z. B. der Haarzell-Leukämie, oder leukämisch verlaufenden Manifestationen des Mantelzell-Lymphoms, des Marginalzonen-Lymphoms, dem follikulärem Lymphom oder dem splenischen Lymphom mit zirkulierenden villösen Lymphozyten kann im Einzelfall schwierig sein. Nach den Empfehlungen des *International Workshop für CLL* (IWCLL) von 2018 sind folgende Untersuchungen zum Ausschluss einer der genannten Differenzialdiagnosen erforderlich:
- Blutbild mit Differenzialblutbild und Blutausstrich
- Immunphänotypisierung der Leukämiezellen im peripheren Blut
- Zyto- oder molekulargenetische Untersuchungen

Für die CLL typisch sind kleine Lymphozyten, die in der panoptischen Färbung des Blutausstrichs einen schmalen Zytoplasmasaum und einen dichten Kern mit teilweise verklumptem Chromatin ohne Nukleolen aufweisen. Charakteristisch, aber nicht pathognomonisch sind die sogenannten Gumprecht'schen Kernschatten; dies sind Zelltrümmer, die neben den intakten CLL-Zellen vorkommen. Eine Sonderform der CLL stellt die Mixed-Type-CLL oder CLL/PLL dar, bei der neben den kleinen reifen Lymphozyten 11–55 % Prolymphozyten vorhanden sind.

Die Diagnose der CLL erfordert die immunphänotypische Bestimmung der klonalen leukämischen Lymphozyten mittels Durchflusszytometrie. Um die CLL von anderen Entitäten zu unterscheiden, ist ein minimales Panel von Oberflächenmarkern notwendig, der Nachweis von CD5, CD19, CD20, CD23 und der Nachweis einer Leichtkettenrestriktion mittels Antikörpern gegen die Kappa- bzw. Lambda-Immunglobulin-Leichtketten. Charakteristisch sind die Koexpression von CD5 mit einem typischen B-Zell-Marker (CD19 oder CD20) sowie eine deutliche Expression von CD23 sowie die schwache Expression von CD20, CD79b und Oberflächenimmunglobulin.

Die zytologische und histologische Untersuchung des Knochenmarks ist zur Diagnosestellung nicht notwendig, hat aber ihren Stellenwert zur Bestätigung einer kompletten Remission nach einer Therapie. Zudem kann sie beispielsweise in der differenzialdiagnostischen Abklärung unklarer Zytopenien hilfreich sein. Auch eine Lymphknotenexstirpation ist zur Diagnosestellung im Allgemeinen nicht erforderlich und hat ihren Stellenwert bei fehlender leukämischer Ausschwemmung oder zur Sicherung einer hoch malignen Transformation (Richter-Syndrom).

Untersuchung des Knochenmarks

Weitere empfohlene diagnostische Maßnahmen sind eine Serumproteinelektrophorese zur Abschätzung der Paraproteinämie, die quantitative Immunglobulin-Bestimmung zur Abschätzung des Antikörpermangels und bei V. a. ein hämolytisches Geschehen ein Coombstest und die Bestimmung des Haptoglobins. Vor

Beginn einer Therapie sollten Elektrolyte, Harnsäure, Bilirubin, Transaminasen und die Nierenfunktion überprüft werden. Ebenso sollten die Patienten vor Beginn einer Therapie mit immunsuppressiven Medikamenten auf eine aktive virale Infektion mit Hepatitis B oder C, Zytomegalievirus und HIV untersucht werden. Aufgrund der hohen prädiktiven Aussagekraft sollten zusätzlich unmittelbar vor Therapieeinleitung eine del(17p) und/oder eine *TP53*-Mutation ausgeschlossen werden. Vor einem geplanten Einsatz von Ibrutinib sollte zusätzlich der *IGHV*-Mutationsstatus untersucht werden.

Charakteristika der Erkrankung und Krankheitsverlauf

heterogener Verlauf

Der natürliche Verlauf der Erkrankung ist sehr heterogen mit Überlebenszeiten, die im Bereich von Monaten bis zu Jahrzehnten liegen. Die CLL beginnt meist schleichend und schreitet langsam voran, wobei eine Heilung bislang mit konventioneller Chemotherapie nicht erreicht werden kann. Die Beschwerden sind eher uncharakteristisch, als Leitsymptome treten insbesondere Lymphknotenschwellungen, Leber- und Milzvergrößerungen sowie eine Leukozytose und Lymphozytose auf. 20 % der Patienten geben bei Diagnosestellung B-Symptome an: Nachtschweiß, Fieber oder Gewichtsverlust. Der Krankheitsverlauf ist gekennzeichnet durch die unterschiedlich rasch zunehmende Tumorzellmasse und eine hämato-

Haupttodesursache Infektionen und Blutungen

poetische und immunologische Insuffizienz. Haupttodesursache sind Infektionen (Pneumonie und Sepsis) und Blutungen.
Weitere typische Komplikationen der CLL sind Autoimmunzytopenien, vor allem die autoimmunhämolytische Anämie (AIHA), die meist durch polyklonale IgG-Wärme-

Autoimmunzytopenien

antikörper ausgelöst wird. Weniger häufig treten Autoimmunthrombozytopenien (AITP) und die sogenannte „pure red cell"-Anämie auf. In 5–10 % der Fälle beobachtet man eine Transformation in ein hochmalignes Non-Hodgkin-Lym-

Richter-Syndrom

phom (Richter-Syndrom). Darüber hinaus haben CLL-Patienten, unabhängig von der Therapie, ein erhöhtes Risiko, an einer nichthämatologischen Neoplasie zu erkranken (v. a. Plattenepithelkarzinom, wie z. B. das Bronchialkarzinom, Nierenzellkarzinom und Melanom).

Therapiestrategie

Die CLL ist durch konventionelle Chemotherapie, durch Antikörper-basierte Therapien oder auch durch Behandlung mit spezifischen Inhibitoren z. B. gegen BTK, PI3K oder *BCL-2* nach heutigem Wissensstand nicht heilbar, der Therapieansatz bei

Therapieansatz prinzipiell palliativ

der CLL bleibt prinzipiell palliativ.
Neue Therapieempfehlungen wurden im März 2018 durch die *Arbeitsgemeinschaft der Wissenschaftlichen Medizinischen Fachgesellschaften* in einer S3-Leitlinie (Arbeitsgemeinschaft der Wissenschaftlichen Medizinischen Fachgesellschaften e. V. 2018) sowie im April 2019 durch die DGHO-Leitlinie veröffentlicht (Wendtner et al. 2019).
Im historischen Verlauf konnte durch die sukzessive Einführung neuer Substanzen zunächst das Therapieansprechen verbessert werden und durch den Einsatz von Rituximab in Kombination zur Chemotherapie erstmalig eine Überlebensverlängerung erreicht werden: Betrugen die Remissionsraten unter einer Monotherapie mit Chlorambucil noch ca. 10 %, so konnte der Anteil zunächst durch Fludarabin-haltige Therapien auf 60–70 % gesteigert werden (Eichhorst et al. 2006).

Durch die Etablierung der CIT mit dem CD20-Antikörper Rituximab konnten erstmalig Ansprechraten von > 90 % erreicht und das Gesamtüberleben verbessert werden (Hallek et al. 2010). Vor allem bei Patienten mit dem Nachweis der genetischen Hochrisikoalteration wie del(17p) und/oder mutiertem *TP53* sind die Remissionsdauern unter dieser Therapie weiterhin kurz. Substanzen, die in den B-Zell-Rezeptorsignalweg eingreifen (Ibrutinib und Idelalisib), sowie BCL-2-Inhibitoren (Venetoclax) zeigten unabhängig von diesen Aberrationen sehr gute Erfolge.

Vor Einleitung einer Therapie muss genau festgelegt werden, welches Ziel damit erreicht werden soll. Für ältere, komorbide CLL-Patienten stehen Palliation und Verbesserung der Lebensqualität als primäre Therapieziele im Vordergrund, wobei auch bei diesen Patienten eine CIT möglich ist und das therapiefreie Überleben verlängert werden kann (Goede et al. 2014). Für jüngere Patienten steht primär eine Verlängerung des Gesamtüberlebens im Vordergrund, die durch möglichst lang anhaltende Remissionen und durch das Erreichen einer molekularen kompletten Remission erzielt werden kann. Eine kurative Therapieoption bietet die allogene Stammzelltransplantation. Dieses Therapieverfahren ist mit einer hohen Mortalitäts- und Morbiditätsrate verbunden, sodass nur ausgewählte und als „poor-risk" definierte Patienten mit sehr ungünstiger Prognose für diese Therapien infrage kommen. Da es sich um experimentelle Verfahren handelt, sollten sie nicht außerhalb von klinischen Studien eingesetzt werden. Eine autologe Transplantation hat im Vergleich zu CIT und im Hinblick auf moderne zielgerichtete Therapien (Ibrutinib, Idelalisib, Venetoclax) keinen Zusatznutzen hinsichtlich des Überlebens, ist aber wesentlich toxischer, sodass diese nicht mehr empfohlen werden kann (Dreger et al. 2007).

kurative Therapieoption allogene Stammzelltransplantation

bei als „poor-risk" definierten Patienten

Standardisierte Remissionskriterien

Nach den Richtlinien des *International Workshop on CLL* (Hallek et al. 2018) ist eine komplette Remission (CR) im Abstand von 2 Monaten zur letzten Therapie zu attestieren und definiert durch:
- Verschwinden von B-Symptomatik
- Verschwinden einer palpablen Lymphadenopathie (< 1,5 cm) sowie einer Hepatosplenomegalie in der körperlichen Untersuchung
- Blutlymphozyten < 4 G/l
- Neutrophile > 1,5 G/l
- Thrombozyten > 100 G/l (ohne vorangegangene Bluttransfusionen)
- Hb > 11 g/dl (ohne vorangegangene Bluttransfusionen)
- Im Knochenmark < 30 % Lymphozyten bei altersentsprechender Zellularität ohne Nachweis von Lymphfollikeln.

Eine partielle Remission (PR) nach den Kriterien des IWCLL liegt vor, wenn die Vergrößerung der Lymphknoten, Milz oder Leber in der körperlichen Untersuchung um mindestens 50 % abnimmt, die Anzahl der Lymphozyten im peripheren Blut um mindestens 50 % abnimmt, keine neuen signifikanten Läsionen aufgetreten sind und zusätzlich mindestens eines der folgenden Kriterien erfüllt ist:
- Neutrophile > 1,5 G/l
- Thrombozyten > 100 G/l oder Anstieg auf 50 % über den Ausgangswert vor Therapie ohne Transfusionen
- Hb > 11 g/dl oder Anstieg auf 50 % über den Ausgangswert vor Therapie ohne Transfusionen.

Diese Parameter sollten mindestens für die Dauer von 2 Monaten erreicht sein.

Indikationen zur Einleitung einer Therapie

Bei den meisten Patienten verläuft die Krankheit langsam, sodass ohne Behandlung zunächst beobachtet werden kann. Unter Umständen können vom Zeitpunkt der Erstdiagnose bis zur Therapieeinleitung mehrere Jahre, in einigen Fällen auch Jahrzehnte, vergehen. Während dieser Zeit kann die individuelle Krankheitsaktivität anhand der Symptome des Patienten (B-Symptome), des Lymphknotenstatus, der Lymphozytenverdopplungszeit sowie der Entwicklung einer Anämie oder Thrombozytopenie verfolgt werden.

„Watch-and-wait"-Strategie

Patienten im Stadium Binet A oder Rai 0 werden nach der „Watch-and-wait"-Strategie bis zur Krankheitsprogression beobachtet. Eine Therapie wird erst bei aktiver Erkrankung eingeleitet. Auch bei Hochrisikopatienten mit einer del(17p) oder del(11q), einem unmutierten *IGHV*-Status, einem erhöhtem β_2-Mikroglobulin oder einer kurzen Lymphozytenverdopplungszeit erscheint eine vorgezogene Therapie zurzeit nicht gerechtfertigt: Eine frühzeitige Therapie kann zwar die progressions- und therapiefreie Zeit verlängern, jedoch nicht das Gesamtüberleben (Hoechstetter et al. 2017). Es gibt keine definierten Beobachtungsintervalle für diese Patienten, vorgeschlagen wird ein Zeitraum zwischen drei und sechs Monaten.

Auch Patienten in frühen Stadien Binet A oder B sollten therapiert werden, wenn sie rasch progredient oder symptomatisch werden. Folgende Symptome rechtfertigen eine Therapie:

Symptome rechtfertigen Therapie

- B-Symptome: Gewichtsverlust (> 10 % in den letzten sechs Monaten), Fieber über zwei Wochen ohne Nachweis einer Infektion, Nachtschweiß, extreme Abgeschlagenheit (ECOG > 1)
- Bulky Disease: massive (> 10 cm), rasch progrediente oder symptomatische Lymphadenopathie
- Ausgeprägte Splenomegalie (> 6 cm unter dem Rippenbogen), rasch progrediente oder symptomatische Splenomegalie
- Optional: Lymphozytenverdopplungszeit von < 6 Monaten oder Anstieg der absoluten Lymphozyten von > 50 % innerhalb von zwei Monaten
- Zunehmendes Knochenmarkversagen mit Verschlechterung der Anämie oder der Thrombozytopenie
- Steroidrefraktäre Autoimmunanämie oder Autoimmunthrombozytopenie.

Eine Therapie ist im Stadium Binet C immer indiziert.

Therapie bei Patienten in frühen Stadien (Stadium Binet A)

Patienten mit CLL im Stadium Binet A sind in der Regel asymptomatisch und müssen deshalb nicht therapiert werden. Das gilt vor allem für Patienten mit einer „Smoldering CLL", die in ihrer Lebenserwartung nicht eingeschränkt sind. Davon unterscheiden sich ca. 25–30 % der Patienten ebenfalls im Stadium Binet A, aber mit einer rascheren Krankheitsprogression oder mit Risikofaktoren für Krankheitsprogression (β_2-Mikroglobulin, Lymphozytenverdopplungszeit, *IGHV*-Mutationsstatus, del(17p), del(11q)). Die Lebenserwartung dieser Patienten ist eingeschränkt. Allerdings konnte bisher kein effektives Therapiekonzept für diese Subgruppe etabliert werden. In einer Phase-III-Studie (CLL1-Protokoll) der *Deutschen CLL Studiengruppe* wurde der frühe Einsatz von Fludarabin für Risikopatienten im Stadium A geprüft. Die Risikostratifizierung erfolgte anhand der Kombination der Parameter Knochenmarkinfiltration, Lymphozytenverdopplungszeit, ß$_2$-Mikroglobulin und Thymidinkinase. Die Auswertungen zeigten eine signifikante Verlängerung des progressionsfreien (PFS) und therapiefreien Überlebens, allerdings zeigte sich kein signifikanter Unterschied im Gesamtüberleben (Hoechstetter et al. 2017). Das Nachfolgeprotokoll CLL7 der *Deutschen CLL Studiengruppe* prüfte in einer Phase-III-Studie den frühen Einsatz von CIT mit Rituximab, Fludarabin und Cyclophosphamid für Risikopatienten im Stadium A. Die Risikostratifizierung erfolgte anhand der Parameter Lymphozytenverdopplungszeit, Thymidinkinase, *IGHV*-Mutationsstatus und Zytogenetik (del(17p), del(11q), Trisomie 12). Erste Auswertungen zeigten eine signifikante Verlängerung des ereignisfreien Überlebens (EFS), allerdings zeigte sich kein signifikanter Unterschied im Gesamtüberleben (Herling DC, in press). Die Ergebnisse des CLL12-Protokolls, einer verblindeten Phase-III-Studie, in welchem bei Hochrisikopatienten im Stadium Binet A Ibrutinib versus Placebo geprüft wird, zeigen ebenso eine Verlängerung des EFS, PFS und der Zeit bis zur nächsten Therapie für die Ibrutinib-therapierten Patienten (Langerbeins P, LB2602, EHA 2019). Somit ist aktuell eine frühzeitige Therapie von Hochrisikopatienten im Stadium Binet A außerhalb von Studien nicht zu empfehlen.

CLL1-Protokoll

CLL12-Protokoll

bei Hochrisikopatienten im Stadium Binet A

außerhalb von Studien nicht zu empfehlen

Therapie bei Patienten in fortgeschrittenen Stadien (Binet A/B mit Symptomatik und Binet C)

Primärtherapie

Die Therapiewahl orientiert sich bei der CLL an prädiktiven Markern, wie der del(17p) oder dem *IGHV*-Mutationsstatus, der Komorbidität (ermittelt z. B. durch den CIRS(Cumulative Illness Rating Scale)-Score), an der Nierenfunktion und mit Einschränkungen am kalendarischen Alter (Cut-off: 65 Jahre). Wenn immer möglich, soll die Therapie im Rahmen klinischer Studien erfolgen.

Therapieoptionen bei fitten Patienten ohne del(17p) und/oder mutiertem TP53

Die Therapieoptionen in der Erstlinientherapie ändern und erweitern sich aktuell. Für körperlich fitte Patienten (z. B. CIRS < 6) mit normaler Nierenfunktion und Fehlen einer klinisch relevanten Komorbidität sind neben den CIT mit FCR oder BR inzwischen auch mehrere zielgerichteten Substanzen zugelassen.

Chemoimmuntherapien

Durch die Hinzunahme des CD20-Antikörpers Rituximab zu Fludarabin und Cyclophosphamid (FCR-Schema) konnten in einer Studie des *MD Anderson Cancer Center* die Ansprechraten (95 %) und die Raten an kompletten Remissionen (70 %) deutlich verbessert werden (Keating et al. 2005). Die hohen Raten an kompletten Remissionen konnten in einer Phase-III-Studie der *Deutschen CLL Studiengruppe* (ORR: 90 %, CR:

CLL8-Studie 44 %, CLL8-Studie) nicht in Gänze bestätigt werden (Hallek et al. 2010). Allerdings zeigte sich verglichen mit dem damaligen Standard FC erstmalig eine Verbesserung im Gesamtüberleben (OS nach 3 Jahren 87 % vs. 83 %, p = 0,012). In Subgruppenanalysen der CLL8-Studie zeigte sich, dass vor allem Patienten mit der als prognostisch ungünstig angesehenen del(11q) von der Hinzunahme von Rituximab profitieren. Bei diesen Patienten konnte die CR-Rate von 15 % auf 51 % gesteigert werden (Stilgenbauer et al. 2014). Zwar zeigten sich vermehrte Infektionen im eskalierten Therapiearm, hinsichtlich schwerer Infektionen bestand jedoch kein signifikanter Unterschied. Aufgrund der Ergebnisse dieser Studie wurde Rituximab für die Kombination mit verschiedenen Zytostatika-Kombinationen in der Primärtherapie der CLL zugelassen. Insbesondere für Patienten mit mutiertem *IGHV*-Status kann unter FCR eine langanhaltende Remission in Aussicht gestellt werden. Eine CIT nach dem FCR-Schema stellt daher einen bewährten Standard in der Erstlinientherapie bevorzugt von jüngeren CLL-Patienten mit mutiertem *IGHV*-Status ohne relevante Komorbiditäten dar.

Eine Alternative zu FCR kann die Kombination von Bendamustin mit Rituximab (BR) sein, insbesondere bei unkontrollierter Autoimmunhämolyse oder eingeschränkter Nierenfunktion. Die CLL2M-Studie der DCLLSG kombinierte Rituximab mit Bendamustin in einer Dosierung von 90 mg/m^2 über 2 Tage. Die Ansprechrate betrug 91 % mit einer Rate an kompletten Remissionen von 32,7 % bei günstigerem Toxizitätsprofil (Fischer et al. 2012). In einem direkten Vergleich von FCR mit BR im Kontext einer Phase-III-Studie (CLL10-Studie) zeigte sich die FCR-Kombination bezüglich Ansprechrate, MRD-Negativität und progressionsfreiem Überleben (PFS) überlegen (Eichhorst et al. 2016). Dieser Vorteil bestand jedoch in einer Subgruppenanalyse nur bei den Patienten, die jünger als 65 Jahre waren. Zusätzlich verdoppelte sich die Rate an schweren Infektionen bei Patienten jenseits des 65. Lebensjahres, sodass die Therapie mit BR bei älteren Patienten ohne relevante Komorbidität empfohlen wird.

CLL2M-Studie

CLL10-Studie

Zielgerichtete Therapie

Ibrutinib in der ECOG E1912-Studie Ibrutinib (in Kombination mit Rituximab) führt in der ECOG E1912-Studie gegenüber FCR bei Patienten < 70 Jahre zu einer signifikanten Verlängerung der progressionsfreien Überlebenszeit (Hazard Ratio (HR) 0,352) und der Gesamtüberlebenszeit (HR 0,168) (Shanafelt et al. 2018). Ibrutinib wurde in dieser Studie als Dauertherapie bis zum Krankheitsprogress gegeben. Die Subgruppenanalyse zeigt den Vorteil zugunsten von Ibrutinib insbesondere für Patienten mit unmutiertem *IGHV*-Status. Da es sich bei der Analyse der ECOG E1912-Studie um eine frühe Auswertung mit relativ kurzer Nachbeobachtungszeit handelt und eine volle Publikation der Daten noch nicht vorliegt, ist dies noch kein neuer Therapiestandard für Patienten < 65 Jahre. Zudem muss bedacht werden, dass es sich um eine Dauertherapie handelt und Patienten mit dualer Plättchenaggregationshemmung, Blutungsneigung, Herzrhythmusstörungen, evtl. schwerer Herzinsuffizienz primär nicht mit Ibrutinib oder nur mit sehr engmaschiger Kontrolle behandelt werden sollten (Stilgenbauer et al. 2014, Hallek et al. 2010).

Bei Patienten > 65 Jahren führt Ibrutinib gegenüber Bendamustin/Rituximab (BR) zu einer signifikanten Verlängerung der progressionsfreien Überlebenszeit (HR 0,39), jedoch zeigt sich aufgrund der relativ kurzen Nachbeobachtungszeit noch kein verlängertes Gesamtüberleben (Woyach et al. 2018). Da es sich bei der Analyse der ALLIANCE-Studie um eine frühe Auswertung mit relativ kurzer Nachbeobachtungszeit und ohne signifikante Verlängerung der Gesamtüberlebenszeit handelt, ist im Therapiealgorithmus der Tabelle 4 für Patienten > 65 Jahre auch der bisherige Standard

ALLIANCE-Studie

der CIT mit BR als Option aufgeführt. Sollte keine Dauertherapie seitens des Patienten gewünscht werden oder der Patient für Ibrutinib ungeeignet sein (duale Plättchenaggregationshemmung, Blutungsneigung, Herzrhythmusstörungen), stellt BR eine wirksame Therapiealternative dar. In der ALLIANCE-Studie zeigt die Kombination von Ibrutinib und Rituximab keinen Vorteil im Vergleich zu einer Ibrutinib-Monotherapie. Deshalb wird Ibrutinib als Monotherapie empfohlen.

Diese Daten sind die Basis des Therapiealgorithmus in Tabelle 4 mit Darstellung der präferenziellen Therapieoptionen und der Alternativen. Sie ermöglichen eine an der Biologie der Erkrankung und den individuellen Zielen des Patienten orientierte Primärtherapie. Der rasche Wissenszuwachs mit längeren Nachbeobachtungszeiten und weiteren vergleichenden Studien erfordern eine regelmäßige Überprüfung dieser Empfehlungen.

Tabelle 4 Erstlinie-Therapieempfehlungen.

Stadium	Fitness	TP53-Dysfunktion	Therapieoptionen
Binet A	irrelevant	irrelevant	keine Therapie
Aktive Erkrankung: • Binet A/B mit Symptomen • Binet C	„Go Go"	Ja	Ibrutinib Venetoclax Ibrutinib + Obinutuzmab Rituximab-Idelalisib Obinutuzumab + Venetoclax[a] im Einzelfall: Diskussion allogene PBSCT
		Nein	Ibrutinib ≤ 65 J.: FCR > 65 J.: BR Obinutuzumab + Venetoclax[a]
	„Slow Go"	Ja	Ibrutinib Ibrutinib + Clb
		Nein	BR Ibrutinib Obinutuzumab + Clb Chlorambucil Obinutuzumab + Venetoclax[a]

FCR: Fludarabin, Cyclophosphamid, Rituximab
BR: Bendamustin, Rituximab
Clb: Chlorambucil
[a] off-label

Therapieoptionen bei Patienten mit del(17p) und/oder mutiertem TP53

Nachweis einer del(17p) bzw. einer TP53-Mutation

Patienten mit Nachweis einer del(17p) bzw. einer *TP53*-Mutation haben eine niedrigere Ansprechrate und ein kürzeres progressionsfreies Überleben sowie Gesamtüberleben nach einer Chemo- und Chemoimmuntherapie (Chlorambucil, Fludarabin-haltige Schemata, Bendamustin, auch in Kombination mit Rituximab). Für Patienten mit therapiepflichtiger CLL und del(17p13)/*TP53*-Mutation sind, unabhängig vom Allgemeinzustand, unter Abwägung von Wirksamkeit und Nebenwirkungen seit Kurzem neue, zielgerichtete Therapieoptionen, wie Ibrutinib (Erstlinientherapie bei del(17p) oder *TP53*-Mutation (Monotherapie)), Idelalisib (Erstlinientherapie in Kombination mit Rituximab bei Patienten mit del(17p) oder *TP53*-Mutation und Kontraindikationen gegen andere Therapieformen) sowie Venetoclax (bei Kontraindikationen gegenüber alternativen Therapien) zugelassen.

Idelalisib

PJP-Prophylaxe, CMV-Virämie-Screening

Bei Einsatz von Idelalisib sind eine stringente PJP-Prophylaxe und auch ein CMV-Virämie-Screening durchzuführen.

Therapieoptionen bei älteren Patienten und Patienten mit signifikanter Komorbidität

Mehr als zwei Drittel der CLL-Patienten sind älter als 65 Jahre. Dieses Patientenkollektiv ist häufig neben dem Alter auch durch Begleiterkrankungen (eingeschränkte Nierenfunktion, CIRS-Score > 6) kompromittiert, daher stehen für diese Patienten weniger toxische Therapien zur Verfügung wie Ibrutinib als zielgerichtete Substanz als Monosubstanz oder Chlorambucil bzw. Bendamustin plus Anti-CD20-Antikörper (Obinutuzumab, Rituximab). Die aktuellen Daten können folgendermaßen zusammengefasst werden:

RESONATE-2-Studie

Der BTK-Inhibitor Ibrutinib führt in der RESONATE-2-Studie bei Patienten > 65 Jahre und Komorbidität gegenüber einer Chlorambucil-Monotherapie zur signifikanten Verlängerung sowohl des progressionsfreien Überlebens (Hazard Ratio 0,16; Median nicht erreicht) als auch des Gesamtüberlebens (Hazard Ratio 0,16; Median nicht erreicht) und zu einer signifikanten Erhöhung der Remissionsrate (86 % vs. 35 %) (Burger et al. 2015).

iLLUMINATE-Studie

Ibrutinib/Obinutuzumab führt in der iLLUMINATE-Studie im Vergleich zu Chlorambucil/Obinutuzumab zu einer signifikanten Verlängerung des progressionsfreien Überlebens (Moreno et al. 2019), nicht der Gesamtüberlebenszeit. Ibrutinib ist dabei im Unterschied zu CIT unabhängig vom *IGHV*-Status wirksam, sodass insbesondere bei Patienten mit dem prognostisch ungünstigen, unmutierten *IGHV*-Status die Erstlinientherapie mit Ibrutinib empfohlen wird. Da es sich bei der Analyse der iLLUMINATE-Studie um eine frühe Auswertung mit relativ kurzer Nachbeobachtungszeit und ohne signifikante Verlängerung der Gesamtüberlebenszeit handelt, sind im Therapiealgorithmus der Tabelle 4 für Patienten > 65 Jahre mit Komorbidität auch die bisherigen Standards aufgeführt. Sollte keine Dauertherapie seitens des Patienten gewünscht werden oder der Patient für Ibrutinib ungeeignet sein (duale Plättchenaggregationshemmung, Blutungsneigung, Herzrhythmusstörungen), stellt die CIT eine wirksame Therapiealternative dar. Die Empfehlung zum Einsatz von Ibrutinib als Monotherapie anstelle der nicht zugelassenen Kombination Ibrutinib/Obinutuzumab basiert auf der hohen Wirksamkeit der Einzelsubstanz, in Analogie zur Therapie bei fitten Patienten in der ALLIANCE-Studie (Woyach et al. 2018).

Bei der CIT älterer Patienten mit Komorbidität führt die Kombination Chlorambucil/Obinutuzumab in der CLL11-Studie gegenüber Chlorambucil/Rituximab zu einer Steigerung der Rate hämatologischer Remissionen sowie zu einer Verlängerung der progressionsfreien Überlebenszeit (HR 0,39; Median 11,5 Monate), nach längerer Nachbeobachtungszeit auch der Gesamtüberlebenszeit (HR 0,76; Median nicht erreicht) (Goede et al. 2018).

Venetoclax/Obinutuzumab führt in der CLL14-Studie im Vergleich zu Chlorambucil/Obinutuzumab zu einer signifikanten Verlängerung des progressionsfreien Überlebens, der Vorteil gilt auch für Patienten mit *TP53*-Dysfunktion oder unmutiertem *IGHV*-Status (Fischer et al. 2019). *CLL14-Studie*

Die Kombination Bendamustin/Rituximab in der MABLE-Studie führt gegenüber Chlorambucil/Rituximab zur signifikanten Verlängerung des progressionsfreien Überlebens (HR 0,52; Median 9,7 Monate), nicht des Gesamtüberlebens (Michallet et al. 2018). *MABLE-Studie*

Zusammengefasst sollten komorbide Patienten präferenziell eine Primärtherapie mit Ibrutinib erhalten, die als orale Dauertherapie zu applizieren ist. Als Alternative stehen insbesondere bei Patienten mit mutiertem *IGHV*-Status oder bei Patienten, die keine Dauertherapie wünschen oder für Ibrutinib ungeeignet sind (duale Plättchenaggregationshemmung, Blutungsneigung, Herzrhythmusstörungen), mit Chlorambucil/Obinutuzumab bzw. Bendamustin/Rituximab (Bendamustin dosisreduziert auf 70 mg/m^2, Tag 1 + 2) alternative Therapieformen zur Verfügung.

Als Standard orientieren sich die Dosierungen aller Therapien an den Vorgaben multizentrischer Studien. Bei älteren und komorbiden CLL-Patienten kann eine Dosisreduktion erforderlich sein, gelegentlich bei der ersten Gabe, häufiger im Verlauf weiterer Therapiezyklen als Anpassung an die individuelle Sensitivität. Bei den komorbiden Patienten, vor allem bei Patienten mit umfangreicher Komedikation, ist auch das mögliche Auftreten von Medikamenteninteraktionen durch die neuen Arzneimittel zu beachten.

Therapieoptionen bei Patienten mit schlechtem Allgemeinzustand

Für Patienten in schlechtem Allgemeinzustand steht die supportive Therapie an erster Stelle. Wenn der schlechte Allgemeinzustand wesentlich durch die CLL bedingt ist, ist auch der Einsatz antineoplastisch wirksamer Medikamente wie Steroiden Chlorambucil, Bendamustin, Ibrutinib oder Anti-CD20-Antikörper sinnvoll.

Rezidivtherapie und Therapie der refraktären CLL

Die Auswahl der Rezidivtherapie hängt von mehreren, individuellen Faktoren ab. Dies sind neben Alter und Komorbidität des Patienten vor allem klinische Parameter wie die Art der Primärtherapie, die damit erreichte Remissionsdauer und gegenüber der Erstdiagnose veränderte biologische Eigenschaften der CLL, z. B. der Nachweis von del(17p13) bzw. *TP53*-Mutation. Einen Überblick gibt Tabelle 5 (siehe auch Onkopedia-Leitlinie Stand April 2019) (Wendtner et al. 2019).

Tabelle 5 Therapie im Rezidiv.

Ansprechen auf Vortherapie, Genetik	Therapieoptionen
Del(17p) und/ oder *TP53*-Mutation	Ibrutinib Venetoclax + R Venetoclax Idelalisib + R Allo-PBSCT nach Erreichen einer Remission
Spätrezidiv (≥ 3 Jahre)	Wiederholung der Primärtherapie Ibrutinib Venetoclax + R Idelalisib + R andere Chemoimmuntherapie
Frührezidiv (< 3 Jahre)	Ibrutinib Venetoclax + R Venetoclax Idelalisib + R Allo-PBSCT nach Erreichen einer Remission

R: Rituximab
PBSCT: peripheral blood stem cell transplantation

Refraktäre Patienten, Frührezidiv nach Chemoimmuntherapie (< 2–3 Jahre), Hochrisikopatienten

Patienten, die auf die derzeitigen Standard-Chemoimmuntherapien (FCR, Clb-Obi, BR) refraktär sind oder nur eine kurze Remission (< 2–3 Jahre) erzielen, oder rezidivierte Patienten mit Nachweis einer del(17p13) und/oder einer *TP53*-Mutation haben eine schlechte Prognose. Ihre mittlere Gesamtüberlebenszeit lag vor Einführung der neuen Substanzen bei 1–2 Jahren, gerechnet ab dem Zeitpunkt der Salvage-Therapie. Hierbei wird eine stabile Erkrankung bei behandlungspflichtigen Patienten nach den Kriterien des IWCLL 2018 ebenfalls als Therapieversagen gewertet. Inzwischen stehen mit dem BTK-Inhibitor Ibrutinib, dem PI3K-delta-Inhibitor Idelalisib und dem BCL-2-Inhibitor Venetoclax drei zugelassene, gezielte Arzneimittel für diese Patientengruppe zur Verfügung. Die aktuellen Daten zum Vergleich mit dem bisherigen Therapiestand können folgendermaßen zusammengefast werden:

RESONATE-1-Studie Der BTK-Inhibitor Ibrutinib führt in der RESONATE-1-Studie im Vergleich mit dem Anti-CD20-Antikörper Ofatumumab zu einer signifikanten Verlängerung des progressionsfreien Überlebens (HR 0,13; Median nicht erreicht) und der Gesamtüberlebenszeit (HR 0,59) (Byrd et al. 2014).

HELIOS-Studie Ibrutinib war als Dreifachkombination mit Bendamustin/Rituximab der Zweifachkombination Bendamustin/Rituximab überlegen (HELIOS-Studie) und führte ebenfalls zu einer Verlängerung des progressionsfreien Überlebens (Hazard Ratio 0,2) und der Gesamtüberlebenszeit (Hazard Ratio 0,65) (Fraser et al. 2019).

MURANO-Studie Der BCL-2-Inhibitor Venetoclax führt in Kombination mit Rituximab in der MURANO-Studie bei Patienten ab dem ersten Rezidiv gegenüber Bendamustin/Rituximab zu einer Verlängerung der progressionsfreien Überlebenszeit (HR 0,16; Median nicht erreicht) und der Gesamtüberlebenszeit (HR 0,50; Median nicht erreicht), zu einer Erhöhung der Rate hämatologischer Remissionen sowie von MRD-Negativität (Seymour et al. 2018). Zudem liegt mit einer Therapiedauer von insgesamt 2 Jahren (6 Monate Venetoclax plus Rituximab gefolgt von 18 Monaten Venetoclax) eine zeitlich begrenzte Therapie (im Vergleich zu einer kontinuierlichen Therapie mit Ibrutinib) im Rezidiv vor (Kater et al. 2019).

Venetoclax führt bei Patienten mit rezidivierter oder refraktärer CLL mit Nachweis einer del(17p13) bzw. einer *TP53*-Mutation und nach Vorbehandlung mit einem Inhibitor des BCR-Signalübertragungswegs als Monotherapie in einer einarmigen Studie zu einer Remissionsrate von 79 % (Stilgenbauer et al. 2016, Stilgenbauer et al. 2018). Patienten mit diesen Hochrisikomerkmalen sollten primär auch analog der MURANO-Studie (Seymour et al. 2018) mit einer Kombination aus Venetoclax/Rituximab über 2 Jahre behandelt werden, bei unvollständiger Remission nach 2 Jahren könnte jedoch eine Monotherapie mit Venetoclax angeschlossen werden.

Der PI3K-delta-Inhibitor Idelalisib führt in Kombination mit Rituximab gegenüber einer Rituximab-Monotherapie bei Patienten mit rezidivierter CLL und Komorbidität ebenfalls zu einer signifikanten Verlängerung des progressionsfreien Überlebens (HR 0,15; Median nicht erreicht) und der Gesamtüberlebenszeit (HR 0,22; Median nicht erreicht) (Furman et al. 2014, Sharman et al. 2019), ebenso in der Kombination Idelalisib/Ofatumumab gegenüber einer Ofatumumab-Monotherapie (Jones et al. 2017). Da Ofatumumab Anfang 2019 vom deutschen Markt genommen wurde, ist diese Option nicht in den Therapiealgorithmus von Tabelle 5 aufgenommen. In drei randomisierten, bisher nicht publizierten Idelalisib-Studien zur Erstlinientherapie der CLL und zur Therapie rezidivierter indolenter Non-Hodgkin-Lymphome wurde eine erhöhte Todesfallrate in den Idelalisib-Kombinationsarmen beobachtet. Es wird deshalb jetzt bei allen Patienten eine Prophylaxe gegen *Pneumocystis jirovecii* sowie eine regelmäßige Kontrolle auf Entzündungszeichen, insbesondere hinsichtlich einer CMV-Virämie, empfohlen.

Bei Patienten mit Ibrutinib-Vorbehandlung stellt die Kombination Venetoclax/Rituximab aufgrund der hohen Effektivität und der limitierten Therapiedauer von 2 Jahren den präferierten Therapiestandard ab der Zweitlinientherapie unabhängig von Risikofaktoren (*TP53*-Aberration) und Fitness dar. Bei Patienten nach Erstlinienbehandlung mit CIT steht auch Ibrutinib in der Zweitlinie zur Verfügung. Ergebnisse direkt vergleichender Studien zwischen Venetoclax und Ibrutinib liegen nicht vor.

Die allogene Stammzelltransplantation ist eine Option bei Hochrisikopatienten.

Patienten mit Spätrezidiv (> 2–3 Jahre)

Für den Fall eines späten Rezidivs (> 2–3 Jahre) nach CIT sprechen die meisten Patienten auf eine erneute Therapie mit dem gleichen Schema oder auf ein anderes Rituximab- und Purinanaloga-basiertes Regime an.

Im Kontext einer randomisierten Phase-III-Studie (MURANO-Studie) konnte jüngst eine Überlegenheit einer Therapie auf der Basis von Venetoclax plus Rituximab (über insgesamt 2 Jahre) gegenüber Bendamustin plus Rituximab für Patienten mit einem Spätrezidiv (> 24 Monate) nachgewiesen werden, sodass Venetoclax plus Rituximab, unabhängig vom Fitnessstatus, eine präferierte Therapieoption für Patienten mit Spätrezidiv darstellt (Seymour et al. 2018, Kater et al. 2019).

Als Alternative neben Venetoclax plus Rituximab steht für die mit BTK-Inhibitoren unvorbehandelten Patienten Ibrutinib oder Idelalisib in Kombination mit Rituximab zur Verfügung (Byrd et al. 2014, Furman et al. 2014, Sharman et al. 2019).

Allogene Stammzelltransplantation

assoziiert mit signifikanter Morbidität und Mortalität

Die allogene Stammzelltransplantation ist auch bei der CLL assoziiert mit signifikanter Morbidität und Mortalität. Hervorgerufen wird diese einmal durch die Toxizität der Konditionierungsregime als auch durch die GVHD und Infektionen. Trotzdem kann auch bei der CLL nach allogener Stammzelltransplantation eine langfristige Krankheitskontrolle erzielt werden. Das Gesamtüberleben erreicht ein Plateau bei etwa 40 %. Die Einführung von dosisreduzierten Konditionierungen (RIC) konnte die therapieassoziierte Mortalität deutlich vermindern. Hauptvorteil der

Graft-versus-Leukämie-Effekt

allogenen Transplantation ist der Graft-versus-Leukämie-Effekt, der auch bei der CLL vorhanden ist. Donor-Lymphozyteninfusionen oder das Absetzen der Immunsuppression können auch nach RIC zu anhaltenden Remissionen führen. Somit können Patienten, die aufgrund ihres Alters bzw. ihrer intensiven Vorbehandlung nicht mehr die myeloablativen Konditionierungsschemata tolerieren können, der allogenen PBSCT zugeführt werden (Dreger et al. 2007).

Für Patienten mit refraktärer, früh rezidivierter CLL oder Patienten mit dem Nachweis einer del(17p) und/oder *TP53*-Mutation sowie für Patienten, die unter den zielgerichteten Substanzen progredient sind, kann die allogene Stammzelltransplantation eine sinnvolle Option darstellen, sofern der Verlauf und der körperliche Zustand dies zulassen. Auch Patienten mit Richter-Transformation sollten einer allogenen Transplantation zugeführt werden, sofern dies die Fitness des Patienten und die Spendersituation erlauben. Der Stellenwert der allogenen Transplantation als Konsolidierungsmaßnahme nach initialer Remission auf TKI wie Ibrutinib und Idelalisib/Rituximab oder dem BCL-2-Inhibitor Venetoclax steht derzeit unter Diskussion und wird außerhalb von Studien nicht generell empfohlen. Da es sich weiterhin um ein experimentelles Therapieverfahren handelt, sollte die allogene Transplantation nach Möglichkeit innerhalb prospektiver klinischer Prüfungen erfolgen.

Behandlung von Komplikationen

Richter-Transformation

Von einem Richter-Syndrom spricht man, wenn sich aus einer CLL ein aggressives, meist diffuses großzelliges B-Zell-Lymphom entwickelt. Die Inzidenz liegt bei 3–10 % aller CLL-Patienten, die Prognose ist ungünstig. Klinisch imponieren die Patienten mit einer rapiden Größenzunahme der Lymphknoten, Fieber, Gewichtsverlust und LDH-Erhöhung.

Bei Patienten mit Transformation der CLL in ein aggressives Non-Hodgkin-Lymphom im Sinne einer Richter-Transformation kann eine CIT auf der Basis von R-CHOP wie bei einem DLBCL durchgeführt werden. Diese Therapien führen zu Remissionen, die allerdings häufig nur von kurzer Dauer sind. In einer Phase-II-Studie zeigten sich bei 15 Patienten mit Richter-Syndrom Ansprechraten von 67 %, ein medianes PFS von 10 Monaten und ein medianes OS von 21 Monaten (Langerbeins et al. 2014). Bei biologisch jungen Patienten wird eine allogene Stammzelltransplantation empfohlen, insbesondere wenn NHL und CLL klonal verwandt sind (kein unabhängiges Zweitlymphom). Bei Kontraindikationen gegen eine allogene Stammzelltransplantation kann eine Immuntherapie mit Einsatz von Checkpoint-Inhibitoren (derzeit off-label) erwogen werden (Ding et al. 2017). Bei Patienten mit Richter-Transformation in ein Hodgkin-Lymphom kann eine Chemotherapie wie bei primärem Hodgkin-Lymphom durchgeführt werden.

Checkpoint-Inhibitoren

Infektionen

Infektionen sind die häufigste Komplikation bei CLL. Etwa 50 % aller CLL-Patienten sterben an Infektionen. Höhere Infektionsraten sind assoziiert mit fortgeschrittenem Stadium der CLL, höherem Alter, Zahl der Vortherapien, Art der Vortherapien, Einsatz von Steroiden, schlechtem Ansprechen auf die Therapien, Hypogammaglobulinämie mit niedrigem IgG-Spiegel, persistierender und hochgradiger Neutropenie, niedrigem CD3/CD4-Lymphozytenwert und renaler Dysfunktion. Das Spektrum der Infektionen hat sich seit dem zunehmenden Einsatz von Purinanaloga verschoben. Mit zunehmender T-Zelldepletion nehmen opportunistische Infektionen zu, wie z. B. *Pneumocystis-jiroveci*-Pneumonien. Herpesviren, vor allem *Varizella-Zoster*-Virus, treten vermehrt bei diesen Patienten auf. Meist bleiben diese Infektionen auf die Haut beschränkt.

Vakzinierungen führen bei CLL-Patienten oft nur zu einer mäßigen und kurz dauernden serologischen Immunantwort. Dennoch werden Impfungen gegen Influenza, Pneumokokken und *Haemophilus influenzae* empfohlen. Kontrollierte Studien liegen jedoch nicht vor. Seit Dezember 2018 empfiehlt die *Ständige Impfkommission* (STIKO) die Impfung mit dem adjuvantierten Herpes-zoster-Subunit(HZ/su)-Impfstoff Shingrix® zur Verhinderung von Herpes zoster (HZ) und postherpetischer Neuralgie (PHN) allen Personen ab einem Alter von 60 Jahren (Standardimpfung). Die Impfung mit dem HZ/su-Impfstoff ist als Indikationsimpfung ebenso für Personen ab 50 Jahren mit einem erhöhten Risiko für den HZ und für eine PHN infolge einer Grundkrankheit oder wegen einer Immunsuppression empfohlen. Durch die Impfung soll die T-Zell-vermittelte Immunabwehr gegenüber Varizella-zoster-Viren (VZV) gesteigert und so der Zoster nach Reaktivierung der latent in den Nervenganglien verbliebenen VZV verhindert werden. Die HZ-Impfung mit dem Totimpfstoff kann entsprechend den Fachinformationen zusammen mit einem inaktivierten, nichtadjuvantierten saisonalen Influenzaimpfstoff erfolgen.

Impfung mit dem adjuvantierten Herpes-zoster-Subunit

Die Gabe von intravenösen Immunglobulinen ist assoziiert mit einer Reduktion von bakteriellen Infektionen bei Patienten mit Hypogammaglobulinämie und/oder rezidivierenden Infektionen, hat aber keinen signifikanten Einfluss auf die Mortalität (Raanani et al. 2008).

Therapie von Autoimmunzytopenien

Die Inzidenz von Autoimmunzytopenien ist bei CLL-Patienten signifikant höher als in der Normalbevölkerung mit einer Prävalenz von 10–20 %. Es können Autoantikörper gegen Erythrozyten, Thrombozyten oder Granulozyten auftreten (Hodgson et al. 2011). Ein negativer Coombstest hat einen hohen prädiktiven Vorhersagewert, keine autoimmunhämolytische Anämie (AIHA) zu entwickeln. AIHA können auch durch Fludarabin-Monotherapien ausgelöst werden. Sowohl bei AIHA mit Wärmeautoantikörpern als auch autoimmunbedingten Thrombozytopenien ohne sonstige Symptome einer behandlungsbedürftigen CLL ist die Gabe von Steroiden (Prednison mit einer initialen Dosierung von 1–1,5 mg/kg KG pro Tag) die Therapie der ersten Wahl. Bei Nichtansprechen kann eine Therapie mit hochdosierten Immunglobulinen versucht werden.

Alternative Therapieoption bei fehlendem Ansprechen auf Kortikosteroide sind Rituximab mono, Rituximab/Bendamustin, Rituximab/Cyclophosphamid/Dexamethason (RCD) oder ggf. R-CHOP bei fitten Patienten. Die Monotherapie mit Purinanaloga ist bei aktiven Autoimmunphänomenen kontraindiziert.

Splenektomie

einzige chirurgische Maßnahme

Die Splenektomie ist die einzige chirurgische Maßnahme, die therapeutisch bei der CLL indiziert sein kann. Dies ist der Fall bei medikamentös nicht beherrschbarer autoimmunhämolytischer Anämie oder Immunthrombozytopenie, bei Hypersplenismus sowie rezidivierenden schmerzhaften Milzinfarkten. Allerdings führte die Splenektomie zu keinem Überlebensvorteil.

Studien

Die verschiedenen multizentrischen Studien der DCLLSG verfolgen die Strategie einer risiko-, stadien- und altersadaptierten Therapie.

Im Rahmen des Konzepts der Studiengruppe werden Patienten nicht nur nach dem Alter, sondern anhand der Kreatinin-Clearance und einem Komorbiditätsindex (CIRS) entweder in eine Gruppe mit gutem Allgemeinzustand, die intensiv therapiert werden kann, oder in die Gruppe der Patienten, die nicht mehr intensiv behandelt werden kann, den Therapiestudien zugeordnet. Die aktuell aktiven Protokolle sind über die Homepage der DCLLSG abzurufen: www.dcllsg.de.

Homepage der DCLLSG

Erklärung zu Interessenkonflikten

A.-K. Zoellner war in den vergangenen drei Jahren Beraterin von Abbvie und Hexal. M. Hoechstetter hat Honorare oder Kostenerstattungen von Abbvie, Gilead, GSK, Hexal, Janssen-Cilag, MEI Pharma, Novartis und Roche erhalten. C. Bogner, T. Seiler, M. Dreyling, F. S. Oduncu und C.-M. Wendtner geben keine Interessenkonflikte an.

Was ist neu?
Was sollte beachtet werden?

1. CLL-IPI: neuer prognostischer Index für therapie-naive Patienten.
2. Die prädiktiven Parameter del(17p) und/oder TP53 sowie der IGHV-Status sollten vor Einleitung einer Therapie bestimmt werden.
3. Chemofreie Kombinationen mit zielgerichteten Substanzen +/- Antikörpern sind sowohl in der Erstlinientherapie als auch im Rezidiv zugelassen.
4. Neue zielgerichtete Substanzen können in nahezu allen Therapielinien eingesetzt werden.
5. Nebenwirkungen der neuen zielgerichteten Substanzen müssen beachtet werden (Vorhofflimmern, Neutropenien, Blutungen, atypische Infektionen).
6. Bei der Richter-Transformation können Checkpoint-Inhibitoren in Kombination mit zielgerichteten Substanzen wirksam sein.
7. Eine Impfung gegen Varizella-zoster-Virus wird durch die STIKO für CLL-Patienten ab 50 Jahren empfohlen.

Literatur

Arbeitsgemeinschaft der Wissenschaftlichen Medizinischen Fachgesellschaften e. V. Diagnostik, Therapie und Nachsorge für Patienten mit einer chronisch lymphatischen Leukämie (2018) https://www.awmf.org/uploads/tx_szleitlinien/018-032OLk_S3_Chronisch-lymphatische-Leukaemie_2018-04.pdf

Binet JL, Auquier A, Dighiero G et al (1981) A new prognostic classification of chronic lymphocytic leukemia derived from a multivariate survival analysis. Cancer 48(1): 198–206

Burger JA, Gribben JG (2014) The microenvironment in chronic lymphocytic leukemia (CLL) and other B cell malignancies: insight into disease biology and new targeted therapies. Sem Cancer Biol 24: 71–81

Burger JA, Tedeschi A, Barr PM et al (2015) Ibrutinib as initial therapy for patients with chronic lymphocytic leukemia. N Engl J Med 373(25): 2425–2437

Byrd JC, Brown JR, O'Brien S et al (2014) Ibrutinib versus ofatumumab in previously treated chronic lymphoid leukemia. N Engl J Med 371(3): 213–223

Catera R, Silverman GJ, Hatzi K et al (2008) Chronic lymphocytic leukemia cells recognize conserved epitopes associated with apoptosis and oxidation. Mol Med 14(11–12): 665–674

Chiorazzi N, Rai KR, Ferrarini M (2005) Chronic lymphocytic leukemia. N Engl J Med 352(8): 804–815

Chu CC, Catera R, Zhang L et al (2010) Many chronic lymphocytic leukemia antibodies recognize apoptotic cells with exposed nonmuscle myosin heavy chain IIA: implications for patient outcome and cell of origin. Blood 115(19): 3907–3915

Chu CC, Zhang L, Dhayalan A et al (2011) Torque teno virus 10 isolated by genome amplification techniques from a patient with concomitant chronic lymphocytic leukemia and polycythemia vera. Mol medicine 17(11–12): 1338–1348

Crespo M, Bosch F, Villamor N et al (2003) ZAP-70 expression as a surrogate for immunoglobulin-variable-region mutations in chronic lymphocytic leukemia. N Engl J Med 348(18): 1764–1775

Damle RN, Wasil T, Fais F et al (1999) Ig V gene mutation status and CD38 expression as novel prognostic indicators in chronic lymphocytic leukemia. Blood 94(6): 1840–1847

Ding W, Dong H, Call TG et al (2017) Pembrolizumab in patients with CLL and Richter transformation or with relapsed CLL. Blood 129(26): 3419–3427

Dohner H, Stilgenbauer S, Benner A et al (2000) Genomic aberrations and survival in chronic lymphocytic leukemia. N Engl J Med 343(26): 1910–1916

Dores GM, Anderson WF, Curtis RE et al (2007) Chronic lymphocytic leukaemia and small lymphocytic lymphoma: overview of the descriptive epidemiology. Br J Haematol 139(5): 809–819

Dreger P, Brand R, Michallet M (2007) Autologous stem cell transplantation for chronic lymphocytic leukemia. Sem Hematol 44(4): 246–251

Eichhorst B, Fink AM, Bahlo J et al (2016) First-line chemoimmunotherapy with bendamustine and rituximab versus fludarabine, cyclophosphamide, and rituximab in patients with advanced chronic lymphocytic leukaemia (CLL10): an international, open-label, randomised, phase 3, non-inferiority trial. Lancet Oncol 17(7): 928–942

Eichhorst BF, Busch R, Hopfinger G et al (2006) Fludarabine plus cyclophosphamide versus fludarabine alone in first-line therapy of younger patients with chronic lymphocytic leukemia. Blood 107(3): 885–891

Fischer K, Al-Sawaf O, Bahlo J et al (2019) Venetoclax and Obinutuzumab in Patients with CLL and Coexisting Conditions. N Engl J Med 380(23): 2225–2236

Fischer K, Cramer P, Busch R et al (2012) Bendamustine in combination with rituximab for previously untreated patients with chronic lymphocytic leukemia: a multicenter phase II trial of the German Chronic Lymphocytic Leukemia Study Group. J Clin Oncol 30(26): 3209–3216

Fraser G, Cramer P, Demirkan F et al (2019) Updated results from the phase 3 HELIOS study of ibrutinib, bendamustine, and rituximab in relapsed chronic lymphocytic leukemia/small lymphocytic lymphoma. Leukemia 33(4): 969–980

Furman RR, Sharman JP, Coutre SE et al (2014) Idelalisib and rituximab in relapsed chronic lymphocytic leukemia. N Engl J Med 370(11): 997–1007

Goede V, Fischer K, Busch R et al (2014) Obinutuzumab plus chlorambucil in patients with CLL and coexisting conditions. N Engl J Med 370(12): 1101–1110

Goede V, Fischer K, Dyer MJS et al (2018) Overall survival benefit of obinutuzumab over rituximab when combined with chlorambucil in patients with chronic lymphocytic leukemia and comorbidities. Final survial analysis of the CLL11 study. EHA23, Presidential Symposium, Abstract S151

Hallek M, Cheson BD, Catovsky D et al (2018) iwCLL guidelines for diagnosis, indications for treatment, response assessment, and supportive management of CLL. Blood 131(25): 2745–2760

Hallek M, Fischer K, Fingerle-Rowson G et al (2010) Addition of rituximab to fludarabine and cyclophosphamide in patients with chronic lymphocytic leukaemia: a randomised, open-label, phase 3 trial. Lancet 376(9747): 1164–1174

Hallek M, Wanders L, Ostwald M et al (1996) Serum beta(2)-microglobulin and serum thymidine kinase are independent predictors of progression-free survival in chronic lymphocytic leukemia and immunocytoma. Leuk Lymphoma 22(5–6): 439–447

Hamblin TJ, Davis Z, Gardiner A et al (1999) Unmutated Ig V(H) genes are associated with a more aggressive form of chronic lymphocytic leukemia. Blood 94(6): 1848–1854

Hodgson K, Ferrer G, Pereira A et al (2011) Autoimmune cytopenia in chronic lymphocytic leukemia: diagnosis and treatment. Brit J Haematol 154(1): 14–22

Hoechstetter MA, Busch R, Eichhorst B et al (2017) Early, risk-adapted treatment with fludarabine in Binet stage A chronic lymphocytic leukemia patients: results of the CLL1 trial of the German CLL study group. Leukemia 31(12):2833–2837

Jones JA, Robak T, Brown JR et al (2017) Efficacy and safety of idelalisib in combination with ofatumumab of previously treated chronic lymphocytic leukaemia: an open-label, randomized phase 3 trial. Lancet Haematol 4(3): e114–e126

Kater AP, Seymour JF, Hillmen P et al (2019) Fixed Duration of Venetoclax-Rituximab in Relapsed/Refractory Chronic Lymphocytic Leukemia Eradicates Minimal Residual Disease and Prolongs Survival: Post-Treatment Follow-Up of the MURANO Phase III Study. J Clin Oncol 37(4): 269–277

Keating MJ, O'Brien S, Albitar M et al (2005) Early results of a chemoimmunotherapy regimen of fludarabine, cyclophosphamide, and rituximab as initial therapy for chronic lymphocytic leukemia. J Clin Oncol 23(18): 4079–4088

Krober A, Bloehdorn J, Hafner S et al (2006) Additional genetic high-risk features such as 11q deletion, 17p deletion, and V3-21 usage characterize discordance of ZAP-70 and VH mutation status in chronic lymphocytic leukemia. J Clin Oncol 24(6): 969–975

Krober A, Seiler T, Benner A et al (2002) V(H) mutation status, CD38 expression level, genomic aberrations, and survival in chronic lymphocytic leukemia. Blood 100(4): 1410–1416

Langerbeins P, Busch R, Anheier N et al (2014) Poor efficacy and tolerability of R-CHOP in relapsed/refractory chronic lymphocytic leukemia and Richter transformation. Am J Hematol 89(12): E239–243

Michallet AS, Aktan M, Hiddemann W et al (2018) Rituximab plus bendamustine or chlorambucil for chronic lymphocytic leukemia: primary analysis of the randomized, open-label MABLE study. Haematologica 103(4): 698–706

Moreno C, Greil R, Demirkan F et al (2019) Ibrutinib plus obinutuzumab versus chlorambucil plus obinutuzumab in first-line treatment of chronic lymphocytic leukaemia (iLLUMINATE): a multicentre, randomised, open-label, phase 3 trial. Lancet Oncol 20(1): 43–56

Pflug N, Bahlo J, Shanafelt TD et al (2014) Development of a comprehensive prognostic index for patients with chronic lymphocytic leukemia. Blood 124(1): 49–62

Raanani P, Gafter-Gvili A, Paul M et al (2008) Immunoglobulin prophylaxis in hematological malignancies and hematopoietic stem cell transplantation. The Cochrane database of systematic reviews (4): CD006501

Rai KR, Sawitsky A, Cronkite EP et al (1975) Clinical staging of chronic lymphocytic leukemia. Blood 46(2): 219–234

Seiler T, Woelfle M, Yancopoulos S et al (2009) Characterization of structurally defined epitopes recognized by monoclonal antibodies produced by chronic lymphocytic leukemia B cells. Blood 114(17): 3615–3624

Seymour JF, Kipps TJ, Eichhorst BF et al (2018) Venetoclax-rituximab in relapsed or refractory chronic lymphocytic leukemia. N Engl J Med 378(12): 1107–1120

Shanafelt TD, Wang V, Kay NE et al (2018) A randomized phase III study of ibrutinib (PCI-32765)-based therapy vs standard fludarabine, cyclophosphamide, and rituximab (FCR) chemoimmunotherapy in untreated younger patients with chronic lymphocytic leukemia (CLL): a trial of the ECOG-ACRIN Cancer Research Group (E1912). Blood 132: LBA-4 (Abstract)

Sharman JP, Coutre SE, Furman RR et al (2019) Final Results of a Randomized, Phase III Study of Rituximab With or Without Idelalisib Followed by Open-Label Idelalisib in Patients With Relapsed Chronic Lymphocytic Leukemia. J Clin Oncol 37(16): 1391–1402

Souers AJ, Leverson JD, Boghaert ER et al (2013) ABT-199, a potent and selective BCL-2 inhibitor, achieves antitumor activity while sparing platelets. Nat Med 19(2): 202–208

Stilgenbauer S, Eichhorst B, Schetelig J et al (2016) Venetoclax in relapsed or refractory chronic lymphocytic leukaemia with 17p deletion: a multicentre, open-label, phase 2 study. Lancet Oncol 17(6): 768–778

Stilgenbauer S, Eichhorst BF, Schetelig J (2018) Venetoclax for patients with chronic lymphocytic leukemia with 17 p deletion: results from the full population of a phase II pivotal trial. J Clin Oncol 36(19): 1973–1980

Stilgenbauer S, Schnaiter A, Paschka P et al (2014) Gene mutations and treatment outcome in chronic lymphocytic leukemia: results from the CLL8 trial. Blood 123(21): 3247–3254

Swerdlow SH, Campo E, Pileri SA et al (2016) The 2016 revision of the World Health Organization classification of lymphoid neoplasms. Blood 127(20): 2375–2390

Wendtner C-M, Dreger P, Eichhorst B et al (2019) Chronische Lymphatische Leukämie (CLL) Onkopedia Leitlinie der DGHO https://www.onkopedia.com/de/onkopedia/guidelines/chronische-lymphatische-leukaemie-cll/@@view/html/index.html

Woyach JA, Ruppert AS, Heerema NA et al (2018) Ibrutinib regimens versus chemoimmunotherapy in older patients with untreated CLL. N Engl J Med 379(26): 2517–2528

Mantelzell-Lymphome

E. Silkenstedt, E. Hoster, F. Bassermann, U. Keller, M. Rudelius,
M. Unterhalt, W. Hiddemann, M. Dreyling

> **Schlagwörter**
>
> - Cyclin D1 • Proliferationsrate • MIPI-c • Immunchemotherapie
> - autologe Stammzelltransplantation • Erhaltung • Ibrutinib
> - Bortezomib • Lenalidomid • Temsirolimus

Das Mantelzell-Lymphom entspricht weitgehend dem zentrozytischen Lymphom der Kiel-Klassifikation und wird seit Einführung der REAL-Klassifikation und der auf ihr basierenden WHO-Klassifikation als eigenständige Entität anerkannt (Swerdlow et al. 2008). Mantelzell-Lymphome treten mit einer Inzidenz von 2–3/100 000 Einwohnern pro Jahr auf und machen in Westeuropa ca. 5–7 % aller malignen Lymphome aus. Das mittlere Erkrankungsalter liegt bei etwa 65 Jahren, wobei Männer in einem Verhältnis von 3 : 1 deutlich häufiger erkranken als Frauen (Dreyling et al. 2017).

Histologie und Immunphänotyp

Das histologische Bild des Mantelzell-Lymphoms ist durch kleine bis mittelgroße lymphoide Zellen geprägt, die Zentrozyten ähneln und die nicht selten in ein lockeres Netzwerk follikulärer, dendritischer Retikulumzellen eingebettet sind. Die Infiltratzellen wirken monomorph und zeigen teils eingekerbte, teils auch rundliche Kerne. Das Wachstumsmuster kann diffus oder mit etwas geringerer Häufigkeit nodulär sein. Selten kommt auch ein Wachstum in den Mantelzonen vor, was Ausdruck eines früheren Erkrankungsstadiums sein kann (Tiemann et al. 2005). Beim „klassischen" Typ fehlen transformierte Zellen, die an Zentroblasten oder Immunoblasten erinnern, praktisch vollständig, was die differenzialdiagnostische Abgrenzung zu anderen Lymphomtypen, speziell auch dem follikulären Lymphom, erleichtert. Neben diesem klassischen zentrozytischen Typ sind blastoide und pleomorphe Varianten beschrieben worden, die durch eine mehr blastär wirkende Zellpopulation, eine oft hohe Zellproliferation, eine Expression von *p53* und einen klinisch meist rasch progredienten Verlauf charakterisiert sind, wobei ein Ki67 ≥ 30 % als prognostisch relevant eingestuft wurde (Swerdlow et al. 2008, Hoster et al. 2016). Eine Subgruppe der Mantelzell-Lymphome zeichnet sich durch einen eher indolenten klinischen Verlauf aus (WHO-Klassifikation: *leukämisches, nicht-nodales MCL*), wobei eine leukämische Ausschwemmung mit Splenomegalie und niedrigem Proliferationsindex charakteristisch ist; immunhistochemisches Kennzeichen ist oft eine fehlende *SOX-11*-Expression.

Der Immunphänotyp der neoplastischen Zellen ähnelt dem reifer B-Lymphozyten in der Mantelzone normaler Keimfollikel und ist gekennzeichnet durch eine Expression der Antigene CD19, CD20 und CD79a bei aberranter und diagnostisch richtungsweisender Koexpression des T-Zell-Antigens CD5. Im Gegensatz zur CLL zeigen die Tumorzellen jedoch keine CD23-Expression. Diagnostisch entscheidend ist die konstitutionelle Cyclin-D1-Überexpression. Selten sind Cyclin-D1-negative Fälle, die eine Überexpression von Cyclin D2 oder Cyclin D3 aufweisen (Swerdlow et al. 2008). In Analogie zum follikulären Lymphom gibt es auch bei den Mantelzell-Lymphomen eine In-situ-Neoplasie mit Cyclin-D1-positiven Tumorzellen, welche auf die Mantelzone beschränkt bleiben und keine Architekturstörung verursachen. Wichtig ist es, diese Fälle nicht als manifestes klassisches Mantelzell-Lymphom zu diagnostizieren.

konstitutionelle Cyclin-D1-Überexpression

Zytogenetik und Molekulargenetik

Charakteristisch für das Mantelzell-Lymphom ist die chromosomale Translokation t(11;14)(q13;q32), die zu einer Kopplung des Cyclin-D1-Gens (*CCND1*) von Chromosom 11 an den Promotor der schweren Immunglobulinrezeptorkette (*IgH*-Gen) auf Chromosom 14 führt und so unter die Kontrolle des IgH-Enhancers gerät. Dies bewirkt eine konstitutionelle Überexpression des Zellzyklus-regulierenden Proteins Cyclin D1 und damit eine vermehrte Zellproliferation (Jares et al. 2007). Zusätzlich finden sich häufig weitere sekundäre genetische Alterationen, die mit einer gestörten Zellzyklusregulation und DNA-Damage Response assoziiert sind (z. B. Deletionen in den Chromosomen 9p21 (*p15* und *p16*), 11q22-23 (*ATM*), 17p (*p53*-Inaktivierung) etc.). Rekurrente somatische Mutationen betreffen neben *CCND1* (~ 7–35 %) u. a. *WHSC1* (~ 10 %), *KMT2D/MLL2* (~ 14–15 %), *BIRC3*, *MEF2B*, *NOTCH1/2* (alle < 10 %) (Bea et al. 2013, Zhang et al. 2014). Die prognostisch/prädiktive Bedeutung und funktionelle Relevanz ist in vielen Fällen noch unklar und Gegenstand aktueller Untersuchungen. Genmutationen, die mit einer ungünstigeren Prognose assoziiert sind, betreffen z. B. *TP53* und *NOTCH1/2* (Bea et al. 2013, Yang et al. 2018).

rekurrente somatische Mutationen

Prognostische Faktoren

Wichtige klinische Faktoren, die mit einem signifikant schlechteren Überleben assoziiert wurden, sind Alter, schlechter Allgemeinzustand, fortgeschrittenes Erkrankungsstadium (Ann-Arbor-Stadium III–IV), Splenomegalie und Anämie. Der beim diffusen großzelligen Lymphom etablierte International Prognostic Index (IPI) besitzt nur eingeschränkte prognostische Bedeutung beim Mantelzell-Lymphom. Dagegen wurde der Mantelzell-Lymphom-spezifische Risikoscore MIPI, der das fortgeschrittene Patientenalter und einen reduzierten Allgemeinzustand sowie LDH- oder Leukozyten-Erhöhung als Risikofaktoren einschließt, in einer Vielzahl von Studien bestätigt (Abbildung 1) (Hoster et al. 2008, Hoster et al. 2014).

Der wichtigste, von den klinischen Faktoren unabhängige biologische Prognosefaktor in Mantelzell-Lymphomen ist die Proliferationsrate bzw. die Expression Proliferations-assoziierter Gene (Rosenwald et al. 2003, Rauert-Wunderlich et al. 2019). Speziell die Bestimmung des Ki67-Färbeindex wird auch im klinischen Alltag in Kombination mit dem MIPI zur Abschätzung des individuellen Risikoprofils empfohlen (MIPI-c) (Hoster et al. 2016) (Abbildung 2).

Ki67-Färbeindex

MIPI

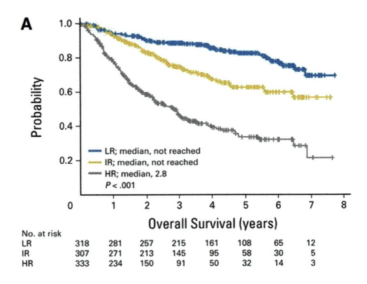

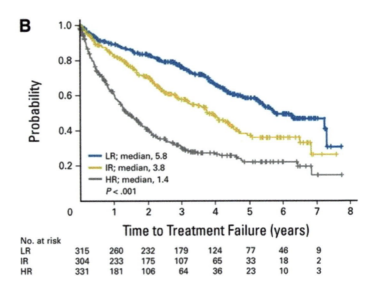

Abbildung 1 Gesamtüberleben (A) und Überleben ohne Therapieversagen (B) in Abhängigkeit vom MIPI (low risk [LR], intermediate risk [IR], high risk [HR]) (Hoster et al. 2014).

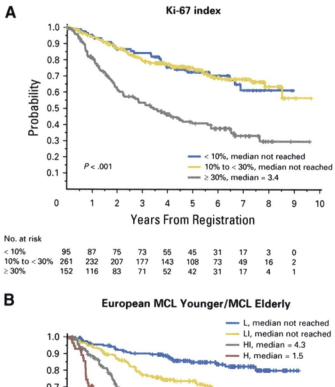

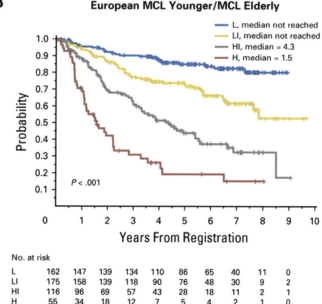

L=low risk MIPI-c: low risk MIPI & Ki67<30%; LI=low-intermediate risk MIPI-c: low risk MIPI & Ki67≥30%; intermediate risk MIPI & Ki67<30%; HI=high-intermediate risk MIPI-c: intermediate risk MIPI & Ki67≥30%; high risk MIPI & Ki67<30%H: high risk MIPI-c: high risk MIPI & Ki67≥30%.

Abbildung 2 Gesamtüberleben in Abhängigkeit von der Zellproliferation (Ki67) allein (A) und in Kombination mit dem MIPI (B) (Hoster et al. 2016).

Klinische Präsentation

Die Mehrzahl der Fälle wird in einem fortgeschrittenen Ann-Arbor-Stadium (III–IV) mit generalisierter Lymphadenopathie diagnostiziert. Ein extranodaler Befall ist in ca. 90 % der Fälle nachweisbar; dabei sind besonders häufig Knochenmark (53–82 %), Leber (25 %) und Gastrointestinaltrakt in Form einer lymphomatösen Polyposis (20–60 %) betroffen. Eine B-Symptomatik mit Fieber, Gewichtsverlust und Nachtschweiß wird in weniger als 50 % der Fälle beobachtet. In einigen Fällen kann die leukämische Manifestation mit Leukozytose in Kombination mit einer massiven Splenomegalie im Vordergrund stehen. Ein Teil dieser Patienten hat eine günstigere Prognose, diese Patienten weisen häufig auch einen Niedrigrisiko-MIPI und einen Ki67-Wert < 10 % auf (Dreyling et al. 2017).

Tabelle 1 Empfehlungen zur Diagnostik.

Art der Diagnostik	Untersuchungen
Labor-diagnostik	• Blutbild, Differenzialblutbild • Serumchemie (inkl. LDH, Kreatinin) • Optional: β_2-Mikroglobulin • Durchflusszytometrie peripheres EDTA Blut (in > 20 % der Fälle Nachweis zirkulierender MCL-Zellen) • nur Studienfälle: MRD-Diagnostik (EDTA und Heparin Blut, vgl. entsprechende Studienprotokolle) • bei klinischem Verdacht Liquordiagnostik (Zellzahl, Zytologie, Immunphänotypisierung) • Hepatitis B-/C- und HIV-Serologie
Lymphknoten-diagnostik	• bevorzugt exzisionale Lymphknotenbiopsie/-entnahme (Immunhistochemie, Zytogenetik)

Knochenmark-diagnostik	• Knochenmarkbiopsie → Histologie
	• Knochenmarkaspiration
	  – Zytologie
	  – Zytogenetik/FISH
	  – ggf. MRD-Diagnostik (Studiendiagnostik)

Bildgebende Diagnostik	• CT Hals, Thorax, Abdomen • Sonografie Abdomen und darstellbare LK-Regionen • bei klinischer Symptomatik oder frühen Stadien I/II: Gastroskopie, Koloskopie • bei frühen Stadien I/II ggf. PET/CT vor lokaler Radiatio
Toxizitätsun-tersuchungen	• Kreatinin-Clearance • EKG • transthorakale Echokardiografie • Lungenfunktion (nur bei geplanter HD-Therapie) • ggf. neurologische Evaluation (vor Bortezomib)

Diagnostik

Diagnostisch erforderlich ist die Gewebsdiagnostik, bevorzugt exzisionale Lymphknotenbiopsie/-entnahme. Meist ist eine Immunhistochemie und Cyclin-D1-Färbung ausreichend. In den seltenen Fällen der Cyclin-D1-Negativität kann der Nachweis von *SOX11* zur Diagnosefindung beitragen. Die Translokation t(11;14) kann alternativ mittels klassischer Zytogenetik oder FISH nachgewiesen werden. Die PCR ist aufgrund der unterschiedlichen Translokations-Bruchpunkte (major translocation cluster) nur in 20–30 % positiv. Zur Diagnosesicherung empfiehlt sich bei Erstdiagnose bei fraglichem Befund (z. B. fehlende Cyclin-D1-Färbung) bzw. grundsätzlich bei Studienfällen die Einholung einer referenzpathologischen Begutachtung. Zur Festlegung des Stadiums ist eine CT-Staging-Untersuchung (Hals/Thorax/Abdomen) empfohlen. Extranodalbefall ist bei > 90 % der Patienten nachweisbar. Eine weiterführende, z. B. endoskopische Diagnostik wird im Rahmen der Primärdiagnostik jedoch nur bei klinischer Symptomatik oder – aufgrund der therapeutischen Konsequenz – zur Bestätigung eines (seltenen) frühen Stadiums empfohlen (Dreyling et al. 2017). Bei klinischem Verdacht auf eine ZNS-Manifestation sollte eine Liquordiagnostik (Zellzahl, Zytologie, Immunphänotypisierung) ergänzt werden. Die Stadieneinteilung erfolgt nach der Ann-Arbor-Klassifikation. Empfehlungen zur Diagnostik sind in Tabelle 1 zusammengefasst.

exzisionale Lymphknotenbiopsie/-entnahme

Translokation t(11;14)

Therapie

Klinisch sind Mantelzell-Lymphome durch initial hohe Ansprechraten, jedoch ein rasches Rezidivmuster gekennzeichnet und weisen in historischen Analysen die schlechteste Langzeitprognose aller B-Zell-Lymphom-Subtypen auf. Auf der anderen Seite liegt bei 10–15 % der Patienten ein indolent verlaufender Subtyp des Mantelzell-Lymphoms (z. B. leukämische Präsentation ohne nodalen Befall oder biologischer Marker Ki67 < 10 %) vor. In diesen Fällen kann unter engmaschiger Überwachung eine „Watch-and-wait"-Strategie verfolgt werden. In der großen Mehrheit der Fälle bleibt jedoch die zeitnahe Einleitung einer systemischen Behandlung der Therapiestandard, auch wenn eine konventionelle Chemotherapie in den fortgeschrittenen Stadien III und IV kein kuratives Potenzial besitzt. Verschiedene Chemotherapieschemata erzielen Ansprechraten von 70–80 % und in ca. 20 % der Fälle komplette Remissionen (Dreyling et al. 2017).

rasches Rezidivmuster

zeitnahe Einleitung einer systemischen Behandlung

Bestrahlung

In den seltenen frühen Krankheitsstadien I und II mit geringer Tumorlast sind nach einer Bestrahlung mit 30–40 Gy (extended field) Langzeitremissionen berichtet worden (Leitch et al. 2003). Dagegen wurden in den Studien der *Deutschen Studiengruppe niedrigmaligne Lymphome* (GLSG) häufig Frührezidive nach einer alleinigen Strahlentherapie beobachtet, daher wird in Analogie zu den diffusen großzelligen Lymphomen in diesen Fällen eine verkürzte Immunchemotherapie mit konsolidierender Radiatio empfohlen. In den fortgeschrittenen Stadien III–IV ist die Bestrahlung nur bei großen residuellen Lymphommassen nach konventioneller Chemotherapie indiziert.

konsolidierende Radiatio

Konventionelle Chemotherapie

Verschiedene Studien untersuchten die Wirksamkeit von Anthrazyklinen zur Behandlung des Mantelzell-Lymphoms. In einer kleineren, randomisierten Studie von *Meusers* et al. waren die Schemata COP (Cyclophosphamid, Vincristin und Prednison) und CHOP bzgl. der Gesamtansprechraten (COP 84 % vs. CHOP 89 %) als auch des progressionsfreien Überlebens und des Gesamtüberlebens vergleichbar (Meusers et al. 1989). Trotzdem ist aufgrund des meist aggressiven klinischen Verlaufs der Erkrankung das CHOP-Regime als Standard-Chemotherapie-Backbone des Mantelzell-Lymphoms anzusehen (Dreyling et al. 2017).

Die Wirksamkeit einer Fludarabin-Monotherapie zeigte nur eine mäßige Aktivität, dagegen erzielten Fludarabin-haltige Kombinationen höhere Remissionsraten. In einer randomisierten Studie führte das FCM-Schema bei intensiv vorbehandelten Mantelzell-Lymphom-Patienten zum Ansprechen in 46 % der Fälle (Forstpointner et al. 2004).

Kombinierte Immunchemotherapie

In verschiedenen Studien zeigte die Monotherapie mit dem Anti-CD20-Antikörper Rituximab mit Ansprechraten von 20–30 % nur eine begrenzte Effektivität. Aufgrund seines günstigen Nebenwirkungsprofils und eines *in-vitro*-Synergismus wurde Rituximab mit konventionellen Chemotherapien kombiniert (Rummel et al. 2013, Howard et al. 2002, Lenz et al. 2005, Herold et al. 2015). In einer Phase-II-Studie erzielte die Kombination von CHOP mit Rituximab eine Ansprechrate von 96 %, allerdings lag das progressionsfreie Überleben nur bei 17 Monaten (Howard et al. 2002).

In einer randomisierten Studie der GLSG wurde durch die R-CHOP-Kombination gegenüber alleiniger CHOP-Therapie eine deutliche Verbesserung der Ansprechraten (94 % vs. 75 %) sowie der Zeit bis zum Therapieversagen (Median 21 vs.

Tabelle 2 Immunchemotherapie bei neu diagnostiziertem Mantelzell-Lymphom.

Autor	Phase	n	Therapie-schema	ORR (CR) in %	Medianes PFS (Monate)	Medianes OS in %
Howard et al. 2002	II	40	R-CHOP	96 (48)	17	95 (3 J.)
Herold et al. 2015	III	90	MCP R-MCP	63 (15) 71 (32)	34,9 93,4	55,9 (8 J.) 76,1 (8 J.)
Rummel et al. 2013	III	94	R-CHOP BR	91 (30) 93 (40)	21 35	kein Unterschied
Kluin-Nelemans et al. 2012	III	560	R-CHOP R-FC	86 (34) 78 (40)	28 (TTF) 26 (TTF)	62 (4 J.) 47 (4 J.)

R: Rituximab, CHOP: Cyclophosphamid/Doxorubicin/Vincristin/Prednison, MCP: Mitoxantron/Chlorambucil/Prednison, BR: Bendamustin/Rituximab, R-FC: Rituximab/Fludarabin/Cyclophosphamid, TTF: time to treatment failure

14 Monate) erreicht (Lenz et al. 2005). In einer systematischen Metaanalyse der unten aufgeführten Studien (Tabelle 2) wurde ebenfalls ein verbessertes Gesamtüberleben nach kombinierter Immunchemotherapie belegt, sodass eine Rituximab-haltige Immunchemotherapie den aktuellen Induktionsstandard darstellt.

kombinierte Immunchemotherapie

In zwei randomisierten Phase-III-Studien wurden verschiedene Chemotherapie-Regime in Kombination mit Rituximab verglichen. Bendamustin war in Kombination mit Rituximab einem R-CHOP-Regime bezüglich der Ansprechrate nur gering unterlegen und erzielte sogar ein längeres progressionsfreies Überleben (Rummel et al. 2013). Vor allem war die Verträglichkeit besser, sodass dieses Regime insbesondere für ältere Patienten, die für eine intensive Chemotherapie nicht qualifizieren, eine Option darstellt. In einer internationalen Phase-III-Studie des *Europäischen MCL Netzwerks*, in der 560 Patienten entweder acht Zyklen R-CHOP oder sechs Zyklen R-FC erhielten (Kluin-Nelemans et al. 2012), erzielte die Fludarabin-Kombination ein signifikant schlechteres Gesamtüberleben, sodass dieses Regime nicht mehr für die Primärtherapie des Mantelzell-Lymphoms empfohlen werden kann.

Tabelle 3 Dosisintensivierte Therapie bei neu diagnostiziertem Mantelzell-Lymphom.

Autor	n	Induktionsschema	Konsolidierung	ORR (CR) in %	Medianes PFS	Medianes OS
Delarue et al. 2013	60	R-CHOP/DHAP	ASCT	100 (96)	6,9 J.	75 % (5 J.)
Chihara et al. 2016	97	R-Hyper-CVAD/MA	-	90 (87)	4,8 J.	10,7 J.
Eskelund et al. 2016	159	R-CHOP-HA	ASCT	96 (55)	8,5 J.	12,7 J.
Hermine et al. 2016	455	R-CHOP	ASCT	90 (63)	4,3 J.	69 % (5 J.)
		R-CHOP/R-DHAP	ASCT	94 (61)	9,1 J.	76 % (5 J.)
Le Gouill et al. 2017	299	R-DHAP	ASCT + R-Erhaltung	89 (nach Induktion)	79 % (4 J.)	89 % (4 J.)
		R-DHAP	ASCT + observation		61 % (4 J.)	80 % (4 J.)
Ladetto et al. 2018	303	3 x R-CHOP, 1 x R-high dose	ASCT + Lenalidomid-Erhaltung		80 % (3 J.)	93 % (3 J.)
		Cyclophosphamid, 2 x R-DHAP	ASCT + observation		64 % (3 J.)	86 % (3 J.)

R: Rituximab; CHOP: Cyclophosphamid/Doxorubicin/Vincristin/Prednison; DHAP: Hochdosis-Cytarabin/Cisplatin/Dexamethason; Hyper-CVAD: Cyclophosphamid/Doxorubicin/Vincristin/Dexamethason; MA: Hochdosis-Methotrexat/Hochdosis-Cytarabin).

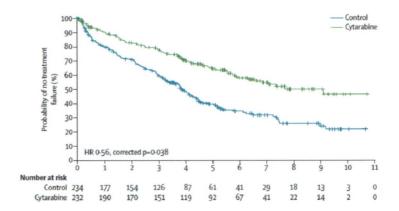

Abbildung 3 TTF nach Cytarabin-haltiger Induktionschemotherapie (alternierend R-CHOP/R-DHAP) gefolgt von autologer Stammzelltransplantation im Vergleich zu R-CHOP alleine (Hermine et al. 2016).

Therapie bei Patienten ≤ 65 Jahre

dosisintensiviertes Konzept

Bei jüngeren fitten Patienten (≤ 65 Jahre) stellt ein dosisintensiviertes Konzept (Immunchemotherapie-Induktion gefolgt von Hochdosiskonsolidierung mit autologer Stammzelltransplantation) (Dreyling et al. 2005) den aktuellen Standard dar.

Induktion: Dosisintensivierte, Cytarabin-haltige Immunchemotherapie

Vielversprechende Ergebnisse wurden durch die sequenzielle Applikation von R-CHOP und hoch dosiertem Cytarabin (R-DHAP: Dexamethason, Cisplatin, Cytarabin) erzielt (Tabelle 3) (Delarue et al. 2013). Nach vier Zyklen CHOP erreichten nur 12 % der Patienten eine komplette Remission, nach vier weiteren DHAP-Chemotherapie-Zyklen lag die CR-Rate bei 57 %. Vergleichbare Ansprechraten zeigte ein noch dosisintensiveres Regime (R-Hyper-CVAD: Cyclophosphamid, Vincristin, Adriamycin, Dexamethason und Hochdosis-Methotrexat/Cytarabin), das dem B-ALL-Protokoll (*Hölzer* et al.) ähnelt (Tabelle 3) (Chihara et al. 2016). Bei nicht vorbehandelten, vorwiegend älteren Patienten wurde in 92 % der Fälle ein Ansprechen und in 68 % der Fälle eine komplette Remission erzielt. Ebenso ermutigende Ergebnisse wurden von der *Skandinavischen Studiengruppe* präsentiert (Tabelle 3) (Eskelund et al. 2016). In einem historischen Vergleich führte eine Cytarabin-haltige Immunchemotherapie mit anschließender autologer Stammzelltransplantation zu einer deutlich verbesserten Langzeitprognose.

Induktionstherapie

Auf dem Boden dieser Daten prüfte das *Europäische MCL Netzwerk* dieses Konzept in der randomisierten „MCL-Younger"-Studie (Hermine et al. 2016). Hier konnte gezeigt werden, dass eine Cytarabin-haltige Induktionstherapie gegenüber einer alleinigen R-CHOP-Therapie, jeweils gefolgt von einer myeloablativen Konsolidierung mit autologer Stammzelltransplantation, zu einer Verdopplung der Zeit bis zum Therapieversagen („time to treatment failure" (TTF) 109 Monate vs. 47 Monate) und damit einer Verbesserung des Überlebens ohne Therapieversagen nach 5 Jahren um ca. 20 % führt (Hermine et al. 2016) (Tabelle 3, Abbildung 3).

Konsolidierung: Autologe Stammzelltransplantation

Die myeloablative Hochdosistherapie mit nachfolgender autologer Stammzelltransplantation ist bei malignen Lymphomen eine etablierte Therapieoption. Seit dem ersten Bericht von *Stewart* et al. 1995 wurden in zahlreichen Phase-II-Studien allerdings sehr unterschiedliche Überlebensraten publiziert. Diese scheinbar widersprüchlichen Ergebnisse sind jedoch hauptsächlich auf unterschiedliche Therapielinien bzw. unterschiedliche Patientenrisikoprofile zurückzuführen.

autologe Stammzelltransplantation

In einer prospektiven Studie des *Europäischen MCL Netzwerks* wurde die myeloablative Radiochemotherapie mit nachfolgender autologer Stammzelltransplantation mit einer Interferon-alpha-Erhaltungstherapie verglichen (Dreyling et al. 2005). In der Langzeitbeobachtung führte die autologe Stammzelltransplantation in erster Remission zu einem signifikant verlängerten progressionsfreien Überleben von 3,3 Jahren vs. 1,5 Jahren (Abbildung 4) und zu einem Gesamtüberlebensvorteil (7,5 Jahre vs. 4,8 Jahre) unabhängig von der Rituximab-Gabe (Zoellner et al. 2019). Dagegen scheint die Effektivität einer Hochdosistherapie bei umfangreich vortherapierten Patienten begrenzt zu sein. Aus diesem Grund ist die Hochdosistherapie mit nachfolgender autologer Stammzelltransplantation in erster Remission bei jüngeren Patienten (≤ 65 Jahre) als Standardtherapieverfahren anzusehen (Dreyling et al. 2017). In einem retrospektiven Vergleich der Nordic-, HOVON- und MCL-Younger-Protokolle ergab sich ein Vorteil der Ganzkörperbestrahlung (TBI) vor ASCT nur bei Patienten mit PR (Zoellner et al. 2019).

Ganzkörperbestrahlung (TBI) vor ASCT

Auch nach einer solchen intensivierten Konsolidierungstherapie werden allerdings bei einem Großteil der Patienten Rezidive beobachtet, die vermutlich auf die Kontamination der Stammzellpräparate durch zirkulierende Mantelzell-Lymphomzellen zurückzuführen sind. Vielversprechende Ergebnisse konnten mittels *in-vivo*-Purging durch eine Rituximab-haltige Induktion vor Stammzellsammlung erzielt werden (Pott et al. 2010).

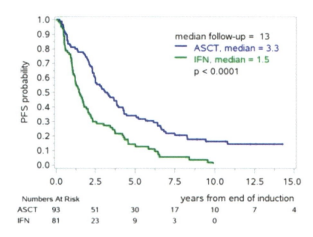

Abbildung 4 Progressionsfreies Überleben nach autologer Stammzelltransplantation (ASCT) oder Interferon-Erhaltung (IFN) (Zoellner et al. 2019).

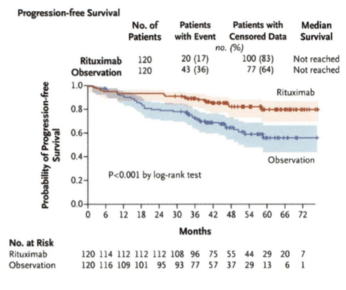

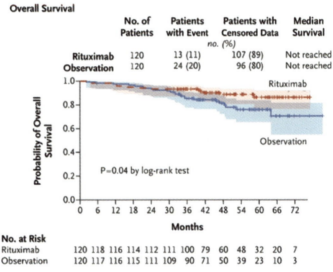

Abbildung 5 Progressionsfreies sowie Gesamtüberleben nach Rituximab-Erhaltung im Vergleich zur reinen Nachbeobachtung (Le Gouill et al. 2017).

Erhaltung

In einer französischen Phase-III-Studie (LyMa) führte eine Rituximab-Erhaltungstherapie über drei Jahre nach autologer Stammzelltransplantation zu einer Verbesserung des progressionsfreien Überlebens (83 % vs. 64 % nach 4 Jahren) sowie des Gesamtüberlebens (89 % vs. 80 % nach 4 Jahren) (Abbildung 5) (Le Gouill et al. 2017). Die Rituximab-Erhaltungstherapie ist deshalb Standard of care für jüngere MCL-Patienten.

Rituximab-Erhaltungstherapie

In der MCL0208-Studie der italienischen Studiengruppe FIL (Phase III) führte eine Erhaltungstherapie mit Lenalidomid (versus keine Erhaltungstherapie) ebenfalls zu einem verlängertem PFS (80 % versus 64 % nach 3 Jahren) bei vergleichbarem Gesamtüberleben (Ladetto et al. 2018). Wegen der erhöhten Toxizität (insbesondere Hämatotoxizität) sollte die Erhaltungstherapie mit Lenalidomid jedoch nur geeigneten Patienten angeboten werden, bei denen Kontraindikationen für eine Rituximab-Erhaltungstherapie bestehen.

Erhaltungstherapie mit Lenalidomid

Radioimmuntherapie

Der Einsatz von radioaktiv mit Iod-131 oder Yttrium-90 markierten Antikörpern ist ein weiterer Ansatz der Therapieoptimierung. Verschiedene Studien erzielten vielversprechende Ergebnisse. Während die alleinige Gabe des radioaktiv markierten Antikörpers nur zu einem vorübergehenden Ansprechen bei ca. 30 % der Patienten führte, zeigten sich bei Radioimmuntherapie-Konsolidierung nach initialer Chemotherapie-Induktion länger anhaltende Remissionen bei ca. 50 % der Patienten (Ferrero et al. 2016).

Radioimmuntherapie

Therapie bei Patienten > 65 Jahre

Induktion

Die Gruppe der älteren Patienten ist in ihrer körperlichen und kognitiven Leistungsfähigkeit sehr heterogen. Bei fitten > 65 Jahre alten Patienten wird eine konventionelle Immunchemotherapie mit einer Rituximab-Erhaltungstherapie empfohlen (Kluin-Nelemans et al. 2012). VR-CAP (Bortezomib, Rituximab, Cyclophosphamid, Doxorubicin und Prednisolon) stellt dabei den neuen aktuellen Therapiestandard dar. Die Ergebnisse einer internationalen Phase-III-Studie, die das

konventionelle Immunchemotherapie

VR-CAP

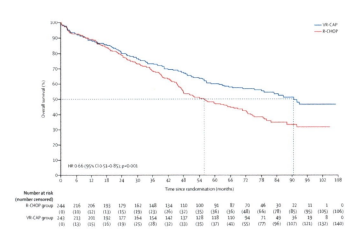

Abbildung 6 Gesamtüberleben nach Induktionstherapie mit VR-CAP im Vergleich zur R-CHOP (Robak et al. 2018).

Standard R-CHOP-Regime mit VR-CAP verglich, zeigten eine signifikante Verlängerung das Gesamtüberleben im VR-CAP-Arm nach 82 Monaten (90,7 Monate vs. 45,7 Monate) (Abbildung 6). Die hämatologische Toxizität war mit Thrombozytopenien Grad > 3 im experimentellen Arm jedoch deutlich erhöht (57 % vs. 6 %) (Robak et al. 2018).

Alternativ können weiterhin abhängig vom klinischen Verlauf R-CHOP (aggressiver Verlauf) und R-Bendamustin (BR) (langsam-progredienter Verlauf) eingesetzt werden.

In einer randomisierten Studie war Bendamustin in Kombination mit Rituximab einem R-CHOP-Regime bezüglich der Ansprechrate nur gering unterlegen und erzielte sogar ein längeres progressionsfreies Überleben (Rummel et al. 2013). Vor allem war die Verträglichkeit besser, sodass dieses Regime insbesondere für ältere Patienten, die für eine intensive Chemotherapie nicht qualifizieren, eine Option darstellt.

In der „MCL-Elderly"-Studie des *Europäischen MCL Netzwerks* war eine Induktionstherapie mit 6 Zyklen R-FC (Rituximab, Fludarabin, Cyclophosphamid) mit einer höheren Mortalität ohne Therapieversagen assoziiert und bezüglich des OS der Therapie mit 8 Zyklen R-CHOP unterlegen (Hoster et al. 2017).

MCL-R2-Elderly-Studie   Aufgrund der sehr guten Ergebnisse mit Cytarabin bei jüngeren Patienten prüft die aktuelle „MCL-R2-Elderly-Studie" dieses Konzept bei älteren fitten Patienten.

Eine weitere Option bei sehr aggressiven Verläufen stellt die Kombination von Rituximab, Bendamustin, Cytarabin (R-BAC) dar (Visco et al. 2017). Da dieses Regime aber schwere Hämatotoxizitäten aufweist, ist es allenfalls den sehr fitten Hochrisikopatienten (blastoide Variante, sehr hohe LDH-Konzentration) vorbehalten.

Bei unfitten > 65 Jahren alten Patienten steht die Symptomkontrolle im Vordergrund. Es sollten möglichst Therapien mit geringem Toxizitätsprofil gewählt werden.

Erhaltung

Um die Remissionsdauer nach konventioneller Chemotherapie zu verlängern, wurde Rituximab auch in der Erhaltungstherapie in verschiedenen Studien überprüft. Nach Rituximab-Monotherapie war die Wirksamkeit einer prolongierten Antikörpergabe nur gering (Ghielmini et al. 2005). In Analogie zu den Erfahrungen bei der

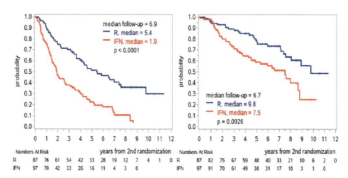

Abbildung 7 Progressionsfreies und Gesamtüberleben nach Erhaltungstherapie mit Rituximab im Vergleich zu Interferon (Hoster et al. 2017).

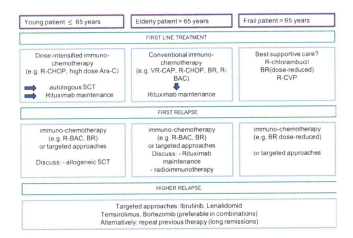

Abbildung 8 Aktuelle Therapieempfehlungen außerhalb von klinischen Studien.

Interferon-alpha-Erhaltung konnte jedoch nach effektiverer initialer Tumorreduktion (R-FCM) das progressionsfreie Überleben durch eine Rituximab-Erhaltung deutlich verlängert werden (Forstpointner et al. 2006): Bei Gabe einer Rituximab-Erhaltung nahm das progressionsfreie Überleben nach zwei Jahren von 10 % auf 45 % zu; allerdings basierten die Ergebnisse nur auf geringen Patientenzahlen.

In der „MCL-Elderly"-Studie des *Europäischen MCL Netzwerks* konnte jedoch bestätigt werden, dass die Rituximab-Erhaltungstherapie im Vergleich zu einer Erhaltung mit Interferon das progressionsfreie und das Gesamtüberleben der älteren Patienten nach R-CHOP deutlich verbessert (5-Jahres-PFS R vs. IFN 51 % vs. 22 %, 5-Jahres-OS R vs. IFN 79 % vs. 59 %) (Hoster et al. 2017) (Abbildung 7) und sie damit der aktuelle Therapiestandard ist.

MCL-Elderly-Studie

Rituximab-Erhaltungstherapie

Rezidivtherapie

Im Rezidiv weist das Mantelzell-Lymphom häufig einen deutlich aggressiveren Verlauf auf. Bei jüngeren Patienten sollte frühzeitig eine allogene Stammzelltransplantation diskutiert werden. Eine autologe Stammzelltransplantation kommt nur infrage, wenn diese bei der Erstlinientherapie nicht durchgeführt wurde.

Rezidiv

Allogene Stammzelltransplantation

Der bislang einzige potenziell kurative Therapieansatz in der Behandlung des fortgeschrittenen Mantelzell-Lymphoms ist die allogene Stammzelltransplantation. Unterschiedliche Studien zeigten, dass auch bei sehr ausgiebig vortherapierten Patienten Langzeitremissionen und Heilungen möglich sind. Transplantationsassoziierte Nebenwirkungen, insbesondere Infektionen, sind allerdings sehr häufig. Eine dosisreduzierte Konditionierung (RIC) ermöglicht diesen Therapieansatz auch bei älteren Patienten, allerdings werden trotzdem verzögert schwere Nebenwirkungen – insbesondere Infektionen und GvH(Graft-vs.-Host)-Reaktionen – be-

allogene Stammzelltransplantation

obachtet. In einer retrospektiven Analyse der EBMT verstarben fast alle Patienten mit chemotherapierefraktärem MCL innerhalb des ersten Jahres (Robinson et al. 2002). Bei frühzeitigerem Einsatz berichtete das *MD Anderson Hospital* dagegen über weitaus bessere klinische Ergebnisse mit einem krankheitsfreien 4-Jahres-Überleben von über 80 % (Khouri et al. 1999). Trotzdem war auch an diesem Zentrum mit sehr günstigen Patientenprofilen die allogene Transplantation mit dosisreduzierter Konditionierung aufgrund schwerer Nebenwirkungen (insbesondere Infektionen und GvH-Reaktionen) einer besser verträglichen autologen Stammzelltransplantation in der Erstlinientherapie unterlegen und sollte daher nur im Rezidiv diskutiert werden (Dreyling et al. 2017, Tam et al. 2009).

Bei nicht Vorliegen eines HLA-identischen Spenders stellt die haploide Transplantation eine experimentelle Alternative dar (CHARLY-Studie) (Zoellner et al. 2015).

Für Patienten, die sich nicht für eine allogene Transplantation eignen, kommen im refraktären oder rezidivierten Zustand Immunchemotherapien und/oder zielgerichtete Therapien („small molecules") infrage. Empfehlenswert ist die Behandlung im Rahmen von klinischen Studien.

Molekulare „zielgerichtete" Ansätze

zielgerichtete Therapien

Verschiedene zielgerichtete Therapien sind in diversen Studien vor allem im rezidivierten MCL in Monotherapie oder in Kombination mit Immunchemotherapie oder anderen zielgerichteten Therapien untersucht worden (Tabelle 4). Aktuell sind vier verschiedene Substanzen für das rezidivierte MCL zugelassen: Temsirolimus, Ibrutinib, Bortezomib und Lenalidomid.

mTOR-Inhibitor Temsirolimus

Der mTOR-Inhibitor Temsirolimus war in einer randomisierten Studie bei rezidiviertem Mantelzell-Lymphom einer Monochemotherapie überlegen (Hess et al. 2009). In Kombination mit dem gut verträglichen Bendamustin zeigten sich sehr gute Ansprechraten von 87 % (Hess et al. 2015).

BTK(bruton´s tyrosine kinase)-Inhibitor Ibrutinib

Die ermutigenden Ergebnisse haben dazu geführt, dass auch weitere Moleküle oberhalb des mTOR-Signalpfads, speziell die B-Zell-Rezeptor-abhängigen Kinasen, gehemmt wurden. Der BTK(bruton´s tyrosine kinase)-Inhibitor Ibrutinib ist zur Behandlung des rezidivierten Mantelzell-Lymphoms zugelassen, basierend auf einer internationalen Phase-II-Studie, in der Ansprechraten von 68 % im rezidivierten MCL überzeugten. Die Kombination mit Rituximab führte zu einem Ansprechen in allen Fällen mit niedrigem Ki67, wobei in hochproliferativen MCL die Ansprechrate nur bei 50 % lag (Wang et al. 2013). In einer gepoolten Analyse der Ergebnisse 3 verschiedener Studien mit Ibrutinib als Monotherapie lag das Gesamtansprechen bei 66 % mit einem medianen progressionsfreien und Gesamtüberleben von 12,8 bzw. 25 Monaten. Bei Patienten mit *p53*-Mutationen war das mediane progressionsfreie Überleben jedoch signifikant verkürzt (Rule et al. 2018). Patienten, die nach Ibrutinib-Therapie Frührezidive aufwiesen, fielen mit sehr aggressiven klinischen Verläufen auf.

BCL-2-Inhibitor Venetoclax

Ibrutinib-Versager weisen in der Regel eine sehr schlechte Prognose auf. In diesem Patientenkollektiv steht mit einer Monotherapie mit dem BCL-2-Inhibitor Venetoclax eine Alternative zur Verfügung. In einer Phase-I-Studie zeigten sich Ansprechraten von 75 %, wobei das mediane PFS 14 Monate betrug (Davids et al. 2017). Nach vorausgegangener Ibrutinib-Therapie erzielte Venetoclax ein Ansprechen von 60 % (Jiang et al. 2019).

In einer internationalen Phase-II-Studie mit dem 2.-Generations-BTK-Inhibitor Acalabrutinib wies dieser bei einem Gesamtansprechen von 81 % (mediane Nach-

Tabelle 4 Zielgerichtete Therapien beim Mantelzell-Lymphom.

Regime	Studientyp	n	ORR (CR)	PFS (Median; Monate)	Autor
Bortezomib	Phase II	141	33 % (8 %)	6,7 (TTP)	Goy et al. 2009
Bortezomib + R-HAD	retrospektiv	8	50 % (25 %)	5	Weigert et al. 2009
CHOP vs. Bortezomib + CHOP	Phase II	46	48 % (22 %) 83 % (35 %)	17 8	Furtado et al. 2015
Temsirolimus 175/75 mg vs. Temsirolimus 175/25 mg vs. chemotherapy	Phase III	162	22 % (2 %) 6 % (0 %) 2 % (2 %)	4,8 3,4 1,9	Hess et al. 2009
Temsirolimus + BR	Phase I/II	32	87 % (8 %)	18	Hess et al. 2015
R + Temsirolimus	Phase II	69	59 % (19 %)	9,7	Ansell et al. 2011
Lenalidomid	Phase II	134	28 % (88 %)	4	Goy et al. 2013
Lenalidomid vs. Monochemotherapie	Phase II	170 84	46 % (11 %) 23 % (8 %)	8,7 5,2	Trneny et al. 2016
Lenalidomid + Rituximab	Phase II	38		64 % (nach 5 J.)	Ruan et al. 2018
Ibrutinib	Phase II	111	68 % (21 %)	13,9	Wang et al. 2013
Ibrutinib vs. Temsirolimus	Phase III	280	72 % (19 %) 40 % (1 %)	14,6 6,2	Dreyling et al. 2016
Ibrutinib + Rituximab	Phase II	50	88 % (44 %)		Wang et al. 2016
Idelalisib	Phase I	16	62 %	3,0	Kahl et al. 2014
Abt-199 (Venetoclax)	Phase I	28	75 % (21 %)	14	Davids et al. 2017
Abt-199 (Venetoclax) + Ibrutinib	Phase II	24	71 %	NA	Tam et al. 2018
Acalabrutinib	Phase II	124	81 %	NA	Wang et al. 2018

beobachtung 15,2 Monate) mit einem PFS und OS nach einem Jahr von 67 % und 87 % eine dem Ibrutinib vergleichbare hohe Wirksamkeit beim rezidivierten MCL auf. Die Studiendaten weisen dabei auf eine etwas bessere Verträglichkeit hin (weniger VHF oder schwere Blutung) (Wang et al. 2018).

Die BTK-Inhibitoren werden aktuell in Kombination mit Immunchemotherapie oder „small molecules" getestet.

In einer kleinen Phase-II-Studie (AIM) war die Kombination von Venetoclax (Zieldosis 400 mg/Tag) plus Ibrutinib (560 mg/Tag) hocheffizient: 23 von 24 Patienten hatten eine rezidivierte oder refraktäre Erkrankung (im Median 2 Vortherapien). Die CR-Rate betrug 71 %, 78 % der Patienten waren nach 15 Monaten in einer anhaltenden Remission. Das 1-Jahres-progressionsfreie-Überleben und Gesamtüberleben betrugen 75 % bzw. 79 % (Tam et al. 2018).

Proteasom-Inhibitor Bortezomib

Mit dem Proteasom-Inhibitor Bortezomib konnten in mehreren Studien bei rezidiviertem MCL Ansprechraten von ca. 40 % erzielt werden (Goy et al. 2009). Aufgrund der vielversprechenden Ergebnisse, die eine Kombination mit Immunchemotherapie im Rezidiv erzielte (Weigert et al. 2009, Furtado et al. 2015), wurde Bortezomib in Kombination mit Rituximab + Cyclophosphamid, Doxorubicin und Prednison in einer randomisierten Phase-III-Studie auch in der Erstlinie getestet. Die VR-CAP-Kombination führte nahezu zu einer Verdopplung des progressionsfreien Überlebens (25 vs. 14 Monate), allerdings wurde auch eine deutlich erhöhte Thrombozytopenierate (57 % vs. 6 %) beobachtet (Robak et al. 2018). Daher kann überlegt werden, Bortezomib nur an Tag 1 und 4 zu applizieren.

immunmodulatorische Substanzen

Lenalidomid

Einen weiteren Therapieansatz stellen immunmodulatorische Substanzen dar. Mit einer Lenalidomid-Monotherapie konnte ein Ansprechen bei 28 % ausgiebig vortherapierter Patienten erreicht werden, das mediane progressionsfreie Überleben lag allerdings nur bei 4 Monaten (Goy et al. 2013). In einer randomisierten Studie, in der Lenalidomid mit einer Monochemotherapie verglichen wurde, waren die Gesamtansprechrate (40 % vs. 11 %) und das progressionsfreie Überleben (median 8,4 vs. 5,7 Monate) im Lenalidomid-Arm signifikant verbessert (Trneny et al. 2016); in der Primärtherapie erzielte eine Rituximab-Lenalidomid-Kombination anhaltende Remission (Ruan et al. 2018), sodass die MCL-R2-Elderly-Studie eine kombinierte Rituximab/Lenalidomid-Erhaltungstherapie nach Immunchemotherapie-Induktion prüft (Abbildung 9).

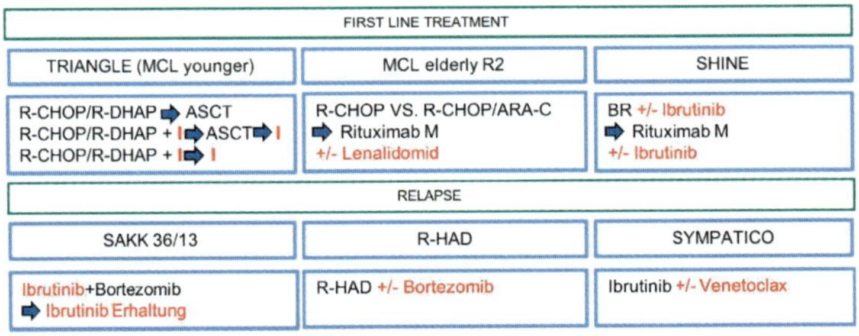

FIRST LINE TREATMENT		
TRIANGLE (MCL younger)	MCL elderly R2	SHINE
R-CHOP/R-DHAP ➡ ASCT R-CHOP/R-DHAP + I ➡ ASCT ➡ I R-CHOP/R-DHAP + I ➡ I	R-CHOP VS. R-CHOP/ARA-C ➡ Rituximab M +/- Lenalidomid	BR +/- Ibrutinib ➡ Rituximab M +/- Ibrutinib
RELAPSE		
SAKK 36/13	R-HAD	SYMPATICO
Ibrutinib+Bortezomib ➡ Ibrutinib Erhaltung	R-HAD +/- Bortezomib	Ibrutinib +/- Venetoclax

Abbildung 9 Aktuelle Studien des Europäischen MCL Netzwerks.

Aktuelle Studien

Im Rahmen des *Europäischen MCL Netzwerks* werden die aktuellen Therapieoptionen in prospektiven Studien bewertet (Abbildung 9).

prospektive Studien

Bei jüngeren Patienten (< 65 Jahre) wird geprüft, ob der BTK-Inhibitor Ibrutinib die autologe Transplantation ersetzen kann:
TRIANGLE – autologous Transplantation after a Rituximab/Ibrutinib/Ara-C containing iNduction in Generalized mantle cell Lymphoma – a European mcl network study.
Bei älteren Patienten wird der R-CHOP-Standard mit einer AraC-haltigen Induktion verglichen; um das progressionsfreie Überleben zu verbessern, erhalten die Patienten in Remission zusätzlich zur Rituximab-Erhaltung randomisiert Lenalidomid:
MCL R2 elderly: Efficacy of alternating immunochemotherapy consisting of R-CHOP + R-HAD versus R-CHOP alone, followed by maintenance therapy consisting of additional lenalidomide with rituximab versus rituximab alone for older patients with mantle cell lymphoma.
Bortezomib wird in Kombination mit dem BTK-Inhibitor Ibrutinib, gefolgt von einer Ibrutinib-Erhaltungstherapie im Rahmen einer Phase-II-Studie der *Schweizerischen Arbeitsgemeinschaft für Klinische Krebsforschung* (SAKK) geprüft:
SAKK 36/13 – Ibrutinib and Bortezomib followed by Ibrutinib maintenance in patients with relapsed and refractory mantle cell lymphoma.
Der BTK-Inhibitor Ibrutinib wird weiterhin in Kombination mit dem BCL-2-Inhibitor Venetoclax geprüft:
Study of Ibrutinib Combined with Venetoclax in Subjects with Mantle Cell Lymphoma (SYMPATICO)
Weitere Informationen: GLA/European MCL Network – Studienzentrale, Tel.: 089 4400-7-4900/1; E-Mail: studyce@med.uni-muenchen.de.
Vollversionen aller Protokolle sind abrufbar unter www.kompetenznetz-lymphome.de oder www.german-lymphoma-alliance.de

Erklärung zu Interessenkonflikten

W. Hiddemann war in den vergangenen drei Jahren Berater von Gilead, Janssen und Roche und hat Honorare oder Kostenerstattungen von Gilead, Janssen und Roche erhalten. Seine Institution hat Forschungsunterstützung von Janssen und Roche erhalten. E. Hoster hat Honorare oder Kostenerstattungen von Roche erhalten. Ihre Institution hat Forschungsunterstützung von Janssen-Cilag und Roche erhalten. E. Silkenstedt, F. Bassermann, U. Keller, M. Rudelius, M. Unterhalt und M. Dreyling geben keine Interessenkonflikte an.

Was ist neu?
Was sollte beachtet werden?

1. Mantelzell-Lymphome weisen klinisch einen überwiegend aggressiven Verlauf auf und sind durch initial hohe Ansprechraten, jedoch ein rasches Rezidivmuster gekennzeichnet.

2. Zur Abschätzung des individuellen Risikoprofils sollten beim Mantelzell-Lymphom klinische (MIPI), histologische (blastoide Variante) und biologische Faktoren (Proliferationsmarker Ki67) herangezogen werden.

3. Die prognostisch/prädiktive Bedeutung und funktionelle Relevanz rekurrenter Mutationen ist in vielen Fällen noch unklar und Gegenstand aktueller Untersuchungen.

4. Bei jüngeren Patienten stellt eine Cytarabin-haltige Induktion (z. B. R-CHOP/R-DHAP) mit anschließender autologer Stammzelltransplantation, gefolgt von einer dreijährigen Rituximab-Erhaltungstherapie die aktuelle Standardtherapie dar, die in der Regel lang anhaltende Remissionen erzielt.

5. Bei fitten > 65 Jahre alten Patienten wird eine konventionelle Immunchemotherapie mit einer Rituximab-Erhaltungstherapie empfohlen.

6. Die allogene Transplantation sollte, obwohl potenziell kurativ, aufgrund der schweren therapieassoziierten Nebenwirkungen lediglich im Rezidiv bzw. bei unzureichendem Ansprechen auf eine suffiziente Erstlinientherapie diskutiert werden.

7. Mit den für diese Indikation zugelassenen Substanzen Ibrutinib und Lenalidomid sowie Temsirolimus und Bortezomib stehen darüber hinaus mehrere molekulare Therapieansätze zur Behandlung des rezidivierten Mantelzell-Lymphoms zur Verfügung. Dabei wird empfohlen, die beiden letztgenannten molekularen Therapieoptionen nach Möglichkeit in Kombination z. B. mit einer Immunchemotherapie einzusetzen, um länger anhaltende Remissionen zu erzielen.

8. Bortezomib in Kombination mit Rituximab, Cyclophosphamid, Doxorubicin und Prednisolon (VR-CAP) stellt bereits den neuen Standard in der Erstlinientherapie älterer Patienten dar.

9. Die Integration von Ibrutinib und Lenalidomid in die Erstlinientherapie bei jüngeren wie auch älteren Patienten wird aktuell in großen internationalen Phase-III-Studien geprüft.

Literatur

Ansell SM, Tang H, Kurtin PJ et al (2011) Temsirolimus and rituximab in patients with relapsed or refractory mantle cell lymphoma: a phase 2 study. Lancet Oncol 12(4): 361–368

Bea S, Valdes-Mas R, Navarro A et al (2013) Landscape of somatic mutations and clonal evolution in mantle cell lymphoma. Proceedings of the National Academy of Sciences of the United States of America 110(45): 18250–18255

Chihara D, Cheah CY, Westin JR et al (2016) Rituximab plus hyper-CVAD alternating with MTX/Ara-C in patients with newly diagnosed mantle cell lymphoma: 15-year follow-up of a phase II study from the MD Anderson Cancer Center. Br J Haematol 172(1): 80–88.

Davids MS, Roberts AW, Seymour JF et al (2017) Phase I First-in-Human Study of Venetoclax in Patients With Relapsed or Refractory Non-Hodgkin Lymphoma. J Clin Oncol 35(8): 826–833

Delarue R, Haioun C, Ribrag V et al (2013) CHOP and DHAP plus rituximab followed by autologous stem cell transplantation in mantle cell lymphoma: a phase 2 study from the Groupe d'Etude des Lymphomes de l'Adulte. Blood 121(1): 48–53

Dreyling M, Campo E, Hermine O et al (2017) Newly diagnosed and relapsed mantle cell lymphoma: ESMO Clinical Practice Guidelines for diagnosis, treatment and follow-up. Ann Oncol 28(Suppl4): iv62–iv71

Dreyling M, Jurczak W, Jerkeman M et al (2016) Ibrutinib versus temsirolimus in patients with relapsed or refractory mantle-cell lymphoma: an international, randomised, open-label, phase 3 study. Lancet 387(10020): 770–778

Dreyling M, Lenz G, Hoster E et al (2005) Early consolidation by myeloablative radiochemotherapy followed by autologous stem cell transplantation in first remission significantly prolongs progression-free survival in mantle-cell lymphoma: results of a prospective randomized trial of the European MCL Network. Blood 105(7): 2677–2684

Eskelund CW, Kolstad A, Jerkeman M et al (2016) 15-year follow-up of the Second Nordic Mantle Cell Lymphoma trial (MCL2): prolonged remissions without survival plateau. Br J Haematol 175(3): 410–418

Ferrero S, Pastore A, Scholz CW et al (2016) Radioimmunotherapy in relapsed/refractory mantle cell lymphoma patients: final results of a European MCL Network Phase II Trial. Leukemia 30(4): 984–987

Forstpointner R, Dreyling M, Repp R et al (2004) The addition of rituximab to a combination of fludarabine, cyclophosphamide, mitoxantrone (FCM) significantly increases the response rate and prolongs survival as compared with FCM alone in patients with relapsed and refractory follicular and mantle cell lymphomas: results of a prospective randomized study of the German Low-Grade Lymphoma Study Group. Blood 104(10): 3064–3071

Forstpointner R, Unterhalt M, Dreyling M et al (2006) Maintenance therapy with rituximab leads to a significant prolongation of response duration after salvage therapy with a combination of rituximab, fludarabine, cyclophosphamide, and mitoxantrone (R-FCM) in patients with recurring and refractory follicular and mantle cell lymphomas: Results of a prospective randomized study of the German Low Grade Lymphoma Study Group (GLSG). Blood 108(13): 4003–4008

Furtado M, Johnson R, Kruger A et al (2015) Addition of bortezomib to standard dose chop chemotherapy improves response and survival in relapsed mantle cell lymphoma. Br J Haematol 168(1): 55–62

Ghielmini M, Schmitz SF, Cogliatti S et al (2005) Effect of single-agent rituximab given at the standard schedule or as prolonged treatment in patients with mantle cell lymphoma: a study of the Swiss Group for Clinical Cancer Research (SAKK). J Clin Oncol 23(4): 705–711

Goy A, Bernstein SH, Kahl BS et al (2009) Bortezomib in patients with relapsed or refractory mantle cell lymphoma: updated time-to-event analyses of the multicenter phase 2 PINNACLE study. Ann Oncol 20(3): 520–525

Goy A, Sinha R, Williams ME et al (2013) Single-agent lenalidomide in patients with mantle-cell lymphoma who relapsed or progressed after or were refractory to bortezomib: phase II MCL-001 (EMERGE) study. J Clin Oncol 31(29): 3688–3695

Hermine O, Hoster E, Walewski J et al (2016) Addition of high-dose cytarabine to immunochemotherapy before autologous stem-cell transplantation in patients aged 65 years or younger with mantle cell lymphoma (MCL Younger): a randomised, open-label, phase 3 trial of the European Mantle Cell Lymphoma Network. Lancet 388(10044): 565–575

Herold M, Scholz CW, Rothmann F et al (2015) Long-term follow-up of rituximab plus first-line mitoxantrone, chlorambucil, prednisolone and interferon-alpha as maintenance therapy in follicular lymphoma. J Cancer Res Clin Oncol 141(9): 1689–1695

Hess G, Herbrecht R, Romaguera J et al (2009) Phase III study to evaluate temsirolimus compared with investigator's choice therapy for the treatment of relapsed or refractory mantle cell lymphoma. J Clin Oncol 27(23): 3822–3829

Hess G, Keller U, Scholz CW et al (2015) Safety and efficacy of Temsirolimus in combination with Bendamustine and Rituximab in relapsed mantle cell and follicular lymphoma. Leukemia 29(8): 1695–1701

Hoster E, Dreyling M, Klapper W et al (2008) A new prognostic index (MIPI) for patients with advanced-stage mantle cell lymphoma. Blood 111(2): 558–565

Hoster E, Klapper W, Hermine O et al (2014) Confirmation of the mantle-cell lymphoma International Prognostic Index in randomized trials of the European Mantle-Cell Lymphoma Network. J Clin Oncol 32(13): 1338–1346

Hoster E, Kluin-Nelemans H, Hermine O et al (2017) Rituximab Maintenance after First-Line Immunochemotherapy in Mantle Cell Lymphoma: Long-Term Follow-up of the Randomized European MCL Elderly Trial. Blood 130: 153

Hoster E, Rosenwald A, Berger F et al (2016) Prognostic Value of Ki-67 Index, Cytology, and Growth Pattern in Mantle-Cell Lymphoma: Results From Randomized Trials of the European Mantle Cell Lymphoma Network. J Clin Oncol 34(12): 1386–1394

Howard OM, Gribben JG, Neuberg DS et al (2002) Rituximab and CHOP induction therapy for newly diagnosed mantle-cell lymphoma: molecular complete responses are not predictive of progression-free survival. J Clin Oncol 20(5): 1288–1294

Jares P, Colomer D, Campo E (2007) Genetic and molecular pathogenesis of mantle cell lymphoma: perspectives for new targeted therapeutics. Nature reviews Cancer 7(10): 750–762

Jiang H, Lwin T, Zhao X et al (2019) Venetoclax as a single agent and in combination with PI3K-MTOR1/2 kinase inhibitors against ibrutinib sensitive and resistant mantle cell lymphoma. Br J Haematol 184(2): 298–302

Kahl BS, Spurgeon SE, Furman RR et al (2014) A phase 1 study of the PI3Kdelta inhibitor idelalisib in patients with relapsed/refractory mantle cell lymphoma (MCL). Blood 123(22): 3398–3405

Khouri IF, Lee MS, Romaguera J et al (1999) Allogeneic hematopoietic transplantation for mantle-cell lymphoma: molecular remissions and evidence of graft-versus-malignancy. Ann Oncol 10(11): 1293–1299

Kluin-Nelemans HC, Hoster E, Hermine O et al (2012) Treatment of older patients with mantle-cell lymphoma. N Eng J Med 367(6): 520–531

Ladetto M FS, Evangelista A, Cortelazzo S et al (2018) Lenalidomide Maintenance after Autologous Transplantation Prolongs PFS in Young MCL Patients: Results of the Randomized Phase III MCL 0208 Trial from Fondazione Italiana Linfomi (FIL). Blood 132: 401

Le Gouill S, Thieblemont C, Oberic L et al (2017) Rituximab after Autologous Stem-Cell Transplantation in Mantle-Cell Lymphoma. N Eng J Med 377(13): 1250–1260

Leitch HA, Gascoyne RD, Chhanabhai M et al (2003) Limited-stage mantle-cell lymphoma. Ann Oncol 14(10): 1555–1561

Lenz G, Dreyling M, Hoster E et al (2005) Immunochemotherapy with rituximab and cyclophosphamide, doxorubicin, vincristine, and prednisone significantly improves response and time to treatment failure, but not long-term outcome in patients with previously untreated mantle cell lymphoma: results of a prospective randomized trial of the German Low Grade Lymphoma Study Group (GLSG). J Clin Oncol 23(9): 1984–1992

Meusers P, Engelhard M, Bartels H et al (1989) Multicentre randomized therapeutic trial for advanced centrocytic lymphoma: anthracycline does not improve the prognosis. Hematol Oncol 7(5): 365–380

Pott C, Hoster E, Delfau-Larue MH et al (2010) Molecular remission is an independent predictor of clinical outcome in patients with mantle cell lymphoma after combined immunochemotherapy: a European MCL intergroup study. Blood 115(16): 3215–3223

Rauert-Wunderlich H, Mottok A, Scott DW et al (2019) Validation of the MCL35 gene expression proliferation assay in randomized trials of the European Mantle Cell Lymphoma Network. Br J Haematol 184(4): 616–624

Robak T, Jin J, Pylypenko H et al (2018) Frontline bortezomib, rituximab, cyclophosphamide, doxorubicin, and prednisone (VR-CAP) versus rituximab, cyclophosphamide, doxorubicin, vincristine, and prednisone (R-CHOP) in transplantation-ineligible patients with newly diagnosed mantle cell lymphoma: final overall survival results of a randomised, open-label, phase 3 study. Lancet Oncol 19(11): 1449–1458

Robinson SP, Goldstone AH, Mackinnon S et al (2002) Chemoresistant or aggressive lymphoma predicts for a poor outcome following reduced-intensity allogeneic progenitor cell transplantation: an analysis from the Lymphoma Working Party of the European Group for Blood and Bone Marrow Transplantation. Blood 100(13): 4310–4316

Rosenwald A, Wright G, Wiestner A et al (2003) The proliferation gene expression signature is a quantitative integrator of oncogenic events that predicts survival in mantle cell lymphoma. Cancer cell 3(2): 185–197

Ruan J, Martin P, Christos P et al (2013) Five-year follow-up of lenalidomide plus rituximab as initial treatment of mantle cell lymphoma. Blood 132(19): 2016–2025

Rule S, Dreyling M, Goy A et al (2018) Ibrutinib for the treatment of relapsed/refractory mantle cell lymphoma: extended 3.5-year follow-up from a pooled analysis. Haematologica

Rummel MJ, Niederle N, Maschmeyer G et al (2013) Bendamustine plus rituximab versus CHOP plus rituximab as first-line treatment for patients with indolent and mantle-cell lymphomas: an open-label, multicentre, randomised, phase 3 non-inferiority trial. Lancet 381(9873): 1203–1210

Swerdlow SH, Campo E et al (2008) WHO Classification of Tumors of the Haematopoietic and Lymphoid Tissues. IARC, Lyon

Tam CS, Anderson MA, Pott C et al (2018) Ibrutinib plus Venetoclax for the Treatment of Mantle-Cell Lymphoma. N Eng J Med 378(13): 1211–1223

Tam CS, Bassett R, Ledesma C et al (2009) Mature results of the M. D. Anderson Cancer Center risk-adapted transplantation strategy in mantle cell lymphoma. Blood 113(18): 4144–4152

Tiemann M, Schrader C, Klapper W et al (2005) Histopathology, cell proliferation indices and clinical outcome in 304 patients with mantle cell lymphoma (MCL): a clinicopathological study from the European MCL Network. Br J Haematol 131(1): 29–38

Trneny M, Lamy T, Walewski J et al (2016) Lenalidomide versus investigator's choice in relapsed or refractory mantle cell lymphoma (MCL-002; SPRINT): a phase 2, randomised, multicentre trial. Lancet Oncol 17(3): 319–331

Visco C, Chiappella A, Nassi L et al (2017) Rituximab, bendamustine, and low-dose cytarabine as induction therapy in elderly patients with mantle cell lymphoma: a multicentre, phase 2 trial from Fondazione Italiana Linfomi. Lancet Haematol 4(1): e15–e23

Wang M, Rule S, Zinzani PL et al (2018) Acalabrutinib in relapsed or refractory mantle cell lymphoma (ACE-LY-004): a single-arm, multicentre, phase 2 trial. Lancet 391(10121): 659–667

Wang ML, Lee H, Chuang H et al (2016) Ibrutinib in combination with rituximab in relapsed or refractory mantle cell lymphoma: a single-centre, open-label, phase 2 trial. Lancet Oncol 17(1): 48–56

Wang ML, Rule S, Martin P et al (2016) Targeting BTK with ibrutinib in relapsed or refractory mantle-cell lymphoma. N Eng J Med 369(6): 507–516

Weigert O, Weidmann E, Mueck R et al (2009) A novel regimen combining high dose cytarabine and bortezomib has activity in multiply relapsed and refractory mantle cell lymphoma

– long-term results of a multicenter observation study. Leukemia & lymphoma 50(5): 716–722

Yang P, Zhang W, Wang J et al (2018) Genomic landscape and prognostic analysis of mantle cell lymphoma. Cancer gene therapy 25(5–6): 129–140

Zhang J, Jima D, Moffitt AB et al (2014) The genomic landscape of mantle cell lymphoma is related to the epigenetically determined chromatin state of normal B cells. Blood 123(19): 2988–2996

Zoellner A-K UM, Stilgenbauer S, Hübel K et al (2019) Autologous stem cell transplantation in first remission significantly prolongs progression-free and overall survival in mantle-cell lymphoma International Conference on Malignant Lymphoma ICML. Lugano, Abstract

Zoellner AK, Fritsch S, Prevalsek D et al (2015) Sequential therapy combining clofarabine and T-cell-replete HLA-haploidentical haematopoietic SCT is feasible and shows efficacy in the treatment of refractory or relapsed aggressive lymphoma. Bone marrow transplantation 50(5): 679–684

Follikuläre Lymphome

*R. Forstpointner, X. Schiel, M. Kremer, J. Rauch, S. Combs,
M. Unterhalt, M. Dreyling*

> **Schlagwörter**
> - FLIPI (Follicular Lymphoma International Prognostic Index)
> - „minimal residual disease" (MRD) • Radioimmuntherapie
> - Immunchemotherapie • monoklonale Antikörper
> - chemotherapiefreie Kombinationen • immunmodulierende Substanzen
> - PI3K- und BTK-Inhibitoren und BCL-2-Inhibitoren

Aufgrund ähnlicher klinischer Eigenschaften werden verschiedene Lymphomentitäten der WHO-Klassifikation (Swerdlow et al. 2017) als indolente Lymphome zusammengefasst und machen etwa 35–40 % aller Non-Hodgkin-Lymphome aus. Das follikuläre Lymphom (FL) ist mit 70 % der häufigste Vertreter. Charakteristisch ist eine nur langsam progrediente Erkrankung, die auf Therapie gut anspricht, aber in der Regel rezidiviert. Die große Mehrheit der Patienten wird im fortgeschrittenen Stadium III/IV diagnostiziert, in dem nach aktuellen Daten eine konventionelle Chemotherapie nur einen palliativen Therapieansatz darstellt (Dreyling et al. 2019). In den letzten Jahren stehen vor allem mit den Lymphozyten-spezifischen Antikörpern, aber auch den Tyrosinkinase-Inhibitoren des B-Zell-Rezeptor-Signalpfades und immunmodulatorisch wirksamen Substanzen eine Vielzahl neuer Therapieoptionen für das indolente Lymphom zur Verfügung, die seit Mitte der 1990er Jahre eine Verbesserung der Langzeitresultate bewirken. In fortgeschritteten Stadien follikulärer Lymphome wird mit der kombinierten Immunchemotherapie erstmals auch das Gesamtüberleben der Patienten deutlich verlängert. Umso wichtiger ist der optimale und differenzierte Einsatz der neuen Behandlungsmöglichkeiten.

Histologie

Das follikuläre Lymphom (FL) besteht aus kleinen Keimzentrumszellen mit gekerbten Zellkernen (Zentrozyten) und großen Keimzentrumszellen mit ungekerbten Zellkernen (Zentroblasten). Das Wachstumsmuster entspricht Pseudofollikeln, die die physiologische Lymphknotenstruktur imitieren; teilweise findet man aber auch diffuse Tumorzellrasen (Swerdlow et al. 2017). In der Immunphänotypisierung sind regelhaft die B-Zell- sowie die Keimzentrumsantigene CD19, CD20 und CD22, CD10, BCL-2, BCL-6 exprimiert. Häufig werden auch Immunglobuline auf der Zelloberfläche exprimiert: (IgM > 50 %, IgD > IgG > IgA) (Swerdlow et al. 2017). Anhand der Anzahl der vorhandenen Zentroblasten wird das follikuläre NHL in die Grade I bis III eingeteilt:

- Grad I: 0–5 Zentroblasten/Gesichtsfeld (40-fache Vergrößerung)
- Grad II: 6–15 Zentroblasten/Gesichtsfeld
- Grad III: > 15 Zentroblasten/Gesichtsfeld

Das FL Grad III (WHO) kann aufgrund morphologischer und molekulargenetischer Charakteristika in die Typen IIIA und IIIB unterschieden werden. Typ IIIA ist durch ein buntes Zellbild (Zentrozyten, Zentroblasten, follikuläres Wachstum) gekennzeichnet und ähnelt klinisch und zytogenetisch dem indolent verlaufenden follikulären Lymphom Grad I/II. Der Typ IIIB ist ausschließlich durch rasenartig wachsende Zentroblasten mit diffusem Wachstum charakterisiert und wird in die Gruppe der „high-grade" Lymphome eingeordnet (Ott et al. 2002).

Molekulargenetik

Charakteristisch für das follikuläre Lymphom ist die chromosomale Translokation t(14;18)(q32;q21), die in 80–90 % aller Fälle nachgewiesen werden kann. Hierbei führt die Translokation des BCL-2-Onkogens von Chromosom 18 an den Immunglobulin-Promotor auf Chromosom 14 zu einer konstitutionellen Überexpression des Antiapoptose-Gens *BCL-2* und somit zur Hemmung der Zellapoptose und Akkumulation langlebiger Tumorzellen (Yang et al. 1996); zur klinischen Manifestation des follikulären Lymphoms sind allerdings weitere „sekundäre" genetische Alterationen notwendig. Ein negativer prognostischer Einfluss wurde für die Deletion von Chromosom 6 nachgewiesen. In 20–30 % der Fälle können FL im Laufe von Jahren in aggressive NHL mit diffuser großzelliger Histologie transformieren, die oft von einer *p53*-Mutation (auf Chromosom 17) bzw. einer *p16*-Inaktivierung (auf Chromosom 9) begleitet werden (Lo Coco et al. 1993, Dreyling et al. 1998); auch Rearrangements von *c-myc* sind in seltenen Fällen bei diesen sekundär transformierten Lymphomen nachweisbar (Hummel et al. 2006).

BCL-2-Onkogen

Epidemiologie

In Europa liegt die Inzidenz bei 2,18 Erkrankten pro 100 000 Einwohner und Jahr (siehe Kapitel „Epidemiologie maligner Lymphome"). Das mediane Erkrankungsalter liegt bei 55–60 Jahren, wobei beide Geschlechter annähernd gleich betroffen sind (Sant et al. 2010). Obwohl einige epidemiologische Studien darauf hinweisen, dass äußere Umweltfaktoren, z. B. verschiedene Chemikalien und Herbizide, eine wichtige Rolle in der Ätiologie der Non-Hodgkin-Lymphome spielen, sind diese Zusammenhänge noch nicht in großen Feldstudien bestätigt worden (Chiu et al. 2006).

Prognosefaktoren

Zur Prognoseeinschätzung eignet sich für das FL ein spezieller Index, der FLIPI (Follicular Lymphoma International Prognostic Index); dabei stellen Hämoglobin < 12 g/dl, LDH-Erhöhung, Stadium III/IV, > 4 befallene Lymphknoten und ein Alter > 60 Jahre ungünstige Parameter dar (Solal-Celigny et al. 2004). Auch nach der Einführung Rituximab-haltiger Therapien ermöglicht der FLIPI die Einschätzung des individuellen Risikoprofils (Buske et al. 2006).

FLIPI (Follicular Lymphoma International Prognostic Index)

Zur Einschätzung des Risikos für Patienten, die eine Therapie benötigen, wird der revidierte FLIPI 2 vorgeschlagen; dabei sind ein erhöhtes β_2-Mikroglobulin, längster LK-Durchmesser > 6 cm, Knochenmarkinfiltration, Hämoglobin < 12 g/dl und ein Alter über 60 Jahre mit einer ungünstigen Prognose assoziiert (Frederico et al. 2009).

"minimal residual disease" (MRD)

Die Translokation t(14;18) eignet sich als molekulargenetischer Marker zum Nachweis einer „minimal residual disease" (MRD) und gewinnt zunehmend an prognostischer Bedeutung. Der genaue prognostische Stellenwert der MRD-Diagnostik hinsichtlich des Langzeitüberlebens lässt sich momentan noch nicht abschätzen; er wird deshalb in den laufenden Studien der GLA (*German Lymphoma Alliance*) im Rahmen wissenschaftlicher Begleitprojekte geprüft. Dabei kann bereits gesagt werden, dass das Erreichen einer molekularen Remission nach Induktion in der Primärtherapie mit R-CHOP mit einem längeren progressionsfreien Intervall korreliert und in dieser Auswertung ein unabhängiger prognostischer Faktor ist. Die prognostische Relevanz bestätigt sich in allen FLIPI-Gruppen. Molekularbiologische Untersuchungen weisen darüber hinaus auch auf eine große prognostische Bedeutung des reaktiven Zellinfiltrates von T-Lymphozyten und Monozyten hin (Dave et al. 2004). Kürzlich ist der – aufgrund des Mutationsprofils der Lymphomzelle beruhende – m7FLIPI etabliert worden (Pastore et al. 2015). Die französische Studiengruppe hat einen auf dem Expressionsmuster von 23 Genen beruhenden Risikoscore eingeführt, der allerdings nicht für Bendamustin-basierte Regime geeignet ist (Bolen et al. 2019); beide Risikoscores sind allerdings noch nicht in der klinischen Routine eingeführt. Dagegen werden im klinischen Alltag Frührezidive innerhalb von 2 Jahren unterschieden, die mit einem medianen Gesamtüberleben von ca. 5 Jahren eine deutlich schlechtere Prognose aufweisen (Casulo et al. 2019).

Diagnostik

Zur Ausgangsdiagnostik für follikuläre Lymphome gehören:
- Anamnese (B-Symptomatik)
- Körperliche Untersuchung (periphere Lymphknoten, Hepatosplenomegalie)
- Laborparameter:
  - Differenzialblutbild, ggf. Immunphänotypisierung bei leukämischer Ausschwemmung
  - LDH, β_2-Mikroglobulin
  - quantitative Immunglobuline, Immunelektrophorese/-fixation
- Lymphknotenbiopsie
- Knochenmarkbiopsie (Histologie, Zytologie, Immunphänotypisierung)
- Apparative Diagnostik
  - Röntgen Thorax in zwei Ebenen
  - Sonografie Abdomen
  - Computertomografie Hals/Thorax/Abdomen/Becken
  - ggf. weitere Diagnostik zum Nachweis extranodaler Manifestationen (HNO, Endoskopie, Liquorpunktion)
  - EKG, Echokardiografie
  - PET/MRT nur bei therapeutischer Konsequenz (z. B. vermutetem lokalisiertem Stadium).

Diese Ausgangsdiagnostik dient der genauen Festlegung des Krankheitsstadiums. Eine Lymphknotenbiopsie ist zur sicheren Diagnosestellung unerlässlich.

Stadieneinteilung

Die Stadieneinteilung erfolgt nach den Ann-Arbor-Kriterien, die im Detail im Kapitel Hodgkin-Lymphome aufgeführt sind. Aufgrund der vielfältigen Therapieoptionen ist bei Erstdiagnose ein vollständiges Ausgangsstaging obligat, da eine zuverlässige Stadieneinteilung von prognostischer und therapeutischer Relevanz ist. Die Einleitung einer Notfalltherapie ohne Vorliegen der exakten histologischen Diagnose und vollständigen Ausgangsuntersuchungen ist aufgrund des chronischen Verlaufs der Erkrankung nur in Ausnahmefällen indiziert. Bei den Stadien I und II mit niedriger Tumorlast, die für eine potenziell kurative Strahlentherapie qualifizieren, sollte das lokalisierte Stadium durch weitere Untersuchungen (z. B. PET) verifiziert werden. Eine PET-Diagnostik weist beim follikulären Lymphom in fortgeschrittenen Stadien einen prognostischen Wert auf; sollte ein positiver Befund erhoben werden, ist bei klinischen Konsequenzen eine Biopsie zur histologischen Sicherung erforderlich (Cheson et al. 2015).

Klinik

In den meisten Fällen stehen bei Erstdiagnose Lymphknotenschwellungen oder eine Knochenmarkinfiltration mit Verdrängung der normalen Hämatopoese sowie eine B-Symptomatik im Vordergrund. Auch im fortgeschrittenen Stadium liegt das mediane Gesamtüberleben aufgrund des klinisch indolenten, nur langsam voranschreitenden Verlaufs zwischen 15–20 Jahren (Dreyling et al. 2019).

Therapie

Therapie im Stadium I–II

Bei 15–20 % der Patienten liegt zum Zeitpunkt der Erstdiagnose ein frühes Krankheitsstadium (I oder II) vor. In dieser Situation kann die Strahlentherapie (Gesamtdosis 24–30 Gy) in kurativer Intention eingesetzt werden (Mauch 2001). Retrospektive Studien zeigen, dass durch eine alleinige Strahlentherapie in lokalisierten Stadien ein krankheitsfreies Überleben von ca. 60–80 % nach fünf Jahren und ca. 45 % nach zehn Jahren erreicht werden kann (Ott et al. 2003). Eine Analyse der SEER (*Surveillance, Epidemiology, and End Results*) bewertet den Langzeitverlauf von 6568 Patienten, die zwischen 1973 und 2004 mit einem FL im Stadium I oder II diagnostiziert wurden. Das krankheitsspezifische Überleben nach 10 und 20 Jahren lag in der Bestrahlungsgruppe bei 79 % bzw. 63 % gegenüber 66 % bzw. 51 % in der Gruppe ohne Bestrahlung. Entsprechend war auch das Gesamtüberleben nach 10 bzw. 20 Jahren signifikant unterschiedlich (62 % bzw. 35 % gegenüber 48 % bzw. 23 %). Diese Auswertung belegt sehr eindrücklich die Langzeitwirksamkeit der lokalen Radiatio in frühen Stadien des follikulären Lymphoms (Pugh et al. 2010). Allerdings ist die lokale Strahlentherapie aus Sorge über mögliche Nebenwirkungen nicht bei allen Patienten mit lokalisiertem follikulärem Lymphom obligat (Friedberg et al. 2009).

Strahlentherapie

International wird eher die Involved-Field(IF)-Bestrahlung eingesetzt (Dreyling et al. 2019).

Involved-Field(IF)-Bestrahlung

In der Phase-II-Studie der GLSG (MIR-Studie) konnten durch die Kombination von Rituximab und einer IF-Bestrahlung die Nebenwirkungen deutlich verringert werden. In dieser multizentrischen Phase-II-Studie erhielten Patienten mit lokalisiertem follikulärem Lymphom eine *Involved Field Radiation* (30-Gy-, 10-Gy-Boost) und 8 Gaben Rituximab. Nach einer medianen Nachbeobachtung von 66 bzw. 78 Monaten lag das progressionsfreie und Gesamtüberleben bei 78 % bzw. 96 % nach 5 Jahren. Damit ist die Wirksamkeit dieser gut verträglichen kombinierten Therapie mit früheren Groß-Feld-Bestrahlungen vergleichbar, ohne dass die Lebensqualität der Patienten deutlich gemindert war (Herfarth et al. 2018).

In einer Phase-III-Studie von *Hoskin* und Mitarbeitern wurden zwei verschiedene Strahlendosen, nämlich 40–45 Gy und 24 Gy, verglichen. Eingeschlossen wurden neben Patienten, die in niedrigem Stadium primär behandelt wurden, auch Patienten, die die Bestrahlung konsolidierend oder unter palliativen Gesichtspunkten erhielten. Dabei zeigte sich kein Unterschied zwischen den Ansprechraten für die beiden Dosierungen (Lowry et al. 2011). Eine alleinige 2 x 2-Gray-Radiatio erzielt dagegen kürzere Remissionsdauern (Hoskin et al. 2014).

In der aktuellen Radioimmuntherapie-Studie der GLA (*German Lymphoma Alliance*), der GAZAI-Studie, wird der Einsatz einer niedrig dosierten Bestrahlung der befallenen LK mit 2 x 2 Gy in Kombination mit dem Typ II-, Anti-CD20-Antikörper Obinutuzumab (Gazyvaro®) geprüft.

Therapie im Stadium III–IV

In fortgeschrittenen Stadien kann trotz einer Vielzahl neuer Therapiekonzepte weiterhin nicht von einem kurativem Therapieansatz ausgegangen werden. Es gelingt aber, mit den derzeit zur Verfügung stehenden therapeutischen Möglichkeiten eine lange Krankheitsfreiheit und damit auch eine Verlängerung des Gesamtüberlebens zu erreichen, und das gilt momentan auch als vorrangiges Ziel in der Behandlung von Patienten mit FL (Schulz et al. 2007). In Deutschland erfolgt eine Behandlung im fortgeschrittenen Stadium üblicherweise erst bei Auftreten krankheitsassoziierter Symptome, wie:
- B-Symptomatik
- hämatopoetische Insuffizienz (bei Knochenmarkinfiltration)
- Vorhandensein großer, verdrängender Lymphompakete („bulky disease")
- rascher Krankheitsprogress.

Watch-and-wait-Strategie

Für diese abwartende Watch-and-wait-Strategie zeigten sich bislang keinerlei negative Einflüsse auf das Gesamtüberleben (Ardeshna et al. 2003). Die Watch-and-wait-Strategie wurde bei insgesamt 462 Patienten mit fortgeschrittenem follikulärem Lymphom und niedriger Tumorlast sowie fehlender klinischer Symptomatik mit einer frühzeitigen Monotherapie mit dem monoklonalen Antikörper Rituximab verglichen. Nach einer mittleren Nachbeobachtung von 32 Monaten waren im Beobachtungsarm 48 % der Patienten nach 3 Jahren nicht behandlungsbedürftig im Vergleich zu 80 % nach Rituximab-Gaben in wöchentlichen Abständen und 91 % nach zusätzlicher anschließender Rituximab-Erhaltung. Dagegen war das Gesamtüberleben mit 95 % nach 3 Jahren in allen Kohorten vergleichbar (Ardeshna et al. 2010). Auch wenn diese Ergebnisse in Hinblick auf das progressionsfreie Überleben sehr eindrucksvoll sind, liegen z. B. noch keine Daten zum Langzeitverlauf und der Wirksamkeit einer späteren Salvage-Therapie in den einzelnen Studienarmen vor. Das Gesamtüberleben ist in allen Subgruppen vergleichbar, sodass außerhalb von Studien bei uns weiterhin die Watch-and-wait-Strategie den therapeutischen Standard bei asymptomatischen Patienten darstellt.

Grundsätzlich stehen zur Therapie zahlreiche Optionen zur Verfügung: orale Alkylanzien, Purinanaloga, Polychemotherapien mit/ohne Anthrazykline, Interferon, monoklonale Antikörper und mittlerweile auch zahlreiche „molecular targeted" Therapieansätze. Die Radioimmuntherapie sowie die autologe und allogene Stammzelltransplantation stellen insbesondere im Rezidiv zur Konsolidierung eine Alternative dar.

Gerade durch die Kombination verschiedener Therapiemodalitäten mit unterschiedlichen Angriffspunkten ergeben sich deutliche Verbesserungen der Langzeitergebnisse.

Generell wird empfohlen, das therapeutische Vorgehen von der Prognose, den Symptomen und der individuellen Behandlungsintention abhängig zu machen (Abbildung 1).

Induktionstherapie

Durch den Einsatz monoklonaler Antikörper – am längsten im klinischen Einsatz ist der CD20-Antikörper Rituximab – ist es zu einem Paradigmenwechsel in der Behandlung der NHL gekommen (McLaughlin et al. 1998, Taverna et al. 2015). Durch die Kombination mit Chemotherapie lässt sich der Krankheitsverlauf maßgeblich beeinflussen. Eine Metaanalyse zeigt, dass mit der Immunchemotherapie das Gesamtüberleben der Patienten verlängert wird (Schulz et al. 2007).

monoklonale Antikörper

Immunchemotherapie

Bei bestehender Therapieindikation wird zur Primärbehandlung und im Rezidiv eine Immunchemotherapie empfohlen.

Aktueller Standard ist die Kombination von Rituximab/Obinutuzumab mit Bendamustin, CHOP oder CVP (Tabelle 1a). Die Auswahl des Schemas richtet sich nach Alter, Gesundheitszustand und Komorbiditäten des Patienten.

Obinutuzumab, ein humanisierter monoklonaler Antikörper gegen CD20 der dritten Generation, ist seit 2016 im Rezidiv und seit 2017 auch für die Primärbehandlung des follikulären Lymphoms zugelassen. In den ersten Studien traten bei Erstgabe akute Nebenwirkungen häufiger auf, ansonsten ist der AK hinsichtlich Nebenwirkungen mit Rituximab vergleichbar (Salles et al. 2010).

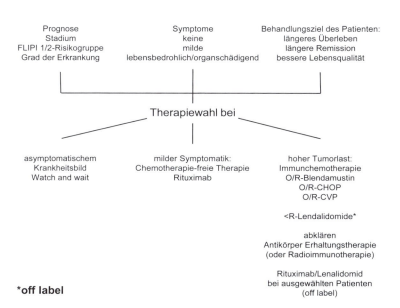

Abbildung 1 Therapiealgorithmus bei follikulären Lymphomen (Dreyling et al. 2019).

In der zulassungsrelevanten Gallium-Studie, einer Phase-III-Studie, wurde Obinutuzumab mit Rituximab verglichen. Obinutuzumab senkte das Risiko eines Rezidivs um 34 Prozent gegenüber Rituximab, jeweils in Kombination mit den aktuellen Standard-Chemotherapie-Regimen (CHOP, CVP, Bendamustin). Patienten, die hierauf ansprachen, erhielten anschließend eine Erhaltungstherapie alle zwei Monate über zwei Jahre mit einem der beiden Antikörper. Grad ≥ 3 Zytopenien wurden am häufigsten im CHOP-Arm beobachtet, dagegen waren die klinisch relevanteren Infektionen und sekundären Neoplasien im Bendamustin-Patienten am häufigsten, was mit einer prolongierten T-Zell-Zytopenie assoziiert war. Entsprechend lag die Therapie-assoziierte Mortalität im Bendamustin-Arm etwas höher (Hiddemann et al. 2018). Auch eine aktualisierte Auswertung nach 4 Jahren (ASH 2018) belegt den Vorteil von Obinutuzumab für alle drei Therapieregime, mit einer Verbesserung des progressionsfreien Überlebens von 11 % (Townsend et al. 2018) (Abbildung 2). Dieser Vorteil gilt speziell auch für das in Deutschland am meisten eingesetzte Bendamustin. Während die initiale Hämatotoxizität dieses Regimes sehr gering ist, steht im weiteren Verlauf eine kumulative Myelotoxizität im Vordergrund, die über mehrere Jahre anhält. Entsprechend wird bei älteren Patienten eine frühzeitige Reduktion der Dosis (50–70 µg/m^2) sowie der Zyklenanzahl sowie eine antiinfektiöse Prophylaxe (Cotrimoxazol, optional: Aciclovir nach Wert der CD4+ T-Lymphozyten) empfohlen (Cheson et al. 2018).

Aufgrund dieser überzeugenden Ergebnisse wird aktuell Obinutuzumab in der Erstlinienbehandlung außerhalb von Studien vorzugsweise empfohlen.

Dosierung: 1000 mg fixe Dosis, Zyklus 1 Tag 1, 8, 15, ab Zyklus 2 nur Tag 1.

Aufgrund einer höheren Hämatotoxizität und gehäuften sekundären Malignomen wird dagegen von Fludarabin-haltigen Regimen in der Primärtherapie abgeraten (Luminari et al. 2018, Dreyling et al. 2019). Bei älteren Patienten sollte in jedem Fall das Nebenwirkungsprofil bei der Auswahl des Schemas im Vordergrund stehen. Die Kombination Antikörper und Bendamustin oder CVP gilt als etwas besser verträglich und wird für „Medically-non-fit"-Patienten diskutiert. Bei Patienten mit deutlichen Komorbiditäten sind Monotherapien z. B. mit Rituximab oder weniger toxische Kombinationen zu empfehlen. Auch damit können bei guten Ansprechraten länger anhaltende Remissionen (2–4 Jahre) erreicht werden. Die klassische, in

„Medically-non-fit"-Patienten

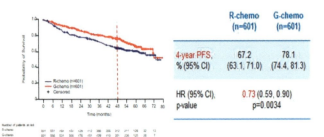

Abbildung 2 Gallium-Studie: Progressionsfreies Überleben.

FOLLIKULÄRE LYMPHOME

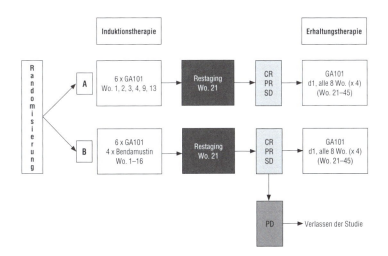

Abbildung 3 Ablauf GABE-Studie.

den 1970er Jahren am häufigsten verabreichte Substanz Chlorambucil spielt heute selbst bei älteren und komorbiden Patienten nur noch im Einzelfall eine Rolle.

Entsprechend der internationalen ESMO-Leitlinien ist bei Patienten, die nicht für eine Chemotherapie geeignet sind, die ebenso wirksame Rituximab-Lenalidomid-Kombination zu diskutieren (cave: außerhalb der zugelassenen Indikation, Anfrage bei der Krankenkasse obligat!), die Anzahl dieser Patienten dürfte aber sehr gering sein (Morschhauser et al. 2018).

Für ältere komorbide Patienten bzw. für alle Patienten, die für ein intensiveres Therapiekonzept nicht infrage kommen, gibt es zur Primärbehandlung eine Studie der GLA (*German Lymphoma Alliance, Arbeitsgruppe indolente Lymphome*). Hier wird eine Immunchemotherapie mit dem neuen CD-20-Antikörper Obinutuzumab plus Bendamustin (70 mg/m^2) mit der alleinigen Antikörpergabe, gefolgt von einer AK-Konsolidierung verglichen (Abbildung 3).

Die *chemotherapiefreie ALTERNATIVE-Studie* hat die Kombination von Obinutuzumab und Ibrutinib untersucht (Schmidt et al. 2018, ASH 2018). Diese chemotherapiefreie Kombination wies eine sehr gute Verträglichkeit auf, allerdings war das progressionsfreie Überleben im Studien-zu-Studien-Vergleich der standardmäßigen Immunchemotherapie unterlegen (Abbildung 4a).

Aktuell wird die Kombination von Obinutuzumab in Kombination mit dem wirksameren PI3K-Inhibitor Copanlisib untersucht (Abbildung 4b).

Rezidivtherapie

Im Rezidiv ist die Wahl der Therapie abhängig von vorangegangenen Therapien, deren Remissionsqualität und -dauer, von Organtoxizitäten, dem Nebenwirkungsprofil und individuellen Patientenvorgaben. Wichtig ist in diesem Zusammenhang, bei ausgewählten Patienten die Indikation zur autologen oder allogenen Stammzelltransplantation zu prüfen (s. u.). Im Falle einer Remissionsdauer von mind.

Rezidiv

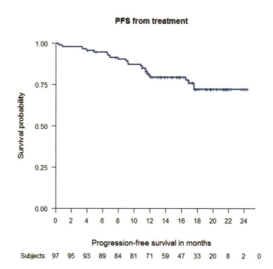

Abbildung 4a ALTERNATIVE-Studie PFS (Schmidt et al. 2018, ASH).

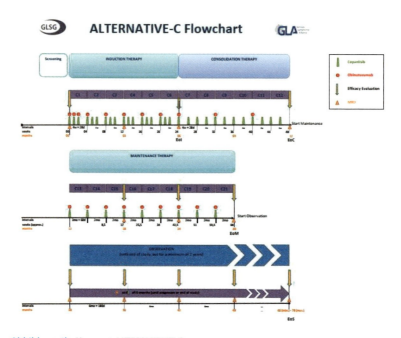

Abbildung 4b Konzept ALTERNATIVE-C.

24 Monaten auf ein Therapieregime kann dieses in Abhängigkeit von der vorherigen Verträglichkeit nochmals eingesetzt werden (Tabelle 1b).

In Rituximab-refraktären Fällen, d. h. Rezidiven innerhalb von bis zu 6 Monaten nach der letzten Rituximab-Gabe, erzielt die Kombination mit Obinutuzumab im Vergleich zu einer alleinigen Bendamustin-Therapie ein signifikant verbessertes progressionsfreies und Gesamtüberleben und stellt daher den aktuellen Therapiestandard in diesen Fällen dar (Cheson et al. 2018).

Zusätzlich spielen in dieser Situation neue Substanzen eine wichtige Rolle (s. u.). *neue Substanzen*

Konsolidierung/Erhaltung

Zahlreiche Studien belegen den Vorteil einer Antikörper-Erhaltung/Konsolidierung nach erfolgreicher Induktionstherapie bei Patienten mit follikulärem Lymphom. Diese führt zu einer längeren Krankheitsfreiheit und zu einem verlängerten Gesamtüberleben. Eine länger anhaltende Remission bedeutet für die Patienten eine längere therapiefreie Zeit, was mit einer Verbesserung der Lebensqualität einhergeht. *Antikörper-Erhaltung/ Konsolidierung*

Rituximab-Erhaltungstherapie

Die Rituximab-Erhaltungstherapie ist eine nebenwirkungsarme und gut verträgliche Therapie, die aufgrund der aktuellen Datenlage zugelassener Standard in der Primär- und Rezidivbehandlung des FL ist.

Eine Metaanalyse, in die insgesamt 9 Studien mit 2586 Patienten eingeschlossen wurden, zeigt nach einer Rituximab-Erhaltung ein signifikant verbessertes Gesamtüberleben gegenüber der Beobachtungsgruppe (Hazard Ratio 0,76; p = 0,0005) (Abbildung 5). Die Rate von Infektionen war allerdings in der Erhaltungsgruppe erhöht (Vidal et al. 2011). Selbst in der Subgruppe der PET- und *Metaanalyse*

Tabelle 1a Therapiekonzept zur Primärbehandlung des follikulären Lymphoms (Stadium I–IV) außerhalb von Studien.

Stadien I/II	Stadien III/IV (≤ 65 Jahre)	Stadien III/IV (> 65 Jahre)
Strahlentherapie involved field 24–30 Gy +/- Rituximab in Einzelfällen: • Watch & Wait • Rituximab-Monoth. • Strahlentherapie (involved field, 2 x 2 Gray)	Immunchemotherapie (z. B. R/O-CHOP, BR/O, R/O-CVP) in Einzelfällen: • Rituximab-Monotherapie • Rituximab-Lenalidomid (off-label!)	Immunchemotherapie (z. B. BR/O oder R-CVP) verkürzte Immunchemotherapie in Einzelfällen: • Rituximab-Monotherapie • Rituximab-Lenalidomid (off-label!)
	bei CR/PR: Rituximab/Obinutuzumab-Erhaltungstherapie alle 2 Monate bis zu 2 Jahre	bei CR/PR: Rituximab/Obinutuzumab-Erhaltungstherapie alle 2 Monate bis zu 2 Jahre

Tabelle 1b Therapiekonzept zur Rezidivbehandlung des follikulären Lymphoms (Stadium I–IV) außerhalb von Studien.

Stadien I/II	Stadien III/IV (≤ 65 Jahre)	Stadien III/IV (> 65 Jahre)
Watch & Wait in Einzelfällen: • Rituximab-Monoth. • Strahlentherapie (involved field, 2 x 2 Gray)	abhängig von Erstlinientherapie und Remissionsdauer R-refraktäre Rezidive: O-Chemotherapie bei CR/PR: Rituximab/Obinutuzumab-Erhaltungstherapie alle 3 Monate bis zu 2 Jahre in Einzelfällen: • Rituximab-Monotherapie (bsd. ab > 2. Rezidiv) • Frührezidive: Rituximab-Lenalidomid diskutieren (Zulassung in 2019 erwartet) • Frührezidive: Hochdosis-Konsolidierung mit ASCT diskutieren • Radioimmuntherapie • allogene Transplantation • doppelrefraktäre Fälle: Idelalisib	abhängig von Erstlinientherapie und Remissionsdauer R-refraktäre Rezidive: O-Chemotherapie bei CR/PR: Rituximab/Obinutuzumab-Erhaltungstherapie alle 3 Monate bis zu 2 Jahre in Einzelfällen: • Rituximab-Monotherapie (bsd. ab > 2. Rezidiv) • Frührezidive: Rituximab-Lenalidomid diskutieren (Zulassung in 2019 erwartet) • Radioimmuntherapie • doppelrefraktäre Fälle: Idelalisib

MRD-negativen Fälle scheint die Antikörper-Erhaltung zu einem signifikant verlängerten progressionsfreien Überleben zu führen (Federico et al. 2019).
In einer randomisierten Studie der *Schweizer Studiengruppe* führte eine verlängerte Erhaltung (5 Jahre vs. 8 Monate) zu einem günstigeren Langzeitverlauf (Taverna et al. 2013). Dagegen führte eine frühzeitige Erhaltung bei Patienten mit niedriger Tumorlast zu keiner Verbesserung des progressionsfreien Überlebens, verglichen mit der erneuten Behandlung bei Progress, sodass eine Erhaltungstherapie nach Rituximab-Monotherapie bei Patienten mit niedriger Tumorlast (bei uns in der Regel Watch-and-wait-Strategie) nicht empfohlen wird (McLaughlin et al. 1998, Kahl et al. 2014).
Aufgrund der vorliegenden Daten ist Rituximab für die Erhaltungstherapie nach Chemotherapie-haltiger Induktion sowohl im Rezidiv, 3-monatlich, als auch nach Primärtherapie, 2-monatlich, für Patienten mit FL zugelassen und wird dementsprechend für diese Situationen empfohlen. Wenn zur Induktionsbehandlung Obinutuzumab eingesetzt wurde, erfolgt auch die Erhaltungstherapie mit Obinutuzumab, d. h. die Erhaltungstherapie wird mit dem zur Induktion eingesetzten AK fortgesetzt.

Follikuläre Lymphome

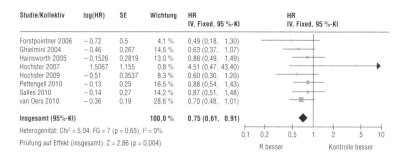

Abbildung 5 Follikuläres Lymphom: Gesamtüberleben nach Rituximab-Erhaltungstherapie (Metaanalyse) (Vidal et al. 2011).

Radioimmuntherapie (RIT)

Eine weitere Möglichkeit, die Antilymphomwirkung monoklonaler Antikörper zu steigern, ist ihre Kopplung an radioaktive oder zytotoxische Substanzen, um damit Radionuklide bzw. Toxine direkt an die Zielzelle zu transportieren. Follikuläre Lymphome gelten grundsätzlich als strahlensensibel. In den fortgeschrittenen Stadien bzw. im Rezidiv bietet sich die Radioimmuntherapie an, wobei gezielt höhere Strahlendosen auf die strahlensensiblen Lymphomzellen unter Schonung des normalen Gewebes gerichtet werden.

Die Toxizitäten der Behandlung bestehen vor allem in einer Myelosuppression. Deshalb sollte bei der Therapie mit radioaktiv markierten Antikörpern die Knochenmarkinfiltration durch Lymphomzellen nicht mehr als 25 % betragen.

Hauptindikation für die RIT ist eine konsolidierende Behandlung nach vorangegangener Induktionstherapie, z. B. als Alternative zur Erhaltung mit Rituximab. Die HOVON-Studiengruppe prüfte die konsolidierende RIT in einer randomisierten Phase-III-Studie (FIT). 414 unbehandelte Patienten, die auf eine Chemotherapieinduktion angesprochen hatten, erhielten entweder eine Radioimmuntherapie-Konsolidierung (Zevalin® 0,4 mCi/kg) oder wurden lediglich nachbeobachtet. Mit Yttrium-90 Ibritumomab-Tiuxetan konnte eine Verlängerung des medianen PFS um 3 Jahre erreicht werden (Morschhauser et al. 2013). Sekundäre Malignome wurden bei 16 Patienten nach Radioimmuntherapie gegenüber 9 Patienten in der Kontrollgruppe beobachtet (insbesondere myelodysplastische Syndrome/sekundäre AML: 6 vs. 1 Fall). In einer weiteren Studie war auf der anderen Seite eine einmalige RIT einer 2-jährigen Rituximab-Erhaltung unterlegen (Lopez-Guillermo et al. 2013). Im klinischen Alltag kann diese Therapieoption als Konsolidierung nach Chemotherapie speziell bei großem Restbefund und bei älteren Patienten diskutiert werden (Dreyling et al. 2007).

konsolidierende RIT

Eine alleinige RIT in der Primärtherapie sollte nur bei Patienten diskutiert werden, die nicht für eine Chemotherapie qualifizieren.

Autologe/Allogene Transplantation

Die Hochdosistherapie mit nachfolgender autologer Stammzelltransplantation (ASCT) ist nur im Rezidiv in ausgewählten Situationen eine Option. Von der EBMT

Frührezidiv empfohlen wird diese Therapieform speziell bei jüngeren Patienten mit einem Frührezidiv (z. B. 2–3 Jahre nach Primärtherapie) (Montoto et al. 2013). Dagegen wird der Transplantationsansatz im Rahmen der Erstlinientherapie, die standardgemäß die Anti-CD20-Gabe beinhaltet, heute nicht mehr empfohlen, da in einer randomisierten Studie der GLA die Hochdosiskonsolidierung keinen Vorteil im progressionsfreien Überleben nach einer Rituximab-haltigen Induktionstherapie mit sich brachte (Hiddemann et al. 2013).

Den Stellenwert dieses intensivierten Vorgehens zur Konsolidierung im Rezidiv belegen verschiedene Phase-II-Studien und Nachbeobachtungen von Phase-III-Studien. Hier zeigten sich speziell bei Frührezidiven nach ASCT ein längeres krankheitsfreies Intervall und sogar ein verlängertes Gesamtüberleben (Jurinovic et al. 2018).

Die allogene Stammzelltransplantation ist einem selektierten Patientengut mit besonderer Risikokonstellation, so z. B. im Rezidiv nach ASCT, vorbehalten (Montoto et al. 2013).

Weitere Antikörper

Unter der Zielvorstellung, die Verträglichkeit und möglicherweise auch die Effektivität weiter zu verbessern, wurden komplett humane CD20-Antikörper entwickelt. Ein derartiger Antikörper, HuMax-CD20 (Ofatumumab), weist eine dem Rituximab vergleichbare Wirksamkeit auf, erzielt in Rituximab-refraktären Lymphomen jedoch nur ein geringes Ansprechen (Kahl et al. 2014). Im klinischen Alltag ist dieser inzwischen in dieser Indikation nicht mehr zugelassene Antikörper vor allem bei Rituximab-Unverträglichkeit geeignet, da keine Kreuzallergie zu bestehen scheint.

Klinische Ergebnisse gibt es zur Kopplung einer zytotoxischen Substanz an monoklonale Antikörper (ADC), wie z. B. die Kopplung von Calicheamicin an den CD20-Antikörper (Advani et al. 2010) oder von Monomethyl-Auristatin E, das analog den Vincaalkaloiden über die Blockade des Spindelapparats wirkt, an einen CD22-Antikörper. In Kombination mit Rituximab wurde letzteres Konjugat (*toxingebundener CD22-Antikörper*) im Rahmen der ROMULUS-Studie geprüft. Vorläufige Ergebnisse zeigen bei intensiv vorbehandelten Patienten ein Gesamtansprechen von 62 % mit einer mittleren Remissionsdauer von 5,8 Monaten. Die Hauptnebenwirkungen waren Neutropenie und periphere Neuropathie (Morschhauser et al. 2014).

Bispezifische Antikörper und Antikörperkonjugate (ADC, antibody drug conjugate) befinden sich derzeit in der frühen klinischen Entwicklung.

Mithilfe des CD3/CD19-Antikörpers werden T-Zellen an die malignen Zellen gekoppelt und auf diesem Weg eine Immunantwort induziert. Selbst bei rezidivierten aggressiven Lymphomen sind so klinische Remissionen zu erzielen (Bargou et al. 2008).

Aktuelle Studien prüfen den Einsatz von CAR-T-Zellen in Hochrisikopatienten mit mehrfach rezidiviertem follikulärem Lymphom (Schuster et al. 2017).

Immunmodulierende Substanzen

Lenalidomid, eine immunmodulierende Substanz, kann die von natürlichen Killerzellen mediierte, antikörpervermittelte zelluläre Toxizität von Rituximab in Lymphomen verstärken. Außerdem verhindert Lenalidomid nicht nur die Neubildung von Tumorgefäßen, sondern verändert auch die Zytokinproduktion in Lymphomzellen und weist außerdem einen direkten antitumoralen Effekt auf. Lenalidomid (Revlimid®) ist in der Therapie des multiplen Myeloms zugelassen. Es ist ein strukturelles und funktionelles Analogon von Thalidomid, mit höherem immunologischem und antitumoralem Potenzial sowie verbessertem Sicherheitsprofil.

In der Monotherapie ist Lenalidomid auch bei rezidivierten indolenten Lymphomen wirksam (Witzig et al. 2009). Aufbauend auf einem In-vitro-Synergismus wurde in einer Phase-II-Studie die Kombination aus Lenalidomid und Rituximab an 110 Patienten mit unbehandeltem, weit fortgeschrittenem, indolentem Non-Hodgkin-Lymphom untersucht. Von den 47 Patienten mit follikulärem Lymphom sprachen 98 % der Patienten an, 87 % erreichten eine CR oder CRu. Nach 22 Monaten Nachbeobachtungszeit betrug das geschätzte 2-Jahres-PFS 89 %. Fast alle Patienten erreichten auch eine molekulare Remission und 93 % eine metabolische Remission (PET). Häufigste Nebenwirkung war eine Grad-3-Neutropenie bei rund 40 % der Patienten (Fowler et al. 2014). Entsprechend wies in einer internationalen Phase-III-Studie die Rituximab-Lenalidomid-Kombination im Vergleich zu einer Immunchemotherapie (R-CHOP/BR oder R-CVP) eine identische Wirksamkeit auf (Morschhauser et al. 2018). In rezidivierten indolenten Lymphomen wurde diese Kombination mit einer Rituximab-Monotherapie verglichen (Leonard et al. 2019). In der Subgruppe der follikulären Lymphome waren das progressionsfreie und das Gesamtüberleben verbessert, sodass die Zulassung für das rezidivierte follikuläre Lymphom noch in diesem Jahr erwartet wird. Speziell bei älteren Patienten mit Frührezidiv kann diese Kombination ein sinnvoller Therapieansatz sein, da die relative Resistenz in diesen Fällen ausschließlich auf Zytostatika-haltige Therapien beschränkt zu sein scheint.

Monotherapie

Kombination

Tabelle 2 zeigt eine Zusammenstellung dieser Daten gemeinsam mit den Studienresultaten der im Folgenden beschriebenen Inhibitoren des B-Zell-Rezeptorsignalwegs und den Inhibitoren des BCL-2-Proteins.

Inhibitoren des B-Zell-Rezeptorsignalwegs

PI3K- und BTK-Inhibitoren

Die Aktivierung des B-Zell-Rezeptors ist für Proliferation, Migration, Wachstum und Überleben der Zellen von B-Zell-Lymphomen von besonderer Bedeutung. Zwei von ihm ausgehende Signalwege sind gut erforscht und können durch spezifische Inhibitoren, die oberhalb des mTOR-Signals angreifen, gehemmt werden. Idelalisib hemmt die Phosphatidylinositol-3-Kinase (PI3K). Die PI3K spielt eine zentrale Rolle in der Proliferation von B-Zellen. Phase-II-Studien belegen eine gute Wirksamkeit mit Ansprechraten bis knapp 60 % und etwa ein Jahr anhaltenden Remissionen in rezidivierten Lymphomen, die sowohl auf Rituximab als auch Alkylanzien refraktär waren. Dabei werden täglich 2 x 150 mg Idelalisib per os bis zum Progress eingenommen. Zu den häufigsten Nebenwirkungen Grad $^3/_4$ zählen Neutropenie, Erhöhung der Transaminasen, Diarrhö (Kolitis) und Pneumonie (Gopal et al. 2014).

Idelalisib

Die Substanz ist für rezidivierte FL nach mindestens zwei vorangegangenen systemischen Behandlungen zugelassen. PI3K-Inhibitoren der 2. Generation weisen

Tabelle 2 Studienübersicht zur Behandlung mit immunmodulierenden Substanzen, PI3K- und BTK-Inhibitoren und BCL-2-Inhibitoren.

Regime	Autor	Phase	Primär/ Rezidiv	Pat. Zahl	Resultat/PFS
Rituximab + Lenalidomid	Fowler et al. 2014	II	primär	110 (FL: 50)	2-Jahres-PFS (gesch.): 83 % (FL: 89 %)
Rituximab + Lenalidomid vs. Rituximab + Chemotherapie	Moschhauser et al. 2018	III (RELEVANCE)	primär	1030	3-Jahres-PFS: 77 % vs. 78 %
Rituximab + Lenalidomid vs. Rituximab + Placebo	Leonard et al. 2019	II (DAWN)	Rezidiv	358	2-Jahres-PFS (Wahrscheinlichkeit): 58 % vs. 36 %
Idelalisib mono	Gopal et al. 2014	II	Rezidiv (> 2 J.)	125	medianes PFS: 11 Monate
Copanlisib mono	Dreyling et al. 2015	II	Rezidiv (> 2 J.)	142	medianes PFS: 11,2 Monate
Ibrutinib mono	Gopal et al. 2018	II	Rezidiv (> 2 J.)	110	medianes PFS: 4,6 Monate
Obinutuzumab + Ibrutinib	Schmidt et al. 2018	II (ALTERNATIVE)	primär	98	1-Jahres-PFS: 80,2 %
Obinutuzumab + Venetoclax	Stathis et al. 2019	I (SAAK35/15)	primär	25	ORR nach 6 Monaten: 81%

eine vergleichbar gute Wirksamkeit auf, führen jedoch deutlich seltener zu den gefürchteten autoimmun-getriggerten Nebenwirkungen (Dreyling et al. 2017). In aktuellen Studien wird die Kombination mit anderen Medikamenten wie z. B. Rituximab geprüft.

Ibrutinib

Ibrutinib ist ein oraler Tyrosinkinase-Inhibitor, der die Bruton-Tyrosinkinase (BTK) hemmt. Diese spielt eine zentrale Rolle bei der intrazellulären Signalübertragung in B-Lymphozyten und hat eine Schlüsselfunktion in der B-Zell-Differenzierung. Im rezidivierten follikulären Lymphom sind die Ansprechraten einer Ibrutinib-Monotherapie mit ca. 20 % allerdings eher enttäuschend (Gopal et al. 2018). Die Substanz ist in Europa für Patienten mit vorbehandelter CLL und MCL zugelassen.

BCL-2-Inhibitoren

80–90 % der FL sind durch die chromosomale Translokation t(14;18)(q32;q21) gekennzeichnet, die zu einer konstitutionellen Überexpression des BCL-2-Proteins und damit zur Unterdrückung der physiologischen Zellapoptose führt. Dieser Mechanismus kann durch kleine „BH3 only"-Moleküle spezifisch gehemmt werden. In ersten klinischen Studien erzielte Venetoclax objektive Remissionen in der Kombination mit Obinutuzumab bei ca. 80 % der Patienten (Stathis et al. 2019).

Proteasominhibitor Bortezomib

Der reversible Proteasominhibitor Bortezomib zeigt beim MCL und insbesondere beim multiplen Myelom hohe Wirksamkeit. Auch im rezidivierten FL wurde diese Substanz geprüft. Das Ansprechen war zwar bei der Kombination Bortezomib und Rituximab im Vergleich zur Rituximab-Monotherapie gering erhöht, jedoch war der Kombinationsarm mit einer höheren Rate an Nebenwirkungen verbunden, sodass eine Bortezomib-Monotherapie bei FL nicht empfohlen werden kann (Coiffier et al. 2011).

Erklärung zu Interessenkonflikten
Die Autoren geben keine Interessenkonflikte an.

Was ist neu?
Was sollte beachtet werden?

1. Die Immunchemotherapie hat die Prognose des follikulären Lymphoms in den letzten 15 Jahren entscheidend verbessert und verlängert erstmals das Gesamtüberleben.
2. Die CD20-Antikörper Rituximab/Obinutuzumab in Kombination mit Chemotherapie sind ein wesentliches Element in der Therapie des fortgeschrittenen FL.
3. Eine AK-Erhaltungstherapie verbessert die Langzeitprognose zusätzlich. Als Standard gilt derzeit in der Primär- und in der Rezidivbehandlung die Immunchemotherapie, gefolgt von einer AK-Erhaltungstherapie über zwei Jahre.
4. Die Radioimmuntherapie ist eine Alternative zur Konsolidierung bei unzureichendem Ansprechen oder im Rezidiv insbesondere bei älteren Patienten.
5. Bei jüngeren Patienten, speziell im Frührezidiv, sollte weiterhin eine autologe SCT diskutiert werden.
6. Bei Rituximab-refraktären Patienten stellt die Kombination von Chemotherapie und Obinutuzumab den aktuellen Therapiestandard dar.
7. Zukünftige Therapiestrategien fokussieren auf den Einsatz neuer Antikörperkonstrukte.
8. Die Zulassung immunmodulierender Substanzen (Lenalidomid) wird noch in diesem Jahr erwartet.
9. Zielgerichtete „small molecules" greifen inhibierend in die Signalkaskade des B-Zell-Rezeptors ein. Sie zeigen in ersten Studien nach intensiver Vorbehandlung und in der Primärbehandlung vergleichbare Ansprechraten. In aktuellen Studien werden diese Substanzen in früheren Therapielinien und Kombinationen weiter geprüft.
10. Die Inhibitoren des B-Zell-Rezeptorsignalweges – PI3K- und BTK-Inhibitoren – in Kombination mit CD20-Antikörpern ermöglichen den Patienten mit FL eine chemotherapiefreie Behandlung und werden von der GLA im Rahmen von Studien weiter verfolgt.

Was ist neu?
Was sollte beachtet werden?

Aktuelle Studien
Fortgeschrittene Stadien III und IV – Primärbehandlung

GABE-Studie
Studienleitung: GLA
Prospective randomized comparison of single agent rituximab induction followed by rituximab maintenance versus immuno-chemotherapy with rituximab plus bendamustine followed by rituximab maintenance. First line therapy of advanced stage follicular lymphoma in medically non-fit patients.
Geplant:
ALTERNATIVE-C-Studie
Studienleitung: GLA
A prospective multicenter Phase 2 Study of the Chemotherapy-free Combination of the intravenous Phosphatidylinositol-3-Kinase (PI3K) Inhibitor Copanlisib in Combination with Obinutuzumab in Patients with Previously Untreated Follicular Lymphoma (FL) and a High Tumor Burden.

Rezidivierte follikuläre Lymphome

Weitere Informationen: GLA-Studienzentrale, Tel.: 089 7095-4900/1, E-Mail: studyce@med.uni-muenchen.de
Vollversionen aller Protokolle sind abrufbar unter: www.lymphome.de und www.GLA.de

Literatur

Advani A, Coiffier B, Czuczman MS et al (2010) Safety, pharmacokinetics, and preliminary clinical activity of inotuzumab ozogamicin, a novel immunoconjugate for the treatment of B-cell non-Hodgkin's lymphoma: results of a phase I study. J Clin Oncol 28(12): 2085–2093

Ardeshna KM, Smith P, Norton A et al (2003) Long-term effect of a watch and wait policy versus immediate systemic treatment for asymptomatic advanced-stage non-Hodgkin lymphoma: a randomized controlled trial. Lancet 16: 516–522

Ardeshna, Quian, Smith et al (2010) An Intergroup randomized trial of rituximab versus a watch and wait strategy in patients with stage II, III, IV, asymptomatic, non-bulky follicular lymphoma. ASH 2010, Abstract 6

Bargou R, Leo E, Zugmaier G et al (2008) Tumor regression in cancer patients by very low doses of a T cell-engaging antibody. Science 321(5891): 974–977

Bolen CR, Hiddemann W, Marcus R, et al (2019) Treatment-dependence of high-risk gene expression signatures in de novo follicular lymphoma. EHA Library, 267301, S100

Buske C, Hoster E, Dreyling M et al (2006) The Follicular Lymphoma International Prognostic Index (FLIPI) separates high risk from intermediate or low risk patients with advanced stage follicular lymphoma treated front-line with rituximab and the combination of cyclophosphamide, doxorubicin, vincristine and prednisone (R-CHOP) with respect to treatment outcome. Blood 108: 1504–1508

Casulo C, Barr PM (2019) How I treat early relapsing follicular lymphoma. Blood 133(14): 1540–1547

Cheson BD, Brugger W, Damaj G et al (2016) Optimal use of bendamustine in hematologic disorders: Treatment recommendations from an international consensus panel – an update. Leuk Lymphoma 57: 766–782

Cheson BD, Chua N, Mayer J et al (2018) Overall Survival Benefit in Patients With Rituximab-Refractory Indolent Non-Hodgkin Lymphoma Who Received Obinutuzumab Plus Bendamustine Induction and Obinutuzumab Maintenance in the GADOLIN Study. J Clin Oncol 36(22): 2259–2266

Cheson BD, Fisher RI, Barrington SF et al (2015) Recommendations for initial evaluation, staging, and response assessment of Hodgkin and Non-Hodgkin lymphoma: The Lugano Classification. J Clin Oncol 32(27): 3059–3068

Chiu BC, Dave BJ, Blair A et al (2006) Agricultural pesticide use and risk of t(14;18)-defined subtypes of non-Hodgkin lymphoma. Blood 108: 1363–1369

Coiffier B, Osmanov EA, Hong X et al (2011) Bortezomib plus rituximab versus rituximab alone in patients with relapsed, rituximab-naive or rituximab-sensitive, follicular lymphoma: a randomised phase 3 trial. Lancet Oncol 12(8): 773–784

Czuczman MS, Fayad L, Delwail V et al (2012) Ofatumumab monotherapy in rituximab-refractory follicular lymphoma: results from a multicenter study. Blood 119(16): 3698–3704

Dave SS, Wright G, Tan B et al (2004) Prediction of survival in follicular lymphoma based on molecular features of tumor-infiltrating immune cells. N Engl J Med 351: 2159–2169

Dreyling M, Ghielmini M, Rule S et al (2019) On behalf of the ESMO Guidelines Committee. Newly diagnosed and relapsed follicular lymphoma: ESMO Clinical Practice Guidelines for diagnosis, treatment and follow-up. ESMO 2019, im Druck

Dreyling M, Santoro A, Mollica L et al (2018) Phosphatidylinositol 3-Kinase Inhibition by Copanlisib in Relapsed or Refractory Indolent Lymphoma. J Clin Oncol 36(5): 521

Dreyling M, Santoro A, Mollica L et al (2017) Phosphatidylinositol 3-Kinase Inhibition by Copanlisib in Relapsed or Refractory Indolent Lymphoma. J Clin Oncol 35(35): 3898–3905

Dreyling M, Trümper L, von Schilling C et al (2007) Results of a national consensus workshop: therapeutic algorithm in patients with follicular lymphoma-role of radioimmunotherapy. Ann Hematol 86: 81–87

Dreyling MH, Roulston D, Bohlander SK et al (1998) Codeletion of CDKN2 and MTAP genes in a subset of non-Hodgkin's lymphoma may be associated with histologic transformation from low-grade to diffuse large-cell lymphoma. Genes Chromosomes Cancer 22: 72–78

Federico M, Mannina D, Versari A et al (2019) Response oriented maintenance therapy in advanced Follicular Lymphoma. Results of the interim analysis of the FOLL12 trial conducted by the Fondazione Italiana Linfomi. 15-ICML 2019

Fowler N, Davis ER, Rawal S (2014) Safety and activity of lenalidomide and rituximab in untreated indolent lymphoma: an open-label, phase 2 trial. Lancet Oncol 15(12): 1311–1318

Frederico M, Bellei M, Marcheselli L et al (2009) Follicular lymphoma international prognostic index 2: a new prognostic index for follicular lymphoma developed by the international follicular lymphoma prognostic factor project. J Clin Oncol 27: 4555–4562

Friedberg JW, Taylor MD, Cerhan JR et al (2009) Follicular lymphoma in the United States: first report of the national LymphoCare study. J Clin Oncol 27: 1202

Gopal AK, Kahl BS, de Vos S et al (2014) PI3Kdelta inhibition by idelalisib in patients with relapsed indolent lymphoma. N Engl J Med 370(11): 1008–1018

Gopal AK, Schuster SJ, Fowler NH (2018) Ibrutinib as Treatment for Patients With Relapsed/Refractory Follicular Lymphoma: Results From the Open-Label, Multicenter, Phase II DAWN Study. J Clin Oncol 36(23): 2405–2412

Herfarth K, Borchmann, Schnaidt S et al (2018) Rituximab With Involved Field Irradiation for Early-stage Nodal Follicular Lymphoma. HemaSpere 2: 6

Hiddemann W, Dreyling M, Metzner B (2013) Evaluation of myeloablative therapy followed by autologous stem cell transplantation in first remission in patients with advanced stage follicular lymphoma after initial immuno-chemotherapy (R-CHOP) or chemotherapy alone: analysis of 940 patients treated in prospective randomized trials of the German Low Grade Lymphoma Study Group (GLA). Blood 122(21): 419

Hiddemann, Barbui, Canales et al (2018) Immunochemotherapy With Obinutuzumab or Rituximab for Previously Untreated Follicular Lymphoma in the GALLIUM Study: Influence of Chemotherapy on Efficacy and Safety. J Clin Oncology 36: 2395–2404

Hoskin PJ, Kirkwood AA, Popova B et al (2014) 4 Gy versus 24 Gy radiotherapy for patients with indolent lymphoma

(FORT): a randomised phase 3 non-inferiority trial. Lancet Oncol 15: 457–463

Hummel M, Bentink S, Berger H et al (2006) Molecular mechanisms in Malignant Lymphomas Network Project of the Deutsche Krebshilfe. A biologic definition of Burkitt's lymphoma from transcriptional and genomic profiling. N Engl J Med 354: 2419–2430

Jurinovic V, Metzner B, Pfreundschuh M et al (2018) Autologous Stem Cell Transplantation for Patients with Early Progression of Follicular Lymphoma: A Follow-Up Study of 2 Randomized Trials from the German Low Grade Lymphoma Study Group. Biol Blood Marrow Transplant 24(6): 1172–1179

Kahl BS, Hong F, Williams ME et al (2014) Rituximab extended schedule or re-treatment trial for low-tumor burden follicular lymphoma: eastern cooperative oncology group protocol e4402. J Clin Oncol 32(28): 3096–3102

Leonard JP, Trneny M, Izutsu K et al (2019) AUGMENT: A Phase III Study of Lenalidomide Plus Rituximab Versus Placebo Plus Rituximab in Relapsed or Refractory Indolent Lymphoma. J Clin Oncol 37(14): 1188–1199

Lo Coco F, Gaidano G, Louie DC et al (1993) p53 mutations are associated with histologic transformation of follicular lymphoma. Blood 82: 2289–2290

Lopez-Guillermo A, Canales MA, Dlouhy I (2013) A randomized phase II study comparing consolidation with a single dose of 90 Y Ibritumomab Tiuxetan (Zevalin®) (Z) vs. maintenance with rituximab (R) for two years in patients with newly diagnosed follicular lymphoma (FL) responding to R-CHOP. Preliminary results at 36 months from randomization. Blood 122: 369 abstr

Lowry L, Smith P, Qian W et al (2011) Reduced dose radiotherapy for local control in non-Hodgkin lymphoma: a randomised phase III trial. Radiother Oncol 100(1): 86–92

Luminari S, Ferrari A, Manni M et al (2018) Long-Term Results of the FOLL05 Trial Comparing R-CVP Versus R-CHOP Versus R-FM for the Initial Treatment of Patients With Advanced-Stage Symptomatic Follicular Lymphoma. J Clin Oncol 36(7): 689–696

Mauch P (2001) Follicular non-Hodgkin's lymphoma: the role of radiation therapy. Ann Hematol 80: 63–65

McLaughlin P, Grillo-Lopez AJ, Link BK et al (1998) Rituximab chimeric anti-CD20 monoclonal antibody therapy for relapsed indolent lymphoma: half of patients respond to a four-dose treatment program. J Clin Oncol 16: 2825–2833

Montoto S, Corradini P, Dreyling M et al (2013) Indications for hematopoietic stem cell transplantation in patients with follicular lymphoma: a consensus project of the EBMT-Lymphoma Working Party. Haematologica 98(7): 1014–1021

Morschhauser F, Flinn I, Advani RH (2014) Preliminary results of a phase II randomized study (ROMULUS) of polatuzumab vedotin (PoV) or pinatuzumab vedotin (PiV) plus Rituximab (RTX) in patients with relapsed/refractory Non-Hodgkinl. J Clin Oncol 32(15): 8519

Morschhauser F, Fowler NH, Feugier P et al (2018) Rituximab plus Lenalidomide in Advanced Untreated Follicular Lymphoma. N Engl J Med 379: 934–947

Morschhauser F, Radford J, Van Hoof A et al (2013) 90Yttrium-ibritumomab tiuxetan consolidation of first remission in advanced-stage follicular non-Hodgkin lymphoma: updated results after a median follow-up of 7.3 years from the International, Randomized, Phase III First-Line Indolent trial. J Clin Oncol 31(16): 1977–1983

Ott G, Katzenberger T, Lohr A et al (2002) Cytomorphologic, immunhistochemical, and cytogenetic profiles of follicular lymphoma: 2 types of follicular lymphoma grade 3. Blood 99: 3806–3812

Ott OJ, Rödel C, Gramatzki M et al (2003) Radiotherapy for stage I-III nodal low-grade non-Hodgkin's lymphoma. Strahlenther Onkol 179: 694–701

Pastore A, Jurinovic V, Kridel R et al (2015) Integration of gene mutations in risk prognostication for patients receiving first-line immunochemotherapy for follicular lymphoma: a retrospective analysis of a prospective clinical trial and validation in a population-based registry. Lancet Oncol 16: 1111–1122

Pugh TJ, Ballonoff A, Newman F et al (2010) Improved survival in patients with early stage low-grade follicular lymphoma treated with radiation: a Surveillance, Epidemiology, and End Results database analysis. Cancer 116: 3843

Salles G, Morschhauser F, Thieblemont C (2010) Promising efficacy with the new anti-CD20 antibody GA101 in heavily pretreated NHL patients – updated results with encouraging progression free survival (PFS) data from a phase II study in patients with relapsed/refractory indolent NHL (iNHL). Blood 116: 2868

Sant M, Allemani C, Tereanu C (2010) Incidence of hematologic malignancies in Europe by morphologic subtype: results of the HAEMACARE project. Blood 116(19): 3724

Schmidt, Zoellner, Jurinovic et al (2018) Chemotherapy-Free Combination of Obinutuzumab and Ibrutinib in First LINE Treatment of Follicular Lymphoma. The Alternative Study By the German Low Grade Lymphoma Study Group (GLSG). ASH Blood Vol 132, Abstract 448

Schulz H, Bohlius JF, Trelle S et al (2007) Immunochemotherapy with rituximab and overall survival in patients with indolent or mantle cell lymphoma: a systematic review and meta-analysis. J Natl Cancer Inst 99: 706–714

Schuster SJ, Svoboda J, Chong EA et al (2017) Chimeric Antigen Receptor T Cells in Refractory B-Cell Lymphomas. N Engl J Med 377(26): 2545–2554

Smith SM, van Besien K, Karrison T et al (2010) Temsirolimus has activity in non-mantle cell non-Hodgkin's lymphoma subtypes: The University of Chicago phase II consortium. J Clin Oncol 28(31): 4740–4746

Solal-Celigny P, Roy P, Colombat P et al (2004) Follicular lymphoma international prognostic index. Blood 104: 1258–1265

Stathis A, Mey U, Schär S, AKK 35/15 et al (2019) A phase I trial of obinutuzumab in combination with venetoclax in previously untreated follicular lymphoma patients. 15-ICML 2019

Swerdlow SH, Campo E, Harris NL (eds) (2017) WHO classification of tumours of Haematolpoietic and lymphoid tissues. Revised 4th edition, IARC Lyon

Taverna C, Martinelli G, Hitz F et al (2015) Rituximab Maintenance for a Maximum of 5 Years After Single-Agent Rituximab Induction in Follicular Lymphoma: Results of the Randomized Controlled Phase III Trial SAKK 35/03. J Clin Oncol 34(5): 495–500

Taverna CJ, Martinelli G, Hitz F (2013) Rituximab maintenance treatment for a maximum of 5 years in follicular lymphoma:

results of the randomized phase III trial SAKK 35/03. Blood 122: 508 abstr

Townsend et al (2018) ASH Blood Vol 132, Issue Suppl 1, abstract 1597

Vidal L, Gafter-Gvili A, Salles G et al (2011) Rituximab maintenance for the treatment of patients with follicular lymphoma: an updated systematic review and meta-analysis of randomized trials. J Natl Cancer Inst 103(23): 1799–1806

Witzig TE, Wiernik PH, Moore T et al (2009) Lenalidomide oral monotherapy produces durable responses in relapsed or refractory indolent non-Hodgkin's lymphoma. J Clin Oncol 27: 5404–5409

Yang E, Korsmeyer SJ (1996) Molecular thanatopsis: a discourse on the BCL2 family and cell death. Blood 88: 386–401

Lymphoplasmozytisches Immunozytom (Morbus Waldenström)

A.-K. Zoellner, X. Schiel, P. Bojko, M. Kremer, M. Hubmann, F. Oduncu, H. Dietzfelbinger, M. Dreyling

Schlagwörter

• monoklonale IgM-Gammopathie • lymphoplasmozytische Knochenmarkinfiltration • Hyperviskositätssyndrom • retinale Einblutung und Papillenödem • Kryoglobulinämie • IPSSWM • Plasmapherese • Rituximab • Ibrutinib • Venetoclax

Der Morbus Waldenström ist eine lymphoproliferative Erkrankung, die durch eine monoklonale IgM-Gammopathie, eine lymphoplasmozytische Knochenmarkinfiltration und ein im Vergleich zur verwandten chronischen lymphatischen Leukämie und dem multiplen Myelom eigenes Genexpressionsprofil charakterisiert ist (Swerdlow et al. 2017). Ein lymphoplasmozytisches Lymphom ohne Nachweis einer monoklonalen Gammopathie erfüllt nicht die Kriterien des Morbus Waldenström.

Die Erkrankung wurde erstmals von *Jan Waldenström* 1944 beschrieben, tritt mit einer Inzidenz von etwa 3–5 Fällen pro 1 Mio. Personen pro Jahr auf und macht etwa 1–2 % aller hämatologischen Neoplasien aus (Swerdlow et al. 2017, Herrinton et al. 1993).

In der Kiel-Klassifikation zählte der Morbus Waldenström zu den Immunozytomen, wobei zwischen den drei Subtypen lymphoplasmozytisches, lymphoplasmozytoides und polymorphes Immunozytom unterschieden wurde (Lennert et al. 1990, Müller-Hermelink et al. 1997). Wegen der unscharfen Grenzen zur B-CLL, zum CC/CB-NHL (follikuläres Lymphom) und zum immunoblastischen Lymphom wurde das Immunozytom in der REAL- und WHO-Klassifikation der malignen Non-Hodgkin-Lymphome auf den lymphoplasmozytischen Subtyp eingeschränkt, der etwa 30 % der „Kieler Immunozytome" ausmacht. Dieser Subtyp entspricht weitgehend der klinischen Entität des Morbus Waldenström. Im Gegensatz zu anderen Formen des Immunozytoms ist der Morbus Waldenström durch einige Besonderheiten gekennzeichnet: Das Knochenmark ist in typischer Weise durch ein lymphoplasmozytisches Lymphom infiltriert. Im Gegensatz zum multiplen Myelom findet man ein IgM-Paraprotein.

im Knochenmark lymphoplasmozytisches Lymphom

IgM-Paraprotein

Das mediane Alter bei Diagnosestellung liegt zwischen 63 und 75 Jahren und bevorzugt ist das männliche Geschlecht mit 55–70 % betroffen (Teras et al. 2016, Ghobrial et al. 2003, Ghobrial et al. 2006).

Der Morbus Waldenström ist eine überwiegend sporadisch auftretende Erkrankung, obwohl in Studien gezeigt werden konnte, dass etwa 18 % der Patienten zumindest einen Verwandten 1. Grades mit einer B-Zell-Neoplasie haben (McMaster 2003). Hauptrisikofaktor für die Entstehung der Erkrankung ist eine vorbe-

monoklonale IgM-Gammopathie stehende monoklonale IgM-Gammopathie unbestimmter Signifikanz, die ein 46-fach erhöhtes relatives Risiko für die Krankheitsentstehung gegenüber einer normalen Population auslöst (Kyle et al. 2003).

Hierbei konnte gezeigt werden, dass das Risiko einer Transformation von einer asymptomatischen monoklonalen IgM-Gammopathie zu einem symptomatischen Morbus Waldenström mit steigenden IgM-Spiegeln zunimmt (Morra et al. 2004).

Klinik

Etwa drei Viertel der Patienten sind bei Diagnosestellung asymptomatisch und die Erkrankung wird in diesen Fällen meist als Zufallsbefund festgestellt.

Einige Patienten zeigen jedoch krankheitsassoziierte Symptome und sind daher zur Symptomkontrolle behandlungspflichtig. Zu den Symptomen gehören Anämie, Hepato- und Splenomegalie sowie Hyperviskosität (Kastritis et al. 2018c). Daneben finden sich als mögliche Komplikationen eine hämorrhagische Diathese, neurologische oder kardiovaskuläre Komplikationen, Befall des Magen-Darm-Traktes oder des zentralen Nervensystems (Bing-Neel-Syndrom).

Hyperviskosität

Bing-Neel-Syndrom

Bei 10–20 % der Patienten finden sich Kryoglobuline oder Kälteagglutinine, die mit Akrozyanose und Coombs-positiver Hämolyse einhergehen können (Hallek et al. 2005).

Bei fortschreitender Erkrankung kann eine erhöhte Infektanfälligkeit auftreten, die zusammen mit der hämatopoetischen Insuffizienz die Haupttodesursache bildet. Die Transformation in ein aggressives Lymphom vom immunoblastischen Typ findet sich bei etwa 4 % der Patienten, anderweitige Zweitneoplasien bei bis zu 8 % (Hallek et al. 2005).

Diagnostik bei M. Waldenström

Anamnese

Da, wie oben erwähnt, eine Häufung von B-Zell-Neoplasien bei Verwandten ersten Grades bei bis zu 18 % der Patienten nachgewiesen werden konnte, ist neben dem Erfragen von krankheitsbezogenen Symptomen und einer gründlichen körperlichen Untersuchung eine ausführliche Familienanamnese notwendig.

Symptome

Auf folgende Symptome/Befunde sollte geachtet werden:
- B-Symptome, Infektneigung
- Zeichen der Hyperviskosität/Raynaud-Syndrom
- Leistungsminderung
- Hepato-/Splenomegalie
- Lymphadenopathie
- neurologische Störungen

Diagnosekriterien

Die Diagnosekriterien des Morbus Waldenström (MW) beinhalten nach *Owen* et al. (Owen et al. 2003):
- monoklonales IgM im Serum
- Knochenmarkinfiltration durch lymphoplasmozytische Zellen
- intratrabekuläres Muster der Knochenmarkinfiltration

Der Immunphänotyp des MW wird aktuell durch die Verfügbarkeit von Mehrfarben-Flowzytometern breit diskutiert, die größten Arbeiten hierzu schlagen einen „Waldenström-Phänotyp" mit CD22+(lo), CD25+, CD27+, SmIgM+ sowie fehlende Expression von CD5, CD10, CD11c und CD103 vor (Swerdlow et al. 2017).

Untersuchungen:
- Blutbild inkl. Differenzialblutbild
- quantitative Immunglobulinbestimmung
- Serum- und Urinelektrophorese mit Immunfixation
- ß$_2$-Mikroglobulin
- Virusserologie (HBV, HCV, HIV)
- Knochenmarkaspiration (Durchflusszytometrie) und -biopsie (Immunhistochemie)
- ggf. Untersuchung auf MYD88^{L265P}-Mutation
- ggf. Sonografie/CT von Thorax, Abdomen und Becken (bei Therapieindikation falls klinisch indiziert)

Optional (je nach Klinik):
- Kryoglobuline
- Kälteagglutinine
- Serumviskosität
- 24-Std. Eiweißurinausscheidung
- freie Leichtketten im Serum
- EMG, anti-MAG, anti-GM1 Antikörper

Knochenmarkbiopsie

Eine Knochenmarkbiopsie mit Aspiration und Stanze stützt die Diagnose MW und ist essenziell zum Ausschluss der Differenzialdiagnosen. Der typische Knochenmarkbefund bei MW zeigt eine Infiltration durch kleine lymphoplasmozytische Zellen mit plasmozytoider Differenzierung.

Die Aussagekraft des Serum-IgM-Wertes wird kontrovers diskutiert; im Allgemeinen scheint die Höhe des nachweisbaren IgM mit der Krankheitslast des individuellen Patienten einherzugehen. Ein Serum-IgM-Wert > 60 g/l stellt aufgrund des drohenden Hyperviskositätssyndroms eine Indikation zur Therapieeinleitung dar. Obwohl Hyperviskosität durch hohes Serum-IgM und Kryoglobuline eine häufige Begleitpathologie bei MW darstellt, ist der Beginn einer klinischen Symptomatik sehr variabel, wobei retinale Einblutungen und das Papillenödem im Vordergrund stehen können. Da sich durch erhöhte Serumviskosität Erkrankungen der Retina wie unter anderem Einblutungen und ein Papillenödem entwickeln können, wird bei initial hohen IgM-Werten eine ophthalmologische Kontrolluntersuchung empfohlen. Bei symptomatischen Patienten sollte diese zügig erfolgen. Retinale Erkrankungen durch IgM-bedingt hohe Serumviskosität stellen eine Indikation zur Plasmapherese dar (Menke et al. 2007).

ophthalmologische Kontrolluntersuchung

Als möglicher Ausdruck der gestörten B-Zell-Entwicklung sind IgA und IgG häufig vermindert, was rezidivierende, vor allem respiratorische Infekte begünstigt (Treon et al. 2008).

Bei Patienten mit möglicher Kryoglobulinämie sollte eine Blutprobenentnahme nach einem Warmwasserbad durchgeführt werden, um so eine Unterschätzung des IgM-Wertes zu vermeiden. Die Bedeutung der Messung freier Leichtketten im Serum (FLK) wird noch untersucht. Sie wird bei V. a. Amyloidose oder Nierenversagen und in den seltenen Fällen mit messbaren FLK und sehr niedrigen, nicht quantifizierbaren IgM Spiegeln empfohlen (Buske et al. 2013).

autoimmunhämolytische Anämien durch Kälte- oder Wärmeantikörper

Einer Anämie bei Patienten mit MW können neben einer Knochenmarkinfiltration auch andere Ursachen zugrunde liegen: Autoimmunhämolytische Anämien durch Kälte- oder Wärmeantikörper finden sich genauso wie Eisenmangelanämien. Daher sollte eine Anämieabklärung bei Patienten mit MW einen direkten und indirekten Coombs-Test sowie die Bestimmung von LDH, Haptoglobin und Eisenstatus beinhalten. Ein auf orale Substitution refraktärer Eisenmangel lässt sich in der Regel gut durch intravenöse Eisengaben beheben.

Durch die Infiltration der glomerulären Basalmembran durch lymphoplasmozytische Zellen sowie durch die Ablagerung von pathologischen Leichtketten oder Amyloid kann es zu Nierenfunktionseinschränkungen kommen.

Polyneuropathie

Bei dem Verdacht auf IgM-assoziierte Polyneuropathie kann die Bestimmung von Antikörpern gegen Myelin-assoziiertes Glykoprotein, Gangliosid M1 und Sulfatid-IgM die Diagnose stützen. Allerdings schließt ein negativer Antikörpernachweis die Diagnose nicht aus, da andere, nicht konventionell nachweisbare Myelin-assoziierte Antigene betroffen sein können. Zum Ausschluss einer Polyneuropathie im Rahmen einer Amyloidose empfiehlt es sich, eine Fettgewebsbiopsie durchzuführen.

extramedulläre Manifestationen

Da bei bis zu 20 % der MW-Patienten auch extramedulläre Manifestationen der Erkrankung vorliegen, sollte als Ausgangsbefund und im Verlauf bei fortschreitender extramedullärer Erkrankung eine entsprechende Bildgebung durchgeführt werden. Zurzeit gibt es keine Hinweise für die Überlegenheit der PET/CT gegenüber der konventionellen CT.

Im Jahr 2012 konnten *Treon* et al. durch die Sequenzierung des Genoms lymphoplasmatischer Zellen von MW-Patienten bei ca. 90 % eine somatische Mutation im *MYD88*-Gen nachweisen. Hierdurch wird die Zellaktivierung über die Bruton's Tyrosinkinase (BTK) verändert (Treon et al. 2012). Weiterhin konnten verschiedene Mutationen des Chemokin-Rezeptors CXCR4 bei ca. 30 % der Patienten mit Morbus Waldenström identifiziert werden. Die verschiedenen Genotypen unterscheiden sich hinsichtlich ihres Ansprechens auf den BTK-Inhibitor Ibrutinib. Insbesondere Patienten mit *MYD88*- und *CXCR4*-Wildtyp zeigen geringere Ansprechraten (Treon et al. 2012, Treon et al. 2014b, Treon et al. 2015a).

Die 2018 erschienenen Guidelines der *ESMO* und *DGHO* empfehlen daher eine $MYD88^{L265P}$-Mutationsuntersuchung insbesondere zur Abgrenzung des MW zu anderen indolenten Lymphomen und vor einer geplanten Therapie mit Ibrutinib (Kastritis et al. 2018c, Buske et al. 2018b).

Therapie und Prognose

IPSSWM

Morel et al. (Morel et al. 2009) erarbeiteten im Jahr 2006 das MW *International Prognostic Scoring System* (IPSSWM), welches zur Prognosestratifizierung therapiebedürftiger Patienten eingesetzt werden kann (Tabelle 1).

Risikofaktoren: Alter > 65 Jahre, Hb ≤ 11,5 g/dl, Thrombozyten ≤ 100 G/l, $β_2$-Mikroglobulin > 3 mg/l, IgM > 70 g/l.

Kastritis et al. konnten 2010 das IPSS validieren und weiterhin zeigen, dass eine erhöhte LDH ebenfalls prädiktiv für ein kürzeres Gesamt- und krankheitsspezifisches Überleben ist (Kastritis et al. 2010).

Tabelle 1 Parameter der Risikostratifizierung nach IPSSWM.

	Niedrig	Intermediär	Hoch
Vorhandene Risikofaktoren	0 oder 1 (ohne Alter > 65 Jahre)	Alter > 65 Jahre oder 2	≥ 3
5-Jahres-Überleben	87 %	68 %	36 %

Therapie Indikation/Remissionskriterien

Da der MW momentan nicht mit kurativer Zielsetzung behandelt wird, ergibt sich eine Therapieindikation erst bei Auftreten von krankheitsassoziierten Symptomen, wie zunehmender Lymphomaktivität, B-Symptomen, hämatopoetischer Insuffizienz, Hyperviskosität, Kälteagglutininkrankheit oder IgM-bezogenen Komplikationen wie Neuropathie oder Amyloidose (Dimopoulos et al. 2014, IWWM-10 2018, Buske 2018d) (Tabelle 2).

bei Auftreten von krankheitsassoziierten Symptomen

Patienten, die diese Kriterien nicht erfüllen, aber deren Verlauf die baldige Entwicklung einer behandlungsbedürftigen Situation vermuten lässt, sollten engmaschig überwacht werden. In einer Serie von Kyle et al. lag die kumulative Progressionsrate asymptomatischer Patienten bei 6 %, 39 %, 59 % und 68 % nach 1, 3, 5 und 10 Jahren (Kyle et al. 2012).

Ein hohes IgM bei Beschwerdefreiheit stellt per se keine Behandlungsindikation dar. Allerdings sollte bei IgM-Werten über 60 g/l oder bei einer raschen Zunahme des IgM der Beginn einer Therapie diskutiert werden (Leblond et al. 2016, Buske et al. 2013).

bei IgM-Werten über 60 g/l

Die Remissionskriterien (Tabelle 3) wurden auf dem sechsten IWWM aktualisiert (Owen et al. 2013) und auf dem siebten internationalen M. Waldenström-Workshop (IWWM-7) bestätigt (Dimopoulos et al. 2014).

Tabelle 2 Therapieindikation bei Auftreten von krankheitsassoziierten Symptomen.

Klinische Indikation	Laborchemische Indikation
B-Symptome	Anämie durch Kälteagglutinine Symptomatische Kryoglobulinämie
Hyperviskosität	Autoimmunhämolyse und/oder Immunthrombozytopenie
Symptomatische Lymphadenopathie/Bulk (≥ 5 cm)	MW-assoziierte Nephropathie
Symptomatische Hepato- und/oder Splenomegalie	MW-assoziierte Amyloidose
Symptomatischer Organbefall	Hb ≤ 10 g/dl
Periphere Neuropathie aufgrund MW	Thrombozyten ≤ 100 000/μl
	IgM ≥ 60 g/l

Tabelle 3 Remissionskriterien des Morbus Waldenström nach Owen et al. (Owen et al. 2013).

Ansprechen	Kriterien
Komplette Remission (CR)	kein Nachweis von monoklonalem IgM in der Immunfixation normaler Serum-IgM-Spiegel komplette Rückbildung extramedullärer Manifestationen (Lymphadenopathie, Splenomegalie, falls initial vorhanden) Knochenmark histologisch und zytologisch unauffällig
Sehr gute partielle Remission (VGPR)	monoklonales IgM nachweisbar ≥ 90 % Abnahme des Serum-IgM i. Vgl. zum Ausgangswert* komplette Rückbildung extramedullärer Manifestationen (Lymphadenopathie, Splenomegalie, falls initial vorhanden) keine neuen Symptome oder Hinweise auf aktive Erkrankung
Partielle Remission (PR)	monoklonales IgM nachweisbar ≥ 50 % und < 90 % Abnahme des Serum-IgM i. Vgl. zum Ausgangswert* Rückbildung extramedullärer Manifestationen (Lymphadenopathie, Splenomegalie, falls initial vorhanden) keine neuen Symptome oder Hinweise auf aktive Erkrankung
Minor Ansprechen (MR)	monoklonales IgM nachweisbar ≥ 25 % und < 50 % Abnahme des Serum-IgM i. Vgl. zum Ausgangswert* keine neuen Symptome oder Hinweise auf aktive Erkrankung
Stabile Erkrankung (SD)	monoklonales IgM nachweisbar < 25 % Abnahme und < 25 % Zunahme des Serum-IgM i. Vgl. zum Ausgangswert* keine Zunahme extramedullärer Manifestationen (Lymphadenopathie, Splenomegalie) keine neuen Symptome oder Hinweise auf aktive Erkrankung
Progression (PD)	≥ 25 % Anstieg des Serum-IgM-Spiegels* gegenüber dem Nadir (Bestätigung erforderlich) und/oder Progress klinischer Beschwerden in Zusammenhang mit der Erkrankung

* Bestimmung der Änderungen des IgM-Spiegels entweder durch M-Protein-Messung mittels Densitometrie oder totale Serum-IgM-Messung durch Nephelometrie.

Therapie

Asymptomatische, nicht behandlungsbedürftige Patienten

IgM-MGUS:
Da der Morbus Waldenström derzeit nicht mit kurativer Zielsetzung behandelt werden kann, ist in asymptomatischen Stadien des Morbus Waldenström (IgM-MGUS) lediglich eine abwartend beobachtende Haltung („Watch-and-wait"-Strategie) mit regelmäßigen klinischen Verlaufskontrollen in größeren Zeitabständen von 6 bis 12 Monaten angezeigt. Dabei sollten neben dem BB weitere Aktivitätsmarker (LDH, Gesamteiweiß und IgM-Wert) untersucht werden.

IgM-MGUS

„Watch-and-wait"-Strategie

Plasmapherese

Die Plasmapherese ist die Therapie der Wahl bei Vorliegen eines Hyperviskositätssyndroms mit lebensbedrohlicher Progredienz. Sie führt rasch zur Rückbildung der klinischen Symptomatik (z. B. mit Durchblutungsstörungen und Hämorrhagien in der Retina). Bei hohen IgM-Werten kann eine Plasmapherese auch zur Senkung des IgM-Spiegels diskutiert werden. Es gilt jedoch zu bedenken, dass die Plasmapherese nur kurzfristig wirkt und deshalb eine länger wirksame Anti-Lymphomtherapie nachgeschaltet werden muss (Buske et al. 2013, Dimopoulos et al. 2014, Gertz 2015 und 2018, Oza et al. 2015, Grunenberg/Buske 2016 und 2017, Kalayoglu-Besisik 2018).

Therapie der Wahl bei Hyperviskositätssyndrom

Systemische Therapie

Für der Wahl der Erstlinientherapie müssen zahlreiche Faktoren in Betracht gezogen werden: Anzustrebende Tiefe und Dauer der Remission, Balance zwischen Wirksamkeit und Toxizität im Hinblick auf das Alter, Komorbiditäten, persönlicher Patientenwunsch, Therapiekosten, eventuell auch Mutationsstatus und die Abschätzung, ob der Patient für eine autologe Stammzelltransplantation qualifiziert ist. Generell erschwert eine Vorbehandlung mit Nukleosidanaloga und Alkylanzien eine spätere Stammzellsammlung (Kyle et al. 2003b). Darüber hinaus scheinen Patienten mit mehreren Vortherapien (≥ 3 Linien) von einer ASCT wenig zu profitieren (Kyriakou et al. 2010a und 2018).
Die Mehrzahl der publizierten Daten stammt aus Beobachtungsstudien. Die bisher publizierten Daten haben den Wert einzelner Medikamente untersucht. Wenn möglich, sollten die Patienten in klinische Studien eingeschlossen werden.
(s. https://www. german-lymphoma-alliance.de/ und http://www.ecwm.eu/)
Ibrutinib hat zwar beim MW die Landschaft der Therapien entscheidend verändert. Dennoch gehören in der Erstlinientherapie Rituximab-basierte Protokolle immer noch zum Goldstandard, z. B. in Kombination mit Alkylanzien (Bendamustin oder Cyclophosphamid) und Steroiden. Diese Immunchemotherapie-Protokolle führen bei vielen Patienten zu Ansprechraten (RR) über 90 % und medianem PFS von 3–5 Jahren mit gut handhabbarer Verträglichkeit.

Erstlinientherapie Rituximab-basierte Protokolle

Immunchemotherapie

Die Immunchemotherapie, d. h. Kombinationen des Antikörpers Rituximab mit Cyclophosphamid/Dexamethason oder Bendamustin, führt bei den meisten Pa-

DCR

tienten mit MW zu dauerhaften Remissionen. Dabei bleibt DCR (4–6 Zyklen) die Therapie der ersten Wahl. Dieses Protokoll wird häufiger als R-CHOP eingesetzt, da es weniger intensiv und geringer toxisch ist (Dimopoulos et al. 2014). Darüber hinaus hat DCR den Vorteil, dass es nicht i. v. appliziert werden muss, da Dexamethason und Cyclophosphamid oral und Rituximab subkutan verabreicht werden können. Auch bei jungen Patienten, die eventuell noch eine autologe Stammzelltransplantation erhalten sollen, sind die Protokolle R-CD (DCR) als effiziente Therapie etabliert (Lebland et al. 2017, Grunenberg/Buske 2016 und 2017, Buske 2018). Bei Unverträglichkeit von Rituximab kann alternativ auch Ofatumumab eingesetzt werden.

Bendamustin

Bendamustin, das Charakteristika sowohl der alkylierenden Agentien als auch der Purinanaloga enthält, ist in Kombination mit Rituximab ebenso wirksam wie R-CHOP und erzielt bei geringerer Toxizität längere PFS-Zeiten.

So konnte mit Rituximab in Kombination mit Bendamustin bei Patienten mit niedrig malignen Lymphomen (darunter 27 % lymphoplasmozytoide Subtypen) ein gutes Ansprechen von 90 % bei moderater Toxizität erreicht werden. Die Rate kompletter Remissionen betrug 60 % und das mediane progressionsfreie Überleben 24 Monate (*Study Group Indolent Lymphoma* (StiL), Rummel et al. 2005, Buske et al. 2013, Dimopoulos et al. 2014). R-Benda stellt daher neben DCR eine weitere Option für die Primärtherapie bei neu diagnostiziertem Morbus Waldenström dar, vor allem wenn eine rasche Kontrolle erforderlich ist oder eine Bulky Disease vorliegt (Buske et al. 2013, Dimopoulos et al. 2014).

Fludarabin wird nicht mehr in der Primärtherapie empfohlen. Es bleibt aber eine Option für rezidivierende bzw. refraktäre Patienten in ausreichend gutem Allgemeinzustand (Treon et al. 2009a, Dimopoulos et al. 2016).

Fludarabin ist effektiver als Chlorambucil (Treon et al. 2009a, Dimopoulos et al. 2014, 2016). Bei der Entscheidung zur Therapie mit Purinanaloga sollte allerdings beachtet werden, dass nach einer derartigen Behandlung häufiger sekundäre Transformationen in hoch maligne Lymphome oder Entwicklungen von MDS/AML beschrieben wurden (Leleu et al. 2009).

Rituximab stellt in Kombination mit *Cladribin* ebenfalls ein gut verträgliches Therapieregime dar. Bei 49 mit dieser Kombination behandelten Patienten lag das Gesamtansprechen nach einer mittleren Nachbeobachtung von 43 Monaten ohne einen eindeutigen Unterschied zwischen der Erst- und Rezidivtherapie bei 89,6 % (24 % CR) (Laszlo et al. 2010, Dimopoulos et al. 2016).

Monotherapie mit Rituximab

Auch eine *Monotherapie mit Rituximab*, die vor allem bei älteren Patienten, bei denen weder eine tiefe Remission oder Langzeitremission angestrebt werden muss, oder bei Patienten mit isolierten oder mäßigen Krankheitssymptomen wie Neuropathie, steroidrefraktärer (autoimmun-)hämolytischer Anämie und moderater Zytopenie infrage kommt, stellt ein suffizientes therapeutisches Konzept dar. Die Ansprechrate ist mit 20–50 % niedriger (66 %, Treon (32 DÄB), Ann Oncol 2006) und das mediane progressionsfreie Intervall deutlich kürzer als nach einer kombinierten Immunchemotherapie (Dimopoulos et al. 2016, Leblond et al. 2016).

IgM-Flare

Verschiedene Gruppen wiesen nach Rituximab-Gabe einen vorübergehenden Anstieg des Serum-IgM („IgM-Flare") nach, der im Anschluss an die Rituximab-Monotherapie bei bis zu 50 % der Patienten auftrat und für einige Wochen bis Monate anhielt. Dieser IgM-Flare wurde auch bei dem neuen monoklonalen CD20-Antikörper Ofatumumab beschrieben (Dimopoulos et al. 2014). Patienten mit einer hohen initialen Serum-IgM-Last sind hierdurch besonders gefährdet, ein Hyperviskositätssyndrom, eine verstärkte IgM-Neuropathie oder eine Kryoglobulinämie zu entwickeln. Daher sollte bei hohen Serum-IgM-Werten vor Therapiebeginn ein strenges Serum-IgM-Monitoring (mindestens 1 x/Woche) durchgeführt werden (Owen et al. 2013). Eventuell kommt auch eine vorausgehende Plasmapherese infrage.

BTK-Inhibitoren

Die *Ibrutinib-Monotherapie* ist als hochwirksame Einzelsubstanz bei Patienten, die nicht für ein Rituximab/Chemotherapie-Regime geeignet sind, als chemotherapiefreie Behandlung in der Erstlinie sowie bei allen Patienten mit Rezidiv zugelassen.

Ibrutinib-Monotherapie

Proteasominhibitoren

Proteasominhibitoren nehmen beim MW inzwischen international eine wichtige Stellung ein, sind jedoch in Deutschland in dieser Indikation nicht zugelassen (Kastritis et al. 2018a und 2018b).

Bortezomib zeigte in Kombination mit Rituximab (± Dexamethason) in drei Phase-II-Studien nicht nur ein gutes (RR, d. h. mindestens PR, 85 % bis 96 %), sondern auch ein rasches Ansprechen innerhalb von 2–3 Monaten (Dimopoulos et al. 2014). Allerdings war die Neurotoxizität mit in 17–50 % Polyneuropathien Grad 2/3 sehr hoch (Dimopoulos et al. 2016). Bei subkutaner und wöchentlicher Applikation traten wesentlich seltener Grad-3/4-Neurotoxizitäten auf.

Bortezomib

Bortezomib/Rituximab ist für die Primärtherapie vor allem bei Hochrisikopatienten (z. B. Hyperviskositätssyndrom, Kryoglobulinämie, Kälteagglutininkrankheit, Amyloidose oder Niereninsuffizienz) sowie bei jüngeren Patienten geeignet, wenn Alkylanzien vermieden werden sollen. Unter Bortezomib-Therapie wird eine Herpes-zoster-Prophylaxe empfohlen. Bortezomib ist nur als „off-label use" einsetzbar. Um sowohl die Neuropathie als auch den IgM-Flare zu reduzieren, therapierten *Treon* et al. (WMCTG, 2009b), *Ghobrial* et al. (2010c) und *Dimopoulos* et al. (2007a, 2010, 2013) 23, 26 bzw. 59 nicht vorbehandelte MW-Patienten zur raschen Krankheitskontrolle mit Bortezomib/Rituximab ± Dexamethason (*Ghobrial* ohne Dexamethason), wobei Bortezomib in unterschiedlichen Modifikationen appliziert wurde (wöchentlich i. v. bzw. 1 Induktionszyklus mit Tag 1, 4, 8, und 11, dann nachfolgend 4-wöchentliche Zyklen, Dexamethason zusätzlich in Zyklus 2 und 5) (s. Tabelle 2 BDR bzw. R-BD). Dabei wurden eine Herpes-zoster-Prophylaxe (bis 6 Monate nach Beendigung der Therapie) sowie ein enges Neuropathie-Monitoring empfohlen (Kyle et al. 2003b).

Die gesteckten Ziele wurden am besten in der *BDR-Studie* erreicht (Treon et al. 2009b, Dimopoulos 2016, Gavriatopoulou et al. 2017):

BDR-Studie

In dieser Phase-2-Studie wurden mit der Kombination aus Bortezomib, Dexamethason und Rituximab (BDR) 59 Therapie-naive MW-Patienten behandelt, die sich meist in fortgeschrittenen Stadien sowie in ungünstiger Prognose befanden. 85 % von ihnen sprachen nach einer festen Behandlungsdauer von 23 Wochen an (3 % CR, 7 % VGPR, 58 % PR). Nach einem Minimum-Follow-up von 6 Jahren betrugen das mediane PFS 43 Monate und die mediane Ansprechdauer mit mindestens partiellem Ansprechen 64,5 Monate. Das OS betrug nach 7 Jahren 66 %. Kein Patient entwickelte ein sekundäres MDS. Dagegen entwickelten 3 Patienten, die nach BDR noch eine Chemoimmuntherapie erhielten, den Übergang in ein hochmalignes Non-Hodgkin-Lymphom.

BDR ist ein chemotherapiefreies, zeitlich begrenztes und nicht-Stammzell-toxisches Regime mit hohen Ansprechraten und Langzeitremissionen. Die Langzeitverträglichkeit ist akzeptabel. Die unter Bortezomib auftretende Neuropathie lässt sich durch subkutane Gaben einmal wöchentlich reduzieren. Derzeit wird Bortezomib in einer großen ECWM-Phase-III-Studie in Kombination mit dem DRC-Standard untersucht (Gavriatopoulou et al. 2017, Kastritis et al. 2018b, Dimopoulos et al. 2007/2012, Oza et al. 2015 und 2017, Grunenberg/Buske 2016).

Carfilzomib

Carfilzomib hat als Zweitgenerations-Proteasominhibitor bei Myelompatienten im Gegensatz zu Bortezomib ein geringes Neurotoxizitätsrisiko gezeigt. Die Kombination mit Rituximab und Dexamethason (*CaRD*) wurde in einer Phase-II-Studie bei 31 hauptsächlich unbehandelten Waldenström-Patienten untersucht: Die ORR betrug unabhängig vom *MYD88*- und *CXCR4*-Mutationsstatus 87 % (mindestens VGPR bei 35 %). Neuropathien ≥ Grad 3 traten nicht auf. Häufige asymptomatische Hyperamylasämien sowie die meisten Nebenwirkungen ≥ Grad 3 waren durch Dexamethason (Hyperglykämie 77 %) und Carfilzomib (Hyperlipasämie 42 %) verursacht (Treon et al. 2014b).

In einem Langzeit-Update (Meid et al. 2017) gingen im Median die IgM-Werte von 3375 mg/dl auf 561 mg/dl und die Knochenmarkinfiltration von 60 % auf 7,5 % zurück; gleichzeitig stieg der Hkt-Wert von 32,3 % auf 41 % an. Das beste Ansprechen lag bei 80,64 % (1 CR, 11 VGPR, 10 PR und 3 MR) und die MRR bei 71 %. Das mediane PFS für alle Patienten lag bei 58 Monaten. Für Patienten mit VGPR oder CR liegt noch kein medianes PFS vor. Patienten in PR zeigten ein PFS bei 63 Monaten, Patienten in MR von 5 Monaten und Patienten ohne Ansprechen von 4 Monaten. Die Zeit bis zur nächsten Therapie (TTNT) ist assoziiert mit der Tiefe des Ansprechens. Als weitere Nebenwirkungen wurden eine Hypogammaglobulinämie (Meid et al. 2017) und eine Kardiotoxizität beschrieben. 1 Patient starb nach Übergang des MW in ein DLCBL. CaRD stellt somit für Waldenström-Patienten eine Neuropathie vermeidende Proteasom-basierte Therapie dar (Sacco et al. 2011, Treon et al. 2014b, Dimopoulos et al. 2016, Leblond et al. 2017, Meid et al. 2017).

Ixazomib

Ixazomib: Castillo et al. berichten über eine prospektive Phase-II-Studie, in der 26 Patienten mit symptomatischem MW, alle mit MYD88^{L265P}-Mutation (100 %) und 15 (58 %) mit CXCR4-Mutation, in der Erstlinie mit der Kombination aus Ixazomib, Dexamethason und Rituximab (IDR) behandelt wurden. Das Protokoll bestand aus modifizierten sechs 4-wöchigen Zyklen und einer anschließenden Erhaltungstherapie (IDR alle 8 Wochen, 6 x). Das ORR lag bei 96 %, die Major Response Rate (MRR) bei 77 %. Bei einem medianen Follow-up von 22 Monaten war das PFS noch nicht erreicht. Grad-2-Nebenwirkungen traten in Form von Infusionsreaktionen (19 %), Rash (8 %) und Schlaflosigkeit (8 %) auf. In der IDR-Kombination wurde daher ebenfalls ein hoch effektives, gut verträgliches und wenig neurotoxisch wirkendes Regime für die Erstlinientherapie bei Patienten mit MW gesehen (Castillo et al. 2018a und 2018b, Kersten et al. 2018). Ixazomib ist jedoch beim MW noch „off-label use".

Für die Proteasominhibitoren liegen beim MW bislang leider noch keine randomisierten prospektiven Daten vor, anhand derer ihre Stellung in der Primärtherapie beurteilt werden könnte (Dimopoulos et al. 2016).

Rezidivtherapie

Rituximab

Zunächst stellt auch im Rezidiv die Rituximab-Chemotherapie die Therapie der Wahl dar. Liegt die Remissionsdauer bei mehr als 24 Monaten, kann die Erstlinientherapie wiederholt oder als Alternative ein Wechsel zu einer nicht-kreuzresisten-

ten Rituximab-Chemotherapie versucht werden (Kastritis et al. 2018c, Leblond et al. 2016, Grunenberg et al. 2017, Buske 2018d).
Mit Ibrutinib steht, wie in der Erstlinientherapie beschrieben, seit Juli 2015 eine für den MW im Rezidiv zugelassene Medikation zur Verfügung (Treon et al. 2015c).

Ibrutinib

Bruton-Tyrosinkinase-Inhibitor Ibrutinib

In den Mutationen der Signaltransduktoren *MYD88* und *CXCR4* werden prognostische und prädiktive Biomarker als Grundlage für eine zielgerichtete und personalisierte Therapie gesehen (s. o.). So hat die im Wesentlichen in der Zweitlinie zugelassene Hemmung der Bruton-Tyrosinkinase (Ibrutinib) bei *MYD88*-mutierten Zelllinien eine hohe Aktivität und bei Patienten mit rezidiviertem/refraktärem MW vielversprechende Ergebnisse gezeigt (Dimopoulos et al. 2014, 2016, Treon et al. 2015 und 2017, Grunenberg/Buske 2016, Argyropoulos et al. 2018).

Ibrutinib-Mono-Studie

Ibrutinib ist für vorbehandelte MW-Patienten sowohl in den USA als auch Europa zugelassen: 63 vorbehandelte MW-Patienten wurden mit 420 mg Ibrutinib p. o./d behandelt. Die Response-Rate (RR) lag bei 61,9 % (VGPR 11,1 %, PR 50,8 %), keine CR. Die mediane Response-Dauer war am Studienende noch nicht erreicht (Bereich: 2,8–18,8 Monate). Das Ansprechen erfolgte im Median nach 1,2 Monaten. Die häufigsten Nebenwirkungen (≥ 25 %) bestanden bei Patienten mit B-Zell-Malignomen in Thrombopenie, Neutropenie, Diarrhöe, Anämie, Fatigue, muskuloskelettalen Schmerzen, blauen Flecken, Nausea, Infektionen der oberen Atemwege und Rash (FDA 2015) (Treon et al. 2015a).
In dem Langzeit-Follow-up der zur Zulassung führenden Studie (Advani et al. 2018) lag die mediane Dauer der Ibrutinib-Behandlung bei 47 Monaten (0,5–64 Monate) bei einer medianen Nachbeobachtung von 50 Monaten (0,5–64 Monate). Insgesamt erreichten 77,7 % der Patienten in der Langzeittherapie eine partielle oder komplette Major Response sowie 90,4 % mindestens eine Minor Response. Die Langzeittherapie mit Ibrutinib führte zur Verbesserung des Ansprechens (Senkung von IgM und Knochenmarkinfiltration sowie Hb-Anstieg), wobei das Ansprechen durch den Mutationsstatus von *MYD88* und *CRCX4* beeinflusst wurde (Advani et al 2018).
Auch in einer weiteren Studie mit 30 symptomatischen und Therapie-naiven MW-Patienten erwies sich Ibrutinib mono in der Erstlinien-Therapie als hoch wirksam. Es wurde ein dauerhaftes Ansprechen sowie eine akzeptable Verträglichkeit beschrieben. Der *CRCX4*-Mutationsstatus beeinflusste das Behandlungsergebnis nachteilig (Treon et al. 2018).

iNNOVATE-Phase-III-Studie

Vor diesem Hintergrund der guten Wirksamkeit von Ibrutinib mono bei vorbehandelten MW-Patienten wurde in der iNNOVATE-Phase-III-Studie Ibrutinib in Kombination mit Rituximab bei 150 Patienten sowohl in der Erstlinientherapie als auch im Rezidiv untersucht. Im Knochenmark wurde bei 85 % der Patienten die *MYD88*-Mutation und bei 36 % die *CXCR4*-Mutation nachgewiesen. Alle Patienten erhielten 375 mg/m² Rituximab jeweils einmal wöchentlich i. v. in den Wochen 1–4 und 17–20. Zusätzlich erfolgte für die Kombination eine Randomisation mit Ibrutinib 420 mg/Tag oder Placebo. Nach 30 Monaten lag das PFS unter Ibrutinib/Rituximab bei 82 % und unter Placebo/Rituximab bei 28 %, und zwar unabhängig vom *MYD88*- oder *CXCR4*-Status. Dieser Effekt entspricht einer Senkung des relativen Risikos für Progression um 80 %. Dabei wurde das PFS im Ibrutinib/Rituximab-Arm im Vergleich zum Placebo/Rituximab-Arm in allen Subgruppen (Therapie-naiv, Rezidiv und *MYD88*- bzw. *CXCR4*-Genotypen) verbessert. Unter Ibrutinib/Rituximab hatten mit 72 % signifikant mehr Patienten eine Major Response (MR) (mindestens partielles Ansprechen) als unter Placebo/Rituximab mit 32 %. Ein anhaltender Hb-Anstieg wurde häufiger im Studien-Arm Ibrutinib/Rituximab als im Arm Placebo/Rituximab beobachtet (73 % vs. 41 %). Bezüglich des Gesamtüberlebens nach

Tabelle 4 Ergebnisse von Phase-II-Studien beim Morbus Waldenström.

Substanz/Protokoll	MW-Patienten (n)	ORR (%)	CR (%)	TTP[1]	PFS[1]
Rituximab (Dimopoulos et al. 2016)	nicht vorbehandelt (n = 17)	35	0	13	-
Rituximab (Dimopoulos et al. 2016)	vorbehandelt mit Rituximab-basierter Induktion (n = 86)	98	16,3	-	56,3
Ibrutinib (Leleu et al. 2009)	rezidiviert (n = 63)	61,9	0	9,6	nicht erreicht
Bortezomib/Dexamethason/Rituximab (Treon et al. 2009b)	nicht vorbehandelt (n = 23)	96	13 (+ 9 nCR)	> 30	-
Bortezomib/Dexamethason/Rituximab (Dimopoulos et al. 2016)	nicht vorbehandelt (n = 59)	85	3	-	42,3
wöchentlich Bortezomib/Rituximab (Grunenberg/Buske 2016)	nicht vorbehandelt (n = 26)	88	4 (+ 4 nCR)	nicht erreicht	-
wöchentlich Bortezomib/Rituximab (Dimopoulos et al. 2016)	rezidiviert/refraktär (n = 37)	81	5	16,4	15,6
Carfilzomib/Rituximab/Dexamethason (Treon et al. 2014b)	nicht vorbehandelt (n = 31)	87[a]	3	-	-
Ixazomib/Dexamethason/Rituximab (Castillo et al. 2018a)	nicht vorbehandelt (n = 26)	96	0	-	-
Lenalidomid/Rituximab (Treon et al. 2009c)	nicht vorbehandelt (n = 12), rezidiviert/refraktär (n = 4)	50	0	17,1	-

Tabelle 4 Ergebnisse von Phase-II-Studien beim Morbus Waldenström. (Forts.)

Substanz/Protokoll	MW-Patienten (n)	ORR (%)	CR (%)	TTP[1]	PFS[1]
Thalidomid/Rituximab (Treon et al. 2008b)	nicht vorbehandelt (n = 20), rezidiviert/refraktär (n = 5)	72	4	34,8	–
Venetoclax (Castillo et al. 2018b)	(n = 30) vorbehandelt, 50 % mit BTK-Inhibitor	87	0	9 Wochen	–

[1] Median in Monaten
[a] Ansprechen nicht durch *MYD88* oder *CXCR4* beeinflusst

30 Monaten ergaben sich keine Unterschiede zwischen diesen beiden Regimen (94 % vs. 92 %). Unter den Nebenwirkungen waren am häufigsten Infusions-bedingte Reaktionen, Diarrhö, Arthralgie und Nausea. Toxizitäten Grad ≥ 3 traten häufiger unter Ibrutinib/Rituximab als unter Placebo/Rituximab (12 % vs. 1 %) auf. Ähnliche Unterschiede zeigten sich beim Vorhofflimmern (12 % vs. 1 %) sowie bei der Hypertension (13 % vs. 4 %). Dagegen traten mit Ibrutinib/Rituximab weniger häufig Infusionsreaktionen (1 % vs. 15 %) und IgM-Flare (8 % vs. 47 %) auf. Blutungen wurden in beiden Gruppen gleich häufig beobachtet (4 %).

Diese prospektive placebokontrollierte iNNOVATE-Studie hat erstmals die hohe Wirksamkeit von Ibrutinib sowohl bei Therapie-naiven als auch bei vorbehandelten MW-Patienten gezeigt und damit einen entscheidenden Weg in Richtung chemotherapiefreier Behandlung bei Rituximab-sensiblen MW-Patienten gewiesen. Ibrutinib/Rituximab ist gut verträglich und wirkt im Gegensatz zu Ibrutinib mono auch unabhängig vom Mutationsstatus.

Venetoclax

BCL-2 wird in MW-Zellen stark exprimiert. *Castillo* et al. behandelten in einer Phase-II-Studie 30 vorbehandelte, darunter zu 50 % BTK-Inhibitor exponierte MW-Patienten mit dem BCL-2-Inhibitor Venetoclax (ABGT 199) in über 14 Tage ansteigenden Dosen von 200 mg bis 800 mg p. o. für maximal 2 Jahre. Die *MYD88 L265P*-Mutation wurde bei allen (100 %) und die *CXCR4*-Mutation bei 16 (53 %) Patienten nachgewiesen. Nach 6 Monaten sprachen die Patienten in allen relevanten Kategorien an: Senkung sowohl der IgM-Werte (median von 3543 mg auf 1750 mg) als auch der Knochenmarkinfiltration (median von 35 % auf 5 %) sowie Hb-Anstieg (median von 10,6 g/dl auf 12,4 g/dl). Zum Zeitpunkt des besten Ansprechens zeigten unter diesen Patienten 17 % eine VGPR, 63 % ein partielles Ansprechen, 7 % eine Minor Response und 18 % eine Stable Disease (SD). Die ORR betrug 87 % und die Major Response Rate (MRR) 80 %. Patienten mit refraktärem MW zeigten weniger häufig eine MRR als Patienten im Rezidiv (57 % vs. 95 %). BTK-Inhibitor-exponierte Patienten erzielten ebenso wie MW-Patienten mit *CXCR4*-Mutation weniger häufig eine VGPR (7 % vs. 27 % bzw. 6 % vs. 29 %) als die entsprechenden Gruppen ohne BTK-Inhibitor-Exposition bzw. ohne *CXCR4*-Mutation. Die mediane Zeit des Ansprechens (TTR) betrug 9 Wochen. Sie dauerte länger bei Zustand nach BTK-In-

BCL-2-Inhibitor Venetoclax

hibitor-Exposition (19 vs. 6 Wochen). 2 Patienten wurden nach 8 bzw. 10 Monaten progredient. 4 Patienten zeigten eine Grad-4-Neutropenie. Grad-3-Nebenwirkungen traten auf in Form von Neutropenie (7), Anämie (2), Rückenschmerzen (1), Obstipation (1), Diarrhöe (1), Kopfschmerzen (1) und Infektion der oberen Luftwege (1). Die Dosis von Venetoclax musste in 1 Fall wegen Neutropenie auf 600 mg und in einem anderen Fall wegen Diarrhö auf 400 mg vermindert werden. Es traten weder ein IgM-Flare noch ein Todesfall auf. Diese Interimsanalyse zeigt, dass Venetoclax auch nach Vorbehandlung mit BTK-Inhibitor eine sichere und wirksame Therapieoption für symptomatische Patienten mit MW darstellt (Castillo et al. 2018a, Davids 2018).

Erhaltungstherapien

Rituximab-Erhaltungstherapie

Leider gibt es keine randomisierten prospektiven Studien zur Rituximab-Erhaltungstherapie.

In einer retrospektiven Analyse einer Rituximab-Erhaltungstherapie (im Median 8 Infusionen über einen Zeitraum von zwei Jahren) von 86 Patienten, die auf eine Rituximab-basierte Induktion angesprochen hatten, zeigte sich im Vergleich zu der Vergleichskohorte von 162 Patienten ein fast verdoppeltes PFS (56,3 vs. 28,6 Monate; p = 0,0001) und eine Verbesserung des OS (nicht erreicht vs. 116 Monate; p = 0,009). Grad-1–2-Infektionen und andere Toxizitäten traten gehäuft in der Erhaltungstherapie-Gruppe auf (Treon et al. 2011).

Tabelle 5 Übersicht über die Therapieregime beim Morbus Waldenström.

Therapieregime DRC (R-CD)			
Dexamethason	20 mg	i. v.	Tag 1
Rituximab	375 mg/m^2	i. v.	Tag 1
Cyclophosphamid	100 mg/m^2	p. o.	Tag 1 bis 5
Wiederholung alle 21 Tage für 6 Monate			
Therapieregime R-CHOP			
Rituximab	375 mg/m^2	i. v.	Tag 0 oder 1
Cyclophosphamid	750 mg/m^2	i. v.	Tag 1
Doxorubicin	50 mg/m^2	i. v.	Tag 1
Vincristin	2 mg	i. v.	Tag 1
Prednison	100 mg absolut	p. o.	Tag 1 bis 5
Wiederholung Tag 22			
Therapieregime (BR) R-Bendamustin			
Rituximab	375 mg/m^2	i. v.	Tag 1
Bendamustin	90 mg/m^2	i. v.	Tag 1 und 2
Wiederholung alle 4 Wochen			

Tabelle 5 Übersicht über die Therapieregime beim Morbus Waldenström. (Forts.)

Ibrutinib +/- Rituximab			
Ibrutinib	420 mg	p. o.	täglich, bis Progress oder Unverträglichkeit
Rituximab	375 mg/m²	i. v.	1 x/Woche, Woche 1–4 und 17–20
Therapieregime R-Bortezomib (Ghobrial 2010) (in Studien, keine Zulassung)			
Rituximab	375 mg/m²	i. v.	Tag 1, 8, 15, 22 in Zyklus 1 und 4
Bortezomib	1,6 mg/m²	s. c.	Tag 1, 8, 15
Wiederholung Tag 28 für 6 Zyklen			
Therapieregime BDR (R-BD) (Treon 2009) (in Studien, keine Zulassung)			
Bortezomib	1,3 mg/m²	i. v.	Tag 1, 4, 8 und 11
Dexamethason	40 mg	i. v.	Tag 1, 4, 8 und 11
Rituximab	375 mg/m²	i. v.	Tag 11
4 konsekutive Zyklen, 12 Woche Pause, dann insgesamt 4 Zyklen im Abstand von je 12 Wochen als Erhaltungstherapie			
Venetoclax (in Studien, keine Zulassung) (Castillo et al. 2018b)			
Venetoclax	200 mg Tag 1–7 400 mg Tag 8–14, dann 800 mg/Tag	p. o.	800 mg täglich, maximal 2 Jahre

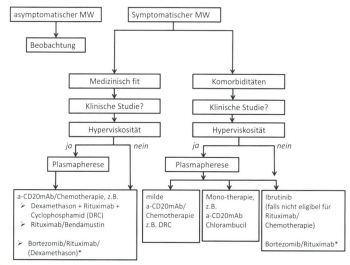

Abbildung 1 Therapieempfehlungen für die Erstlinientherapie (aus Buske 2018). MW = Morbus Waldenström, a-CD20mAb = a-CD20 monoklonaler Antikörper, * off-label

Im Hinblick auf diese retrospektive Analyse sowie Ergebnisse einer Studie zur Rezidivtherapie bei indolenten Lymphomen kann bei Patienten, die bereits ein Ansprechen auf eine Immunchemotherapie erreicht haben, die Wirksamkeit einer Rituximab-Erhaltungstherapie alle 2–3 Monate für 2 Jahre vermutet werden (Treon et al. 2011, Forstpointner et al. 2006).

Autologe/Allogene Stammzelltransplantation

in der Rezidivsituation

Eine autologe Stammzelltransplantation (ASCT) nach Hochdosistherapie stellt eine wertvolle Option in der Rezidivsituation des MW bei „fitten" Patienten mit aggressivem Verlauf dar. In der bislang größten Studie mit 158 Patienten, durchgeführt von der *European Group for Blood and Marrow Transplantation*, war das PFS nach 5 Jahren 39,7 % und das OS 68,5 %. Allerdings erscheint das Therapieansprechen auf eine ASCT bei Patienten mit ≥ 3 vorangegangenen Therapieregimen deutlich schlechter (Kyriakou et al. 2010).

Bei jungen Patienten sollte, Insbesondere bei Resistenzen gegen BTK-Inhibitoren und Rezidiv nach ASCT, eine allogene Stammzelltransplantation erwogen werden (Kastritis et al. 2018c). Hierfür sollte eine Vorstellung im Transplantationszentrum und ggf. Behandlung in einer Studie erfolgen. Eine Auswertung von 86 Patienten der *Lymphoma Working Party of the European Group for Blood and Marrow Transplantation* zeigte eine nonrelapse mortality nach 3 Jahren von 33 % nach myeloablativer Konditionierung (MAC) beziehungsweise 23 % nach reduzierter Konditionierung (RIC). PFS und

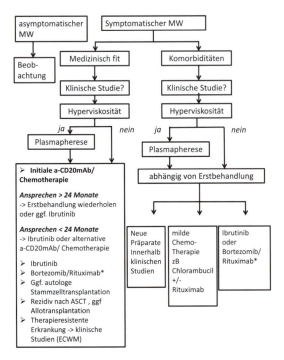

Abbildung 2 Therapieempfehlungen im Rezidiv (aus Buske 2018). ASCT = autologe Stammzelltransplantation, MW = Morbus Waldenström, a-CD20mAb = a-CD20 monoklonaler Antikörper, *off-label

OS lagen nach 5 Jahren bei 56 % und 62 % nach MAC und 49 % und 64 % nach RIC (Kyriakou et al. 2010a).

Therapiestrategien und Therapieprotokolle beim MW

Bisher existieren noch keine klaren Empfehlungen für eine Standardtherapie des M. Waldenström. In Abbildung 1 und Abbildung 2 wurden aufbauend auf den ESMO-Guidelines Algorithmen für die Erstlinien- und Rezidivtherapie aufgestellt (Grunenberg/Buske 2016, Dimopoulos et al. 2016, Buske 2018, Gertz 2018).
In Tabelle 5 sind die beim Morbus Waldenström eingesetzten Therapieprotokolle zusammengestellt.

Erklärung zu Interessenkonflikten

X. Schiel hat in den vergangenen drei Jahren Honorare oder Kostenerstattungen von Jazz Pharma, MSD, Riemser Pharma und Sanofi-Aventis erhalten. P. Bojko war in den vergangenen drei Jahren Berater von Celgene, Servier, Otsuka, Janssen, Takeda und BMS und hat in den vergangenen drei Jahren Honorare oder Kostenerstattungen von Celgene, Servier Otsuka, Janssen, Takeda und BMS erhalten. A.-K. Zoellner war Beraterin von Abbvie und Hexal. H. Dietzfelbinger, M. Kremer, M. Hubmann, F. Oduncu und M. Dreyling geben keine Interessenkonflikte an.

Was ist neu?
Was sollte beachtet werden?

1. Die Palette der Therapieoptionen wurde gerade in den letzten Jahren erheblich erweitert. Therapeutische Entwicklungen zielen auf eine chemotherapiefreie, nebenwirkungsarme Behandlung, die nicht mehr i. v. erfolgen muss. Forschung zur personalisierten Medizin untersucht den Stellenwert molekularer Marker wie MYD88 und CXCR4, um ein Ansprechen auf zielgerichtete Therapien vorherzusagen.

2. Der Einsatz neuer Substanzklassen wie Selinexor, ein selektiver Inhibitor des nukleären Export-Proteins XPO1 (Chen et al. 2018), von TAK-228 (Ghobrial et al. 2016), ein Rapamycin Complex 1/2 Inhibitor, sowie die Optimierung bestehender Therapiestrategien wie der Einsatz von Zweitgenerations-BTK-Inhibitoren, u. a. Zanubrutinib (Tam et al 2018, Argyropoulos et al. 2018), die eine Ibrutinib-Resistenz (Xu et al. 2017) umgehen, zeigen erste erfolgsversprechende Ansätze.

3. Verbesserungen in der Supportivtherapie wie neue Impfstrategien (Branagan et al., Clin Lymphoma Myeloma Leuk 2017) helfen, die krankheits- und therapieassoziierte Morbidität und Mortalität zu reduzieren.

4. Dennoch ist auch an dieser Stelle darauf hinzuweisen, dass mit all diesen neuen Therapieoptionen keine Heilung erzielt werden kann.

5. In diesem Kontext ist die Behandlung von Patienten in Studien besonders wünschenswert. Hierbei bietet das European Consortium for Waldenström's Macroglobulinemia (ECWM, http://www.ecwm.eu/) zusammen mit der Deutschen Studiengruppe niedrig maligne Lymphome (GLSG) und German Lymphoma Alliance (GLA, www.german-lymphoma-alliance.de) eine wertvolle Plattform für neue Therapiestudien speziell für Patienten mit Morbus Waldenström

Literatur

Advani R, Treon ST, Meid K et al (2018) Ibrutinib monotherapy in previously treated Waldenström's macroglobulinemia: long-term follow-up from the pivotal trial (NCT01614821)

Argyropoulos KV, Palomba ML (2018) First-generation and second-generation Bruton Tyrosinase Kinase Inhibitors in Waldenström Macroglobulinemia. Hematol Oncol Clin North Am 32: 853–864

Argyropoulos KV, Palomba ML (2018) Hematol Oncol Clin North Am 32(5): 853–864. doi: 10.1016/j.hoc.2018.05.012. Epub 2018. Review (2019) Erratum in: First-Generation and Second-Generation Bruton Tyrosine Kinase Inhibitors in Waldenström Macroglobulinemia. Hematol Oncol Clin North Am (2019) 33(1): xiii.

Baron M, Simon L, Poulain S et al (2019) How recant advances in biology of Waldenström's Macroglobulinemia may affect therapy strategy. Curr Oncol Rep 21: 27

BNLI CMG, FIL Italian Intergroup, FCGCLLWM Group, GLSG/OSHO, Greek Myeloma Study Group, HOVON, Nordic Lymphoma Group, Portuguese Lymphoma Study Group, Spanish Study Group European Consortium on Waldenström´s Macroglobulinemia (2015) Available from: http://www.ecwm.eu/

Boriani G, Corradini P, Cuneo A et al (2018) Practical management of ibrutinib in the real life: Focus on atrial fibrillation and bleeding. Hematol Oncol Clin North Am 32: 8624–8632

Branagan AR, Duffy E, Albrecht RA et al (2017) Clinical and Serologic Responses After a Two-dose Series of High-dose Influenza Vaccine in Plasma Cell Disorders: A Prospective, Single-arm Trial. Clin Lymphoma Myeloma Leuk 17(5): 296–304

Buske C (2018a) Alkylating agents in the treatment of Waldenström Macroglobulinemia. Hematol Oncol Clin North Am 32: 821–827

Buske C, Leblond V, Dimopoulos M et al (2013) Waldenstrom's macroglobulinaemia: ESMO Clinical Practice Guidelines for diagnosis, treatment and follow-up. Ann Oncol 24(Suppl 6): vi155–159

Buske C, Heim D, Herold M et al (2018b) M Morbus Waldenström (Lymphoplasmozytisches Lymphom): Onkopedia Guideline, https://www.onkopedia.com/de/onkopedia/guidelines/morbus-waldenstroem-lymphoplasmozytisches-lymphom/@@view/html/index.html, abgerufen 22.05.2019

Buske C, Hoster E et al (2009) The addition of rituximab to front-line therapy with CHOP (R-CHOP) results in a higher response rate and longer time to treatment failure in patients with lymphoplasmacytic lymphoma: results of a randomized trial of the German Low-Grade Lymphoma Study Group (GLSG). Leukemia 23: 153–161

Buske C, Sadullah S, Kastritis E et al (2018c) Treatment and outcome patterns in European patients with Waldenström's macroglobulinemia: a lanrge, observational, retrospective chart review. Lancet Haematol 7: 299–309

Buske C (2018d) Morbus Waldenström. In: Dreyling M: Seltene Lymphome. Thieme, Stuttgart, New York, NY, pp 30–40

Castillo JJ, Gustine JN, Meid K et al (2018b) Multicenter prospective phase II study of venetoclax in patients with previously treated Waldenström macroglobulinemia. Blood 132: 2888

Castillo JJ, Meid K, Gustine JN (2018a) Prospective clinical trial of ixazomib, dexamethasone, and rituximab as primary therapy in Waldenström macroglobulinemia. Clin Cancer Res 24: 3247–3252

Castillo JJ, Treon SP (2017) Toward personalized treatment in Waldenström macroglobulinemia. Hematology Am Soc Hematol Educ Program 2017(1): 365–370

Chang H, Qi C et al (2009) Prognostic relevance of 6q deletion in Waldenström's macroglobulinemia: a multicenter study. Clin Lymphoma Myeloma 9: 36–38

Chen C, Siegel D, Gutierrez M et al (2018) Safety and efficacy of selinexor in relapsed or refractory multiple myeloma and Waldenstrom macroglobulinemia. Blood 131(8): 855–863

Davids MS (2018) Does BCL-2 play a role in ibrutinib resistance? 10th International Workshop on Waldenström's Macroglobulinemia [WM]. New York Marriott Downtown, New York, October 11–13, 2018. http://www.wmworkshop.org/conferences/new-york-2018

Dimopoulos MA et al (2012) Primary treatment of Waldenstrom's macroglobulinemia with dexamethasone, rituximab and cyclophosphamide (DRC): final analysis of a phase II study. ASH Annual Meeting Abstracts 120(21): 438

Dimopoulos MA et al (2014) Treatment recommendations for patients with Waldenstrom macroglobulinemia (WM) and related disorders: IWWM-7 consensus. Blood 124(9): 1404–1411

Dimopoulos MA, Anagnostopoulos A et al (2007) Primary treatment of Waldenstrom macroglobulinemia with dexamethasone, rituximab, and cyclophosphamide. J Clin Oncol 25(22): 3344–3349

Dimopoulos MA, Tedeschi J, Trotman J et al (2018) Phase 3 trial for ibrutinib plus rituximab in Waldenström's Macroglobulinemia. N Eng J Med 378: 2399–2410

Dominguez A, Kastritis E, Castillo JJ (2018) Monoclonal antibodies for Waldenström Macroglobulinemia. Hematol Oncol Clin North Am 32: 841–852

FDA (2015) FDA expands approved use of Imbruvica for rare form of non-Hodgkin lymphoma http://www.fda.gov./News-Events/Newsroom/PressAnnouncements/ucm432123.htm

Forstpointner R, Unterhalt M, Dreyling M et al (2006) Maintenance therapy with rituximab leads to a significant prolongation of response duration after salvage therapy with a combination of rituximab, fludarabine, cyclophosphamide, and mitoxantrone (R-FCM) in patients with recurring and refractory follicular and mantle cell lymphomas: Results of a prospective randomized study of the German Low Grade Lymphoma Study Group (GLSG). Blood 108: 4003–4008

Furman RR et al (2011) A phase II trial of ofatumumab in subjects with Waldenström's macroglobulinemia. ASH Annual Meeting Abstracts 118(21): 3701

Gavriatopoulou M, Garcia-Sanz R, Kstritis E et al (2017) BDR in newly diagnosed patients with WM: final analysis of a phase 2 study after a minimum follow-up of 6 years. Blood 129: 456–459

Gavriatopoulou M, Ntanasis-Stethopoulos I, Kastritis E et al (2018) How I treat retuximab refratcory patient with WM. Oncotarget 9: 36824–36825

Gertz MA (2015) Waldenstrom macroglobulinemia: 2015 update on diagnosis, risk stratification, and management. Am J Hematol 90(4): 346–354

Gertz MA (2018) Waldenström macroglobulinemia treatment algorithm 2018. Blood Cancer J 8: 40

Ghobrial IM, Xie W, Padmanabhan S et al (2010) Phase II trial of weekly bortezomib in combination with rituximab in untreated patients with Waldenstrom Macroglobulinemia. Am J Hematol 85(9): 670–674

Ghobrial IM, Witzig TE, Gertz M et al (2014) Long-term results of the phase II trial of the oral mTOR inhibitor everolimus (RAD001) in relapsed or refractory Waldenstrom macroglobulinemia. Am J Hematol 89(3): 237–242

Ghobrial IM, Fonseca R et al (2006) Prognostic model for disease-specific and overall mortality in newly diagnosed symptomatic patients with Waldenström macroglobulinaemia. Br J Haematol 133: 158–164

Ghobrial IM, Gertz MA (2003) Waldenström macroglobulinaemia. Lancet Oncol 4: 679–685

Ghobrial IM, Siegel DS, Vij R et al (2016) TAK-228 (formerly MLN0128), an investigational oral dual TORC1/2 inhibitor: A phase I dose escalation study in patients with relapsed or refractory multiple myeloma, non-Hodgkin lymphoma, or Waldenström's macroglobulinemia. Am J Hematol 91(4): 400–405

Grunenberg A, Buske C (2017) Monoklonale IgM-Gammopathie und Morbus Waldenström. Deutsches Ärzteblatt 114: 745–751

Hallek M, Meusers P et al (2005) Lymphoplasmozytisches Lymphom/Makroglobulinämie Waldenström. Schmoll, Höffken, Possinger – Kompendium Internistische Onkologie, Springer Verlag, 4. Aufl., pp 2928–2952

Herrinton LJ, Weiss NS (1993) Incidence of Waldenstrom's macroglobulinemia. Blood 82: 3148–3150

Ioakimidis L, Patterson CJ, Hunter ZR et al (2009) Comparative outcomes following CP-R, CVP-R, and CHOP-R in Waldenstrom's macroglobulinemia. Clin Lymphoma Myeloma 9: 62–66

Kalayoglu-Besisik S (2018) The use of emenrgenca apheresis in the management of plasma cell disorders. Transfer Apher Sci 1: 35–39

Kastritis E, Dimopoulos MA (2018a) Proteasome inhibitors in Waldenström Macroglobulinemia. Hematol Oncol Clin North Am 32: 829–840

Kastritis E, Gavriatopoulou M, Garcia-Sanz R et al (2018b) Long term follow-up of bortezomib, dexamethasone and rituximab in treatment-naive WM. IWWM-10 Session 8: Oct 12, 2018

Kastritis E, Kyrtsonis MC et al (2010) Validation of the International Prognostic Scoring System (IPSS) for Waldenstrom's macroglobulinemia (WM) and the importance of serum lactate dehydrogenase (LDH). Leuk Res 34(10): 1340–1343

Kastritis E, Leblond V, Dimopoulos MA (2018c) Waldenström's macroglobulinaemia: ESMO Clinical Practice Guidelines for diagnosis, treatment and follow-up. Ann Oncol 29(Suppl 4): iv41–iv50

Kersten MJ, Minnema MC, Vos JMI et al. Ixazomib, rituximab and dexamethasone (IRD) in patients with relapsed Waldenström's macroglobulinemia: results of the preplanned interim analysis of the HONVO14/ECWM-R2-Trial

Kyle RA, Therneau TM, Rajkumar SV et al (2003a) Long-term follow-up of IgM monoclonal gammopathy of undetermined significance. Blood 102: 3759–3764

Kyle RA, Benson JT, Larson DR et al (2012) Progression in smoldering Waldenstrom macroglobulinemia: long-term results. Blood 119(19): 4462–4466

Kyle RA, Treon SP et al (2003b) Prognostic markers and criteria to initiate therapy in Waldenstrom's macroglobulinemia: consensus panel recommendations from the Second International Workshop on Waldenstrom's Macroglobulinemia. Semin Oncol 30(2): 116–120

Kyriakou C (2018) Hygh-dose therapiy and hematopoietic stem cell transplantation in Waldenström Macroglobulinemia. Hematol Oncol Clin North Am 32: 865–874

Kyriakou C, Canals C, Cornelissen JJ et al (2010a) Allogeneic stem-cell transplantation in patients with Waldenström macroglobulinemia: report from the Lymphoma Working Party of the European Group for Blood and Marrow Transplantation. J Clin Oncol 28(33): 4926–4934

Kyriakou C, Canals C, Sibon D et al (2010b) High-dose therapy and autologous stem-cell transplantation in Waldenstrom macroglobulinemia: the Lymphoma Working Party of the European Group for Blood and Marrow Transplantation. J Clin Oncol 28(13): 2227–2232

Leblond V, Johnson S, Chevret S et al (2013) Results of a randomized trial of chlorambucil versus fludarabine for patients with untreated Waldenstrom macroglobulinemia, marginal zone lymphoma, or lymphoplasmacytic lymphoma. J Clin Oncol 31(3): 301–307

Leblond V, Kastritis E, Advani R et al (2016) Treatment recommendations from Eighth Internationaol Worksop on Waldentström's Macrogloulinemia. Blood 128: 1321–1328

Leleu X, Soumerai J, Roccaro A et al (2009) Increased incidence of transformation and myelodysplasia/acute leukemia in patients with Waldenstrom macroglobulinemia treated with nucleoside analogs. J Clin Oncol 27: 250–255

Lennert K, Feller AC (1990) Histopathologie der Non-Hodgkin-Lymphome (nach der aktualisierten Kiel-Klassifikation). Springer-Verlag, Berlin

McMaster ML (2003) Familial Waldenström's macroglobulinemia. Semin Oncol 30: 146–152

Meid K, Dubeau T, Severns P et al (2017): Long-term follow-up of a prospective clinical trial of carfilzomib, rituximab and dexamethasone (CaRD) in Woldenström's Macroglobulinemia. Blood 130: 2772

Menke MN, Treon SP (2007) Hyperviscosity syndrome. In: Sekeres MA et al (eds) Clinical malignant haematology. McGraw-Hill, New York, NY, pp 937–941

Morel P, Duhamel A, Gobbi P et al (2009) International prognostic scoring system for Waldenstrom macroglobulinemia. Blood 113(18): 4163–4170

Morice WG, Chen D, Kurtin PJ et al (2009) Novel immunophenotypic features of marrow lymphoplasmacytic lymphoma and correlation with Waldenstrom's macroglobulinemia. Mod Pathol 22(6): 807–816

Morra E, Cesana C et al (2004) Clinical characteristics and factors predicting evolution of asymptomatic IgM monoclonal gammopathies and IgM-related disorders. Leukemia 18: 1512–1517

Müller-Hermelink HK, Ott G (1997) Histopathologie und Klassifikation der Non-Hodgkin-Lymphome. Internist 38: 113–121

Owen RG, Treon SP, Al-Katib A et al (2003) Clinicopathological definition of Waldenstrom's macroglobulinemia: consensus panel recommendations from the Second International Workshop on Waldenstrom's Macroglobulinemia. Semin Oncol 30(2): 110–115

Owen RG, Kyle RA, Stone MJ et al (2013) Response assessment in Waldenstrom macroglobulinaemia: update from the VIth International Workshop. Br J Haematol 160(2): 171–176

Oza A, Rajkumar SV (2015) Waldenstrom macroglobulinemia: prognosis and management. Blood Cancer J 5: e296

Paiva B, Montes MC, García-Sanz R et al (2014) Multiparameter flow cytometry for the identification of the Waldenstrom's clone in IgM-MGUS and Waldenstrom's Macroglobulinemia: new criteria for differential diagnosis and risk stratification. Leukemia 28(1): 166–173

Rummel MJ, Niederle N, Maschmeyer G et al (2013) Bendamustine plus rituximab versus CHOP plus rituximab as first-line treatment for patients with indolent and mantle-cell lymphomas: an open-label, multicentre, randomised, phase 3 non-inferiority trial. Lancet 381(9873): 1203–1210

Schop RR, Kuehl WM et al (2002) Waldenstrom macroglobulinemia neoplastic cells lack immunoglobulin heavy chain locus translocations but have frequent 6q deletions. Blood 100: 2996–3001

Swerdlow SH, Campo E, Harris NL et al (2017) WHO classification of tumours of haematopoietic and lymphoid tissues, Revised 4th Edition Vol 2. Lyon, France: International Agency for Research on CancerSwerdlow SH, Campo E, Harris NL et al (2017) WHO classification of tumours of haematopoietic and lymphoid tissues, Revised 4th Edition Vol 2. Lyon, France: International Agency for Research on Cancer

Tam CS, LeBlond V, Novotny W et al (2018) A head-to-head Phase III study comparing zanubrutinib versus ibrutinib in patients with Waldenström macroglobulinemia. Future Oncol 14(22): 2229–2237

Teras LR, DeSantis CE, Cerhan JR et al (2016) 2016 US lymphoid malignancy statistics by World Health Organization subtypes. CA Cancer J Clin 66: 443–459

Treon SP, Xu L, Hunter Z (2015a) MYD88 mutations and responsen to Ibrutinib in Waldenstrom`s Macroglobulinemia. N Engl J Med 373: 584–586

Treon SP (2015b) How I treat Waldenström macroglobulinemia. Blood 126: 721–732

Treon SP, Branagan AR, Ioakimidis L et al (2009a) Long-term outcomes to fludarabine and rituximab in Waldenstrom macroglobulinemia. Blood 113: 3673–3678

Treon SP, Hanzis C, Manning RJ et al (2011) Maintenance Rituximab is associated with improved clinical outcome in rituximab naive patients with Waldenstrom macroglobulinaemia who respond to a rituximab-containing regimen. Br J Haematol 154(3): 357–362

Treon SP, Xu L, Yang G et al (2012) MYD88 L265P somatic mutation in Waldenstrom's macroglobulinemia. N Engl J Med 367(9): 826–833

Treon SP, Tripsas CK2, Meid K et al (2014a) Carfilzomib, rituximab, and dexamethasone (CaRD) treatment offers a neuropathy-sparing approach for treating Waldenstrom's macroglobulinemia. Blood 124(4): 503–510

Treon SP, Cao Y, Xu L et al (2014b) Somatic mutations in MYD88 and CXCR4 are determinants of clinical presentation and overall survival in Waldenstrom macroglobulinemia. Blood 123(18): 2791–2796

Treon SP, Tripsas CK, Meid K et al (2015c) Ibrutinib in previously treated Waldenstrom's macroglobulinemia. N Engl J Med 372(15): 1430–1440

Treon SP, Gustine J, Meid K et al (2018) Ibrutinib monotherapy in symptomatic, treatment-naive patients with Waldenström's macroglobulinemia. J Clin Oncol 36(27): 2755–2761

Treon SP, Hunter Z, Ciccarelli BT et al (2008) IgA and IgG hypogammaglobulinemia is a constitutive feature in most Waldenstrom's macroglobulinemia patients and may be related to mutations associated with common variable immunodeficiency disorder (CVID). ASH San Francisco 2008, Blood 112(11): Abstract 3749

Treon SP, Ioakimidis L et al (2009b) Primary therapy of Waldenstrom macroglobulinemia with bortezomib, dexamethasone, and rituximab: WMCTG clinical trial 05-180. J Clin Oncol 27: 3830–3835

Xu L, Tsakmaklis N, Yang G et al (2017) Acquired mutations associated with ibrutinib resistance in Waldenström macroglobulinemia. Blood 129(18): 2519–2525

Marginalzonen-Lymphome

T. Weiglein, M. Rudelius, M. Dreyling

> **Schlagwörter**
>
> - nodales Marginalzonen-Lymphom • splenisches Marginalzonen-Lymphom • extranodales Marginalzonen-Lymphom • Eradikationstherapie
> - Rituximab • Bendamustin • Rituximab-Erhaltungstherapie • MALT-IPI
> - Studienregister

Allgemeines

Bei den Marginalzonen-Lymphomen (MZL) handelt es sich um eine Gruppe von Lymphomen, deren Ursprung sich von den Marginalzonenzellen der Sekundärfollikel ableiten lässt. Die REAL-Klassifikation der Non-Hodgkin-Lymphome (NHL) führte 1994 erstmals den Begriff des Marginalzonen-Lymphoms als eigenständige indolente Entität der B-Zell-Reihe ein (Harris et al. 1994).

Die aus histologischer und klinischer Sicht große Vielfalt erschwert oft die genauere Abgrenzung und Zuordnung dieser Lymphome, es werden nach histomorphologischen Kriterien und dem klinischen Erscheinungsbild verschiedene Subtypen unterschieden. Hierbei handelt es sich wahrscheinlich um verschiedene Entitäten mit jeweils ähnlichem Wachstumsmuster. Zunächst wurde zwischen drei, noch provisorisch klassifizierten Subtypen unterschieden, die später in der 4. Auflage des WHO-Atlas 2008 als folgende Erkrankungen definiert wurden (WHO, IARC 2017):

- nodale MZL (nMZL), früher als monozytoides B-Zellen-Lymphom bezeichnet
- splenische MZL (sMZL), früher als Milz-Lymphom mit oder ohne zirkulierende villöse Lymphozyten bezeichnet
- die heterogene Gruppe der extranodalen MZL des Mukosa-assoziierten lymphatischen Gewebes (eMZL), auch als Mukosa-assoziiertes MZL/MALT-Lymphom, Bronchus-assoziiertes MZL (BALT) oder als Haut-assoziiertes MZL (SALT) bezeichnet.

Innerhalb der Gesamtgruppe der NHL beträgt die Häufigkeit der MZL wie folgt (WHO, IARC 2017, Dallenbach et al. 2000):
- nodales Marginalzonen-Lymphom < 2 %
- splenisches Marginalzonen-Lymphom < 2 %
- extranodales Marginalzonen-Lymphom 7–10 %, die sich etwa wie folgt differenzieren:
    - Gastrointestinaltrakt 50 % (Magen 38 %)
    - Lunge 14 %
    - HNO-Bereich (v. a. Speicheldrüsen) 14 %
    - Augenanhangsgebilde 12 %
    - Haut 11 %
    - Schilddrüse 4 %
    - Mamma 4 %

In der Literatur wird das Auftreten von eMZL in nahezu allen Organen beschrieben. Aufgrund der Heterogenität der verschiedenen Lymphomentitäten sollen die histopathologischen Merkmale, die klinischen Präsentationen sowie Diagnostik und Therapie der splenischen, nodalen und der extranodalen Marginalzonen-Lymphome im vorliegenden Kapitel getrennt voneinander dargestellt werden. Hierbei kommt bei Letzteren wegen der Häufigkeitsverteilung dem eMZL des Magens eine umfassendere Darstellung zu. Auf die aggressiven Lymphome des Gastrointestinaltraktes wird in diesem Kapitel nicht weiter eingegangen. Es wird auf das entsprechende Kapitel in diesem Manual verwiesen.

Ätiologie

Bezüglich der Entstehung der extranodalen MZL wird ein Zusammenhang mit Autoimmunerkrankungen und chronischen Infektionen beschrieben (Farinha et al. 2005, Suarez et al. 2006, Du 2007). So erkranken Patienten mit einer lymphoepithelialen Sialadenitis bzw. einem Sjögren-Syndrom zu insgesamt 4–7 % und somit etwa 44-mal häufiger als Gesunde an einem Lymphom, wobei 85 % dieser Lymphome eMZL sind. Ebenso sind Patienten mit einer Hashimoto-Thyreoiditis – neben einem 3-fach erhöhten generellen Lymphomrisiko – mit einem ca. 70-fach erhöhten Risiko für die Entwicklung eines eMZL der Schilddrüse besonders gefährdet (Campo et al. 2006).

Zusammenhang mit Autoimmunerkrankungen und chronischen Infektionen

Am besten ist der Zusammenhang zwischen einer chronischen Infektion mit *Helicobacter pylori* (HP) und der Entwicklung eines gastrischen eMZL bekannt und durch Modelle zum Entstehungsmechanismus ausreichend belegt (Hussell et al. 1993, Wotherspoon 1998). Es sind jedoch auch Zusammenhänge mit anderen Mikroorganismen bei der Entstehung von eMZL in den letzten Jahren beschrieben worden. So scheinen u. a. *Chlamydophila psittaci* bei der Pathogenese des eMZL der Augenanhangsgebilde und *Borrelia burgdorferi* bei der Pathogenese des eMZL der Haut eine Rolle zu spielen (Arcaini et al. 2009). Beim splenischen MZL steht eine häufig beobachtete begleitende Hepatitis-C-Infektion als Krankheitsauslöser in Verdacht, da Remissionen nach alleiniger antiviraler Behandlung beobachtet wurden. Ebenso wird dieses Virus für die Genese nodaler MZL diskutiert (Arcaini et al. 2009, Hermine et al. 2002).

Eine *Campylobacter-jejuni*-Infektion zeigt häufig eine Vergesellschaftung mit der sog. immunproliferativen Erkrankung des Dünndarms (IPSID, früher als Alpha-Leichtkettenerkrankung bezeichnet), einer extragastralen Variante des MZL (Lecuit et al. 2004).

Pathologie

Die histopathologischen Besonderheiten von extranodalen und nodalen MZL werden bereits ausführlich im Kapitel „Pathologisch-anatomische Grundlagen maligner Lymphome" dargestellt. An dieser Stelle folgt lediglich eine Zusammenfassung der wichtigsten Punkte:
- Die Mehrzahl der MZL entwickelt sich nicht von physiologischem lymphatischem Gewebe, sondern von pathologisch entwickeltem, antibakteriellem (*Helicobacter*; Magen) oder autoimmunologisch bedingtem lymphatischem Gewebe (Speicheldrüsen, Schilddrüse).

- Der Übergang von chronischer Entzündung zum MZL ist vermutlich oft langsam, daher finden sich nicht selten Übergangsformen, die histologisch schwierig einzuordnen sind.
- Die Immunhistologie ist wenig hilfreich, da kaum prinzipielle Unterschiede zwischen vorbestehender Entzündung und MZL bestehen, ein Marker zur klaren Unterscheidung (wie z. B. Cyclin D1 beim Mantelzell-Lymphom) existiert nicht.
- Klonalitätsanalysen sind nur eingeschränkt hilfreich, da auch bei den zugrunde liegenden Entzündungen, bedingt durch chronische Antigenstimulation, häufig bereits eine molekular detektierbare Klonalität vorliegt (in bis zu 60 % bei M. Sjögren!).
- *organoides Wachstum* MZL zeigen ein organoides Wachstum (z. B. läppchenbezogen in Speicheldrüsen) mit Epitheliotropismus (Bezug zu Epithel- bzw. Gangstrukturen) und Ausbildung von sog. „lymphoepithelialen Läsionen" (nicht diagnostisch in Speicheldrüsen, da bereits typisch für vorbestehenden M. Sjögren).
- Aufgrund der Existenz von sog. „Homing"-Rezeptoren kommt es häufig zur gleichzeitigen oder nachfolgenden Beteiligung von mehreren analogen Lokalisationen (z. B. eMZL in mehreren Speicheldrüsen).
- Bei plasmazellreichen Formen von eMZL (ca. 20 % der Fälle) liegt häufig serologisch ein Paraprotein vor (selten mit lokalem oder systemischem Amyloid), hier besteht z. T. die Schwierigkeit der Abgrenzung von einem lymphoplasmozytischen Lymphom oder von reaktiver Entzündung.

Im Gegensatz zu anderen Lymphomen sind MZL-Lymphome in der Regel nicht durch eine pathognomonische genetische Veränderung charakterisiert. Eine typische Veränderung ist jedoch die Translokation t(11;18)(q21;q21), welche nur beim extranodalen MZL-Lymphom und nicht beim splenischen und nodalen MZL gefunden wird (Isaacson et al. 2004). Diese Translokation findet sich bei eMZL-Lymphomen des Magens in bis zu 26 %, bei pulmonalen eMZL in bis zu 53 % und intestinalen eMZL in bis zu 56 % und bildet meist die einzige genetische Veränderung in diesen Entitäten. Mit der Translokation t(11;18)(q21;q21) wurde eine Assoziation von weiter fortgeschrittenen Stadien und schlechterem Ansprechen auf *Helicobacter-pylori*(HP)-Eradikation bei gastrischen MALT-Lymphomen beschrieben. Eine routinemäßige zytogenetische Untersuchung mangels therapeutischer Konsequenz wird derzeit aber nicht empfohlen (Zucca et al. 2013, Ruskone-Fourmestraux et al. 2011).

Zusammengefasst sind folgende genetische Veränderungen bei den MALT-Lymphomen beschrieben.
- t(11;18)(q21;q21) mit Bildung eines Fusionsproteins *API-2/MALT1*
- t(1;14)(p22;q32) mit Beteiligung von *IgH* und *BCL10*
- t(14;18)(q32;q21) mit Beteiligung von *IgH* und *MALT1*
- t(3;14)(p14.1;q32) mit Beteiligung von *FOXP1* und *IgH*.

Extranodales Marginalzonen-Lymphom (MALT)

Klinik

Die klinische Symptomatik bei MZL beruht auf den nodalen oder extranodalen Manifestationen und kann sehr unterschiedlich sein. Die häufigsten Ursprungsorte der extranodalen, nicht gastrischen MZL sind Darm, Speicheldrüsen, Lunge, Augenanhangsgebilde, Haut, Schilddrüse und die Brust. Insgesamt lässt sich für alle Subtypen Folgendes zusammenfassen:

Männer sind etwas häufiger betroffen, das mittlere Alter bei Diagnosestellung ist 60–70 Jahre und die Patienten präsentieren sich meist in gutem Allgemeinzustand. Autoimmunphänomene und/oder eine M-Komponente finden sich in ca. 20 % der Patienten. Eine Erhöhung der LDH sowie des $β_2$-Mikroglobulins ist selten, wobei Letzteres bei sMZL etwas häufiger vorkommt (Thieblemont 2005).

Die Stadieneinteilung der MZL entspricht der der NHL und erfolgt üblicherweise nach der Ann-Arbor-Klassifikation, beim MALT-Lymphom des Magens entsprechend der Modifikation von *Musshoff* (Tabelle 1). *Radaskiewicz* et al. variierten die Klassifikation von *Musshoff* speziell für NHL des Magens erneut, indem sie einen Befall der Mukosa und Submukosa (I1) von einer tieferen Infiltration der Magenwand (I2) abgrenzten, allerdings ohne klaren Einfluss auf die Prognose (Musshoff 1977, Radaskiewicz et al. 1992).

Stadieneinteilung

Beim eMZL sind die führenden Symptome organspezifisch, etwa das Vorhandensein von Hautinfiltraten oder Vergrößerungen von Speicheldrüsen, der Schilddrüse oder anderen Strukturen. Bei dem am häufigsten vorkommenden eMZL des Magens im Stadium I oder II treten häufig Oberbauchbeschwerden, Erbrechen, Diarrhö und Blutungen auf. Nicht selten wird ein peptisches Ulkus fehldiagnostiziert. Eine mit dem primär befallenen Organ lokoregionär assoziierte Lymphadenopathie ist häufig. In ca. 30 % der Fälle disseminieren MZL v. a. in andere MALT-assoziierte Gewebe, in ca. 25 % liegt ein Befall von Lymphknoten oder Knochenmark

Tabelle 1 Stadieneinteilung der Magenlymphome; modifizierte Klassifikation nach Musshoff (Musshoff 1977).

Stadium	Beschreibung
E I1	uni- oder multilokuläres Magenlymphom, beschränkt auf Mukosa und Submukosa, ohne Lymphknotenbeteiligung
E I2	uni- oder multilokuläres Magenlymphom mit Infiltration der M. propria, Subserosa oder Infiltration per continuitatem in ein benachbartes Organ, ohne Lymphknotenbefall
E II1	uni- oder multilokuläres Magenlymphom, einschließlich der regionalen Lymphknoten
E II2	uni- oder multilokuläres Magenlymphom mit Lymphknotenbefall über die regionalen Lymphknoten hinaus unter Einschluss eines weiteren Organbefalls per continuitatem oder eines anderen lokalisierten Organbefalls unterhalb des Zwerchfells
E III	uni- oder multilokuläres Magenlymphom mit Lymphknotenbefall ober- und unterhalb des Zwerchfells einschließlich eines weiteren lokalisierten Organbefalls, der auch oberhalb des Zwerchfells liegen kann
E IV	uni- oder multilokuläres Magenlymphom mit oder ohne Befall benachbarter Lymphknoten und diffuser oder disseminierter Befall eines oder mehrerer extragastraler Organe

vor. Eine leukämische Ausschwemmung wird beim eMZL selten beobachtet, ebenso finden sich in den wenigsten Fällen B-Symptome. Eine monoklonale Gammopathie im Blutbild weist auf eine plasmozytische Lymphomkomponente hin und korreliert häufig mit einer fortgeschrittenen Erkrankung (Liao et al. 2000, Raderer et al. 2006, Thieblemont et al. 2000, Wöhrer et al. 2004).

Empfehlungen zur Diagnostik

Die initialen diagnostischen Schritte und Untersuchungen beim MZL stimmen im Wesentlichen mit den klinischen, serologischen und bildgebenden Standards zur Stadieneinteilung anderer nodaler NHL überein. Aufgrund der häufigen extranodalen Lokalisationen müssen jedoch zusätzlich *organspezifische Besonderheiten* beachtet werden. Wichtig ist bei Befall eines paarigen Organs die Untersuchung des kontralateralen Organs, bei Befall eines Organsystems ist eine komplette Diagnostik aller Komponenten obligat (z. B. Speicheldrüsen). Wie bei den nodalen Lymphomen ist auch die Knochenmarkdiagnostik (Knochenmarkaspiration und -biopsie) zentraler Bestandteil des Stagings.

Je nach Verdacht und Organbefall sind laut Leitlinien folgende Untersuchungen beim initialen Staging bzw. im Verlauf der Therapie empfohlen:

Bei Verdacht auf einen Befall des Magen-Darm-Traktes ist die Durchführung einer Gastroduodenoskopie als wichtigstes diagnostisches Verfahren indiziert. Dabei ist darauf zu achten, dass Stufenbiopsien aus gesunder Mukosa von Kardia, Antrum, Korpus, Pylorus und Bulbus duodeni zum Ausschluss eines multifokalen Befalls genommen werden. Bei Biopsie einer Läsion sollten zum Ausschluss einer evtl. vorhandenen hoch malignen Lymphomkomponente Entnahmen aus unterschiedlichen Stellen erfolgen. Bei MALT-Lymphomen des Magens ist die Bestimmung einer *Helicobacter-pylori*-Besiedlung wegen der therapeutischen Konsequenzen obligat.

Der *endoskopische Ultraschall* (EUS) hat sich bei der Bestimmung der Infiltrationstiefe und dem Nachweis von perigastrischen Lymphknoten als der CT überlegen erwiesen und sollte wenn möglich immer durchgeführt werden. Hierbei ist mit hoher Treffsicherheit eine Zuordnung des Lymphoms zu den Stadien I1, I2, II1 möglich. Ebenso ist die *Endosonografie* im Einzelfall geeignet, bei der Biopsie ein verdächtiges Areal zu lokalisieren. Zusätzlich sollte eine Koloskopie mit Stufenbiopsien aus gesunder Schleimhaut zum Ausschluss eines multifokalen Lymphombefalls durchgeführt werden.

Bei Fragestellungen, die den Dünndarm betreffen, sollen die Möglichkeiten der Push-Enteroskopie, der MRT und einer Kapselendoskopie diskutiert werden. Hier hat die Chirurgie noch einen diagnostischen Stellenwert im Rahmen von explorativen Eingriffen. Eine *Campylobacter-jejuni*-Serologie ist bei entsprechendem Verdacht sinnvoll. Bei Befall der Lunge ist die Bronchoskopie oder operative Biopsie Methode der Wahl. Eine CT-gesteuerten Punktion, etwa bei bronchusfernen Tumoren, kann im Rahmen der Histologiegewinnung erforderlich werden. Allerdings ist die Unterscheidung zwischen einem MZL und einer chronischen Entzündung für den Pathologen in einer Punktionsstanze schwierig und diese oft nicht diagnostisch auswertbar.

Besteht der klinische Verdacht auf ein eMZL der Schilddrüse, sollten die Abklärung einer Thyreoiditis mit Nachweis der entsprechenden Antikörper (TRAK, TPO-AK, Tg-AK), eine Hormonbestimmung (TSH, fT3, fT4), eine Sonografie und/oder eine MRT erfolgen.

Die ebenfalls relativ häufige Manifestation im HNO-Bereich sollte unabhängig von der Initialmanifestation durch eine HNO-ärztliche Untersuchung und ggf. MRT ausgeschlossen werden. Bei Sicca-Symptomatik bzw. Sjögren-Syndrom sollte die entsprechende Diagnostik a priori erfolgen, ebenso ist eine ophthalmologische Untersuchung der Augenanhangsgebilde bei entsprechendem Verdacht indiziert. Eine *Chlamydophila-psittaci*-Serologie ist aus therapeutischer Konsequenz bei V. a. Lymphombefall der Augenanhangsgebilde ebenfalls sinnvoll. Eine dermatologische Untersuchung des kompletten Integuments mit Biopsien ist bei V. a. Hautbefall obligat.

Therapie des gastrischen MALT-Lymphoms

MZL des Magens bilden ca. 50 % aller gastrischen Lymphome und sind eng assoziiert mit einer *Helicobacter-pylori*-induzierten Gastritis, folglich auch meist im Antrum lokalisiert. Im Gegensatz zu nodalen Lymphomen verhalten sich primäre Magenlymphome eher wie unifokale Tumoren und neigen seltener zu einer Generalisation. Dieses Homing-Verhalten erklärt auch die im Allgemeinen günstigere Prognose der MALT-Lymphome im Gegensatz zu anderen primär nodalen NHL. Aufgrund dessen liegt der Behandlungsschwerpunkt auf der lokoregionalen Therapie. Wie alle Lymphome sprechen die MZL grundsätzlich gut auf Strahlen- und Chemotherapie an (Koch et al. 2001 und 2006, Liersch et al. 2007).
Die Indikation zur chirurgischen Intervention besteht nur bei konservativ nicht beherrschbarer Blutung/Perforation oder als Alternative zur Strahlentherapie bei ausdrücklichem Patientenwunsch (Fischbach et al. 2003). Bei der Therapie der lokoregionär begrenzten Stadien I und II nehmen die HP-positiven eMZL im Stadium I eine Sonderstellung ein. Da über 80 % der Magenlymphome vom MALT-Typ HP-assoziiert sind, etwa 80 % der Patienten auf eine Eradikationstherapie ansprechen und davon wiederum 80 % rezidivfrei bleiben, ist diese vergleichsweise nebenwirkungsarme Therapie Mittel der ersten Wahl.

Eradikationstherapie

Nach neuesten Erkenntnissen sollten Patienten mit einem gesicherten lokalen Magenlymphom ohne HP-Nachweis trotzdem initial eine Eradikation erhalten, zumal andere, bisher nicht nachweisbare oder bekannte pathogene Keime als Aus-

Tabelle 2 Therapieempfehlung für niedrig maligne, HP-positive MALT-Lymphome im Stadium I.

Französische Tripeltherapie		Italienische Tripeltherapie
Omeprazol 2 x 40 mg p. o. präprandial, Tag 1–7	alternativ	Omeprazol 2 x 40 mg p. o. präprandial, Tag 1–7
Clarithromycin 2 x 500 mg p. o. postprandial, Tag 1–7		Clarithromycin 2 x 250 mg p. o. postprandial, Tag 1–7
Amoxicillin 2 x 1000 mg p. o. postprandial, Tag 1–7		Metronidazol 2 x 400 mg p. o. postprandial, Tag 1–7

löser in Betracht kommen. Kleinere Fallserien haben Komplettremissionen zeigen können. Eine Analyse von 110 HP-negativen Patienten zeigte bei 17 (16 %) eine CR nach Eradikation (Zullo et al. 2013).

Hierbei ist zu beachten, dass ein möglichst kurzes und einfaches Schema die Compliance verbessert. Initial kann z. B. das französische Schema zur Anwendung kommen, bei Therapieversagen sollte ein Cross-over auf das italienische Schema oder ein Wechsel auf das Quadrupelschema erfolgen (Tabelle 2).

Eine erfolglose Behandlung soll erst dann angenommen werden, wenn nach Durchführung einer resistenzadaptierten Tripel- oder Quadrupeltherapie weiterhin eine HP-Infektion besteht. Da bei den behandelten Patienten immer eine Persistenz oder Progression des Lymphoms ausgeschlossen werden muss, erfolgt die Beurteilung des Eradikationserfolges endoskopisch-bioptisch und mithilfe des Urease-Tests, in der Regel 4–6 Wochen nach Therapieende. Eine Komplettremission liegt vor, wenn in zwei Kontrollen im Abstand von mindestens vier Wochen histologisch keine malignen Zellen nachweisbar sind. Bei residualen Läsionen unklarer Dignität im Rahmen von bildgebenden Verfahren, Endosonografie oder Endoskopie und negativer Histologie sollten engmaschige Kontrollen in 3–6-monatigen Intervallen erfolgen. Das Ansprechen auf HP-Eradikation sollte anhand der *GELA-Kriterien* GELA-Kriterien beurteilt werden (Copie-Bergman et al. 2013).

Bei Ansprechen auf HP-Eradikation, was <u>nicht</u> zwingend eine komplette Remission des Lymphoms bedeutet, hat eine weiterführende systemische Lymphomtherapie bei asymptomatischen Patienten im lokalisierten Stadium keine erkennbaren Vorteile: Patienten mit einer klinischen Remission nach erfolgreicher Eradikation, aber weiterhin bestehenden mikroskopisch nachweisbaren Lymphomzellen sollten nur regelmäßig endoskopisch-bioptisch kontrolliert werden. In einer Studie mit 108 Patienten benötigten nur fünf Patienten (6 %) eine spätere Thera-

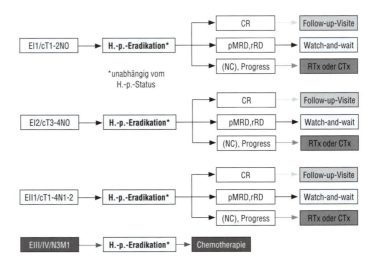

Abbildung 1 Therapie der indolenten gastrischen Marginalzonen-Lymphome nach Fischbach et al. 2014.
H. p.: Helicobacter pylori; CR: komplette Remission; pMRD: histologische minimale Resterkrankung; rRD: Resterkrankung, klinisch angesprochen; NC: stabile Erkrankung; RTx: Radiotherapie; CTx: Chemotherapie.

pie aufgrund einer lokalen Progression oder Transformation des Lymphoms (Fischbach et al. 2003, 2004 und 2007; Hancock et al. 2009). In allen anderen Fällen wird in kurativer Intention bestrahlt (Abbildung 1).

Für anhand der GELA-Kriterien bestimmte, sicher refraktäre Magenlymphome im Stadium I und II wird die alleinige perkutane Radiotherapie empfohlen, die im Vergleich zur Magenresektion zu identischen lokalen Tumorkontrollraten und vergleichbarem Gesamtüberleben führt.

GELA-Kriterien

Das Involved Field (IF) mit 30 Gy schließt im Stadium I den Magen einschließlich perigastrischer Lymphknoten ein. Im Stadium II1 und II2 werden im erweiterten Involved Field zusätzlich weitere lokale Tumormanifestationen eingeschlossen. Die Strahlendosis sowie das adäquate Zielvolumen, wie auch die für die einzelnen Organe optimale Dosis der Bestrahlung werden in der Literatur kontrovers diskutiert. Das krankheitsfreie 5-Jahres-Überleben liegt bei über 85 % (Liersch et al. 2007, Zucca et al. 2003).

Involved Field

Als Folge der perkutanen Radiotherapie können in seltenen Fällen eine Niereninsuffizienz und im weiteren Verlauf Sekundärmalignome auftreten. Auch eine chronisch-atrophische Gastritis mit entsprechenden Symptomen ist dauerhaft möglich. Bei Patienten, die aus anatomischen (Lageanomalien des Magens oder der Nieren) oder sonstigen Gründen für eine primäre Radiotherapie nicht infrage kommen, sollte eine Monotherapie mit Rituximab oder eine Kombination mit einer Chemotherapie in Betracht gezogen werden (Koch et al. 2006).

Therapie von lokalisierten extragastrischen MALT

Die therapeutische Strategie beim extranodalen MZL (eMZL) hängt primär vom befallenen Organ und von dem klinischen Stadium bei Diagnosestellung ab. Ein gutes Drittel aller extranodalen MZL entwickelt sich in Speicheldrüsen, Orbita, Schilddrüse und Lunge. In der überwiegenden Zahl der Fälle liegt ein auf das Ursprungsorgan begrenztes Wachstum vor (Stadium IE oder IIE) mit indolentem,

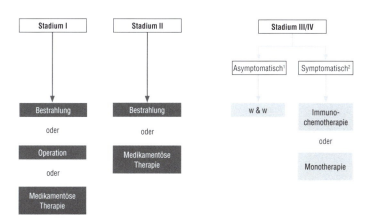

Abbildung 2 Therapieablauf bei indolenten extranodalen MZL analog DGHO-Leitlinien (w & w: watch and wait).
1: asymptomatisch – keine lymphombezogenen Symptome. 2: symptomatisch – siehe Symptomatik und Therapieindikationen.

langsamem Verlauf und gutem Ansprechen auf lokale Therapiemaßnahmen, etwas mehr als ein Drittel aller Patienten hat bei Diagnosestellung ein fortgeschrittenes Stadium. Eine Studie an 140 Patienten mit MALT-Lymphomen zeigte einen Multiorganbefall in 25 % bei Magen-MZL und bis zu 46 % bei Nicht-Magen-MZL, vor allem in paarigen Organen (Raderer et al. 2006). Einen Überblick über das stadienabhängige Vorgehen bei indolenten extranodalen MZL gibt Abbildung 2.

Als morphologisches Korrelat des sogenannten „Homing-Konzepts", einer gezielten Rezirkulation von Lymphomzellen, wird eine multifokale Lymphommanifestation in verwandten oder nur anatomisch unterschiedlich lokalisierten MALT-Organen häufiger beobachtet, etwa als Befall verschiedener Speicheldrüsen. Dies entspricht biologisch bzw. prognostisch nicht einer disseminierten Lymphomerkrankung. Ebenfalls spielt es bei Organen wie z. B. Schilddrüse oder Mamma therapeutisch keine Rolle, ob der Befall lokalisiert oder multifokal ist. Die Therapieergebnisse weisen keinen vom Befallsmuster abhängigen Unterschied auf. Im Vergleich zu gastralen Lymphomen liegen bei MALT-Lymphomen extragastraler Lokalisationen nur wenige zytogenetische Befunde vor, vereinzelt mit Hinweisen auf eine pathogenetische Bedeutung einer Trisomie 3.

Wichtig ist, dass Patienten mit Koexistenz von großzelligen Lymphomanteilen in der pathologischen Begutachtung unabhängig vom klinischen Stadium wie ein aggressives Lymphom analog den DLBCL behandelt werden sollten.

In lokalisierten Stadien erfolgt meist eine regionale Radiotherapie (RT). Selten kann auch operativ vorgegangen werden. Das adäquate Zielvolumen wie auch die für die einzelnen Organe optimale Dosis der Bestrahlung wurden in der Literatur kontrovers diskutiert. Da diese Lymphome ausgesprochen radiosensitive Neoplasien sind, sollte die Dosis laut aktuellem Konsensus bei der Primärtherapie 30 Gy nicht überschreiten.

Involved-Field-Technik

Bei der RT von lokalisierten eMZL (IE–IIE) sind die onkologischen Ergebnisse bei der Involved-Field-Technik exzellent. Mehrere z. T. prospektive Studien mit 37–104 Patienten konnten CR-Raten von 92–99 % bei einer Dosis von 25–35 Gy zeigen. Das OS war nach drei bis fünf Jahren in allen Studien über 95 %. Rezidive traten sehr selten im Strahlenfeld, sondern meist in paarigen befallenen Organen auf (Harada et al. 2014, Isobe et al. 2007, Tsang et al. 2003). Eine begrenzte Mitbeteiligung regionärer Lymphknoten scheint die Prognose bei RT nicht wesentlich zu verschlechtern (Ferreri et al. 2005 und 2006).

Insbesondere bei der RT im Bereich des Auges sind höhere Dosen wegen des Risikos der Kataraktbildung und Verlust des Visus zu vermeiden, mit 25 Gy lassen sich auch hier exzellente Ergebnisse erreichen. Bei Rezidiven dieser Lymphome oder im Rahmen einer Palliation sind niedrige Dosen mit zum Teil 2 x 2 Gy als Kurzzeitbestrahlung zur vorübergehenden lokoregionären Kontrolle ausreichend (Harada et al. 2014).

Im Gegensatz zum gastrischen eMZL ist beim nichtgastrischen eMZL der Stellenwert einer primären antibiotischen Behandlung im Sinne einer Eradikationstherapie nicht bekannt; in einer kleinen retrospektiven Studie mit 16 HP-positiven Patienten und fehlender Magenbeteiligung konnte kein Effekt der Eradikation auf das extragastrische Lymphomwachstum nachgewiesen werden. Bei den mit *Chlamydophila psittaci* assoziierten eMZL der Augenanhangsgebilde kann ein Therapieversuch mit Doxycyclin erwogen werden, obwohl die Datenlage hierzu zum Teil widersprüchlich ist; in einer kleinen Studie konnte bei bis zu 64 % der C.-p.-positiven Patienten eine Tumorregressionen nach alleiniger antibiotischer Behandlung beobachtet werden (Dallenbach et al. 2000, Ramot et al. 1995).

Ein eMZL-Befall des Darms kommt wesentlich seltener vor als ein Befall des Magens. Leitsymptome sind abdominelle Schmerzzustände, Erbrechen, Durchfälle und Gewichtsverlust, in 7–15 % der Fälle Darmverschluss und noch seltener spontane Perforationen. Die Behandlungsrichtlinien entsprechen denen der Magenlymphome, wobei zur Diagnosestellung die Laparotomie mit operativer Resektion meist unumgänglich ist. Relativ häufig findet man im Bauchraum weit fortgeschrittene Krankheitsmanifestationen, wodurch einerseits der operative Eingriff selten kurativ und andererseits die Aussichten für eine Kuration durch nachfolgende Chemo- und Strahlentherapie ungünstiger sind als beim Magenlymphom. Über die Wirksamkeit der Chemotherapie oder der Kombination von Strahlen- und Chemotherapie gibt es derzeit kaum verwertbare Zahlenangaben. Bei den niedrig malignen Lymphomen im Stadium I und II kann eine Bestrahlung mit 25–30 Gy diskutiert werden. Sollte eine lokale Bestrahlung nicht möglich sein (z. B. bei Leberbefall), ist bei niedriger Tumormasse eine Rituximab-Monotherapie zu erwägen; ansonsten gelten die Therapierichtlinien für fortgeschrittene Stadien (Troussard et al. 1996, Saadoun et al. 2005, Bennett et al. 2010). Einen guten Überblick über die Subtypen-spezifische Behandlung bieten die Leitlinien der DGHO (www.Onkopedia.de).

Eine adjuvante Chemotherapie oder adjuvante antibiotische Therapie nach Bestrahlung hat sich bei lokalisierten Stadien nicht bewährt und sollte nicht durchgeführt werden (Lecuit et al. 2004, Govi et al. 2010, Decaudin et al. 2006, Zinzani et al. 2004).

adjuvante Chemotherapie oder adjuvante antibiotische Therapie

Therapie von fortgeschrittenen MALT

Ungefähr ein Viertel bis ein Drittel der Patienten mit einem primären eMZL haben bei Diagnosestellung bereits eine fortgeschrittene Erkrankung und sind somit den höheren Stadien zuzurechnen. In dieser Situation kommen bisher bei bestehender Therapiebedürftigkeit die in der Therapie nodaler Lymphome erprobten Protokolle zur Anwendung, meist analog zu den Empfehlungen zur Therapie des follikulären Lymphoms (FL). Für die eMZL gibt es nur wenige prospektiv oder randomisiert erhobene Studiendaten zur Systemtherapie.

Einige Patienten werden aufgrund der Alters, Präferenzen oder Komorbiditäten zunächst auch nur mit einer Rituximab-Monotherapie behandelt, obwohl dies streng genommen außerhalb der Zulassung ist.

Rituximab-Monotherapie

Zucca et al. konnten erstmals in Patienten mit Marginalzonen-Lymphom zwei wichtige Fragen bei der Systemtherapie beantworten: Sie randomisierten 454 unvorbehandelte Patienten in einen Arm mit Rituximab-Monotherapie (375 mg/m^2 über 8 Gaben, Woche 1, 2, 3, 4, 9, 13, 17, 21), einen Arm mit Chlorambucil-Monotherapie (6 mg/m^2 p. o. tgl. Woche 1–6, 9, 10, 13, 14, 17, 21, 22) sowie einen Arm mit Rituximab-Chlorambucil in Kombination. In 44 % lag ein höheres Stadium und in 43 % ein gastrisches Lymphom vor. Der primäre Endpunkt, das EFS, war nach 89 Monaten Beobachtungszeit unter der Kombination von Rituximab und Chlorambucil signifikant erhöht gegenüber den jeweiligen Monotherapien (EFS nach 5 Jahren 68 % vs. 51 % und 50 %). Auch die ORR (95 % vs. 85 % und 79 %) und die Rate an CR (79 % vs. 63 % und 56 %) waren signifikant verbessert. Hierdurch ist erstmals die Überlegenheit einer kombinierten Immuno-Chemotherapie belegt (Zucca et al. 2017). Wichtig ist, vor einer geplanten Therapie mit Rituximab eine Hepatitis- und HIV-Serologie zu bestimmen.

Immuno-Chemotherapie

Als Reaktion auf diese Veröffentlichung aktualisierten *Salar* et al. eine prospektive Phase-II-Studie mit Bendamustin-Rituximab an 57 Patienten mit MALT-Lymphom in der Erstlinie, wovon 33 % ein gastrisches Lymphom und 34 % ein höheres Stadium hatten. Nach drei Therapiezyklen erfolgte eine Interims-CT. Patienten mit einer CR (75 %) erhielten lediglich 4 Zyklen R-B, Patienten ohne CR erhielten insgesamt 6 Zyklen R-B. Nach 7 Jahren Nachbeobachtung lagen die ORR bei 100 % (98 % CR), das PFS bei 93 % und das OS bei 97 %. Die Autoren schlussfolgern, dass nach Möglichkeit nur 4 Zyklen Rituximab-Bendamustin den aktuellen Standard in der Erstlinientherapie bei Marginalzonen-Lymphom stellen sollte (Salar et al. 2017).

Bendamustin

Die deutsche *Studiengruppe indolente Lymphome* (StiL) prüfte R-CHOP vs. R-Bendamustin in einer randomisierten prospektiven Studie an 514 Patienten mit follikulären, Mantelzell-Lymphomen sowie an einer Subgruppe von 66 Patienten mit Marginalzonen-Lymphom in der Erstlinie. Der primäre Endpunkt, das PFS, unterschied sich nicht signifikant für MZL-Patienten, bei insgesamt weniger toxischen Effekten unter R-B. Die Ergebnisse im Arm mit R-CHOP sind im Vergleich zu anderen Studien jedoch deutlich schlechter ausgefallen, was an ungünstigeren Prognosefaktoren der Studienpopulation im R-CHOP-Arm liegen könnte. Somit weist Bendamustin in Kombination mit Rituximab eine vergleichbare Wirksamkeit bei besserer Verträglichkeit im Vergleich zu R-CHOP auf (Rummel et al. 2013). Unter Rituximab/Bendamustin sollte in Abhängigkeit von der CD4-T-Zellzahl bis zu 2 Jahre nach Therapie eine PJP(Pneumocystis-jirovecii-Pneumonie)-Prophylaxe durchgeführt werden.

R-CHOP

Obinutuzumab (GA-101) als neuer Anti-CD20-Antikörper, der im follikulären Lymphom in der Erstlinientherapie eine Verbesserung der Therapieergebnisse beim PFS im Vergleich zu Rituximab erzielen konnte, hat keinen Stellenwert in der Behandlung des Marginalzonen-Lymphoms. Im direkten Vergleich konnte in der GALLIUM-Studie kein signifikanter Unterschied im PFS gezeigt werden bei einer etwas höheren Toxizität in diesem Kollektiv (Herold et al. 2017).

Zusammenfassend kann man feststellen, dass R-CHOP anstelle einer primären Behandlung mit R-Bendamustin als deutlich toxischere Therapie nur für jüngere Patienten mit einer aggressiveren Erkrankung, hohem MALT-IPI, gutem AZ und fehlenden Komorbiditäten infrage kommt. Hierfür spricht unter anderem das immer wieder diskutierte Stammzell-toxische Potenzial von Bendamustin. Für die meist älteren Patienten mit indolenten Krankheitsverläufen ist R-Bendamustin eine exzellente Therapieoption in der Erstlinie über 4–6 Zyklen. Die sehr alten und/oder komorbiden Patienten können alternativ mit R-Chlorambucil oder einer Rituximab-Monotherapie aufgrund der vorliegenden Datenlage behandelt werden.

Erhaltungstherapie mit Rituximab

Eine Erhaltungstherapie mit Rituximab ist formal bisher noch nicht zugelassen, kann aber erwogen werden: In der NHL7-2008-Studie wurde analog zu den follikulären Lymphomen eine 2-jährige Rituximab-Erhaltung nach Ansprechen auf eine R-Bendamustin-Induktion durchgeführt. Nach einer medianen Nachbeobachtung von 76 Monaten zeigte sich bei vergleichbarer Toxizität in den beiden Armen ein signifikanter PFS-Vorteil für die Erhaltungstherapie mit einer relativen Risikoreduktion von etwa zwei Drittel. Das OS nach sechs Jahren ist bisher erwartungsgemäß statistisch nicht signifikant unterschiedlich (92 % im Erhaltungs- und 86 % im Kontrollarm). Angesichts des deutlich verlängerten PFS kann daher die Rituximab-Erhaltungstherapie beim Marginalzonen-Lymphom diskutiert werden (Rummel et al. 2018).

Im Rezidiv sind neben der Dauer des initialen Ansprechens die Komorbiditäten und die Verträglichkeit der bisherigen Therapie entscheidend für die Wahl einer Zweitlinientherapie. Wenn die Ansprechdauer länger als zwei Jahre betrug, wird eine erneute Rituximab-/Chemotherapie empfohlen. Bei Frührezidiven ist bei geeigneten Patienten eine Hochdosistherapie mit autologer Stammzelltransplantation eine Therapieoption. Die Rezidivtherapie wird in der Regel analog den Empfehlungen für folliculäre Lymphome durchgeführt. Neuere Substanzen und Kombinationen zeigen auch im rezidivierten Marginalzonen-Lymphom vielversprechende Ansätze. Ibrutinib wurde in den USA als bisher einzige dieser Substanzen für vorbehandelte Patienten mit Marginalzonen-Lymphom zugelassen. Noy et al. prüften diese Substanz bei 60 im median zweifach vorhandlung, rezidivierten oder refraktären Patienten. Nach 19 Monaten Beobachtungszeit lag die ORR bei 48 % (3 % CR), und das mediane PFS bei 14 Monaten (OS 18 Monate). Ähnliche Ansprechraten werden für Lenalidomid (43 %), Idelalisib (47 %) und Rituximab-Monotherapie (43 %) erreicht. In diesem Setting ist die Ansprechrate einer konventionellen Immunchemotherapie, je nach Patientenkollektiv und Vorbehandlung dennoch zum Teil durchaus besser (bis 85 %) (Noy et al. 2017). Es bleibt abzuwarten, inwiefern sich die in anderen Lymphomtypen schon zugelassenen neuen Substanzen wie Ibrutinib, Idelalisib oder IMIDs in dem zukünftigen Therapiealgorithmus von MZL etablieren werden. Insbesondere die beim FL hochaktive, chemotherapiefreie Kombination von Rituximab und Lenalidomid scheint auch beim MZL gut wirksam zu sein.

Rezidiv

Neuere Substanzen

In einer Phase-II-Studie sprachen von 30 bisher unbehandelten Patienten 89 % mit einer Komplettremission an, kein einziger Patient zeigte sich progredient unter der Erstlinientherapie bei exzellenter Verträglichkeit (Fowler et al. 2012).

In einer weiteren Studie von 46 Patienten mit überwiegend vorbehandeltem MALT-Lymphom (32 extragastral, 14 gastral) wurde nach 27 Monaten Nachbeobachtung eine ORR von 80 % (54 % CR) berichtet. Interessanterweise gab es in dieser Untersuchung keine Unterschiede in der ORR zwischen vorbehandelten und Therapie-naiven Patienten (Kiesewetter et al. 2017).

Auf der anderen Seite zeigte sich in der bisher größten Studie mit insgesamt 63 Patienten mit refraktären oder rezidivierten MZL, die randomisiert entweder Lenalidomid und Rituximab oder Rituximab und Placebo erhielten, in der Subgruppenanalyse keine signifikante Verbesserung des PFS (Konfidenzintervall 0,47–2,13). Die kleine Fallzahl, das heterogene Patientenkollektiv (30 extranodale MZL, 18 nodale MZL, 16 splenische MZL) und eine große Schwankungsbreite der Prognosegruppen machen eine endgültige Einschätzung der Lenalidomid-Rituximab-Kombination im MZL daher schwierig (Leonard et al. 2019).

Wenn lokale Komplikationen vorliegen, die zu Inappetenz, Schmerzen, Blutung oder Stenose führen, kann die Möglichkeit einer operativen Resektion oder palliativen Radiatio geprüft werden (Zinzani et al. 2004, Grünberger et al. 2006). Bezüglich der Systemtherapie von disseminierten Stadien wird auf das Kapitel „Follikuläre Lymphome" verwiesen.

Splenisches Marginalzonen-Lymphom

Klinik

Das sMZL kann klinisch durch eine massive Splenomegalie, Hypersplenismus, periphere Zytopenie und eine Lymphozytose imponieren. Im Gegensatz zu den anderen MZL-Subgruppen ist eine Lymphadenopathie beim sMZL weniger häufig und meist auf den Milzhilus beschränkt. Seltener treten auch abdominelle oder thorakale Lymphommanifestationen auf. Jedoch liegen häufig ein fokaler Befall des Knochenmarks und eine Ausschwemmung villöser Lymphozyten in das periphere Blut vor. In 90 % der Fälle liegt hier bei Diagnosestellung ein Stadium IV vor. Wegen der Assoziation des sMZL zu Hepatitis-C-Infektionen können neben einer Leberzirrhose eine Kryoglobulinämie oder eine Vaskulitis als fakultative Symptome vorhanden sein, daher sollte immer eine entsprechende Serologie veranlasst werden (Iannitto et al. 2004, Franco et al. 2003, Matutes et al. 2008, Chacon et al. 2002, Zignego et al. 2007, Sretenovlc et al. 2009).

Assoziation des sMZL zu Hepatitis-C-Infektionen

Empfehlungen zur Diagnostik

Vor Vorliegen des histologischen Befundes sind in der Regel die im Rahmen der klinischen Differenzialdiagnostik einer Splenomegalie erforderlichen Untersuchungen schon erfolgt. Die endgültige Diagnose des sMZL basiert auf der Untersuchung der Lymphozytenmorphologie, der obligaten Immunphänotypisierung, einer zytogenetischen Analyse sowie der histologischen Eigenschaften des Milz- bzw. Knochenmarkbiopsats. Die Diagnose kann auch ohne vorliegende Milzhistologie anhand der typischen Morphologie und des Immunphänotyps des Blutausstrichs und Knochenmarks in Zusammenschau mit einer Splenomegalie getroffen werden (Sretenovic et al. 2009). Die Durchführung einer Hepatitis-Serologie ist obligat.

Therapie

Circa zwei Drittel aller Patienten mit der Diagnose eines sMZL benötigen keine sofortige Therapie, da das sMZL häufig durch einen sehr indolenten Verlauf mit einer therapiefreien Zeit von mehreren Jahren imponiert. Das mediane Alter bei Diagnosestellung ist 65 Jahre (Franco et al. 2003).
Asymptomatische Patienten ohne Zytopenie aufgrund einer Knochenmarkinfiltration bzw. eines Hypersplenismus können initial im Sinne einer Watch-and-wait-Strategie beobachtet und erst bei Auftreten einer Symptomatik therapiert werden. Patienten, die sich initial mit einer Anämie, Hypalbuminämie, erhöhtem LDH-Wert, hohem Alter oder einem ungünstigen IPI-Score vorstellen, bilden eine Risikopopulation mit aggressiveren Verläufen und einem signifikant schlechteren 5-Jahres-Überleben von ca. 50 %. Diese Gruppe sollte deshalb frühzeitig identifiziert und einer Therapie zugeführt werden (Matutes et al. 2008, Brown et al. 2009, Orciuolo et al. 2010).
Das sMZL tritt häufig als Folge bzw. in Kombination mit einer Hepatitis-C-Infektion auf. Die initiale Therapie bei Vorliegen einer Infektion ist eine antivirale Behandlung mit Ribavirin und Interferon-alpha oder mit einer deutlich besser verträgli-

chen Sofosbuvir-Kombination. Kleine Studien konnten eine Lymphomregression ohne zusätzliche zytotoxische oder invasive Maßnahmen in bis zu 78 % nachweisen (Suarez et al. 2006, Saadoun et al. 2005, Fischbach 2014, Gisbert et al. 2005, Rossotti et al. 2015).

Bis vor einigen Jahren war die Splenektomie in Patienten mit nur geringer Knochenmarkinfiltration (< 20 %) der alleinige Goldstandard als Erstlinientherapie. Nach Operation kommt es in 90 % zu einer raschen Besserung oder Normalisierung des Blutbildes und der Krankheitssymptome. Obwohl bei den meisten Patienten die Erkrankung im peripheren Blut und im Knochenmark nach Splenektomie nachweisbar bleibt, ist das mediane PFS nach Splenektomie ca. 4–5 Jahre (Thieblemont 2005, Franco et al. 2003, Troussard et al. 1996, Saadoun et al. 2005); jedoch sind die von einem sMZL betroffenen Patienten meist in einem höheren Alter mit entsprechenden Komorbiditäten.

Splenektomie

Seit der Zulassung von Rituximab ist die Behandlung mit dem Anti-CD20-Antikörper als Monotherapie oder in Kombination mit einer Chemotherapie eine hochwirksame Behandlungsmodalität, auch wenn sie weiterhin eine „off-label" Indikation darstellt.

Rituximab

In retrospektiven Studien zeigte eine Monotherapie mit Rituximab bei therapienaiven und rezidivierten sMZL (nicht Rituximab-haltige Vortherapie) Gesamtansprechraten von 88–100 % und ein progressionsfreies Überleben von 60–80 % nach 3 Jahren. Diese Daten sind den Ergebnissen nach Splenektomie mindestens gleichwertig (Bennett et al. 2010). Gerade bei alten und komorbiden Patienten ist diese relativ nebenwirkungsarme Therapie daher zu bevorzugen. Eine Phase-II-Studie an 87 Patienten konnte unter Rituximab-Monotherapie (6 x wöchentlich) mit anschließender Rituximab-Erhaltung alle 2 Monate über zwei Jahre im Vergleich zur alleinigen Splenektomie einen Vorteil im OS von 92 % vs. 73 % sowie im PFS von 73 % vs. 58 % nach 5 Jahren zeigen. Hier scheint insbesondere die Erhaltungstherapie für den deutlichen Vorteil verantwortlich zu sein (Kalpadakis et al. 2013).

Studien, die eine Chemotherapie mit oder ohne Rituximab verglichen, zeigten ebenfalls einen deutlichen Vorteil für die Kombination: In einer Studie an 70 sMZL-Patienten konnte die Kombination von Rituximab mit einer Fludarabin-Kombination vs. Chemotherapie alleine die ORR mit 83 % vs. 55 % und das OS mit 100 % vs. 55 % nach drei Jahren deutlich steigern (Iannitto et al. 2005), allerdings weisen die Purinanaloga eine deutliche Hämatotoxizität auf (Lefrère et al. 2004, Iannitto et al. 2005).

Zwei Phase-II-Studien konnten eine deutliche Überlegenheit für die Kombination aus Rituximab und Cladribin gegenüber der Cladribin-Monotherapie zeigen. Die ORR waren mit 87–100 % vs. 60–70 % deutlich besser für die Kombinationstherapie, ohne eine signifikante Verschlechterung der Verträglichkeit nach sich zu ziehen (Cervetti et al. 2013). Die Kombination von Rituximab-Bendamustin ist effektiv und gut verträglich und stellt den aktuellen Therapiestandard in Deutschland dar (Cheson et al. 2008, Robinson et al. 2008). Eine Milzbestrahlung kann ebenfalls bei einer symptomatischen Splenomegalie als Palliation relativ nebenwirkungsarm durchgeführt werden.

Rituximab-Bendamustin

Zusammenfassend ist bei jungen Patienten die Splenektomie als primäre Behandlung weiterhin eine adäquate Option, insbesondere bei Patienten mit nur geringer KM-Infiltration. Bei älteren und inoperablen Patienten ist eine Rituximab-Monotherapie über 4–6 Wochen ggf. mit Erhaltungstherapie (Ghielmini-Schema: 4 Einzelgaben alle 2 Monate) oder eine in der Regel gut verträgliche Kombination mit Bendamustin Therapie der ersten Wahl.

Nodales Marginalzonen-Lymphom

Klinik

Das nMZL ist ein primär im Lymphknoten auftretendes Lymphom ohne Nachweis einer extranodalen Manifestation. Somit ist das führende klinische Symptom des nMZL die Lymphadenopathie. Meist tritt sie peripher, abdominal oder thorakal auf. Periphere Lymphome finden sich vor allem zervikal in Nachbarschaft der Glandula parotis. Das Knochenmark ist in 30–60 % der Fälle befallen, eine leukämische Ausschwemmung und eine „bulky disease" sind selten. Die meisten Patienten bleiben lange Zeit asymptomatisch, bei Diagnosestellung liegt meist ein Stadium III/IV vor (Arcaini et al. 2007, Audouin et al. 2003).

Empfehlungen zur Diagnostik

Die Diagnostik unterscheidet sich nicht von der anderer nodaler NHL. Beachtenswert ist lediglich, dass das nMZL wesentlich seltener ist als die extranodale Variante. Daher sollten zumindest benachbarte Organe mit untersucht werden, um eine nodale Mitbeteiligung eines primären eMZL auszuschließen.

Therapie

Wie beim follikulären Lymphom wird auch das fortgeschrittene nMZL nur bei krankheitsassoziierten Symptomen behandelt. In den aktuellen Studienprotokollen der GLA liegt Therapiebedürftigkeit vor bei Vorhandensein von:

Therapiebedürftigkeit

- B-Symptomatik
- hämatopoetischer Insuffizienz (Granulozytopenie < 1000/µl, Anämie mit Hb < 10 g/dl, Thrombozytopenie < 100 000/µl)
- „bulky disease" (Tumorgröße > 5 cm)
- tumorbedingter Kompression/Komplikation eines lebenswichtigen Organs
- objektivierbarer Tumorprogredienz
- Vorliegen von immunologischen Symptomen

Das nodale MZL macht etwa 10 % aller MZL aus und ist somit wesentlich seltener als die extranodale Variante. Es entsteht primär im Lymphknoten und zeigt per definitionem primär keinen Befall extranodaler Organe. Die meisten Therapieempfehlungen gründen sich auf retrospektiv erhobene Daten kleiner Fallzahlen oder auf extrapolierte Daten aus Studien follikulärer Lymphome. Standard ist eine Rituximab/Chemotherapie-Kombination. Es sollte daher immer ein Studieneinschluss erwogen werden.

Als Chemotherapie werden in Europa vor allem R-CHOP (oder R-CVP) und R-Bendamustin verwendet. In der GALLIUM-Studie wurden neben follikulären Lymphomen auch 200 Patienten mit MZL eingeschlossen und kein Vorteil einer Obinutuzumab/Chemotherapie im Vergleich zur Rituximab/Chemotherapie gezeigt. In beiden Therapiearmen mit Bendamustin wurde eine ausgesprochen hohe therapieassoziierte Mortalität für Patienten mit nMZL festgestellt, insbesondere bedingt durch fatale Infektionen (Herold et al. 2017).. Unter Rituximab/Bendamustin sollte demnach eine PJP(Pneumocystis-jirovecii-Pneumonie)-Prophylaxe in Abhängigkeit von den CD4+ T-Zell-Werten erwogen werden.

Auch beim nodalen Marginalzonen-Lymphom kann bei Patienten, die auf eine initiale R-Bendamustin-Therapie ansprechen, eine 2-jährige Erhaltungstherapie aufgrund der signifikanten PFS-Verlängerung erwogen werden (Rummel et al. 2018). Im Rezidiv sind neben der Dauer des initialen Ansprechens die Komorbiditäten und die Verträglichkeit der bisherigen Therapie entscheidend für die Wahl einer Zweitlinientherapie. Wenn die Ansprechdauer länger als zwei Jahre betrug, wird eine erneute Rituximab/Chemotherapie empfohlen. Bei Frührezidiven ist bei geeigneten Patienten eine Hochdosistherapie mit autologer Stammzelltransplantation eine Therapieoption. Die Rezidivtherapie wird in der Regel analog den Empfehlungen der follikulären Lymphome durchgeführt.

Hochdosistherapie mit autologer Stammzelltransplantation

In einer Phase-II-Studie erhielten 26 überwiegend vorbehandelte Patienten Rituximab und Fludarabin als Kombinationstherapie. Die ORR lag bei 85 % (50 % CR) bei einer therapieassoziierten Mortalität von 15 % (meist im Rahmen einer Leukopenie) (Brown et al. 2009). Eine retrospektive Analyse von Cladribin als Monotherapie oder in Kombination mit Rituximab zeigte bei insgesamt 89 Patienten mit fortgeschrittenen nMZL, wovon 28 die Diagnose eines nMZL hatten, eine ORR von 89 % (54 % CR). Patienten, die eine Kombinationstherapie erhielten, hatten eine ORR von 97 % mit 60 % CR bei insgesamt geringerer Mortalität. Im höheren Rezidiv haben PI3K-Inhibitoren (Idelalisib, Copanlisib) auch bei Rituximab-refraktären Rezidiven lang anhaltende Remissionen erzielt, sodass dieser Therapieansatz individuell zu diskutieren ist (Dreyling et al. 2017, Gopal et al. 2014).

PI3K-Inhibitoren

Patienten mit der Diagnose eines nMZL sollten im Rahmen von Studien oder analog zu den follikulären Lymphomen behandelt werden (Berger et al. 2000, Matutes et al. 2008).

Histologische Transformation

Wie bei vielen anderen indolenten Lymphomen kann es im Verlauf der Erkrankung auch bei MZL zu einer Transformation in ein histologisch aggressives Lymphom kommen, meist in ein diffuses großzelliges Lymphom. Nach einer medianen Zeit von 4,5 Jahren entwickeln 16–20 % der Patienten mit einem indolenten MZL ein hoch malignes Lymphom. Nach Transformation ist die Überlebenszeit in der Regel gering (Pittaluga et al. 1996); diese Patienten sollten dann analog zu den geltenden Standards in der Behandlung von aggressiven Lymphomen therapiert werden.

Prognose

Die Prognose der Marginalzonen-Lymphome ist mit einer 5-Jahres-Überlebensrate von insgesamt 65–80 % vergleichbar mit der Prognose anderer niedrig maligner Lymphome. Das längste mediane progressionsfreie Überleben (PFS) mit oder ohne Therapie weisen die splenischen und leukämischen Subtypen mit 5–7 Jahren auf, während nodale und disseminierte Formen ein etwas kürzeres PFS aufweisen. Für alle Subtypen liegt das mediane Gesamtüberleben zwischen 5 und 15 Jahren (Berger et al. 2000, Pittaluga et al. 1996).

Thieblemont et al. stellten 2017 erstmals einen MALT-IPI zur Risikostratifizierung auf der Grundlage von über 1000 Patienten mit Marginalzonen-Lymphomen vor.

MALT-IPI

Tabelle 3 Internationaler Prognostischer Index für Lymphome des Mukosa-assoziierten lymphatischen Gewebes (MALT-IPI) (Thieblemont et al. 2017).

Risikogruppe	Ungünstige Faktoren	Patientenanteil	5J-EFS	5J-PFS	5J-OS
Niedrig	0	42 %	70 %	76 %	99 %
Intermediär	1	41 %	56 %	63 %	93 %
Hoch	ab 2	17 %	29 %	33 %	64 %

EFS: Ereignisfreies Überleben nach 5 Jahren
PFS: Progressionsfreies Überlaben nach 5 Jahren
OS: Gesamtüberleben nach 5 Jahren

Der vom follikulären Lymphom her bekannte FLIPI ist aufgrund der Charakteristik der MALT-Lymphome selten gut anwendbar. Von zehn untersuchten klinischen Parametern stellten sich drei, das Alter (> 70 J.), eine erhöhte LDH und ein Stadium III oder IV, als prognostisch ungünstig heraus. Hierbei können die Patienten in drei Gruppen unterteilt werden mit 0 Punkten (niedrig), 1 Punkt (intermediär) oder 2 oder mehr Punkten (hoch). Die Gruppen unterschieden sich signifikant in EFS und OS. Der Prognosescore (Tabelle 3) ist unabhängig von der Lokalisation (gastrisch vs. extragastrisch) und der verabreichten Therapie gültig (Rituximab, Chemotherapie, Immunchemotherapie) (Thieblemont et al. 2017).

Resümee und Ausblick

Durch verschiedene prospektive Studien und neuere Erkenntnisse ist es in der Behandlung der Marginalzonen-Lymphome zu erheblichen Fortschritten gekommen, obwohl viele Aspekte der Biologie und Therapie weiterhin zur Klärung anstehen. Die operative Resektion lokal begrenzter Tumoren ist nicht mehr Therapie der Wahl und sollte nur noch in Notfallsituationen durchgeführt werden. In lokal begrenzten Stadien ist eine Radiotherapie mit kurativer Absicht Mittel der Wahl. In fortgeschrittenen Stadien und bestehender Therapieindikation erfolgt die Behandlung meist analog zu den follikulären Lymphomen.

Neuere Studien belegen erstmals eine Verbesserung der Prognose für Patienten mit MZL durch die Hinzunahme von Rituximab zu den etablierten Chemotherapie-Protokollen. Ebenso weist Rituximab speziell beim splenischen Typ eine hohe Aktivität als Monotherapeutikum auf und ist somit ein vielversprechender Ansatz für Patienten, welche nicht für aggressivere Therapieansätze infrage kommen.

Nach Ansprechen auf eine Immunchemotherapie in der Erstlinie sollte ab sofort immer eine 2-jährige Erhaltungstherapie mit Rituximab erwogen werden (cave: noch off-label Indikation).

Es bleibt abzuwarten, inwiefern sich die gezielten neuen Substanzen wie Ibrutinib, Idelalisib oder Lenalidomid mit oder ohne eine Rituximab-Kombination in den zukünftigen Therapiealgorithmus von MZL etablieren werden. Erste Daten hierzu sind vielversprechend, Ibrutinib ist in den USA bereits für alle Subtypen des rezidivierten Marginalzonen-Lymphoms zugelassen.

Der Stellenwert von Obinutuzumab als neuer Anti-CD20-Antikörper ist in der Therapie des Marginalzonen-Lymphoms noch nicht geklärt. Bisher liegen keine Daten vor, die eine Anwendung von Obinutuzumab anstelle von Rituximab beim Marginalzonen-Lymphom rechtfertigen würden.

Erste Studien zur Immuntherapie mit PD-L1-Antikörpern in Kombination mit anderen Substanzen rekrutieren aktuell, erste Daten hierzu bleiben abzuwarten.

Aufgrund des Mangels an prospektiven Studien und der divergierenden Datenlage zur Behandlung des MZL sollten, wenn möglich, die Behandlungen im Rahmen von Studien und in Kooperation mit der *German Lymphoma Alliance* (GLA) erfolgen.

An dieser Stelle soll auch ausdrücklich auf das prospektive Studienregister der Marginalzonen-Lymphome hingewiesen werden. Patienten, die sich seit Kurzem in einer Behandlung befinden oder rezidiviert haben, sollten ebenfalls gemeldet werden.

Leitung des Registers:
Prof. Dr. C. Buske: Comprehensive Cancer Center Ulm, Institut für Experimentelle Tumorforschung, Universitätsklinikum, Albert-Einstein-Allee 11, 89081 Ulm
Zentrale des Registers:
Tel: 0731 5006-5888 oder -5801, Fax: 0731 5006-5822
Comprehensive Cancer Center Ulm, Institut für Experimentelle Tumorforschung, Universitätsklinikum, Albert-Einstein-Allee 11, 89081 Ulm
E-Mail: mzol.register@uniklinik-ulm.de

Erklärung zu Interessenkonflikten
Die Autoren geben keine Interessenkonflikte an.

Was ist neu?
Was sollte beachtet werden?

1. Die operative Resektion lokal begrenzter Tumoren ist obsolet und sollte nur noch in Notfallsituationen durchgeführt werden.
2. In lokal begrenzten Stadien ist eine Radiotherapie mit kurativer Absicht Mittel der Wahl. Eine Kombination mit Rituximab in dieser Situation ist weiterhin außerhalb der Zulassung.
3. Eine adjuvante systemische Therapie nach adäquater lokaler Behandlung ist kein Standard beim MZL.
4. In fortgeschrittenen Stadien erfolgt die Behandlung meist analog zu den follikulären Lymphomen und nur bei bestehender Therapieindikation.
5. Der MALT-IPI sollte zur Risikostratifikation herangezogen werden.
6. Alle Patienten mit gastrischem MZL und Helicobacter-pylori-Nachweis sollten eine Eradikationstherapie unabhängig vom Stadium erhalten.
7. Bei Patienten mit lokalisiertem gastrischem Lymphom ohne Nachweis von Helicobacter pylori kann eine Eradikation als Therapieversuch unter engmaschiger Kontrolle erwogen werden.
8. Das Ansprechen auf eine HP-Eradikation sollte anhand der GELA-Kriterien beurteilt werden.
9. Neuere Studien belegen erstmals prospektiv beim MZL eine Verbesserung der Prognose durch die Hinzunahme von Rituximab zu den etablierten Chemotherapieprotokollen und es sollte, wenn möglich, immer verabreicht werden.
10. Die Immunchemotherapie sollte in der Regel nicht länger als 6 Zyklen gegeben werden.
11. Wenn nach drei Zyklen unter Rituximab-Bendamustin eine CR erreicht wird, kann eine Beendigung der Therapie nach vier Zyklen erwogen werden.
12. Nach Ansprechen auf eine Immunchemotherapie in der Erstlinie sollte ab sofort immer eine 2-jährige Erhaltungstherapie mit Rituximab erwogen werden (cave: noch off-label Indikation).
13. Unter Rituximab-Bendamustin sollte in Abhängigkeit von der CD4-T-Zellzahl bis zu 2 Jahre nach Therapie eine PJP-Prophylaxe durchgeführt werden.
14. Rituximab weist beim MZL eine hohe Aktivität als Monotherapeutikum auf, speziell beim splenischen Typ. Eine Monotherapie kann bei komorbiden, älteren Patienten erwogen werden.
15. Idelalisib und Lenalidomid zeigen in Kombination mit Rituximab vielversprechende Aktivität beim MZL. Ihr zukünftiger Stellenwert im Therapiealgorithmus bleibt jedoch abzuwarten.
16. Ibrutinib ist in den USA bereits für alle Subtypen des rezidivierten Marginalzonen-Lymphoms zugelassen.
17. Der Stellenwert von Obinutuzumab als neuer Anti-CD20-Antikorper ist in der Therapie des Marginalzonen-Lymphoms noch nicht geklärt.
18. Die Immuntherapie mit PD-L1- bzw. PD-1-Antikörpern wird aktuell in Kombination mit anderen Substanzen in Studien beim MZL untersucht, erste Daten hierzu bleiben abzuwarten.
19. Die Behandlung sollte, wenn möglich, im Rahmen von Studien und in Kooperation mit der German Lymphoma Alliance (GLA) erfolgen.
20. Alle Patienten sollten, wenn möglich, im prospektiven Studienregister für Marginalzonen-Lymphome eingeschlossen werden.

Literatur

Arcaini L, Lucioni M et al (2009) Nodal marginal zone lymphoma: current knowledge and future directions of an heterogeneous disease. Eur J Haematol 83: 165–174

Arcaini L, Paulli M et al, Intergruppo Italiano Linfomi (2007) Primary nodal marginal zone B-cell lymphoma: clinical features and prognostic assessment of a rare disease. Br J Haematol 136: 301–304

Audouin J, Le Tourneau A et al (2003) Patterns of bone marrow involvement in 58 patients presenting primary splenic marginal zone lymphoma with or without circulating villous lymphocytes. Br J Haematol 122: 404–412

Avilés A, Neri N, Calva A et al (2006) Addition of a short course of chemotherapy did not improve outcome in patients with localized marginal B-cell lymphoma of the orbit. Oncology 70: 173

Bennett M, Schechter GP (2010) Treatment of splenic marginal zone lymphoma: splenectomy versus rituximab. SeminHematol 47(2): 143–147

Berger F, Felman P, Thieblemont C (2000) Non-MALT marginal zone lymphomas: a description of clinical presentation and outcome in 124 patients. Blood 95: 1950–1956

Brown JR, Friedberg JW et al (2009) A phase 2 study of concurrent fludarabine and rituximab for the treatment of marginal zone lymphomas. Br J Haematol 145: 741–748

Campo E, ChottA et al (2006) Update on extranodal lymphomas. Conclusions of the workshop held by the EAHP and the SH in Thessaloniki, Greece. Histopathology 48: 481–504

Cervetti G, Galimberti S, Pelosini M et al (2013) Significant efficacy of 2-chlorodeoxyadenosine{+/-} rituximab in the treatment of splenic marginal zone lymphoma (SMZL): extended follow-up. Ann Oncol 24: 2434–2438

Chacon JI, Mollejo M et al (2002) Splenic marginal zone lymphoma: clinical characteristics and prognostic factors in a series of 60 patients. Blood 100: 1648–1654

Cheson BD, Rummel MJ (2008) Bendamustine: rebirth of an old drug. J ClinOncol 27: 1492–1501

Copie-Bergman C, Wotherspoon AC, Capella C et al (2013) Gela histological scoring system for post-treatment biopsies of patients with gastric MALT lymphoma is feasible and reliable in routine practice. Br J Haematol 160(1): 47–52

Dallenbach FE, Coupland SE, Stein H (2000) Marginalzonen-Lymphome: extranodale vom MALT-Typ, nodale und splenische. Pathologe 21: 162–177

Decaudin D, de Cremoux P, Vincent-Salomon A et al (2006) Ocular adnexal lymphoma: a review of clinicopathologic features and treatment options. Blood 108: 1451

Dreyling M, Santoro A, Mollica L et al (2017) Phosphatidylinositol 3-Kinase Inhibition by Copanlisib in Relapsed or Refractory Indolent Lymphoma. J ClinOncol 35: 3898–3905

Du MQ (2007) MALT lymphoma: recent advances in aetiology and molecular genetics. J Clin Exp Hematop 47: 31–42

Farinha P, Gascoyne RD (2005) Molecular pathogenesis of mucosa-associated lymphoid tissue lymphoma. J Clin Oncol 23: 6370–6378

Ferreri AJ, Ponzoni M et al (2005) Regression of ocular adnexal lymphoma after Chlamydia psittaci-eradicating antibiotic therapy. J Clin Oncol 23: 5067–5073

Ferreri AJ, Ponzoni M et al (2006) Bacteria-eradicating therapy with doxycycline in ocular adnexal MALT lymphoma: a multicenter prospective trial. J Natl Cancer Inst 98(19): 1375–1382

Fischbach W (2014) Gastric MALT lymphoma – update on diagnosis and treatment. Best Pract Res Clin Gastroenterol 28: 1069–1077

Fischbach W, Daum S (2003) Gastrointestinale Lymphome. Dtsch Med Wochenschr 128: 1899–1901

Fischbach W, Goebeler ME, Ruskone-Fourmestraux A et al (2007) Most patients with minimal histological residuals of gastric MALT lymphoma after successful eradication of Helicobacter pylori can be managed safely by a watch and wait strategy: experience from a large international series. Gut 56: 1685–1687

Fischbach W, Goebeler-Kolve ME et al (2004) Long term outcome of patients with gastric marginal zone B cell lymphoma of mucosa associated lymphoid tissue (MALT) following exclusive Helicobacter pylori eradication therapy: experience from a large prospective series. Gut 54: 34–37

Fowler NH, Neelapu S, Hagemeister S et al (2012) Lenalidomide and rituximab for untreated indolent lymphoma: final results of a phase II study, Blood (ASH Annual Meeting Abstracts) 120: Abstract 901

Franco V, Florena AM, Iannitto E (2003) Splenic marginal zone lymphoma. Blood 101: 2464–1472

Gisbert JP, García-Buey L, Pajares JM (2005) Systematic review: regression of lymphoproliferative disorders after treatment for hepatitis C infection. Aliment Pharmacol Ther 21: 653

Gopal AK, Kahl BS, de Vos S et al (2014) PI3Kdelta inhibition by idelalisib in patients with relapsed indolent lymphoma. N Engl J Med 370: 1008–1018

Govi S, Dognini GP et al (2010) Six-month oral clarithromycin regimen is safe and active in extranodal marginal zone B-cell lymphomas: final results of a single-centre phase II trial. Br J Haematol 150(2): 226–229

Grünberger B, Wöhrer S et al (2006) Antibiotic treatment is not effective in patients infected with Helicobacter pylori suffering from extragastric MALT lymphoma. J Clin Oncol 24: 1370–1375

Hancock BW, Qian W, Linch D et al (2009) Chlorambucil versus observation after anti-Helicobacter therapy in gastric MALT lymphomas: results of the international randomised LY03 trial. Br J Haematol 144(3): 367–375

Harada K, Murakami N, Kitaguchi M et al (2014) Localized ocular adnexal mucosa-associated lymphoid tissue lymphoma treated with radiation therapy: a long-term outcome in 86 patients with 104 treated eyes. Int J Radiat Oncol Biol Phys 88: 650

Harris NL, Jaffe ES et al (1994) A revised European-American classification of lymphoid neoplasms: a proposal from the International Lymphoma Study Group. Blood 84: 1361–1392

Hermine O, Lefrere F et al (2002) Regression of splenic lymphoma with villous lymphocytes after treatment of hepatitis C virus infection. N Engl J Med 347: 89–94

Herold M, Hoster E, Janssens A et al (2017) Immunochemtherapy with obinutuzumab or rituximab in a subset of patients in the randomized gallium trial with previously untreated marginal zone lymphoma. Hematological Oncology 35(S2): 146–147

Hussell T, Isaacson PG et al (1993) The response of cells from low-grade B-cell gastric lymphomas of mucosa-associated lymphoid tissue to Helicobacter pylori. Lancet 342: 571–574

Iannitto E, Ambrosetti A et al (2004) Splenic marginal zone lymphoma with or without villous lymphocytes. Hematologic findings and outcomes in a series of 57 patients. Cancer 101: 2050–2057

Iannitto E, Minardi V, Calvaruso G et al (2005) Deoxycoformycin (pentostatin) in the treatment of splenic marginal zone lymphoma (SMZL) with or without villous lymphocytes. Eur J Haematol 75: 130–135

Isaacson PG, Du MQ (2004) MALT lymphoma: from morphology to molecules. Nat Rev Cancer 4(8): 644–653

Isobe K, Kagami Y, Higuchi K et al (2007) A multicenter phase II study of local radiation therapy for stage IEA mucosa-associated lymphoid tissue lymphomas: a preliminary report from the Japan Radiation Oncology Group (JAROG). Int J Radiat Oncol Biol Phys 69: 1181

Kalpadakis C, Gerassimos AP, Angelopoulou M (2013) Treatment of splenic marginal zone lymphoma with rituximab monotherapy: progress report and comparison with splenectomy. Oncologist 18(2): 190–197

Kiesewetter B, Willenbacher E, Willenbacher W et al (2017) A phase 2 study of rituximab plus lenalidomode for mucosa-associated lympoid tissue lymphoma. Blood 129: 33–35

Koch P, del Valle F et al (2001) German Multicenter Study Group. Primary gastrointestinal non-Hodgkin's lymphoma: II. Combined surgical and conservative or conservative management only in localized gastric lymphoma – results of the prospective German Multicenter Study GIT NHL 01/92. J Clin Oncol 19: 3874–3883

Koch P, Willich N, Berdel BE (2006) Primäre gastrointestinale Non-Hodgkin-Lymphome. In: Schmoll HJ, Höffken K, Possinger K (Hrsg) Kompendium Internistische Onkologie, Springer: 3066–3085

Lecuit M, Abachin E, Martin A (2004) Immunoproliferative small intestine disease associated with Campylobacter jejuni. N Engl J Med 350: 239–248

Lefrère F, Lévy V, François S et al (2004) Fludarabine therapy in patients with splenic lymphoma with villous lymphocytes: an update. Leukemia 18(11): 1924–1925

Leonard JP, Trneny M, Izutsu K et al (2019) AUGMENT: A Phase III Study of Lenalidomide Plus Rituximab Versus Placebo Plus Rituximab in Relapsed or Refractory Indolent Lymphoma. J Clin Oncol 37: 1188–1199

Liao Z, Ha CS et al (2000) Mucosa-associated lymphoid tissue lymphoma with initial supradiaphragmatic presentation: natural history and patterns of disease progression. Int J Radiat Oncol Biol Phys 48(2): 399–403

Liersch R, Koch P (2007) Pathogenese und Therapie gastrointestinaler Lymphome. Krebsmedizin 2: 84–88

Matutes E, Oscier D et al (2008) Splenic marginal zone lymphoma proposals for a revision of diagnostic, staging and therapeutic criteria. Leukemia 22: 487–495

Musshoff K (1977) Klinische Stadieneinteilung der Nicht-Hodgkin-Lymphome. Strahlentherapie 153: 218–224

Noy A, de Vos S, Thieblemont C et al (2017) Targeting bruton tyrosine kinase with ibrutinib in relapsed/refractory marginal zone lymphoma. Blood 129: 2224–2232

Orciuolo E, Buda G et al (2010) 2CdA chemotherapy and rituximab in the treatment of marginal zone lymphoma. Leuk Res 34(2): 184–189

Pittaluga S, Bijnens L, Teodorovic I (1996) A clinical analysis of 670 cases in two trials of the European Organization for the Research and Treatment of Cancer Lymphoma Cooperative Group subtyped according to the Revised European-American Classification of Lymphoid neoplasms: a comparison with the Working Formulation. Blood 87: 4358–4367

Radaskiewicz T, Dragosics B, Bauer P (1992) Gastrointestinal malignant lymphomas of the mucosa associated tissue: factors relevant to prognosis. Gastroenterology 102: 1628–1638

Raderer M, Wöhrer S et al (2006) Assessment of disease dissemination in gastric compared with extragastric mucosa-associated lymphoid tissue lymphoma using extensive staging: a single-center experience. J Clin Oncol 24(19): 3136–3141

Ramot B, Shahin N, Bubis JJ (1995) Malabsorption in a lymphoma of small intestine. A study of 13 cases. Isr Med Sci 1: 221–226

Robinson KS, Williams ME, van der Jagt RH et al (2008) Phase II multicenter study of bendamustine plus rituximab in patients with relapsed indolent B-cell and mantle cell non-Hodgkin's lymphoma. J Clin Oncol 26: 4473–4479

Rossotti R, Travi G, Pazzi A et al (2015) Rapid clearance of HCV-related splenic marginal zone lymphoma under an interferon-free, NS3/NS4A inhibitor-based treatment. A casereport. J Hepatol 62: 234

Rummel MJ, Koenigsmann M, Chow KC et al (2018) Two years rituximab maintenance vs. observation after first line treatment with bendamustine plus rituximab (B-R) in patients with marginal zone lymphoma (MZL): Results of a prospective, randomized, multicenter phase 2 study (the StiL NHL7-2008 MAINTAIN trial). J Clin Oncol 36(Suppl): abstr 7515

Rummel MJ, Niederle N et al (2013) Bendamustine plus rituximab versus CHOP plus rituximab as first-line treatment for patients with indolent and mantle-cell lymphomas: an open-label, multicentre, randomised, phase 3 non-inferiority trial. Lancet 381: 1203–1210

Ruskone-Fourmestraux A, Fischbach W, Aleman BM et al (2011) EGILS consensus report. Gastric extranodal marginal zone B-cell lymphoma of MALT. Gut 60(6): 747–758

Saadoun D, Suarez F, Lefrere F et al (2005) Splenic lymphoma with villous lymphocytes, associated with type II cryoglobulinemia and HCV infection: a new entity? Blood 105(1): 74–76

Salar A, Domingo-Domenech E, Panizo C et al (2017) Long term results of a phase 2 study of rituximab and bendamustine for mucosa-associated lymphoid tissue lymphoma. Blood 120: 1772–1774

Sretenovic M, Colovic M et al (2009) More than a third of non-gastric malt lymphomas are disseminated at diagnosis: a single center survey. Eur J Haematol 82: 373–380

Suarez F, Lortholary O, Hermine O et al (2006) Infection-associated lymphomas derived from marginal zone B cells: a model of antigen-driven lymphoproliferation. Blood 107: 3034–3044

Thieblemont C (2005) Clinical presentation and management of marginal zone lymphomas. Hematology Am Soc Hematol Educ Program: 307–313

Thieblemont C, Berger F et al (2000) Mucosa-associated lymphoid tissue lymphoma is a disseminated disease in one third of 158 patients analyzed. Blood 95(3): 802–806

Thieblemont C, Cascione L, Conconi A et al (2017) A malt lymphoma prognostic index. Blood 120: 1409–1417

Troussard X, Valensi F et al (1996) Splenic lymphoma with villous lymphocytes: clinical presentation, biology and prognostic factors in a series of 100 patients. Groupe Francais d'Hématologie Cellulaire (GFHC). Br J Haematol 93: 731–736

Tsang RW, Gospodarowicz MK, Pintilie M et al (2003) Localized mucosa-associated lymphoid tissue lymphoma treated with radiation therapy has excellent clinical outcome. J Clin Oncol 21: 4157

Tsimberidou AM, Catovsky D, Schlette E et al (2006) Outcomes in patients with splenic marginal zone lymphoma and marginal zone lymphoma treated with rituximab with or without chemotherapy or chemotherapy alone. Cancer 107: 125–135

Vallisa D, Bernuzzi P, Arcaini L et al (2005) Role of anti-hepatitis C virus (HCV) treatment in HCV-related, low-grade, B-cell, non-Hodgkin's lymphoma: a multicenter Italian experience. J Clin Oncol 23: 468

WHO classifications of tumours of haematopoietic and lymphoid tissues. Lyon: IARC; 2017

Wöhrer S, Streubel B et al (2004) Monoclonal immunoglobulin production is a frequent event in patients with mucosa-associated lymphoid tissue lymphoma. Clin Cancer Res 10(21): 7179–7181

Wotherspoon AC (1998) Helicobacter pylori infection and gastric lymphoma. Br Med Bull 54: 79–85

Zignego AL, Giannini C et al (2007) Hepatitis C virus lymphotropism: lessons from a decade of studies. Dig Liver Dis 39(Suppl 1): S38–45

Zinzani PL, Stefoni V, Musuraca G et al (2004) Fludarabine-containing chemotherapy as frontline treatment of non-gastrointestinal mucosa-associated lymphoid tissue lymphoma. Cancer 100: 2190–2194

Zucca E, Conconi A et al (2003) International Extranodal Lymphoma Study Group: Nongastric marginal zone B-cell lymphoma of mucosa-associated lymphoid tissue. Blood 101: 2489–2495

Zucca E, Conconi A, Martinelli G et al (2017) Final Results of the IELSG-19 randomized trial of mucosa-associated lymphoid tissue lymphoma: improved event-free survival with rituximab plus chlorambucilverus either chlorambucil or rituximab monotherapy. J Clin Oncol 35: 1905–1912

Zucca E, Copie-Bergman C, Ricardi U et al (2013) Gastric marginal zone lymphoma of MALT type: ESMO Clinical Practice Guidelines for diagnosis, treatment and follow-up. Ann Oncol 24(Suppl 6): vi144–148

Zullo A, Hassan C, Ridola L et al (2013) Eradication therapy in Helicobacter pylori-negative, gastric low-grade mucosa-associated lymphoid tissue lymphoma patients. A systematic review. J Clin Gastroenterol 47(10): 824e7

Diffuses großzelliges B-Zell-Lymphom

C. Schmidt, F. Schneller, M. Rudelius, T. Will, F. Zettl,
M. Dreyling, C. Bogner

> **Schlagwörter**
>
> • ABC-Typ • GC-Typ • Internationaler Prognoseindex • altersadaptierter IPI (aaIPI) • Bulky Disease • Lymphadenopathie • Deauville-Score • Vorphasetherapie • risikoadaptiertes Vorgehen • CHOP • Rituximab • CAR-T-Zell-Therapie

Übersicht

Aggressive Non-Hodgkin-Lymphome (NHL) entstammen zu über 80 % der B-Zell-Reihe. In der WHO-Klassifikation grenzt man spezifische Subgruppen der aggressiven B-NHL, wie z. B. das primär mediastinale großzellige B-NHL, das intravaskuläre großzellige B-NHL und das primäre Erguss-Lymphom, von der Gruppe der diffusen großzelligen B-Zell-Lymphome (NOS) ab. Morphologisch wird wie schon in der Kiel-Klassifikation zwischen einem zentroblastischen und immunoblastischen Subtyp unterschieden. Von dieser Gruppe, die weitgehend einheitlich behandelt wird, sind die lymphoblastischen Lymphome und das Burkitt-Lymphom abzugrenzen, die aufgrund ihres unterschiedlichen biologischen Verhaltens andere Therapiekonzepte erforderlich machen. Ebenso werden die hoch malignen T-NHL in lymphoblastische T-NHL, die wie die T-ALL, und in sonstige, die analog der hoch malignen B-NHL behandelt werden, eingeteilt. In diesem Kapitel wird hauptsächlich das diffuse großzellige B-NHL behandelt; T-NHL, Burkitt- und lymphoblastische Lymphome werden in gesonderten Kapiteln beschrieben.

Zur modernen Diagnostik gehört zudem eine Einschätzung der Prognose anhand von molekularen Risikofaktoren. Hier ist die Einteilung bezüglich des „Cell of Origin" zu nennen (die Unterteilung kann entweder nach immunhistochemischen Algorithmen z. B. durch Hans-Klassifier oder Genexpressionsanalysen erfolgen). Es kann hierbei zwischen diffusen großzelligen B-Zell-Lymphomen, die von aktivierten B-Zellen (ABC-Typ), und solchen, die von Keim-Zentrums-Zellen (GC-Typ) abstammen, unterschieden werden.

ABC- und GC-Typ

Vorläufige Daten aktueller klinischer Studien bestätigen die tumorbiologischen Überlegungen und retrospektiven Analysen, wonach ABC- und GC-Typ ein wahrscheinlich differenzielles Ansprechen auf bestimmte Substanzen und Substanzkombinationen haben. Weitere klinische Studien sind allerdings nötig, um diese Ergebnisse in den klinischen Alltag zu übertragen.

Double- oder Triple-Hit-Lymphome

Wichtig ist zudem eine klare Abtrennung des DLBCL von high-grade B-Zell-Lymphomen mit *MYC*- und *BCL-2*- und/oder *BCL-6*-Translokation (Double- oder Triple-Hit-Lymphome), welche eine ungünstige Prognose aufweisen und in der neuesten WHO-Klassifikation als eigene Entitäten behandelt werden (Swerdlow et al. 2016).

Stadieneinteilung

Die Stadieneinteilung der aggressiven Lymphome erfolgt nach der Ann-Arbor-Klassifikation (Carbone et al. 1971, Musshoff 1977). Die Stadien werden nach der Zahl der befallenen Lymphknotenregionen oder extralymphatischen Organe und Gewebe und deren Lokalisation in Bezug auf das Zwerchfell (ober-, unterhalb bzw. beidseits des Zwerchfells) eingeteilt (Tabelle 1). Die Lymphknotenregionen sind als Regionen des gemeinsamen Lymphabflusses definiert. Zu den lymphatischen Geweben zählen außerdem die Milz, der Thymus, der Waldeyer'sche Rachenring, die Appendix vermiformis und die Peyer'schen Plaques des Dünndarms. Bei Milzbefall wird das Stadium durch den Buchstaben S ergänzt (z. B. IIS), der Buchstabe E kennzeichnet Befall des extranodalen Gewebes, der Buchstabe N den Befall von nodalen lymphatischen Strukturen.

Ann-Arbor-Klassifikation

Erweitert wird die Stadieneinteilung durch die zusätzliche Angabe des Vorhandenseins von B-Symptomen (Fieber ohne Infektion, Nachtschweiß und Gewichtsverlust von mehr als 10 % des Ausgangsgewichtes innerhalb der vergangenen sechs Monate). Bei Vorhandensein dieser B-Symptome wird dem Stadium der Buchstabe B, bei Fehlen der B-Symptome der Buchstabe A angehängt.

Internationaler Prognostischer Index (IPI)

Die genaue Stadieneinteilung (Stadium I, II vs. Stadium III, IV) ermöglicht unter Berücksichtigung des Alters (≤ 60 Jahre vs. > 60 Jahre), der Zahl der Extranodalmanifestationen (höchstens 1 Manifestation vs. mehr als 1 Manifestation), des Serum-LDH-Wertes (höchstens Normwert vs. über Normwert) und des Performance-

Tabelle 1 Stadieneinteilung der Non-Hodgkin-Lymphome.

Stadium	Befall
I	Befall einer einzigen Lymphknotenregion (IN) *oder* lokalisierter Befall eines einzigen extralymphatischen Organs (IE)
II	Befall von zwei oder mehr Lymphknotenregionen (IIN) *oder* lokalisierter Befall extralymphatischer Organe oder Gewebe und Befall von einer oder mehreren Lymphknotenregionen (IINE) auf der gleichen Seite des Zwerchfells
III	Befall von Lymphknotenregionen auf beiden Seiten des Zwerchfells (IIIN), welcher ebenfalls von lokalisiertem extralymphatischem Organ- oder Gewebebefall (IIINE) oder Milzbefall (IIINS) oder beidem (IIINSE) begleitet sein kann
IV	diffuser oder disseminierter Befall von einem oder mehreren extralymphatischen Organen oder Geweben, mit oder ohne vergrößerte Lymphknoten

Unterteilung in A- und B-Kategorien: A: ohne B-Symptome, B: mit B-Symptomen (siehe Text)

status (ECOG 0–1 vs. ECOG 2–4) die Erstellung eines Risikoprofils für Patienten mit aggressiven Non-Hodgkin-Lymphomen. Die genannten fünf Faktoren hatten sich in einer Metaanalyse, in die 16 internationale Arbeitsgruppen die Ergebnisse von 3373 Patienten eingebracht hatten, als prognostisch relevant erwiesen und gehen in den *Internationalen Prognoseindex* für aggressive Lymphome (IPI) ein (International Non-Hodgkin's Lymphoma Prognostic Factors Project 1993). Je ein Punkt wird dabei für die folgenden klinischen Risikofaktoren vergeben:

IPI

- Alter > 60 Jahre
- Stadium III/IV
- > 1 extranodaler Befall
- schlechter Allgemeinzustand (WHO/ECOG > 1)
- LDH > oberer Normwert

Mithilfe des IPI (0–1, 2, 3, 4–5) können vier Risikogruppen unterschieden werden (Tabelle 2). Auch nach Einführung der kombinierten Immunchemotherapie wurde der IPI in seiner Wertigkeit bestätigt (Ziepert et al. 2010).
Neuere Arbeiten versuchen, die prädiktive Wertigkeit des IPI weiter zu erhöhen. Dabei konnte bei einer Arbeit des *National Comprehensive Cancer Network* (NCCN) die Differenzierung in vier prognostische Gruppen durch eine stärkere Wichtung des Alters und des LDH-Wertes noch verbessert werden (Zhou et al. 2014). Sowohl dieser „NCCN-IPI" als auch die Versuche, den IPI durch das Hinzunehmen biologischer Marker, wie *MYC*, *BCL-2* oder *BCL-6*, oder des Geschlechts aufzuwerten, müssen noch durch weitere klinische Studien untermauert werden.

aaIPI

Der altersadaptierte IPI (aaIPI) hat sich bei Patienten < 60 Jahren bewährt. In ihn gehen der Serum-LDH-Wert, der Perfomancestatus (ECOG 0–1 vs. 2–4) und das Tumorstadium (Stadium I/II vs. Stadium III/IV) ein.
Nach dem altersadaptierten Index erfolgt die Zuteilung von:

- Patienten ohne Risikofaktoren zur Gruppe „niedriges Risiko",
- Patienten mit einem Risikofaktor zur Gruppe „niedrig-intermediäres Risiko",
- Patienten mit zwei Risikofaktoren zur Gruppe „hoch-intermediäres Risiko",
- Patienten mit drei Risikofaktoren zur Gruppe „hohes Risiko".

„bulky disease"

Zusätzlich zu den oben genannten Parametern des IPI zählt „bulky disease" (Lymphknotenkonglomerat bzw. einzelnes Lymphom > 7,5 cm) als Risikofaktor. In den von der *Deutschen Studiengruppe Hochmaligne Non-Hodgkin-Lymphome* durchgeführten Therapiestudien konnte die prognostische Wertigkeit von „bulky disease" bei jüngeren Niedrigrisikopatienten auch nach kombinierter Immunchemotherapie bestätigt werden (Ziepert et al. 2010).

Diagnostik

Die initiale Diagnostik ist zur Sicherung der Diagnose und des Ausbreitungsstadiums entscheidend für die Therapieplanung.
Wichtigster Bestandteil ist die histologische Diagnosesicherung, die sich auf Histomorphologie, Immunphänotypisierung und Zytogenetik/Molekulargenetik stützt. Aufgrund der Komplexität der durchzuführenden Untersuchungen eignet sich hierfür in erster Linie eine offene Lymphknotenbiopsie (ggf. mit Sicherung von Frischmaterial), da nur hierbei ausreichend qualitativ hochwertiges Material gewonnen werden kann. Ist diese nicht möglich, kann in Ausnahmefällen (z. B. aus-

offene Lymphknotenbiopsie

Tabelle 2 Ergebnisse entsprechend dem Internationalen Prognostischen Index (IPI) bei 365 Patienten in British Columbia, die mit R-CHOP behandelt wurden (Sehn et al. 2007).

Risiko-gruppe	Anzahl IPI-Faktoren	Patienten (%)	Progressionsfreies 4-Jahres-Überleben (%)	4-Jahres-Gesamtüberleben (%)
Niedrig	0, 1	28	85	82
Niedrig-intermediär	2	27	80	81
Hoch-intermediär	3	21	57	49
Hoch	4, 5	24	51	59

schließlich retroperitonealer Befall) die Diagnose mittels CT-gesteuerter Stanzbiopsie gestellt werden; allerdings kann deren Aussagekraft durch nicht ausreichendes oder nicht repräsentatives Material begrenzt sein.
Eine alleinige Knochenmarkdiagnostik zur Primärdiagnose des aggressiven Lymphoms ist nicht ausreichend.

Histomorphologische Diagnostik

Die WHO-Klassifikation aggressiver (großzelliger) B-NHL unterscheidet
- die Gruppe der diffusen großzelligen B-Zell-Lymphome not otherwise specified (DLBCL NOS),
- diverse Subtypen des DLBCL (T-Zell/histiozytenreiches großzelliges BCL, primäres DLBCL des ZNS, primär kutanes DLBCL, EBV-positives DLBCL) und
- sonstige großzellige B-NHL (primär mediastinales großzelliges B-NHL, intravaskuläres großzelliges B-NHL, DLBCL in Assoziation zu chronischen Entzündungen, lymphomatoide Granulomatose, ALK-positives großzelliges B-NHL, großzelliges B-NHL bei HHV8-assoziiertem multizentrischem M. Castleman und das primäre Erguss-Lymphom).
- high-grade B-Zell-Lymphome (NOS)
- high-grade B-Zell-Lymphome mit *MYC*- und *BCL-2*- und/oder *BCL-6*-Translokation

WHO-Klassifikation

Aggressive B-NHL sind Neoplasien großer B-lymphoblastischer Zellen, die sich durch ein diffuses tumorartiges nodales und extranodales Wachstum auszeichnen. In der weitaus größten Gruppe der DLBCL NOS können 3 häufige morphologische Subtypen (zentroblastisch, immunoblastisch und anaplastisch) unterschieden werden. Immunhistochemisch exprimieren die Tumorzellen Pan-B-Zell-Marker wie CD19, CD20, CD79a. Sie zeigen häufig eine Koexpression von *BCL-6* und nicht selten auch eine Expression von CD10 und MUM1. CD30 kann exprimiert sein, insbesondere in der anaplastischen Variante der DLBCL. Die Fraktion Ki67 exprimierender Zellen variiert stark (40 % bis > 90 %).

Pan-B-Zell-Marker

Werden im Rahmen des Stagings unterschiedliche Organmanifestationen untersucht, ist zu beachten, dass DLBCL NOS auch durch Progression oder Transformation eines niedrig malignen B-NHL (B-CLL, follikuläres Lymphom, Marginalzonen-Lymphom) entstanden sein kann, sodass beide morphologischen Erscheinungsformen gleichzeitig nachweisbar sein können.

Da die richtige Diagnose entscheidende Auswirkungen auf das zu verfolgende Therapiekonzept hat, ist häufig eine pathologische Zweitbegutachtung durch ein Referenzzentrum empfehlenswert. Bei Patienten in klinischen Studien ist die referenzpathologische Untersuchung zumeist obligat.

Referenzpathologien　　Alphabetische Liste der Referenzpathologien in Deutschland

Prof. Dr. A. C. Feller
Hämatopathologie Lübeck
Maria-Göppert-Str. 9a
23562 Lübeck

Prof. Dr. med. Falko Fend
Institut für Pathologie
Universitätsklinikum Tübingen
Liebermeisterstraße 8
72076 Tübingen

Prof. Dr. M. L. Hansmann
Dr. Senckenbergisches Institut für Pathologie
Universitätsklinikum Frankfurt
Theodor-Stern-Kai 7
60590 Frankfurt

Prof. Dr. W. Klapper
Sektion Hämatopathologie und LK-Register
Institut für Pathologie
Universitätsklinikum Schleswig-Holstein,
Campus Kiel
Postfach 7154
24171 Kiel

Prof. Dr. P. Möller
Institut für Pathologie
Universitätsklinikum Ulm
Albert-Einstein-Allee 11
89081 Ulm

Prof. Dr. med. German Ott
Institut für Klinische Pathologie
Robert-Bosch-Krankenhaus
Auerbachstraße 110
70376 Stuttgart

Prof. Dr. A. Rosenwald
Institut für Pathologie
Universitätsklinikum Würzburg
Josef-Schneider-Str. 2
97080 Würzburg

Prof. Dr. H. Stein
Berliner Referenzzentrum für Lymphom- und Hämatopathologie
Komturstraße 58–62
12099 Berlin

Klinische Symptomatik

Aggressive Lymphome zeichnen sich oft durch eine rasch zunehmende, meist schmerzlose Lymphadenopathie aus. Primäre mediastinale B-Zell-Lymphome sind bei Erstmanifestation oft auf das Mediastinum beschränkt, durch das rasche Wachstum imponiert als erstes klinisches Symptom nicht selten eine obere Einflussstauung. B-Symptome treten bei aggressiven Lymphomen in ungefähr 30 % der Fälle auf. Etwa zwei Drittel der aggressiven B-Zell-Lymphome manifestieren sich primär nodal, ein Drittel extranodal (Weisenburger et al. 1994). Von den Extranodalmanifestationen ist der Knochenmarkbefall führend, gefolgt von gastrointestinalen Manifestationen und ZNS-Befall (Devesa et al. 1992). Bei ca. 40 % der Patienten mit nodalem Befall sind auch extranodale Manifestationen nachweisbar.

schmerzlose Lymphadenopathie

obere Einflussstauung

Anamnese und körperliche Untersuchung

Das Vorliegen von B-Symptomen und Einschränkungen der Leistungsfähigkeit sind von prognostischer Bedeutung, um das Risikoprofil sowie den Beginn und damit die Dynamik des Krankheitsgeschehens zu bestimmen.
Bei der körperlichen Untersuchung ist vor allem die Palpation der Lymphknotenregionen von Bedeutung. Die Inspektion des Mund- und Rachenraumes ist obligat. Bei der Untersuchung der Haut und Schleimhäute ist auf Blutungszeichen und Ikterus zu achten. Bei der Palpation des Abdomens ist besonderes Augenmerk auf das Vorhandensein einer Hepatosplenomegalie zu richten. Des Weiteren sollte im Hinblick auf eine geplante Chemotherapie ein Infektionsherd ausgeschlossen werden. Die orientierende neurologische Untersuchung ist im Hinblick auf ZNS-Manifestationen unbedingt erforderlich.

B-Symptome

Labor und Bildgebung

Die Labordiagnostik umfasst neben dem Routinelabor mit Differenzialblutbild insbesondere die LDH als Marker für Zellumsatz, die Immunelektrophorese, eine quantitative Immunglobulinbestimmung, ggf. Lymphozyten-Immunphänotypisierung und ggf. einen Coombs-Test. Zur Komplettierung der Laboruntersuchungen gehören der serologische Hepatitis-, HIV- und EBV-Status.
Bildgebende Verfahren: Abdomensonografie und Computertomografie von Hals, Thorax, Abdomen und Becken sind obligat.

LDH

FDG-PET

Aggressive Lymphome haben durch die hohe Proliferationsrate einen hohen Stoffwechselumsatz und lassen sich in der FDG-PET mit höherer Sensitivität nachweisen als indolente Lymphome. Die FDG-PET wird daher als diagnostische Methode im Rahmen von Staginguntersuchungen vorgeschlagen. In den neuesten Empfehlungen zur Diagnose, Staging und Verlaufsbeurteilung bei malignen Lymphomen (Cheson et al. 2014) ist die FDG-PET für die aggressiven Lymphome fest verankert. Die prognostische Aussagekraft einer posttherapeutischen PET gilt als gesichert. In mehreren Studien wurde außerdem die PET-Diagnostik erfolgreich zur Prognoseabschätzung nach Abschluss der Salvage-Therapie vor autologer PBSCT verwendet (Spaepen et al. 2003, Derenzini et al. 2008, Ulaner et al. 2015). Beispielsweise blieben 83 % der PET-negativen Patienten im Verlauf von 4 Jahren krankheitsfrei (nach autologer PBSCT), im Vergleich zu 13 % der PET-positiven Patienten (Spaepen et al. 2003).

Mid-Term-PET

Der Stellenwert der sogenannten Mid-Term-PET nach 2–4 Zyklen Immunchemotherapie bleibt weiterhin Thema wissenschaftlicher Diskussionen (Moskowitz et al. 2012). Die PETAL-Studie, in der die Wertigkeit der PET-gesteuerten Therapieänderung untersucht wurde, zeigt, dass eine positive PET/CT nach 3 Zyklen ein deutlicher prognostischer Faktor ist, aber eine Therapieänderung bzw. Therapieintensivierung nicht zu einer Verbesserung des Outcomes führt (Duehrsen et al. 2015). Unterstützt wird diese Beobachtung durch eine amerikanische Arbeit, bei der bei positiver PET nach 4 Zyklen R-CHOP durch die Umstellung auf 4 x R-ICE nur wenige Patienten PET-negativ wurden (Sehn et al. 2014). Während also die prognostische Wertigkeit der PET/CT zum Abschluss-Staging nach Therapie als gesichert angesehen werden kann, sollte eine PET-gesteuerte Therapieänderung nach dem Zwischenstaging noch klinischen Studien vorbehalten bleiben.

Deauville-Score

Die Beurteilung mittels PET/CT erfolgt anhand des Deauville-Scores. Dabei wird der individuelle FDG-Uptake des mediastinalen Blutpools und der Leber als interne Kontrolle herangezogen, wobei die Leber einen höheren FDG-Uptake aufweist als das Mediastinum. Ein Deauville-Wert von 1 und 2 entspricht einer kompletten Remission, eine Score von 4 und 5 zeigt aktive Lymphommanifestationen an. Die Interpretation eines Deauville-Scores von 3 muss in Zusammenschau mit der klinischen Präsentation erfolgen und interdisziplinär zwischen Radiologie, Nuklearmedizin und Onkologie diskutiert werden.

Obwohl die PET/CT eine hohe Sensitivität und Spezifität hinsichtlich des Nachweises von Knochenmarkinfiltrationen aufweist, besteht die Gefahr, dass geringe, diffus verteilte Befälle nicht erkannt werden (Khan et al. 2013), sodass die Knochenmarkdiagnostik bei negativer PET/CT zur Komplettierung des Stagings obligat ist; dabei ist neben der Knochenmarkaspiration die Knochenstanzbiopsie obligat, da eine Beurteilung des Verteilungsmusters der lymphatischen Infiltration und des prozentualen Anteils der Knochenmarkinfiltration sowie ggf. weiterer immunhistochemischer Färbungen nur in der Knochenstanze möglich ist.

Im Fall eines eindeutigen Nachweises eines Knochenmarkbefalls in der PET/CT kann allerdings unter Umständen auf eine bestätigende Knochenmarkdiagnostik verzichtet werden (Cheson et al. 2014).

Erweiterte Diagnostik

Zur erweiterten Diagnostik zählen je nach klinischem Bild bzw. Verdacht auf Organbefall ein HNO-ärztliches Konsil und endoskopische Untersuchungen von

Tabelle 3 Risikoadaptiertes Vorgehen bei der ZNS-Diagnostik: Risikofaktoren: Alter, Stadium, LDH, > 1 Extranodalbefall, Ann-Arbor III/IV, ECOG > 1, Nieren/NN-Befall.

Risikogruppe	Anzahl Risikofaktoren	ZNS-Rezidivrisiko	Empfehlung	ZNS-Prophylaxe
Niedrig	0–1	< 1 %	keine Diagnostik	keine
Intermediär	2–3	ca. 5 %	keine Diagnostik	keine
Hoch	> 3	> 10 %	ZNS-Bildgebung + LP	HD-MTX 3,5 g/m^2 vor oder nach dem ersten und vierten Zyklus R-CHOP

Magen/Ösophagus bzw. Kolon. Die Liquordiagnostik (und ggf. ein kraniales und Neuroachsen-MR) ist bei lymphoblastischen und Burkitt-Lymphomen obligat.
In den Studien der *Deutschen Studiengruppe Hochmaligne Non-Hodgkin-Lymphome* (DSHNHL) zeigte sich, dass jüngere Patienten mit niedrigem IPI (0/1) ein sehr geringes Risiko für ZNS-Rezidive haben (0 %/1 %). Bei höherem IPI steigt auch das Risiko eines ZNS-Rezidivs; es liegt bei einem IPI von 3 bei 10 % (Schmitz et al. 2012b, Boehme et al. 2009, Schmitz et al. 2008). Eine multivariate Analyse der Daten der Ricover-Studie zeigte, dass erhöhte LDH-Werte, schlechter Allgemeinzustand und > 1 extranodale Manifestationen bei älteren Patienten als Risikofaktoren für die Entwicklung von ZNS-Befall bzw. ZNS-Rezidiven angesehen werden müssen. Neuere Auswertungen des DSHNHL-Patientenkollektivs lassen vermuten, dass auch die anderen IPI-Risikofaktoren Einfluss auf das Risiko eines ZNS-Rezidivs/einer ZNS-Beteiligung haben. Zusätzlich konnte gezeigt werden, dass der Befall der Nieren bzw. Nebennieren einen herausragenden Risikofaktor für die Entstehung von ZNS-Lymphomen darstellt. Dies konnte an einer kanadischen Kohorte von mit R-CHOP behandelten Patienten bestätigt werden, wobei sich 3 Risikogruppen identifizieren ließen (Savage et al. 2014). Die DSHNHL empfiehlt in Abhängigkeit von diesen Risikogruppen die Vorgehensweise zur ZNS-Diagnostik wie in Tabelle 3 dargestellt.

ZNS-Diagnostik

Unabhängig von diesen Empfehlungen ist bei klinischen Hinweisen auf eine neurologische Symptomatik und bei allen Patienten mit testikulärem oder Nieren-/Nebennieren-Befall eine ZNS-Diagnostik obligat.

Bei positiver Histologie oder Bildgebung muss das weitere Vorgehen individuell abgestimmt werden. Möglich ist ein Vorgehen analog der GMALL-07/2003-Studie. Dabei werden 15 mg Methotrexat (mit Folinsäurerescue siehe oben), 40 mg Ara-C und 4 mg Dexamethason i. th. alle 3–5 Tage bis zur Sanierung des Liqours verabreicht. Alternativ ist eine HD-MTX-Prophylaxe analog der älteren Patienten möglich. Bei im Vordergrund stehender ZNS-Tumorlast sollte je nach AZ und Alter analog zum Freiburger Protokoll mit der sequenziellen Gabe von MTX, Thiotepa/Ara-C und autologer SCT bzw. dem Matrix-Protokoll behandelt werden.

GMALL-07/2003-Studie

Bei Diagnosestellung sollten Toxizitätsuntersuchungen bezüglich einer geplanten Therapie veranlasst werden. Hier sind vor allem das EKG, die Echokardiografie und die Bestimmung der Nierenfunktion mittels Kreatinin-Clearance zu erwähnen.

Toxizitätsuntersuchungen

Grundsätze der Therapie

Grundsätzlich sollte die Behandlung aggressiver Lymphome im Rahmen von klinischen Studien erfolgen, um die bisherigen Therapieergebnisse und Therapieverfahren weiter zu verbessern.

Eine chirurgische Sanierung der Lymphommanifestationen ist, außer in Notfallsituationen (z. B. Blutungen und Perforationen), nicht sinnvoll, da die Prognose nicht verbessert und die anschließende Chemo- und/oder Radiotherapie mit kurativem Ansatz verzögert wird.

Bei Diagnose eines aggressiven Lymphoms sollte nach Möglichkeit immer – auch bei älteren Patienten – eine kurative Behandlung angestrebt werden. Die endgültige Entscheidung über die konsequente Durchführung einer kurativen Therapie sollte bei älteren Patienten erst nach Applikation einer Vorphasetherapie erfolgen. Nur bei persistierenden schwerwiegenden – nicht lymphomabhängigen – Komorbiditäten können palliative Therapiekonzepte in Erwägung gezogen werden.

kurative Behandlung angestrebt

Die Risikokonstellation wird nach dem IPI abgeschätzt und dementsprechend das therapeutische Konzept festgelegt. Für keine Risikogruppe ist eine primäre Hochdosistherapie innerhalb der Standard-Erstlinientherapie etabliert.

Auch bei älteren Patienten über 65 Jahre ist ein kurativer Therapieansatz zu verfolgen. Allerdings ist die Rate an kompletten Remissionen im Alter niedriger. Das ist zum Teil durch die altersbedingte Steigerung der IPI-Risikofaktoren bedingt, darüber hinaus ändert sich mit zunehmendem Alter auch die Biologie der aggressiven Lymphome durch ansteigende genetische Komplexität (mehr *BCL-2*-positive Fälle, höherer Anteil von ABC-DLBCL) (Klapper et al. 2012). Außerdem wird die Therapiefähigkeit auch durch die im Alter höhere Zahl an Komorbiditäten negativ beeinflusst. In mehreren randomisierten Studien führte eine Dosisreduktion des CHOP-Regimes allerdings zu einer verringerten Überlebensrate. Das Ausmaß der chemotherapieassoziierten Toxizität korreliert dabei mit dem prätherapeutischen IPI-Score und der Tumormasse (Ziepert et al. 2008). Daher sollte gerade bei älteren Patienten und Patienten in schlechtem Allgemeinzustand mit großer Tumorlast eine Vorphasetherapie (100 mg Prednison täglich bis zu eine Woche sowie fakultativ Vincristin 1 mg an Tag 1) durchgeführt werden.

Vorphasetherapie

1976 veröffentlichten *McKelvey* et al. erstmals ihre Ergebnisse mit einer neuen Zytostatikakombination, bestehend aus Cyclophosphamid, Doxorubicin, Vincristin und Prednison (CHOP). Damit wurde ein Durchbruch in der Behandlung von aggressiven Lymphomen erreicht. 50–70 % der Patienten mit aggressiven Lymphomen erreichten auch in fortgeschrittenen Stadien eine Remission und Heilungen konnten in 30–50 % der Fälle beobachtet werden (McKelvey et al. 1976). Basierend auf diesem Schema wurde versucht, die Erfolgsrate durch Modifikation der Protokolle weiter zu steigern. In einer großen amerikanischen Intergroup-Studie, die Schemata der zweiten und dritten Generation mit dem CHOP-Schema verglich, zeigte sich, dass diese intensivierten Schemata wie m-BACOD, ProMACE-CytaBOM und MACOP-B hinsichtlich der Rate an Komplettremissionen, der Zeit bis zum Therapieversagen und des Gesamtüberlebens dem CHOP-Regime nicht signifikant überlegen waren. Auf der anderen Seite zeigten die Protokolle sogar eine wesentlich höhere Rate an therapieassoziierter Morbidität und Mortalität (bis zu 6 % im Vergleich zu 1 % nach CHOP) (Fisher et al. 1993). Daher stellt CHOP (bei CD20-positiven B-Zell-Lymphomen in Kombination mit dem monoklonalen Antikörper Rituximab) noch heute das Standardprotokoll für die Therapie aggressiver Lymphome

CHOP

dar. Eine Intensivierung durch die Hinzunahme von Etoposid ist bei geeigneten jüngeren Patienten mit ungünstigem Risikoprofil (aaIPI 2, 3) angebracht.

Risikoadaptiertes Vorgehen

Entsprechend der klinischen Relevanz unterscheidet deshalb die DSHNHL im Rahmen laufender Studien fünf klinische Risikogruppen:
1. ältere Patienten mit günstiger Prognose (> 60 Jahre; IPI 1, ohne Bulk)
2. ältere Patienten mit ungünstiger Prognose (> 60 Jahre, IPI 1 mit Bulk oder IPI > 1)
3. junge Patienten mit sehr günstiger Prognose (aaIPI 0, kein Bulk)
4. junge Patienten mit günstiger Prognose (alle aaIPI 1, IPI 0 mit Bulk)
5. junge Patienten mit ungünstigem Risikoprofil (aaIPI 2, 3)

fünf klinische Risikogruppen

Therapie älterer Patienten

Die älteren Patienten über 60 Jahre machen die Mehrheit der Patienten mit aggressiven Lymphomen aus. Grundsätzlich sollte auch bei den älteren Patienten ein kurativer Therapieansatz verfolgt werden.
Eine ausführliche Abklärung aller vitalen Organfunktionen vor Einleitung einer Therapie und eine sorgfältige Anamnese sind gerade bei älteren Patienten in Hinblick auf eine mögliche Gefährdung durch eine konsequent durchgeführte kurative Therapie unerlässlich. Da durch die Lymphomerkrankung der Allgemeinzustand und viele Organfunktionen signifikant beeinträchtigt sein können, sollte die endgültige Entscheidung bezüglich einer kurativ intendierten Therapie erst nach Abschluss der Vorphase getroffen werden (siehe oben).
Coiffier et al. untersuchten 2002 die Wirkung einer Kombinationstherapie (CHOP-21) mit dem monoklonalen Anti-CD20-Antikörper Rituximab bei Patienten über 60 Jahre mit CD20-positivem B-Zell-Lymphom. Es zeigte sich eine Steigerung der Komplettremissionsrate im Vergleich zum Standardarm ohne den Antikörper (60 % mit CHOP vs. 76 % mit R-CHOP; p = 0,004) (Coiffier et al. 2002). Auch im Langzeitverlauf bestätigte sich die Effektivität des Kombinationsregimes. Nach einem medianen Follow-up von fünf Jahren blieben das ereignisfreie, das progressionsfreie, das krankheitsfreie und das Gesamtüberleben unter der Kombinationstherapie R-CHOP statistisch signifikant besser als unter CHOP alleine (p = 0,00002, p < 0,00001, p < 0,00031 und p < 0,0073 im Log-Rank-Test) (Feugier et al. 2005, Coiffier et al. 2007).
In der Ricover-60-Studie der DSHNHL konnte die Wirksamkeit der Kombinationstherapie CHOP + Rituximab nochmals bestätigt werden. Es wurde zwischen 6 und 8 Zyklen CHOP-14, jeweils mit oder ohne achtmalige Gabe von Rituximab, randomisiert. Rituximab verbesserte das ereignisfreie Überleben signifikant (p = 0,00025). Interessanterweise erzielten 8 vs. 6 Zyklen CHOP-14 keine weitere Verbesserung des ereignisfreien Überlebens. Nach 34,5 Monaten Beobachtungszeit war das Gesamtüberleben nach Hinzunahme von Rituximab sogar am günstigsten nach sechs Kursen R-CHOP und zwei weiteren Applikationen Rituximab (3-Jahres-Überlebensrate 78 % für 6 x R-CHOP-14 und 72 % für 8 x R-CHOP-14) (Pfreundschuh et al. 2011a, Pfreundschuh et al. 2006).
Neuere Studien in Kombination mit Rituximab zeigten keinen Unterschied von CHOP-14 gegenüber CHOP-21. Sowohl in der englischen Cunningham-Studie und

CHOP + Rituximab

der LNH3-6B-Studie der GELA als auch in retrospektiven Studien der italienischen Studiengruppe (FIL) zeigte sich kein Vorteil für das 14-tägige Therapieprotokoll (Cunningham et al. 2013, Rigacci et al. 2012, Delarue et al. 2012). Auch in der Endauswertung der deutschen UNFOLDER-Studie bei den jüngeren Patienten zeigte sich kein signifikanter Unterschied, sodass über die zeitliche Abfolge (R-CHOP-14 oder R-CHOP-21) individuell entschieden werden sollte.

In einer Serie von klinischen Studien der DSHNHL wurde eine Optimierung der Rituximab-Gabe innerhalb des R-CHOP-Protokolls untersucht. Pharmakokinetische Daten legten nahe, dass eine dosisdichte Applikation von Rituximab zu Beginn der Therapie mit einem besseren Therapieansprechen verbunden ist. In den Protokollen CHOP-R-ESC, SMART-R- und DENSE-R-CHOP-14 zeigten erste Auswertungen ein verbessertes Ansprechen und ein verlängertes progressionsfreies Überleben im Vergleich zu den Daten der Ricover-60-Studie (konventionelles R-CHOP-Schema) im Patientenkollektiv mit ungünstigem Risikoprofil (IPI > 3) (Murawski et al. 2014, Pfreundschuh et al. 2014a), die in der Folge jedoch nicht bestätigt wurden.

Im Rahmen von pharmakokinetischen Messungen dieser Studienserie konnte gezeigt werden, dass die Rituximab-Pharmakokinetik unter anderem alters- und geschlechtsabhängig ist (Muller et al. 2012, Pfreundschuh et al. 2014b). Mögliche klinische Konsequenzen aus diesen Beobachtungen müssen aber zunächst in weiteren Studien überprüft werden. Außerhalb von Studien ist eine Dosis von 375 mg/m^2 noch immer als die Standarddosis anzusehen. Seit 2014 ist auch die subkutane Applikationsform von Rituximab (in einer Dosis von 1400 mg) für die Behandlung von diffusem großzelligem B-NHL zugelassen, die zu einer deutlichen Vereinfachung der Therapie sowohl für die Patienten als auch für die Behandlung führt.

OPTIMAL > 60

Im Rahmen einer laufenden Therapieoptimierungsstudie der DSHNHL (OPTIMAL > 60) wird versucht, die Therapie älterer Patienten unter Berücksichtigung individueller Risikoprofile und Therapieverläufe weiter zu verbessern. Patienten mit günstiger Prognose (IPI 1 ohne Bulk) haben bei einer negativen PET nach 3 x R-CHOP-14 eine sehr gute Prognose, sodass in dieser Studie solche Patienten nur noch insgesamt 4 Zyklen R-CHOP mit 2 Zyklen Rituximab konsolidiert werden. PET-positive Patienten nach 4 Zyklen erhalten 2 weitere Zyklen R-CHOP + 2 x Rituximab in Kombination mit einer Involved-Node-Bestrahlung mit 36 Gy.

Bestrahlung

Bei Patienten mit höherem Risiko (IPI ≥ 2) wird randomisiert untersucht, ob durch eine Optimierung und Intensivierung der Rituximab-Therapie (analog den Vorgängerstudien der DSHNHL zum pharmakokinetisch optimierten Einsatz von Rituximab) eine Verbesserung der Therapieergebnisse zu erzielen ist. Eine Bestrahlung ursprünglicher Bulk-Manifestationen erfolgt nur, wenn diese in der PET nach Abschluss der Immunchemotherapie noch positiv sind. In einer Zwischenauswertung zeigten sich Hinweise darauf, dass dieses PET-basierte Vorgehen zu einer Verringerung von konsolidierenden Bulk-Bestrahlungen führte, ohne das Outcome negativ zu beeinflussen (Pfreundschuh et al. 2017). Sowohl bei Patienten mit niedrigem als auch hohem Risikoprofil wird in derselben Studie randomisiert geprüft,

liposomales Vincristin

ob der Einsatz von liposomalem Vincristin die Rate an chemothreapieinduzierter Neurotoxizität vermindert. Gleichzeitig wird überprüft, ob sich durch eine Normalisierung von niedrigen Vitamin-D-Serum-Spiegeln eine Verbesserung der Therapieergebnisse bei älteren Patienten erzielen lässt, nachdem In-vitro-Daten und

Vitamin D

retrospektive In-vivo-Analysen gezeigt haben, dass Vitamin D die zelluläre Zytotoxizität von Rituximab beeinflussen kann (Bittenbring et al. 2014).

Mit der Einführung neuer biologisch aktiver Substanzen eröffnen sich auch für die Therapie älterer Patienten mit aggressiven Lymphomen neue Möglichkeiten. So führte zum Beispiel eine randomisierte Erhaltungstherapie mit Lenalidomid vs. Beobachtung nach 6–8 Zyklen R-CHOP-21 in der REMARC-Studie der französischen Studiengruppe GELA/LYSA zu einem verlängerten progressionsfreien, aber nicht Gesamtüberleben.

Als neuer therapeutischer Ansatz wird die Gabe von Antikörper-Zytostatika-Konjugaten in Kombination mit R-CHOP in aktuellen Studien geprüft. Polatuzumab-Vedotin ist ein in den USA zugelassener neuer Wirkstoff, der auch bei älteren Patienten eine gute Verträglichkeit bei hoher Effektivität aufweist (siehe Abschnitt neue Therapieansätze).

Unabhängig von klinischen Studien ist gerade bei älteren Patienten zusätzlich auf eine konsequente Supportivtherapie zu achten. R-CHOP kann in diesen Patienten häufig nur in Kombination mit G-CSF verabreicht werden. Dazu konnte in einer randomisierten DSHNHL-Studie gezeigt werden, dass eine Pegfilgrastim-Gabe an Tag 4 der CHOP-Therapie einer Gabe an Tag 2 bezüglich Reduktion von schweren Infektionen und Vermeidung therapieassoziierter Todesfälle signifikant überlegen war (Zwick et al. 2011).

Supportivtherapie

Eine antivirale Prophylaxe mit Aciclovir (3–4 x 400 mg/d) sowie eine Pneumocystis-Prophylaxe mit Cotrimoxazol (2 Doppeldosen pro Woche) ist bei Verwendung dosisdichter Therapieintervalle unbedingt zu empfehlen.

Gerade ältere Patienten sind dem Risiko von Vincristin-vermittelter Neurotoxizität im Sinne einer peripheren Neuropathie ausgesetzt. Deshalb ist vor jedem Zyklus einer Vincristin-haltigen Chemotherapie obligat auf das Vorliegen einer Neurotoxizität zu achten. Bei schwerer Neurotoxizität (CTC Grad 3 oder 4) sollte auf die weitere Gabe von Vincristin verzichtet werden. Bei leichter Neurotoxizität (Grad 1 und 2 nach CTC) kann Vincristin zunächst auf 1 mg reduziert werden.

Die Behandlung Vincristin-assoziierter Polyneuropathien erfolgt nur symptomatisch.

Gerade bei älteren Patienten führt das plötzliche Absetzen von Prednison oft zu einem ausgeprägten Fatigue-Syndrom. Um dieses abzumildern, kann Prednison über mehrere Tage ausgeschlichen werden (50 mg d 6, 25 mg d 7, 12,5mg d 8).

Bei sehr alten Patienten (> 80 Jahre) oder Patienten, die aufgrund von Komorbiditäten klinisch stark eingeschränkt sind, konnte eine Phase-II-Studie der GELA gute Ergebnisse mit einem dosisreduzierten CHOP-Regime in Kombination mit Rituximab zeigen (R-MiniCHOP) (Peyrade et al. 2011).

R-MiniCHOP

In einer weiteren aktuellen Studie der DSHNHL wurde untersucht, ob durch die Gabe von Bendamustin in Kombination mit Rituximab in dieser Patientengruppe anhaltende Remissionen bei guter Verträglichkeit zu erzielen sind (BRENDA-Studie). Hier zeigte sich allerdings eine enttäuschende Effektivität, sodass dieses Schema nur als palliativer Ansatz bei Kontraindikationen gegen eine anthrazyklinbasierte Therapie Anwendung finden sollte.

Junge Patienten mit günstigem Risikoprofil

Auch bei den jungen Patienten mit niedrigem Risikoprofil wurde versucht, durch Modifikation des Standard-CHOP-Regimes die Therapieergebnisse weiter zu verbessern. Durch die Hinzunahme von Etoposid in moderater Dosierung (CHOEP) und die Verkürzung des Therapieintervalls von 21 auf 14 Tage (CHOEP-14) konnten die Ergebnisse in dieser Patientengruppe verbessert werden. In der NHL-B1-Studie der DSHNHL erzielte CHOEP-21 im Vergleich zu CHOP-21 signifikant mehr komplette Remissionen (87,6 % vs. 79,4 %; p = 0,003) und ein deutlich verbessertes ereignisfreies Überleben nach fünf Jahren (69,2 % vs. 57,6 %; p = 0,004) (Pfreundschuh et al. 2004b).

In der MInT-Studie (Mabthera International Trial), einer internationalen Intergroup-Studie, wurden sechs Zyklen einer CHOP- oder CHOP-ähnlichen (in Deutschland CHOEP) Chemotherapie mit 6 Zyklen CHOP + 6 x Rituximab bei jungen Niedrigrisikopatienten (nach IPI) mit CD20-positivem aggressivem B-Zell-Lymphom verglichen. Dabei zeigte sich ein deutlicher Vorteil für den kombinierten Immunchemotherapie-Arm. Nach 24 Monaten betrug der Anteil der rezidivfreien Patienten nach einer Behandlung mit einem CHOP-ähnlichen Protokoll 56 %. Im Gegensatz dazu waren 81 % der Patienten im Kombinationsarm nach 24 Monaten noch krankheitsfrei (Pfreundschuh et al. 2011b, Pfreundschuh et al. 2004a). Die 2-Jahres-Überlebensrate wurde von 85 % auf 95 % gesteigert. Dagegen führte die Hinzunahme von Etoposid zu keiner weiteren Verbesserung im Kombinationsarm mit Rituximab, sodass der derzeitige Standardtherapiearm bei jungen Patienten < 60 Jahre 6 x R-CHOP-21 ist.

MInT-Studie

Als weitere Erkenntnis aus der MInT-Studie konnte eine neue Risikoprofilgruppe definiert werden: Innerhalb der jungen Patienten mit günstigem Risikoprofil ließen sich bei Patienten mit IPI 0 und ohne Bulky Disease nochmals deutlich bessere Ergebnisse erzielen als bei Patienten mit Bulk bzw. mit IPI 1. Es kann also nach der MInT-Studie die Gruppe der jungen Patienten mit günstigem Risikoprofil weiter unterteilt werden in eine „favourable" und eine „less favourable" Gruppe.

Für die erste Gruppe lag die CR-Rate bei 97 %, der Anteil der rezidivfreien Patienten nach drei Jahren betrug 94 % und das Gesamtüberleben 100 %. In der DSHNHL-2004-2-Studie (FLYER-Studie) wurde deshalb bei jungen Patienten mit IPI 0 ohne Bulk der Standardarm 6 x R-CHOP-21 gegen 4 x CHOP + 6 x Rituximab getestet. Dabei konnte gezeigt werden, dass das dosisreduzierte Regime bei verringerter therapieassoziierter Toxizität eine vergleichbare Effektivität aufweist (Poeschel et al. 2018). Aufgrund dieser Ergebnisse stellt bei jungen Patienten mit sehr günstigem Risikoprofil dieses dosisreduzierte Schema den aktuellen Therapiestandard dar.

dosisreduziertes Schema

Für die Patienten mit IPI 1 bzw. IPI 0 mit Bulky Disease zeigte sich in der DSHNHL-2004-3-Studie (UNFOLDER-Studie) kein Vorteil durch Reduktion des Therapieintervalls von CHOP-21 auf CHOP-14.

Junge Patienten mit ungünstigem Risikoprofil (intermediär hohes oder hohes Risiko)

Deutlich schlechter war das Gesamtüberleben für Patienten mit mehr als einem Risikofaktor nach IPI (Kubuschok et al. 2015). Hierzu überprüften verschiedene Arbeitsgruppen die frühzeitige Inkorporation der Hochdosistherapie mit autologer Knochenmark- bzw. peripherer Blutstammzelltransplantation (ASCT bzw. PBSCT). In der großen LNH-87-Studie wurden 542 Patienten < 55 Jahren mit mindestens einem Risikofaktor und CR in einen konventionellen oder einen Hochdosiskonsolidierungs-Arm mit ASCT randomisiert. Mit Hochdosiskonsolidierung plus ASCT zeigte sich bei den Intermediär- und Hochrisikopatienten ein signifikant besseres 8-Jahres-Überleben (64 % vs. 49 %) und krankheitsfreies 8-Jahres-Überleben

(55 % vs. 39 %) (Haioun et al. 2000, Haioun et al. 1993). Im Gegensatz dazu zeigte die NHL-A-Studie der DSHNHL, in der nach Ansprechen auf drei Kurse CHOEP zwischen zwei weiteren CHOEP-Kursen oder einer Hochdosis-BEAM-Therapie randomisiert wurde, für keine Subgruppe einen signifikanten Unterschied (Kaiser et al. 2002). Eine von der EORTC durchgeführte Studie, in der 6 Zyklen konventionelle Chemotherapie, gefolgt von einer Hochdosistherapie, gegen 8 Zyklen einer konventionellen Chemotherapie geprüft wurden, ergab ebenfalls keinen signifikanten Unterschied zwischen beiden Therapiearmen (Kluin-Nelemans et al. 2001). Die LNH-93-Studie der GELA erbrachte sogar einen Vorteil für die konventionelle Chemotherapie, sodass die Studie frühzeitig abgebrochen werden musste (Gisselbrecht et al. 2002).

In der prospektiv randomisierten Studie von *Gianni* et al. konnte mit dem Einsatz einer sequenziellen Hochdosistherapie ein signifikant besseres krankheitsfreies Überleben erzielt werden als mit MACOP-B, das CHOP-vergleichbare Ergebnisse lieferte (ereignisfreies 7-Jahres-Überleben 76 % vs. 49 %) (Gianni et al. 1997). Das Gesamtüberleben war allerdings – bedingt durch die initial im Hochdosisarm hohe therapieassoziierte Mortalität – in beiden Gruppen gleich.

Aufgrund der uneinheitlichen Ergebnisse der Hochdosistherapien wird bei jungen Patienten mit ungünstigem Risikoprofil weiterhin nach verbesserten Behandlungskonzepten gesucht. Neue Therapiestudien überprüfen, ob die Dosiseskalation der wirksamsten Zytostatika (insbesondere Anthrazykline und Alkylanzien) im Rahmen von Hochdosiskonzepten eine Verbesserung der konventionellen Ergebnisse erbringt. In der Mega-CHOEP-Studie der DSHNHL wurde ein dosiseskaliertes und durch Etoposid ergänztes CHOP-ähnliches Protokoll mit autologem Stammzellsupport (Mega-CHOEP) geprüft. Die Patienten erhielten im experimentellen Arm ein eskaliertes konventionelles R-CHOEP-Schema und anschließend drei Hochdosis-R-CHOEP-Zyklen mit Stammzellsupport in 21-tägigem Intervall. Dabei erreichte der Standardarm mit 8 x CHOEP-14 + 6 x R ein besseres ereignisfreies 3-Jahres-Überleben als der experimentelle Arm (71 % vs. 56,7 %, p = 0,05) (Schmitz et al. 2012a).

Die einzige Studie, die einen Vorteil für die Hochdosistherapie bei Hochrisikopatienten in einem prospektiv randomisierten Vergleich feststellen konnte, war die SWOG-9706-Studie, die von *Stiff* et al. 2013 im New England Journal of Medicine veröffentlicht wurde. Allerdings muss hier einschränkend gesagt werden, dass nur Patienten, die auf (R-)CHOP angesprochen hatten, auch randomisiert und mit Hochdosis bzw. R-CHOP weiterbehandelt wurden, was die Vergleichbarkeit mit den Ergebnissen der DSHNHL-Studien schwierig macht (Stiff et al. 2013).

Da bislang uneinheitliche Daten zur Wirksamkeit von Hochdosiskonzepten bei jungen Patienten mit ungünstigem Risikoprofil vorliegen und eine Cochrane-Analyse ebenfalls keinen Vorteil in der Erstlinientherapie nachweisen konnte, kann die Hochdosistherapie in der Primärsituation nur im Rahmen von klinischen Studien empfohlen werden.

Hochdosistherapie in der Primärsituation nur im Rahmen von klinischen Studien empfohlen

Die bislang besten Ergebnisse für dieses Hochrisikokollektiv wurden in den DSHNHL-Studien mit dem Kontrollarm der Mega-CHOEP-Studie erreicht (8 x R-CHOEP-14). Für die Hinzunahme von Etoposid bei Hochrisikopatienten sprechen auch die Ergebnisse einer schwedischen Registerstudie, bei der durch Zunahme von Etoposid eine Verbesserung des progressionsfreien und des Gesamtüberlebens gesehen werden konnte (Waserlid et al. 2014).

Mega-CHOEP-Studie — Für Patienten, die nicht für eine Studie qualifiziert sind, wird daher ein Vorgehen analog dem Standardarm der Mega-CHOEP-Studie, also 8 x CHOEP-14 + 8 x Rituximab (bei CD20-positivem B-Zell-Lymphom) empfohlen.

Gerade die Gruppe der jungen Hochrisikopatienten kann von der Neuentwicklung biologisch aktiver Substanzen profitieren. In diesem Zusammenhang wird der individualisierten, an die spezielle Biologie der unterschiedlichen Lymphomsubentitäten angepassten Therapie immer größere Wichtigkeit beigemessen. Jüngste Analysen zeigen, dass ABC- und GC-DLBCL ein unterschiedliches Ansprechen auf bestimmte Substanzen und Substanzkombinationen haben. Allerdings bleiben diese Überlegungen weiteren, dringend benötigten Studien vorbehalten, für die klinische Routine spielen sie aufgrund fehlender Evidenz bislang noch keine Rolle.

ZNS-Prophylaxe und Therapie bei ZNS-Beteiligung

In der Analyse der Ricover-60-Studie der DSHNHL zeigte sich, dass die ZNS-Prophylaxe mit intrathekalem MTX das Risiko für ZNS-Rezidive nicht signifikant verringerte (Boehme et al. 2009). Daten einer australischen Studie führten zu ähnlichen Resultaten. Deshalb sollte die intrathekale ZNS-Prophylaxe aggressiver Lymphome mit MTX nicht mehr durchgeführt werden.

systemische MTX-Hochdosistherapie — In der genannten australischen Studie führte die Hinzunahme hoch dosierter systemischer MTX-Gaben zu einer signifikant verringerten Rate an ZNS-Rezidiven (Herbert 2008). Da die Mehrzahl der ZNS-Rezidive frühzeitig auftritt (entweder während oder kurz nach der R-CHOP-Therapie), sollte eine systemische MTX-Hochdosistherapie frühzeitig erfolgen.

Geeignete ältere Patienten (> 60 J.) mit hohem Risiko für ein ZNS-Rezidiv (erhöhte LDH, > 1 extranodaler Befall und ECOG > 1, Nieren-/NN-Befall oder alle Patienten mit Hodenbefall) sollten 2 Kurse HD-MTX (Dosis altersabhängig: bis 70 Jahre 3 g/m^2, zwischen 70 und 75 Jahren 2 g/m^2, über 75 Jahre 1,5 g/m^2) erhalten.

Nach Analysen der MInT-Studie verringert die Gabe von Rituximab das Risiko eines ZNS-Ereignisses, während die intrathekale MTX-Gabe keinen Einfluss darauf hat. Deshalb sollte auch bei jüngeren Patienten keine intrathekale ZNS-Prophylaxe mehr durchgeführt werden! Jüngere Patienten mit niedrigem aaIPI benötigen, unabhängig vom Befallsmuster, keine spezielle ZNS-Prophylaxe (Ausnahme: Hodenbefall). Bei Patienten mit hohem aaIPI (≥ 2) und allen Patienten mit Hodenbefall sollte das therapeutische Vorgehen von einer erweiterten Diagnostik mittels Liquorzytologie und Bildgebung des ZNS (MRT) abhängig gemacht werden (siehe auch „Erweiterte Diagnostik" weiter oben in diesem Kapitel). Bei positiver Zytologie oder Bildgebung muss das weitere Vorgehen individuell abgestimmt werden. Cytarabin- und MTX-haltige Therapieregime haben eine Wirkung bei primären ZNS-Lymphomen gezeigt. Allerdings kann die Therapie eines ZNS-Befalls immer nur individuell festgelegt werden. Für eine HD-MTX-Prophylaxe wie bei älteren Patienten gibt es bislang keine verlässlichen Daten (Benevolo et al. 2013).

Rezidivtherapie

Trotz der erreichten Erfolge in der Primärtherapie erleiden je nach Risikokonstellation 25–40 % der Patienten nach einer kompletten Remission ein Rezidiv. Über

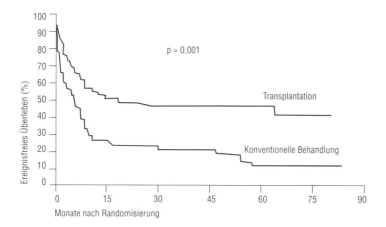

Abbildung 1 Ergebnisse der PARMA-Studie (EFS).

90 % der Rezidive treten innerhalb der ersten zwei Jahre nach Abschluss der Primärtherapie auf. Auch bei rezidivierten Patienten hängt die Prognose von den IPI-Prognosekriterien ab (Blay et al. 1998). Außerdem sind die Dauer der vorausgegangenen Remission (Guglielmi et al. 1998) sowie das Ansprechen auf eine konventionelle Salvage-Therapie von prognostischer Bedeutung.

Grundsätzlich sollte bei allen geeigneten Patienten mit Rezidiv eine Hochdosistherapie angestrebt werden. Die Überlegenheit der Hochdosistherapie wurde in der internationalen PARMA-Studie gezeigt, in der zwischen Hochdosistherapie und konventioneller Salvage-Therapie randomisiert wurde. Die Response-Rate lag nach Hochdosistherapie bei 84 %, nach konventioneller Salvage-Therapie jedoch nur bei 45 % (Abbildung 1). Bei einer Nachbeobachtungszeit von fünf Jahren lag das Gesamtüberleben im Hochdosisarm bei 53 % vs. 32 % im konventionellen Arm (Philip et al. 1995).

Hochdosistherapie

Patienten über 65 Jahre können bei Eignung ebenfalls mit einer Hochdosistherapie behandelt werden (Stamatoullas et al. 1997), auch wenn zu berücksichtigen ist, dass mit zunehmendem Alter Toxizität und therapieassoziierte Mortalität zunehmen.

Auch wenn eine Hochdosistherapie geplant ist, sollte zunächst eine intensive konventionelle Chemotherapie über drei (zwei bis vier) Zyklen verabreicht werden, um die Tumorlast zu reduzieren und das Ansprechen auf die Chemotherapie beurteilen zu können. Als Standard haben sich die platinhaltigen Therapieregime DHAP oder ICE etabliert. In der internationalen CORAL-Studie zeigte sich kein Unterschied zwischen diesen beiden Regimen. Weitere Therapiealternativen sind Dexa-BEAM oder ESHA, P GDP ist auch in ambulantem Setting machbar ist. Bei CD20-positiven Lymphomen sollte eine Kombination mit Rituximab erfolgen.

Nur bei Therapieansprechen und erfolgter Stammzellapherese folgt eine myeloablative Hochdosischemotherapie. Geeignete Schemata für die Konditionierung sind BEAM oder CVB.

Bei Patienten, die aufgrund des Alters und/oder von Komorbiditäten nicht für eine Hochdosistherapie infrage kommen, können mit weniger intensiven Regimen Remissionen erzielt werden, z. B. mit R-Gemcitabin/Oxaliplatin oder R-Bendamustin (sowie weiteren Therapieregimen).

Etwa 50 % aller rezidivierten Patienten erreichen mit einem der oben beschriebenen Therapieansätze eine lang anhaltende Remission. Bei Frührezidiven ist der klinische Verlauf allerdings auch nach Hochdosistherapie enttäuschend. Aber auch spätere Rezidive nach einer Rituximab-haltigen Primärtherapie zeichnen sich durch eine schlechtere Prognose aus. In der Zeit vor Zulassung des Antikörpers konnten noch knapp die Hälfte der Patienten im Rezidiv mit autologer PBSCT geheilt werden (Philip et al. 1995), nach Rituximab-Vortherapie sind die Ergebnisse deutlich weniger ermutigend: Nach den Ergebnissen der CORAL-Studie liegt das 3-Jahres-Überleben bei Rituximab-vorbehandelten Patienten bei lediglich 21 % (Hagberg et al. 2006), sodass auch in dieser Situation alternative Therapien diskutiert werden müssen.

CAR-T-Zellen

Bei Patienten mit mindestens 2 vorangegangenen Therapielinien steht mit der Gabe von CAR-T-Zellen eine neue Therapieoption zur Verfügung. Dieses neue komplexe therapeutische Verfahren wird in einem eigenen Kapitel ausführlich beschrieben.

Allogene Transplantation

hohe transplantationsbedingte Mortalität

Alternativ zur CAR-T-Zell-Therapie kann eine allogene Transplantation diskutiert werden. Dieses Verfahren ist allerdings nach wie vor mit einer hohen transplantationsbedingten Mortalität assoziiert, die auch der Grund dafür ist, dass die allogene Transplantation beim Rezidiv des aggressiven Lymphoms bislang keinen nennenswerten Vorteil gegenüber einem autologen Vorgehen gezeigt hat (Levine et al. 2003, Schimmer et al. 2000). Die DSHNHL konnte allerdings in der DSHNHL-R3-Studie ermutigende Resultate nach myeloablativer Konditionierung vorweisen: Das 3-Jahres-Überleben lag hier in einem Hochrisikokollektiv (primär refraktäre Erkrankung, Rezidiv < 12 Mon. nach Ende der Primärtherapie, Therapieversagen nach autologer Transplantation) bei 42 %, bei Patienten mit einem „Full-match"-Spender und ATG als Bestandteil der Konditionierung sogar bei 66 % und damit über den Daten der CORAL- und auch der PARMA-Studie für autologe PBSCT (Glass et al. 2014).

Neue Therapieansätze

Neue Ansätze zur Therapie diffuser großzelliger B-Zell-Lymphome zeichnen sich durch Kombinationen von neuen Antikörpern, small molecules wie Tyrosinkinase-Inhibitoren und Immunmodulatoren und altbewährten Chemotherapieschemata aus.

In einer Phase-III-Studie wurde randomisiert geprüft, ob sich die vielversprechenden Resultate von Phase-I- und -II-Studien mit dem CD20-Antikörper Obinutuzumab (GA101) im Vergleich zu Rituximab in einer Kombinationstherapie mit CHOP in der Primärtherapie aggressiver Lymphome bestätigen ließen. Allerdings konnte hier kein Vorteil für den neuen Antikörper gesehen werden.

Auch Antikörper gegen andere B-Zell-Antigene wurden in Kombination mit konventioneller Chemotherapie oder mit Hochdosistherapie eingesetzt. In einer Phase-III-Studie konnte allerdings ebenfalls kein Vorteil für den alternativen CD20-Antikörper Ofatumumab in Kombination mit DHAP bei rezidivierten aggressiven Lymphomen im Vergleich zu einer Rituximab-basierten Salvage-Therapie gesehen werden.

In einer randomisierten Phase-III-Studie mit 140 Patienten konnte gezeigt werden, dass Pixantron, ein Zytostatikum aus der Gruppe der Aza-Anthracendione, bei rezidiviertem oder refraktärem aggressivem NHL signifikant höhere Ansprechraten erreichte als die Kontrollgruppe, die mit einer Chemotherapiekombination nach freier Wahl der Prüfärzte behandelt wurde, in einer Folgestudie konnte dieser Vorteil in Kombination mit Rituximab jedoch nicht bestätigt werden (Pettengell et al. 2012).

Polatuzumab-Vedotin ist ein humanisierter monoklonaler Anti-CD79b-Antikörper, der mit dem Zytostatikum Monomethyl-Auristatin E konjugiert ist. In einer randomisierten Phase-II-Studie erhielten Patienten mit refraktärem oder rezidiviertem DLBCL nach mindestens einer vorherigen Therapielinie Polatuzumab-Vedotin zusätzlich zu Rituximab-Bendamustin (BR) oder BR allein. Dabei konnten Ansprechraten von 45 % im Kombinationsarm, verglichen mit 17,5 % im BR-Arm, erreicht werden (Sehn et al. 2018).

Auf der ASH-Jahrestagung im Dezember 2018 wurden die Daten der L-Mind-Studie vorgestellt, einer Phase-II-Studie mit MOR208 (einem monoklonalen CD19-Antikörper mit erhöhter direkter und indirekter Zytotoxizität) in Kombination mit Lenalidomid. Nach 12 Monaten medianem Follow-up betrug die Gesamtansprechrate 58 % (33 % CR) (Salles et al. 2018).

Gerade hinsichtlich der Wirksamkeit dieser neuen, innovativen Therapien spielt die biologische Differenzierung in GC-DLBCL und Non-GC-DLBCL eine immer größere Rolle, da sich die Hinweise auf unterschiedliche Wirksamkeit in Abhängigkeit vom biologischen Subtyp zu erhärten scheinen. Zum Beispiel soll die Wirksamkeit von Tyrosinkinase-Inhibitoren (Ibrutinib) (Wilson et al. 2015), immunmodulatorischen Substanzen wie Lenalidomid (*Hernandez-Ilizaliturri* et al., Cancer 2011) und Proteasom-Inhibitoren wie Bortezomib beim ABC-Subtyp höher sein als beim GC-Typ. Dagegen scheint der BCL-2-Inhibitor ABT199 bei GC-DLBCL besser zu wirken. Allerdings ließen sich auch diese Daten bislang nicht in größeren Studien bestätigen. Beispielsweise zeigte eine Phase-Ib-Studie mit der Kombination von R-CHOP + Ibrutinib hohe Ansprechraten bei guter Verträglichkeit sowohl bei GC- als auch bei ABC-DLBCL, die in der Phase-III-Studie (Phoenix Trial) jedoch nicht bestätigt wurden. Dabei scheint die Kombination in der Untergruppe der jungen Patienten (< 60 J.) eine Verbesserung bzgl. PFS und sogar OS gehabt zu haben. Die enttäuschenden Resultate in der Gesamtkohorte waren auf eine hohe Abbruchrate bzw. Dosisreduktion aufgrund ausgeprägter Toxizität gerade bei älteren Patienten zurückzuführen. Auch die guten frühen Ergebnisse der Kombination von Bortezomib mit R-CHOP bei non-GC-DLBCL ließen sich in den randomisierten Studien PYRAMID und ReMoDL-B nicht bestätigen (Ruan et al. 2011, Leonard et al. 2017, Davies et al. 2017).

biologische Differenzierung in GC-DLBCL und Non-GC-DLBCL

Studien mit Checkpoint-Inhibitoren zeigten bislang ernüchternde Ergebnisse. Phase-I-Daten mit Nivolumab zeigten lediglich ein Gesamtansprechen von 36 % mit einem medianen PFS von gerade einmal 7 Wochen (Lesokhin et al. 2016) und auch in der Checkmate036-Studie, in der Nivolumab mit Ipilimumab kombiniert wurde, konnte lediglich ein Ansprechen bei 20 % der Patienten beobachtet werden (Ansell et al. 2016). Die Kombination mit Immunchemotherapie (R-GemOx) wird zurzeit innerhalb der NIVEAU-Studie der DSHNHL untersucht.

Für Patienten mit refraktärer Erkrankung spielt die zelluläre Immuntherapie eine immer größere Rolle. Bei der CAR-T-Zell-Therapie werden autologe T-Zellen gene-

CAR-T-Zell-Therapie

tisch so modifiziert, dass sie einen chimären T-Zell-Rezeptor exprimieren, der gegen ein Oberflächenantigen der Lymphomzelle gerichtet ist (in der Regel CD19). Die Zulassung von Kymriah (Tisagenlecleucel) und Yescarta (Axicabtagen-Ciloleucel) für Patienten mit refraktärem oder rezidiviertem DLBCL nach 2 vorherigen Therapielinien basiert allerdings lediglich auf Phase-II-Daten (Schuster et al. 2019, Neelapu et al. 2017). Auch hier werden Phase-III-Daten die sehr vielversprechenden Ergebnisse der frühen Studien erst noch bestätigen müssen.

Strahlentherapie

Aggressive Lymphome sind grundsätzlich sehr strahlensensibel. Strahlendosen zwischen 36 Gy und 45 Gy erzielen oftmals eine Remission. Eine alleinige Strahlentherapie für die Therapie aggressiver Lymphome ist obsolet. Bei akuten Problemen durch ausgedehnte lokalisierte Tumormanifestationen (z. B. obere Einflussstauung, beginnender Querschnitt) kann mit einer Involved-Field-Radiotherapie oft eine rasche Linderung der Symptomatik erzielt werden, wobei auch in diesen Situationen eine systemische Therapie angeschlossen werden muss.

rasche Linderung der Symptomatik

Für die additive Bestrahlung extralymphatischer Manifestationen gibt es nur wenige retrospektiv erhobene Daten. Die Ergebnisse der DSHNHL-Studie sind in dieser Hinsicht heterogen, sodass hier keine allgemeine Empfehlung ausgesprochen werden kann.

PET-stratifizierte Strahlentherapie

Für eine PET-stratifizierte Strahlentherapie von Bulk-Arealen liegen zurzeit noch wenige Daten vor. Bei PET-positivem Restbefall wird die Nachbestrahlung immer mehr zur klinischen Routine, der Verzicht auf eine konsolidierende Bestrahlung von Bulk-Arealen bei negativem PET-Befund ist aber nicht durch entsprechende Daten untermauert und sollte deshalb außerhalb von Studien nur bei Kontraindikationen gegen eine Radiatio in Erwägung gezogen werden.

Erklärung zu Interessenkonflikten

T. Will hat in den vergangenen drei Jahren Kostenerstattungen von German Lymphoma Alliance (GLA) und German Multicenter Study Group on Adult Acute Lymphoblastic Leukemia (GMALL) erhalten. C. Schmidt, F. Schneller, M. Rudelius, F. Zettl, M. Dreyling, C. Bogner geben keine Interessenkonflikte an.

Was ist neu?
Was sollte beachtet werden?

1. Das dosisreduzierte Schema 4 x R-CHOP + 2 x Rituximab stellt bei den jungen Patienten mit sehr günstigem Risikoprofil den neuen Therapiestandard dar.

2. Für die Patienten mit IPI 1 bzw. IPI 0 mit Bulky Disease zeigte sich in der DSHNHL-2004-3-Studie (UNFOLDER-Studie) kein Vorteil durch Reduktion des Therapieintervalls von CHOP-21 auf CHOP-14.

3. Die Zulassung von Kymriah (Tisagenlecleucel) und Yescarta (Axicabtagen-Ciloleucel) für Patienten mit refraktärem oder rezidiviertem DLBCL nach 2 vorherigen Therapielinien stellt eine Erweiterung der therapeutischen Möglichkeiten dar.

Literatur

Ansell S, Gutierrez ME, Shipp MA et al (2016) A phase 1 study of nivolumab in combination with ipilimumab for relapsed or refractory hematologic malignancies (CheckMate 039). Am Soc Hematology. Blood 128: 183

Benevolo G, Chiappella A, Vitolo U (2013) XVI. CNS prophylaxis in aggressive lymphomas: for whom and how. Hematol Oncol 31(Suppl 1): 89–91

Bittenbring JT, Neumann F, Altmann B et al (2014) Vitamin D Deficiency Impairs Rituximab-Mediated Cellular Cytotoxicity and Outcome of Patients With Diffuse Large B-Cell Lymphoma Treated With but Not Without Rituximab. J Clin Oncol 32(29): 3242–3248

Blay J, Gomez F, Sebban C et al (1998) The International Prognostic Index correlates to survival in patients with aggressive lymphoma in relapse: analysis of the PARMA trial. Parma Group. Blood 92(10): 3562–3568

Boehme V, Schmitz N, Zeynalova S et al (2009) CNS events in elderly patients with aggressive lymphoma treated with modern chemotherapy (CHOP-14) with or without rituximab: an analysis of patients treated in the RICOVER-60 trial of the German High-Grade Non-Hodgkin Lymphoma Study Group (DSHNHL). Blood 113(17): 3896–3902

Carbone PP, Kaplan HS, Musshoff K et al (1971) Report of the Committee on Hodgkin's Disease Staging Classification. Cancer Res 31(11): 1860–1861

Cheson BD, Fisher RI, Barrington SF et al (2014) Recommendations for initial evaluation, staging, and response assessment of Hodgkin and non-Hodgkin lymphoma: the Lugano classification. J Clin Oncol 32(27): 3059–3068

Coiffier B et al (2007) Long-term results of the gela study comparing R-CHOP and chop chemotherapy in older patients with diffuse large B-cell lymphoma show a long term benefit for the adjunction of rituximabto chop. Haematologica – the Hematology Journal 92: 150

Coiffier B, Lepage E, Briere J et al (2002) CHOP chemotherapy plus rituximab compared with CHOP alone in elderly patients with diffuse large-B-cell lymphoma. N Eng J Med 346(4): 235–242

Cunningham D, Hawkes EA, Jack A et al (2013) Rituximab plus cyclophosphamide, doxorubicin, vincristine, and prednisolone in patients with newly diagnosed diffuse large B-cell non-Hodgkin lymphoma: a phase 3 comparison of dose intensification with 14-day versus 21-day cycles. Lancet 381(9880): 1817–1826

Davies A, Barrans S, Maishman T et al (2017) Differential efficacy of bortezomib in subtypes of diffuse large B-cell lymphoma (dlbl): a prospective randomised study stratified by transcriptome profiling: remodl-B. Hematological Oncology 35: 130–131

Delarue R, Tilly H, Salles GA et al (2012) R-CHOP14 compared to R-CHOP21 in elderly patients with diffuse large B-cell lymphoma (DLBCL): Final analysis of the LNH03-6B GELA study. J Clin Oncol 30(15)

Derenzini E, Musuraca G, Fanti S et al (2008) Pretransplantation positron emission tomography scan is the main predictor of autologous stem cell transplantation outcome in aggressive B-cell non-Hodgkin lymphoma. Cancer 113(9): 2496–2503

Devesa SS, Fears T (1992) Non-Hodgkin's lymphoma time trends: United States and international data. Cancer Res 52(19 Suppl): 5432s–5440s

Duehrsen U, Hüttmann A, Müller S et al (2014) Positron Emission Tomography (PET) Guided Therapy of Aggressive Lymphomas – a Randomized Controlled Trial Comparing Different Treatment Approaches Based on Interim PET Results (PETAL Trial). Blood 124: 391

Feugier P, Van Hoof A, Sebban C et al (2005) Long-term results of the R-CHOP study in the treatment of elderly patients with diffuse large B-cell lymphoma: a study by the Groupe d'Etude des Lymphomes de l'Adulte. J Clin Oncol 23(18): 4117–4126

Fisher RI, Gaynor ER, Dahlberg S et al (1993) Comparison of a standard regimen (CHOP) with three intensive chemotherapy regimens for advanced non-Hodgkin's lymphoma. N Eng J Med 328(14): 1002–1006

Gianni AM, Bregni M, Siena S et al (1997) High-dose chemotherapy and autologous bone marrow transplantation compared with MACOP-B in aggressive B-cell lymphoma. N Engl J Med 336(18): 1290–1297

Gisselbrecht C, Lepage E, Molina T et al (2002) Shortened first-line high-dose chemotherapy for patients with poor-prognosis aggressive lymphoma. J Clin Oncol 20(10): 2472–2479

Glass B, Hasenkamp J, Wulf G et al (2014) Rituximab after lymphoma-directed conditioning and allogeneic stem-cell transplantation for relapsed and refractory aggressive non-Hodgkin lymphoma (DSHNHL R3): an open-label, randomised, phase 2 trial. Lancet Oncol 15(7): 757–766

Guglielmi C et al (1998) Time to relapse and age-adjusted IPI have independent prognostic value in aggressive lymphoma enrolled in the parma trial at first relapse. Blood 92(10): 726a

Hagberg H, Gisselbrecht C, C.s. group (2006) Randomised phase III study of R-ICE versus R-DHAP in relapsed patients with CD20 diffuse large B-cell lymphoma (DLBCL) followed by high-dose therapy and a second randomisation to maintenance treatment with rituximab or not: an update of the CORAL study. ESMO 2006. Ann Oncol 17(Suppl 4): iv31–32

Haioun C et al (1993) Comparison of Autologous Bone-Marrow Transplantation (Abmt) with Sequential Chemotherapy for Aggressive Non-Hodgkins-Lymphoma (Nhl) in 1st Complete Remission – a Study on 464 Patients (Lnh87 Protocol). Blood 82(10): A87

Haioun C, Lepage E, Gisselbrecht C et al (2000) Survival benefit of high-dose therapy in poor-risk aggressive non-Hodgkin's lymphoma: Final analysis of the prospective LNH87-2 protocol - A Groupe d'Etude des Lymphomes de l'Adulte Study. J Clin Oncol 18(16): 3025–3030

Herbert K (2008) The addition of systemic high-dose methotrexate (HD-MTX) to intrathecal chemotherapy (IT) for central nervous system (CNS) prophylaxis substantially reduces CNS recurrence rates in patients with at-risk aggressive lymphoma: a Historically controlled prospective study. In: ASH Annual Meeting 2008

International Non-Hodgkin's Lymphoma Prognostic Factors Project (1993) A predictive model for aggressive non-Hodgkin's lymphoma. N Engl J Med 329(14): 987–994

Kaiser U, Uebelacker I, Abel U et al (2002) Randomized study to evaluate the use of high-dose therapy as part of primary treatment for "aggressive" lymphoma. J Clin Oncol 20(22): 4413–4419

Khan AB, Barrington SF, Mikhaeel NG et al (2013) PET-CT staging of DLBCL accurately identifies and provides new insight into the clinical significance of bone marrow involvement. Blood 122(1): 61–67

Klapper W, Kreuz M, Kohler CW et al (2012) Patient age at diagnosis is associated with the molecular characteristics of diffuse large B-cell lymphoma. Blood 119(8): 1882–1887

Kluin-Nelemans HC, Zagonel V, Anastasopoulou A et al (2001) Standard chemotherapy with or without high-dose chemotherapy for aggressive non-Hodgkin's lymphoma: randomized phase III EORTC study. J Natl Cancer Inst 93(1): 22–30

Kubuschok B, Held G, Pfreundschuh M (2015) Management of Diffuse Large B-Cell Lymphoma (DLBCL). Cancer Treat Res 165: 271–288

Leonard JP, Kolibaba KS, Reeves JA et al (2017) Randomized Phase II Study of R-CHOP With or Without Bortezomib in Previously Untreated Patients With Non-Germinal Center B-Cell-Like Diffuse Large B-Cell Lymphoma. J Clin Oncol 35(31): 3538–3546

Lesokhin AM, Ansell SM, Armand P et al (2016) Nivolumab in Patients With Relapsed or Refractory Hematologic Malignancy: Preliminary Results of a Phase Ib Study. J Clin Oncol 34(23): 2698–2704

Levine JE, Harris RE, Loberiza FR Jr et al (2003) A comparison of allogeneic and autologous bone marrow transplantation for lymphoblastic lymphoma. Blood 101(7): 2476–2482

McKelvey EM, Gottlieb JA, Wilson HE et al (1976) Hydroxyldaunomycin (Adriamycin) combination chemotherapy in malignant lymphoma. Cancer 38(4): 1484–1493

Moskowitz CH (2012) Interim PET-CT in the management of diffuse large B-cell lymphoma. ASH Education Program Book 2012(1): 397–401

Müller C, Murawski N, Wiesen MH et al (2012) The role of sex and weight on rituximab clearance and serum elimination half-life in elderly patients with DLBCL. Blood 119(14): 3276–3284

Murawski N, Pfreundschuh M, Zeynalova S et al (2014) Optimization of rituximab for the treatment of DLBCL (I): dose-dense rituximab in the DENSE-R-CHOP-14 trial of the DSHNHL. Ann Oncol 25(9): 1800–1806

Musshoff K (1977) Clinical staging classification of non-Hodgkin's lymphomas (author's transl). Strahlentherapie 153(4): 218–221

Neelapu SS, Locke FL, Bartlett NL et al (2017) Axicabtagene ciloleucel CAR T-cell therapy in refractory large B-cell lymphoma. N Eng J Med 377(26): 2531–2544

Pettengell R, Coiffier B, Narayanan G et al (2012) Pixantrone dimaleate versus other chemotherapeutic agents as a single-agent salvage treatment in patients with relapsed or refractory aggressive non-Hodgkin lymphoma: a phase 3, multicentre, open-label, randomised trial. Lancet Oncol 13(7): 696–706

Peyrade F, Jardin F, Thieblemont C et al (2011) Attenuated immunochemotherapy regimen (R-miniCHOP) in elderly patients older than 80 years with diffuse large B-cell lymphoma: a multicentre, single-arm, phase 2 trial. Lancet Oncology 12(5): 460–468

Pfreundschuh M et al (2006) Six vs. eight cycles of bi-weekly CHOP-14 with or without rituximab for elderly patients with diffuse large B-cell lymphoma (DLBCL): Results of the completed RICOVER-60 trial of the german high-grade non-Hodgkin lymphoma study group (DSHNHL). Blood 108(11): 64a–65a

Pfreundschuh M et al (2011a) 7-Year Follow-up of the Ricover-60 Trial of the German High-Grade Non-Hodgkin Lymphoma Study Group (Dshnhl). Ann Oncol 22: 193

Pfreundschuh M et al (2014b) Suboptimal dosing of rituximab in male and female patients with DLBCL. Blood 123(5): 640–646

Pfreundschuh M et al (2017) Radiotherapy to bulky disease PET-negative after immunochemotherapy in elderly DLBCL patients: Results of a planned interim analysis of the first 187 patients with bulky disease treated in the OPTIMAL>60 study of the DSHNHL. J Clin Oncol 35(Suppl 15): 7506

Pfreundschuh M, Kuhnt E, Trümper L et al (2011b) CHOP-like chemotherapy with or without rituximab in young patients with good-prognosis diffuse large-B-cell lymphoma: 6-year results of an open-label randomised study of the MabThera International Trial (MInT) Group. Lancet Oncology 12(11): 1013–1022

Pfreundschuh M, Poeschel V, Zeynalova S et al (2014a) Optimization of Rituximab for the Treatment of Diffuse Large B-Cell Lymphoma (II): Extended Rituximab Exposure Time in the SMARTE-R-CHOP-14 Trial of the German High-Grade Non-Hodgkin Lymphoma Study Group. J Clin Oncol 32(36): 4127–4133

Pfreundschuh M, Trümper L, Gill D et al (2004a) First analysis of the completed Mabthera International (MInT) trial in young patients with low-risk diffuse large b-cell lymphoma (DLBCL): Addition of rituximab to a CHOP-like regimen significantly improves outcome of all patients with the identification of a very favorable subgroup with IPI=0 and no bulky disease. Blood 104(11): 157

Pfreundschuh M, Trümper L, Kloess M et al (2004b) Two-weekly or 3-weekly CHOP chemotherapy with or without etoposide for the treatment of elderly patients with aggressive lymphomas: results of the NHL-B2 trial of the DSHNHL. Blood 104(3): 626–633

Philip T, Guglielmi C, Hagenbeek A et al (1995) Autologous bone marrow transplantation as compared with salvage chemotherapy in relapses of chemotherapy-sensitive non-Hodgkin's lymphoma. N Eng J Med 333(23): 1540–1545

Poeschel V et al (2018) Excellent Outcome of Young Patients (18–60 years) with Favourable-Prognosis Diffuse Large B-Cell Lymphoma (DLBCL) Treated with 4 Cycles CHOP Plus 6 Applications of Rituximab: Results of the 592 Patients of the Flyer Trial of the Dshnhl/GLA. Blood 132(Suppl 1): 781

Rigacci L et al (2012) R-CHOP21 Vs R-CHOP14 in 950 Diffuse Large B-Cell Lymphoma Patients: Results of a Multicentre Retrospective Study Form Italian Lymphoma Foundation (FIL). Blood 120: 21

Ruan J, Martin P, Furman RR et al (2011) Bortezomib plus CHOP-rituximab for previously untreated diffuse large B-cell lymphoma and mantle cell lymphoma. J Clin Oncol 29(6): 690–697

Salles GA et al (2018) Single-Arm Phase II Study of MOR208 Combined with Lenalidomide in Patients with Relapsed or Refractory Diffuse Large B-Cell Lymphoma: L-Mind. Blood 132(Suppl 1): 227

Savage KJ et al (2014) Validation of a Prognostic Model to Assess the Risk of CNS Disease in Patients with Aggressive B-Cell Lymphoma. Vol 124: 394

Schimmer AD, Jamal S, Messner H et al (2000) Allogeneic or autologous bone marrow transplantation (BMT) for non-Hodgkin's lymphoma (NHL): results of a provincial strategy. Ontario BMT Network, Canada. Bone Marrow Transplant 26(8): 859–864

Schmitz N et al (2008) Cns Recurrence in Aggressive Lymphoma Treated with Modern Chemotherapy (Chop-14) with or without Rituximab: An Analysis of Cns-Events in Elderly Patients Treated in the Ricover-60 Trial of the German High-Grade Non-Hodgkin's Lymphoma Study Group (Dshnhl). Haematologica – the Hematology Journal 93: 158

Schmitz N, Nickelsen M, Ziepert M et al (2012a) Conventional chemotherapy (CHOEP-14) with rituximab or high-dose chemotherapy (MegaCHOEP) with rituximab for young, high-risk patients with aggressive B-cell lymphoma: an open-label, randomised, phase 3 trial (DSHNHL 2002-1). Lancet Oncol 13(12): 1250–1259

Schmitz N, Zeynalova S, Glass B et al (2012b) CNS disease in younger patients with aggressive B-cell lymphoma: an analysis of patients treated on the Mabthera International Trial and trials of the German High-Grade Non-Hodgkin Lymphoma Study Group. Ann Oncol 23(5): 1267–1273

Schuster SJ, Bishop MR, Tam CS et al (2019) Tisagenlecleucel in adult relapsed or refractory diffuse large B-cell lymphoma. N Eng J Med 380(1): 45–56

Sehn LH et al (2014) Phase 2 Trial of Interim PET Scan-Tailored Therapy in Patients with Advanced Stage Diffuse Large B-Cell Lymphoma (DLBCL) in British Columbia (BC). Vol 124: 392

Sehn LH et al (2018) Polatuzumab Vedotin (Pola) Plus Bendamustine (B) with Rituximab (R) or Obinutuzumab (G) in Relapsed/Refractory (R/R) Diffuse Large B-Cell Lymphoma (DLBCL): Updated Results of a Phase (Ph) Ib/II Study. Blood 132(Suppl 1): 1683

Sehn LH, Berry B, Chhanabhai M et al (2007) The revised International Prognostic Index (R-IPI) is a better predictor of outcome than the standard IPI for patients with diffuse large B-cell lymphoma treated with R-CHOP. Blood 109(5): 1857–1861

Spaepen K, Stroobants S, Dupont P et al (2003) Prognostic value of pretransplantation positron emission tomography using fluorine 18-fluorodeoxyglucose in patients with aggressive lymphoma treated with high-dose chemotherapy and stem cell transplantation. Blood 102(1): 53–59

Stamatoullas A, Fruchart C, Khalfallah S et al (1997) Peripheral blood stem cell transplantation for relapsed or refractory aggressive lymphoma in patients over 60 years of age. Bone marrow transplantation 19(1): 31–35

Stiff PJ, Unger JM, Cook JR et al (2013) Autologous Transplantation as Consolidation for Aggressive Non-Hodgkin's Lymphoma. N Eng J Med 369(18): 1681–1690

Swerdlow SH, Campo E, Pileri SA et al (2016) The 2016 revision of the World Health Organization classification of lymphoid neoplasms. Blood 127(20): 2375–2390

Ulaner GA, Goldman DA, Sauter CS et al (2015) Prognostic Value of FDG PET/CT before Allogeneic and Autologous Stem Cell Transplantation for Aggressive Lymphoma. Radiology 277(2): 518–526

Waserlid T et al (2014) R-CHOEP-14 Is Associated with Superior Overall Survival Compared to R-CHOP-21 and R-CHOP-14 in Patients with DLBCL ≤ 70 Years – a Swedish Lymphoma Registry Population Based Study. Blood 124: 21

Weisenburger DD (1994) Epidemiology of non-Hodgkin's lymphoma: recent findings regarding an emerging epidemic. Ann Oncol 5(Suppl 1): 19–24

Wilson WH, Young RM, Schmitz R et al (2015) Targeting B cell receptor signaling with ibrutinib in diffuse large B cell lymphoma. Nat Med 21(8): 922–926

Zhou Z, Sehn LH, Rademaker AW et al (2014) An enhanced International Prognostic Index (NCCN-IPI) for patients with diffuse large B-cell lymphoma treated in the rituximab era. Blood 123(6): 837–842

Ziepert M, Hasenclever D, Kuhnt E et al (2010) Standard International prognostic index remains a valid predictor of outcome for patients with aggressive CD20+ B-cell lymphoma in the rituximab era. J Clin Oncol 28(14): 2373–2380

Ziepert M, Schmits R, Trümper L et al (2008) Prognostic factors for hematotoxicity of chemotherapy in aggressive non-Hodgkin's lymphoma. ESMO 2008. Ann Oncol 19(4): 752–762

Zwick C, Hartmann F, Zeynalova S et al (2011) Randomized comparison of pegfilgrastim day 4 versus day 2 for the prevention of chemotherapy-induced leukocytopenia. Ann Oncol 22(8): 1872–1877

T-Zell-Lymphome

M. Hentrich, F. Zettl, A. Mayer, M. Kremer, M. Dreyling

Schlagwörter

- Epstein-Barr-Virus • HTLV-1 • Enteropathie-assoziiert • anaplastische Lymphomkinase (ALK) • PIT • Brentuximab-Vedotin • CHOP

Klassifikation und Epidemiologie

T-Zell-Lymphome leiten sich von T-Zellen bzw. NK-Zellen unterschiedlicher Differenzierungsstadien ab und betreffen ca. 10–15 % aller NHL. Die WHO-Klassifikation aus 2017 unterscheidet wie zuvor unreife Vorläufer-T-Zell-Lymphome von reifen, d. h. peripheren T-Zell-Lymphomen (PTCL), von denen einige neue Entitäten hinzugekommen sind (Tabelle 1.) (Swerdlow et al. 2017). PTCL weisen reife oder postthymische Differenzierungsantigene auf und werden nach dem bestimmenden Manifestationsort in nodale, extranodale, leukämische und kutane PTCL unterteilt. Vorläufer-T-Zell-Lymphome exprimieren je nach Reifungsgrad präthymische oder intrathymische Differenzierungsantigene.

Die Entitäten sind regional unterschiedlich verteilt. Im karibischen und japanischen Raum ist die Assoziation der HTLV1-Infektion mit der adulten T-Zell-Leukämie bekannt. In China wird das nasale NK-Zell-Lymphom gehäuft beobachtet. Unter den PTCL sind die unspezifizierten peripheren T-Zell-Lymphome (PTCL NOS) am häufigsten (ca. 26 %), gefolgt von angioimmunoblastischen T-Zell-Lymphomen (AITL) (ca. 20 %) und den NK-Zell/T-Zell-Lymphomen (Vose et al. 2008).

regional unterschiedlich verteilt

Zu den nodalen T-Zell-Lymphomen mit follikulärem T-Helferzell-Phänotyp zählen das AITL, die follikuläre Variante des PTCL sowie andere nodale PTCL mit follikulärem Phänotyp.

Primär kutan verlaufende PTCL zeigen in der Regel eine geringe Wachstumstendenz und einen prognostisch günstigen Verlauf. Lymphoblastische Lymphome sind sehr aggressiv und erfordern eine komplexe intensive Therapie. Da sich die Behandlung dieser beiden Entitäten grundsätzlich von der Therapie der PTCL unterscheidet, wird sie in den entsprechenden Kapiteln behandelt

Ätiologie und Pathogenese

Die Ätiologie der meisten PTCL ist im Wesentlichen ungeklärt. Bei einigen Entitäten scheinen virale Infektionen eine wichtige pathogenetische Rolle zu spielen. So ist das extranodale NK/T-Zell-Lymphom mit dem Epstein-Barr-Virus (EBV) assoziiert und die HTLV1-positive adulte T-Zell-Leukämie findet sich überwiegend in Endemiegebieten bei mit HTLV-1 infizierten Patienten. Für die Entstehung anderer PTCL werden (auto-) immunologische Faktoren diskutiert. Das Enteropathie-assoziierte T-Zell-Lymphom (EATL) entwickelt sich überwiegend auf dem Boden einer Zöliakie und kann dieser auch vorausgehen. Die Inzidenz des hepatosplenischen

virale Infektionen

immunologische Faktoren

Zöliakie

Tabelle 1. Einteilung der T/NK-Zell-Lymphome nach der WHO-Klassifikation (Swerdlow et al. 2017).

Vorläufer T-Zell-Neoplasien
T-lymphoblastische(s) Leukämie/Lymphom
Reife T-und NK-Zell-Neoplasien (leukämisch/extranodal/nodal/kutan)
• T-Zell-Prolymphozyten-Leukämie (T-PLL) • T-Zell granuläre lymphozytische Leukämie (T-LGL) • Chronische lymphoproliferative NK-Zell-Erkrankungen* • Aggressive NK-Zell-Leukämie • Adulte(s) T-Zell-Leukämie/Lymphom (ATL/L) • Systemisches EBV-positives T-Zell-Lymphom im Kindesalter • Chronische aktive EBV Infektion vom T- und NK-Zelltyp (systemische Form) • Hydroa-vacciniforme-ähnliche lymphoproliferative Erkrankung • Extranodales NK/T-Zell-Lymphom, nasaler Typ • Enteropathie-assoziiertes T-Zell-Lymphom • Monomorphes epitheliotropisches intestinales T-Zell-Lymphom • Intestinales T-Zell Lymphom, NOS • Indolente T-Zell lymphoproliferative Erkrankung des Gastrointestinaltraktes • Hepatosplenisches T-Zell-Lymphom • Subkutanes Pannikulitis-ähnliches T-Zell-Lymphom • Peripheres T-Zell-Lymphom, NOS • Angioimmunoblastisches T-Zell-Lymphom • Follikuläres T-Zell-Lymphom • Nodales peripheres T-Zell-Lymphom follikulären T-Helferzell-Ursprungs • Anaplastisches großzelliges Lymphom, ALK-positiv • Anaplastisches großzelliges Lymphom, ALK-negativ • Brustimplantat-assoziiertes anaplastisches großzelliges Lymphom • Mycosis fungoides • Sézary-Syndrom • Primär kutane CD30-positive T-Zell-Lymphoproliferationen (Lymphomatoide Papulose, Primär kutanes anaplastisches großzelliges Lymphom) • Primär kutanes gamma/delta T-Zell-Lymphom • Primär kutanes CD8-positives aggressives epidermiotropes zytotoxisches T-Zell-Lymphom* • Primär kutanes akrales CD8-positives T-Zell Lymphom* • Primär kutane CD4-positive T-Zell-lymphoproliferative Erkrankung*

* provisorische Entität
NOS: not otherwise specified

gamma/delta-Lymphoms ist höher bei Patienten unter immunsuppressiver Therapie oder nach Transplantation.

Bei einem Drittel der Patienten mit PTCL liegen Mutationen im *TET2*-Gen vor, die mit höheren Erkrankungsstadien und einem kürzeren progressionsfreien Überleben (PFS) assoziiert sind (Lemonnier et al. 2012). Circa 60–80 % der anaplastischen großzelligen T/NK-Zell-Lymphome (ALCL) exprimieren die anaplastische Lymphomkinase (ALK), der zumeist eine Translokation t(2;5) zugrunde liegt. Hierbei

anaplastische Lymphomkinase (ALK)

fusioniert das *NPM*-Gen (Nucleophosmin) mit dem Gen für die ALK-Tyrosinkinase auf Chromosom 2. Folge des Fusionsprodukts *NPM/ALK* sind eine gestörte Apoptose und ein gesteigertes Zellwachstum. Andere Lymphomentitäten können hierdurch ausgeschlossen werden. Das ALK-Protein ist am häufigsten bei jungen Patienten nachweisbar, die ein signifikant besseres Ansprechen auf Chemotherapie und eine deutlich höhere Überlebensrate zeigen (Savage et al. 2008). Dies gilt insbesondere für Patienten im Alter über 40 Jahren (Sibon et al. 2012).

Klinik und Diagnostik

Der Altersgipfel der Patienten liegt mit Ausnahme des ALCL zwischen dem 60. und 70. Lebensjahr. Bei Patienten mit ALK+ bzw. ALK- ALCL beträgt er 30–34 bzw. 50–58 Jahre (Sibon et al. 2012, Schmitz et al. 2010). Klinisch verhalten sich T-Zell-Lymphome heterogen. Neben Allgemeinsymptomen und Lymphknotenschwellungen sind bei extranodalem Befall organspezifische Beschwerden möglich. Circa ein Drittel aller PTCL und nahezu alle NK-Zell-Lymphome manifestieren sich initial an extranodalen Lokalisationen. Vor allem das AITL ist durch eine ausgeprägte Allgemeinsymptomatik mit generalisierter Lymphknotenschwellung, Fieberschüben, Gewichtsabnahme, Hautausschlägen und Infektanfälligkeit gekennzeichnet. Das hepatosplenische gamma/delta-Lymphom betrifft überwiegend junge Männer, die durch eine isolierte Hepatosplenomegalie ohne periphere Lymphadenopathie, häufig auch mit Thrombozytopenie und ausgeprägter B-Symptomatik auffällig werden. Beim subkutanen pannikulitschen T-Zell-Lymphom finden sich multiple subkutane Lymphome, insbesondere an Extremitäten und Rumpf. Patienten mit EATL klagen über Bauchschmerzen (ca. 80 %), Gewichtsverlust (ca. 80 %) und Diarrhöen (ca. 40 %). Als schwerwiegende Komplikation können rezidivierende Dünndarmulzera mit Perforationen auftreten.

Sofern es sich nicht um eine rein leukämische Variante der PTCL handelt, sollte die Diagnosesicherung immer anhand eines histologischen Präparates erfolgen. Da nodale PTCL nicht durch ein spezielles immunphänotypisches Muster charakterisiert werden können, sind neben der morphologischen Beurteilung molekulargenetische Untersuchungen zum Nachweis eines monoklonal rearrangierten T-Zell-Rezeptor-Gens notwendig. Beim subkutanen pannikulitschen T-Zell-Lymphom ist beispielsweise in 75 % der Fälle ein αβ-T-Zell-Rezeptor-Rearrangement nachweisbar, beim EATL ein Rearrangement der *TCR-γ*-Gene. Zudem kommen weitere molekulargenetische Methoden zum Einsatz, um z. B. entitätsspezifisch Hybridgene wie *NPM/ALK* bei ALCL nachzuweisen.

Das Ausbreitungsstadium richtet sich mit Ausnahme der kutanen Lymphome nach Ann-Arbor. Beim ALCL sollte wegen der relativ häufigen Skelettbeteiligung eine Skelettszintigrafie oder eine FDG-PET erfolgen. Laborchemisch finden sich insbesondere beim AITL häufig paraneoplastische Epiphänomene wie positiver Rheumafaktor, polyklonale Gammopathie, Eosinophilie, Kälteagglutinine/Kryoglobuline oder Hämolysezeichen.

Prognosefaktoren

IPI

PIT

T-Zell-Lymphome weisen eine im Vergleich zu B-Zell-Lymphomen ungünstigere Prognose auf. Der Internationale Prognoseindex (IPI) ist auch bei PTCL relevant (Schmitz et al. 2010, Ellin et al. 2014). Anhand eines modifizierten Prognoseindex für PTCL NOS (PIT) kann zudem unter Berücksichtigung der Parameter Alter, Allgemeinzustand, LDH und KM-Befall eine Niedrigrisiko- und Hochrisikogruppe unterschieden werden (Gallamini et al. 2004). Allerdings hat sich der PIT in der klinischen Routine bisher nicht durchgesetzt. Inwieweit der speziell für PTCL NOS entwickelte Prognoseindex, der die Faktoren Albumin, Performancestatus, Stadium und Neutrophilenzahl einbezieht, Anwendung finden wird, bleibt abzuwarten (Federico et al. 2018).

Männer weisen eine schlechtere Prognose auf als Frauen (Ellin et al. 2014). Bei Patienten mit AITL sind Faktoren wie Aszites, Ödeme oder Hautsymptome, aber auch B-Symptome und Thrombozyten < 150/nl prognostisch ungünstig (Federico et al. 2013). Zu den Gründen für die im Vergleich zu Patienten mit aggressiven B-Zell-Lymphomen ungünstigere Prognose der Patienten zählen u. a. eine höhere intrinsische Chemoresistenz und der vergleichsweise höhere IPI.

ungünstigere Prognose

Die 5-Jahres-Überlebensrate für alle T-NHL liegt bei circa 40 %, wobei das T-lymphoblastische und einige Formen der peripheren T-NHL mit < 30 % schlechter abschneiden. In einer Analyse von 340 Patienten mit PTCL betrug das 5-Jahres-Überleben 32 % (Weisenburger et al. 2011). Besonders ungünstig ist die Prognose von Patienten mit hepatosplenischem γδ-T-Zell-Lymphom (Vose et al. 2008, Belhadj et al. 2003) oder EATL (Vose et al. 2008, Wöhrer et al. 2004). Hingegen sind die Überlebensraten von Patienten mit ALCL deutlich besser (ca. 60 %) (Vose et al. 2008, Savage et al. 2008, Sibon et al. 2012, Schmitz et al. 2010, Ellin et al. 2014).

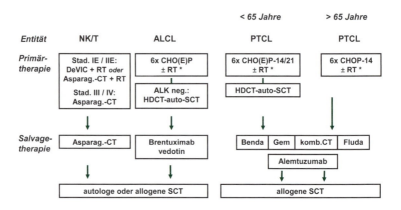

Abbildung 1. Therapie von Patienten mit PTCL außerhalb klinischer Studien. ALCL: anaplastisches großzelliges Lymphom; PTCL: periphere T-Zell-Lymphome; HDCT: Hochdosischemotherapie; Asparag.-CT: Asparaginase-basierte Chemotherapie; komb. CT: Kombinationschemotherapie.

Therapie peripherer T-Zell-Lymphome (PTCL)

T-Zell-Lymphome zählen mit Ausnahme der kutanen Lymphome zu den aggressiven Lymphomen. Trotz der im Vergleich zu B-Zell-Lymphomen ungünstigeren Prognose ist die Therapieintention in den meisten Fällen kurativ. Eine Standardtherapie der PTCL wurde in Ermangelung prospektiv randomisierter Studien bisher nicht eindeutig definiert (Reimer et al. 2006, d'Amore et al. 2015). Vor dem Hintergrund zahlreicher anderer klinischer Studien kann jedoch ein Therapiealgorithmus dargestellt werden, der der Besonderheit von PTCL Rechnung trägt (Abbildung 1.). Ein klinisch relevanter Fortschritt hat sich in den letzten Jahren durch den Einsatz des monoklonalen Antikörperkonjugats Brentuximab-Vedotin ergeben.

Therapiealgorithmus

Therapie nodaler und extranodaler PTCL

Primärtherapie

Mit Ausnahme des ALK-positiven ALCL unterscheiden sich die einzelnen PTCL-Entitäten nicht signifikant in ihrem Ansprechen auf eine Anthrazyklin-basierte Chemotherapie (Vose et al. 2008). Nach 6–8 Zyklen CHOP werden bei ca. 15–40 % der Patienten langfristige Remissionen erreicht. Unterschiede ergeben sich vor allem wegen des unterschiedlichen Anteils von Patienten mit ALK-positiven ALCL, deren 5-Jahres-Überleben nach konventioneller Chemotherapie > 65 % beträgt. Während sich in einer früheren retrospektiven Studie zwischen Anthrazyklin-haltigen und Anthrazyklin-freien Regimen kein Unterschied im Überleben von Patienten mit PTCL NOS und AITL gezeigt hatte (Vose et al. 2008), war eine Doxorubicin-haltige Therapie in einer neueren prospektiven Kohortenstudie (n = 499) mit einem Überlebensvorteil verbunden (Carson et al. 2017). Daten der DSHNHL und des schwedischen Lymphom-Registers weisen darauf hin, dass die Zugabe von Etoposid zu CHOP bei Patienten ≤ 60 Jahren mit PTCL und normaler LDH zu einem signifikanten Vorteil im ereignisfreien Überleben (Schmitz et al. 2010) bzw. bei Patienten < 60 Jahren zu einem Vorteil im progressionsfreien Überleben führen kann (Ellin et al. 2014).

Anthrazyklin-basierte Chemotherapie

Hingegen führte eine Therapieintensivierung mit VIP-rABVD im Rahmen einer Phase-III-Studie gegenüber CHOP zu keinen höheren Remissionsraten oder Überlebenszeiten (Simon et al. 2010). Auch die Hinzunahme des Antifolats Pralatrexat zu einer anthrayzklinfreien Kombination (CEOP) (Advani et al. 2016) oder des Histon-Deacetylase-Inhibitors Romidepsin zu CHOP (Dupuis et al. 2015) zeigte in Phase-1b/2- bzw. Phase-2-Studien keine Vorteile. Fludarabin wurde im Rahmen einer Kombinationstherapie eingesetzt, ohne dass sich hierdurch eine Verbesserung der Ansprechraten ergeben hätte (Weidmann et al. 2010). Schließlich zeigte auch die Kombination von Gemcitabin, Cisplatin und Methylprednisolon in einer randomisierten Phase-II-Studie gegenüber CHOP keine Vorteile (Gleeson et al. 2018).

Für das AITL gibt es Berichte über Spontanremissionen, passagere Remissionen unter Steroiden und über lang anhaltende Remissionen unter Interferon-α, ein anhaltendes Ansprechen ist jedoch am ehesten durch eine Anthrazyklin-haltige Chemotherapie zu erwarten (Schmitz et al. 2010, Weisenburger et al. 2011).

Einen klinisch relevanten Fortschritt in der Therapie von PTCL stellt der Einbezug des Antikörperkonjugats Brentuximab-Vedotin (BV) dar. Der Austausch von Vincristin im CHOP-Protokoll durch BV hatte in einer Phase I zu einer Ansprechrate

Brentuximab-Vedotin

von 100 % geführt und 50 % der Patienten befanden sich nach ca. 5 Jahren noch in CR (Fanale et al. 2018). In der daraufhin durchgeführten doppelblinden, Placebo-kontrollierten randomisierten Phase-III-Studie führte BV-CHP gegenüber CHOP bei Patienten mit CD30+ PTCL (≥ 10 % der Zellen positiv) zu einer signifikanten Verlängerung des progressionsfreien Überlebens (PFS) von 20,8 auf 48,2 Monate (Horwitz et al. 2019). Auch das Gesamtüberleben (OS) war unter BV-CHP signifikant besser mit einem um 34 % geringeren Todesfallrisiko im Vergleich zu CHOP. Die Rate febriler Neutropenien und peripherer Neuropathien unterschied sich zwischen beiden Armen nicht. Allerdings muss betont werden, dass die Ergebnisse maßgeblich auf den hohen Anteil von Patienten mit sALCL zurückgehen, die mit 70 % der eingeschlossenen 452 Patienten vertreten waren. Den größten Benefit in Bezug auf das OS wiesen Patienten mit ALK+ ALCL auf (HR 0,38), während Patienten mit PTCL NOS zwar in Bezug auf das PFS (HR 0,75), aber nicht sicher in Bezug auf das OS profitierten (HR 0,83). Die Studie war allerdings nicht gepowert, um Überlebensunterschiede zwischen Subgruppen darzustellen. BV ist mit Stand Juli 2019 noch nicht für die Primärtherapie CD30-positiver PTCL zugelassen. Die konsolidierende HDCT mit ASCT wurde in fünf voll publizierten prospektiven Studien untersucht (Corradini et al. 2006, Rodriguez et al. 2007, Mercadal et al. 2008, Reimer et al. 2009, d'Amore et al. 2012). Bei einer Transplantationsrate von 41–74 % betrugen die Remissionsraten 59–81 % und das Überleben je nach Patientenselektion 21–73 %. In der deutschen Studie konnten letztlich 75 von 111 eingeschlossenen Patienten transplantiert werden und das Überleben der transplantierten Patienten war signifikant besser als das nichttransplantierter Patienten (Wilhelm et al. 2018). Als wichtige prognostische Parameter erwiesen sich die Chemosensitivität des Lymphoms und der aaIPI bzw. PIT. In der Studie aus Skandinavien befanden sich 90 der 115 Patienten (78 %) 3 Monate nach ASCT in CR und das 5-Jahres-Gesamtüberleben bzw. progressionsfreie Überleben (PFS) lag bei 51 % bzw. 44 % (d'Amore et al. 2012). Erwartungsgemäß sind die Therapieergebnisse am besten, wenn die ASCT in erster CR erfolgt (Kyriakou et al. 2008, Park et al. 2019). In einer retrospektiven Studie der EBMT zum Stellenwert der ASCT bei Patienten mit EATL (n = 44) lagen das PFS und OS aller Patienten bei 54 % bzw. 59 %, während Patienten, die in erster CR/PR transplantiert wurden, ein tendenziell besseres OS aufwiesen (66 % vs. 36 %, p = 0,062) (Jantunen et al. 2013). Bei Patienten mit EATL führte eine anthrazyklinfreie Induktionstherapie unter Einschluss von Ifosfamid und Methotrexat (IVE-MTX) gefolgt von ASCT im historischen Vergleich gegenüber einer konventionellen Anthrazyklin-haltigen Chemotherapie zu einem besseren PFS und OS (Sieniawski et al. 2010).

konsolidierende ASCT

Mit Ausnahme der prognostisch günstigen ALK+ ALCL sollte bei jüngeren Patienten in zufriedenstellendem Allgemeinzustand eine konsolidierende ASCT auch außerhalb von Studien erfolgen (Abbildung 1.).

Die DSHNHL-2006-1A(AATT)-Studie zum Vergleich einer allogenen mit einer autologen SCT als Konsolidierung nach Induktion mit 4 Zyklen CHOEP-14 und einem Zyklus DHAP wurde nach Rekrutierung von 103 Patienten vorzeitig beendet, da sich für die allogene SCT wegen hoher Toxizität kein Vorteil ergeben hatte. Auch nach 3 Jahren zeigte sich kein Unterschied in den Überlebensraten (Schmitz et al. 2019). Zu ähnlichen Ergebnissen kam eine retrospektive Auswertung aus Houston, in der sich kein Unterschied im 4-Jahres-Überleben von Patienten ergeben hatte, die in erster CR autolog oder allogen transplantiert wurden (84 % bzw. 83 %) (Beitinjaneh et al. 2015). Allerdings sind, wie in einer französischen Studie berichtet, niedrige transplantationsassoziierte Mortalitätsraten (< 10 %) möglich (Loirat et al. 2015) und auch bei sehr aggressiven Entitäten wie dem hepatosplenischen T-Zell-Lymphom können nach allogener SCT Langzeitremissionen erreicht werden (Tanase et al. 2015).

Die Kombination des Anti-CD52-Antikörpers Alemtuzumab mit CHOP oder FCD (Fludarabin/Cyclophosphamid/Doxorubicin) führte zu Ansprechraten von 65–80 % (Weidmann et al. 2010, Gallamini et al. 2007). Da Alemtuzumab eine schwere Immunsuppression hervorruft, ist eine antivirale, antibakterielle und antifungale Prophylaxe obligat. In Phase-II-Studien hatte sich durch Hinzunahme von Alemtuzumab zu CHOP bei älteren Patienten kein Überlebensvorteil abgezeichnet (Binder et al. 2013, Corradini et al. 2014). Die prospektiv-randomisierte DSHNHL-2006-1B(ACT-2)-Studie zum Vergleich von 6 Zyklen CHOP-14 mit oder ohne Alemtuzumab bei älteren Patienten mit PTCL (61–80 Jahre) zeigte unter A-CHOP zwar eine höhere CR-Rate (60 % vs. 43 %), die Überlebensraten unterschieden sich jedoch nicht (Trümper et al. 2016). Auch in einer randomisierten Studie mit jüngeren Patienten (ACT-1) ergab sich trotz höherer CR-Raten unter A-CHOP (52 % vs. 42 %) kein Unterschied im 3-Jahres-EFS (35 % vs. 26 %) und OS (52 % vs. 50 %) (d'Amore et al. 2018).

Für Patienten mit nasalem T/NK-Zell-Lymphom in lokalisierten Stadien IE/IIE ist eine Standardtherapie in Ermangelung randomisierter Studien nicht gut definiert. In der Regel kommt eine simultane oder auch sequenzielle Radiochemotherapie zum Einsatz (Tse et al. 2017, Yamaguchi et al. 2017). Im historischen Vergleich sind anthrazyklinfreie Protokolle wie DeVIC (Dexamethason, Etoposid, Ifosfamid, Carboplatin) oder VIPD (Etoposid, Ifosfamid, Cisplatin, Dexamethason) effektiver als CHOP. Dies gilt auch für Asparaginase-haltige Regime wie LOP (L-Asparaginase, Vincristin, Dexamethason), P-GEMOX oder P-GEMOXD (Pegasparaginase, Gemcitabin, Oxaliplatin ± Dexamethason) bzw. GELOXD (Gemcitabin, L-Asparaginase, Oxaliplatin, Dexamethason), die in retrospektiven Studien zu 1–3-Jahres-Überlebensraten von 73 %–88 % führten (Huang et al. 2017, Jing et al. 2016, Li et al. 2018, Wei et al. 2017). In fortgeschrittenen Stadien sollten Asparaginase-haltige Regime eingesetzt werden. In einer kleinen randomisierten Studie aus China (n = 42) erwiesen sich 6 Zyklen DDGP (Dexamethason, Cisplatin, Gemcitabin, Pegasparaginase) im Vergleich zum SMILE-Protokoll (Dexamethason, Methotrexat, Ifosfamid, L-Asparaginase, Etoposid) in Bezug auf die Ansprechraten (CR-Rate 71 % vs. 29 %) und das Überleben signifikant überlegen (2-Jahres-OS 74 % vs. 45 %) (Li et al. 2016).

Patienten mit nasalem T/NK-Zell-Lymphom

Radiochemotherapie

anthrazyklinfreie Protokolle

Asparaginase-haltige Regime

Rezidivtherapie

Registerdaten aus Kanada zeigen, dass Rezidive oder ein primärer Progress etwa ein halbes Jahr nach Primärdiagnose auftreten (Mak et al. 2013). Die Prognose rezidivierter Patienten ist in der Regel sehr ungünstig. In der kanadischen Studie mit 153 Patienten, die keine autologe SCT erhalten hatten, betrug das PFS 3,1 Monate und das OS 5,5 Monate. Ein schlechter Performancestatus (≥ 2) erwies sich als prognostisch besonders ungünstig (Mak et al. 2013).

Bei Patienten mit Rezidiv eines NK/T-Zell-Lymphoms führt ein L-Asparaginase-basiertes Protokoll zu hohen CR-Raten und lang anhaltenden Remissionen (Jaccard et al. 2011). Patienten mit rezidivierten und refraktären systemischen ALCL sollten eine Therapie mit BV erhalten, das in einer Phase-II-Studie eine Gesamtansprechrate von 86 % und eine CR-Rate von 56 % zeigte und für diese Indikation zugelas-

L-Asparaginase-basiertes Protokoll

Therapie mit BV

sen ist (Pro et al. 2017). Auch bei anderen rezidivierten CD30-positiven PTCL kann BV zu Remissionen führen, allerdings liegt hierfür mit Ausnahme der CD30+ kutanen T-Zell-Lymphome nach mindestens einer systemischen Vortherapie keine Zulassung vor (Horwitz et al. 2014).

HDCT mit SCT
Bei jüngeren Patienten in gutem Allgemeinzustand sollte im Rezidiv eine HDCT mit SCT erwogen werden, sofern sie nicht schon Teil der Primärtherapie war. Als Salvage- bzw. Mobilisierungs-Chemotherapien kommen meist DHAP oder ICE zum Einsatz. Zahlreiche retrospektive Studien mit überwiegend kleinen Fallzahlen berichten je nach Patientenselektion CR-Raten von 42 %–79 % bei einem medianen Überleben (nach 1–5 Jahren) von 33 %–70 % (Reimer 2010). Die erheblichen Unterschiede dürften vor allem mit dem unterschiedlichen Remissionsstatus zum Zeitpunkt der Transplantation und der unterschiedlichen Zahl von Patienten mit ALK+ ALCL erklärt sein. Zudem schlossen einige Studien autologe und allogene Stammzelltransplantationen ein, ohne dass entsprechende Subgruppenanalysen erfolgten. Vergleichende retrospektive Analysen zeigten keinen Unterschied im OS zwischen Patienten mit rezidivierten diffusen großzelligen B-Zell-Lymphomen (DLBCL) und PTCL (Kewalramani et al. 2006).

allogene SCT
Da eine ASCT jedoch nur bei wenigen Patienten mit PTCL-Rezidiv zu langfristigen Remissionen führt, ist bei jüngeren Patienten, deren Erkrankung vorübergehend kontrolliert werden kann, eine Spendersuche für eine allogene SCT sinnvoll. In retrospektiven Studien wurden 3-Jahres-PFS-Raten von bis zu 53 % berichtet (Kyriakou et al. 2009, Jacobsen et al. 2011, Goldberg et al. 2012, Dodero et al. 2012, Lunning et al. 2013). In die Analyse der EBMT sind Patienten mit AITL nach myeloablativer (n = 25) und nichtmyeloablativer (n = 20) Konditionierung einbezogen worden (Kyriakou et al. 2009). Bei einer therapieassoziierten Mortalität (TRM) von 25 % betrug das Gesamtüberleben (OS) nach 3 Jahren 64 %. Das Gesamtüberleben korrelierte mit einer CR oder PR zum Zeitpunkt der Transplantation. Die beiden prospektiven Studien zur allogenen SCT sind mit 17 bzw. 10 eingebrachten Patienten klein (Corradini et al. 2004, Wulf et al. 2005). In der italienischen Studie (n = 17) wurde nach einer mittleren Nachbeobachtung von 28 Monaten bei 71 % der Patienten eine CR erzielt. Die geschätzte 3-Jahres-Überlebensrate betrug 81 %, das PFS 64 % und nur einer von 17 Patienten verstarb transplantationsassoziiert (Corradini et al. 2004).

Patienten, die nicht für eine autologe oder allogene SCT qualifizieren bzw. für die kein Spender zur Verfügung steht, können mit einer alleinigen Mono- oder auch Polychemotherapie behandelt werden (Lunning et al. 2013, Arkenau et al. 2007).

Bendamustin
Zu den aktivsten Einzelsubstanzen zählt Bendamustin, das in einer Phase-II-Studie eine Ansprechrate von 50 % und eine CR-Rate von 28 % zeigte (Damaj et al. 2012).

Gemcitabin
Gemcitabin ist eine sinnvolle Alternative und auch unter Therapie mit Fludarabin sind Remissionen beschrieben (Lunning et al. 2013, Zinzani et al. 2010). Alemtuzumab ist in der Rezidivsituation nur moderat wirksam. Eine schwedische Studie musste wegen hoher therapieassoziierter Mortalität (35 %) vorzeitig abgebrochen werden und die Ansprechrate betrug bei 14 auswertbaren Patienten mit PTCL 35 % (Enblad et al. 2004).

Das Antifolat Pralatrexat führte in einer Phase-II-Studie mit refraktären/rezidivierten PTCL-Patienten zu einer Ansprechrate von 29 % bei einer CR-Rate von 11 % und einem PFS von 3,5 Monaten (O'Connor et al. 2011). Allerdings ist die Substanz in Deutschland nicht zugelassen. Auch Romidepsin, das Remissionsraten von 38 % (17/45) bzw. 25 % (33/130) zeigte, ist ebenso wie Belinostat in Deutschland nicht verfügbar (Piekarz et al. 2011, Coiffier et al. 2012, O'Connor et al. 2015). Lenalidomid führte als Monotherapie in zwei kleineren Studien zu einer Remissionsrate von 22 % bzw. 26 % (Morschhauser et al. 2013, Toumishey et al. 2015), während die Kombination aus Lenalidomid, Vorinostat und Dexamethason in einer Phase-I/II-Studie keine weiteren Vorteile zeigte (Hopfinger et al. 2014). Unter Therapie mit dem Aurora-Kinase-A-Inhibitor Alisertib betrug die Ansprechrate in einer Phase-II-Studie 30 % (Barr et al. 2015). In der Phase-III-Studie zeigte sich jedoch kein Vorteil gegenüber dem Vergleichsarm, der je nach Wahl des Arztes aus Pralatrexat, Gemcitabin oder Romidepsin bestehen konnte. Die Ansprechrate betrug 33 % unter Alisertib und 45 % im Vergleichsarm, das PFS 115 bzw. 104 Tage (O'Connor et al. 2019).

Therapie leukämischer PTCL

Prolymphozytenleukämie vom T-Zell-Typ

Die T-Prolymphozyten-Leukämie (T-PLL) zeichnet sich morphologisch durch einen mindestens 55 %igen Anteil von Prolymphozyten aus. Häufig besteht eine massive Splenomegalie und eine exzessive Leukozytose (Laribi et al. 2017). Gelegentlich treten leukämische Hautinfiltrate auf. Zytogenetische Aberrationen betreffen vorwiegend die Chromosomen 14, 11 (Deletion 11q23) und 8. Eine Überexpression von *TCL1* (14q32.1) findet sich in 60–80 % der Fälle (Laribi et al. 2017, Staber et al. 2019). Der Verlauf ist ungünstig, in einer retrospektiven Studie aus Houston mit 119 Patienten betrug das mediane Überleben 19 Monate (Jain et al. 2017). Eine Standardtherapie ist nicht definiert. Alemtuzumab führt in Abhängigkeit von der Vorbehandlung zu Remissionsraten von 50–100 %, allerdings ohne kuratives Potenzial. Die Ansprechrate unter Pentostatin alleine oder in Kombination mit Alemtuzumab beträgt bei Patienten mit Rezidiv ca. 45 % bzw. bis zu 75 %. Bei jüngeren Patienten sollte eine HDCT + ASCT oder auch eine allogene SCT erwogen werden (Laribi et al. 2017). Erste kasuistische Erfahrungen mit Venetoclax bei 2 Patienten mit refraktärer T-PLL sind vielversprechend (Boidol et al. 2017).

Alemtuzumab

Venetoclax

Chronische T-Zell-Leukämie vom Typ der „large granular lymphocytes" (LGL-Leukämie)

Es handelt sich um eine seltene chronische Leukämie vom T-Zell- oder NK-Zell-Typ. Mit Ausnahme der NK-Zell-Leukämien, die einen aggressiveren Verlauf aufweisen, ist der klinische Verlauf eher schleichend und indolent mit nur mäßiger Lymphozytose, selten Lymphadenopathie oder Splenomegalie. Auffällig werden die Patienten meist durch eine zunehmende Thrombozytopenie, Neutropenie und Anämie (Lamy et al. 2017). Morphologisch stellen sich Zellen mit breitem graublauem Zytoplasma und azurophilen Granula (LGL) dar, beim T-Zell-Typ ist der TCR-α/β klonal rearrangiert.

In den meisten Fällen kann zunächst abgewartet werden. Bei zunehmender Zytopenie oder Entwicklung systemischer Symptome ist die Einleitung einer immunsuppressiven Therapie, z. B. mit niedrig dosiertem Methotrexat, Cyclophosphamid oder Cyclosporin sinnvoll (Lamy et al. 2017, Moignet et al. 2014). In einer Serie von 45 Patienten führte die Gabe von Cyclophosphamid bei Patienten mit T-LGL bzw. NK-LGL zu Ansprechraten von 72 % bzw. 68 % (Moignet et al. 2014). Da sich das

immunsuppressive Therapie

Ansprechen oft erst verzögert einstellt, sollte die Therapiedauer mindestens 4 Monate betragen. Im Rezidiv können mit Purinanaloga, Bendamustin oder mit Alemtuzumab häufig noch Remissionen erzielt werden (Lamy et al. 2017). Der JAK3-Inhibitor Toficitinib, der in den USA für die Therapie der refraktären rheumatoiden Arthritis zugelassen ist, führte in einer kleinen Pilotstudie zu einem hämatologischen Ansprechen bei 6 von 9 Patienten (Bilori et al. 2015).

Toficitinib

T-Zell-Lymphom/Leukämie des Erwachsenen (ATL/L)

Bei der ATL wird durch Integration von HTLV1-Genom und nachfolgender Produktion eines transregulatorischen Proteins (HTLV tax) eine maligne Transformation von T-Zellen induziert. Das Lebenszeitrisiko für die Entwicklung eines ATL beträgt bei HTLV1-infizierten Personen 3–5 % (Ishitsuka et al. 2014). Aggressiv verlaufende Formen (akut leukämisch, lymphomatös, ungünstig verlaufender chronischer Typ) können von indolenten ATL (smouldering und günstig verlaufender chronischer Typ) unterschieden werden. Am häufigsten ist der akute Verlauf mit Leukozytose, Hepatosplenomegalie, Hyperkalzämie und lytischen Knochenläsionen. Es kommt zur Infiltration multipler Organe (Lymphknoten, Leber, Milz, Lunge und Haut) und die Überlebenszeit ist wie beim Lymphom-Typ kurz. Die chronische und „smouldering" Verlaufsform wird häufig von einem Exanthem begleitet und verläuft relativ blande. Morphologisch zeigt sich ein polymorphes Bild mit teilweise multinukleären Riesenzellen und häufig stark lobulierten Zellkernen (flower cells). Zur Diagnose führt neben dem immunzytologischen Nachweis von T-Zell-Markern die molekulargenetische Darstellung des TCR-Rearrangements mit Nachweis von HTLV1-Genom. Sehr häufig bestehen chromosomale Aberrationen.

HTLV1

Eine Standardtherapie ist nicht definiert (Marçais et al. 2013, Phillips et al. 2018). Während sich die akute leukämische Form meist als chemorefraktär erweist, führt eine Polychemotherapie bei Patienten mit Lymphom-Typ des ATL bei mehr als der Hälfte der Patienten zu Remissionen. Da diese in der Regel jedoch nur von kurzer Dauer sind, sollte bei geeigneten Patienten frühzeitig eine Spendersuche für eine allogene SCT eingeleitet werden (Marçais et al. 2013, Phillips et al. 2018, Kawada et al. 2015). Mogamulizumab, ein gegen CCR4 gerichteter humanisierter Antikörper, führt bei Patienten mit rezidivierter/refraktärer ATL zu einer Ansprechrate von 50 % und ist in Japan für diese Indikation zugelassen (Nakashima et al. 2018). In der EU wurde für Mogamulizumab Ende 2018 eine Zulassung zur Behandlung von Mycosis fungoides und Sézary-Syndrom erteilt.

Polychemotherapie

allogene SCT

Mogamulizumab

antivirale Therapie

Die chronischen bzw. smouldering Verlaufsformen sprechen gut auf eine antivirale Therapie mit Zidovudin und Interferon-alpha an (Kawada et al. 2015).

Erklärung zu Interessenkonflikten

Die Autoren geben keine Interessenkonflikte an.

Literatur

Advani RH, Ansell SM, Lechowicz MJ et al (2016) A phase II study of cyclophosphamide, etoposide, vincristine and prednisone (CEOP) Alternating with Pralatrexate (P) as front line therapy for patients with peripheral T-cell lymphoma (PTCL): final results from the T- cell consortium trial. Br J Haematol 172: 535–544

Arkenau HT, Chong G, Cunningham D et al (2007) Gemcitabine, cisplatin and methylprednisolone for the treatment of patients with peripheral T-cell lymphoma: The Royal Marsden Hospital experience. Haematologica 92: 271–272

Barr PM, Li H, Spier C et al (2015) Phase II Intergroup trial of alisertib in relapsed and refractory peripheral T-cell lymphoma and transformed mycosis fungoides: SWOG 1108. J Clin Oncol 33: 2399–2404

Beitinjaneh A, Saliba RM, Medeiros LJ et al (2015) Comparison of survival in patients with T cell lymphoma after autologous and allogeneic stem cell transplantation as a frontline strategy or in relapsed disease. Biol Blood Marrow Transplant 21(5): 855–859

Belhadj K, Reyes F, Farcet J-P et al (2003) Hepatosplenic yd T-cell lymphoma is a rare clinicopathologic entity with poor outcome: report on a series of 21 patients. Blood 102: 4261–4269

Bilori B, Thota S, Clemente MJ et al (2015) Tofacitinib as a novel salvage therapy for refractory T-cell large granular lymphocytic leukemia. Leukemia 29: 2427–2429

Binder C, Ziepert M, Pfreundschuh M et al (2013) CHO(E)P-14 followed by alemtuzumab consolidation in untreated peripheral T cell lymphomas: final analysis of a prospective phase II trial. Ann Hematol 92: 1521–1528

Boidol B, Kornauth C, van der Kouwe E et al (2017) First-in-human response of BCL-2 inhibitor venetoclax in T-cell prolymphocytic leukemia. Blood 130: 2499–2503

Carson KR, Horwitz SM, Pinter-Brown LC et al (2017) A prospective cohort study of patients with peripheral T-cell lymphoma in the United States. Cancer 123: 1174–1183

Coiffier B, Pro B, Miles Prince H et al (2012) Results from a pivotal, open-label, Phase II study of romidepsin in relapsed or refractory peripheral T-cell lymphoma after prior systemic therapy. J Clin Oncol 30: 631–636

Corradini P, Dodero A, Zallio F et al (2004) Graft-versus-lymphoma effect in relapsed peripheral T-cell non-Hodgkin`s lymphomas after reduced intensity conditioning followed by allogeneic transplantation for hematopoetic cells. J Clin Oncol 22: 2172–2176

Corradini P, Tarella C, Zallio F et al (2006) Long-term follow-up of patients with peripheral T-cell lymphomas treated upfront with high-dose chemotherapy followed by autologous stem cell transplantation. Leukemia 20: 1533–1538

Corradini P, Vitolo U, Rambaldi A et al (2014) Intensified chemo-immunotherapy with or without stem cell transplantation in newly diagnosed patients with peripheral T-cell lymphoma. Leukemia 28: 1885–1891

d'Amore F, Relander T, Lauritzsen GF et al (2012) Up-front autologous stem-cell transplantation in peripheral T-cell lymphoma: NLG-T-01. J Clin Oncol 30: 3093–3099

Damaj G, Gressin R, Bouabdallah K et al (2012) Results from a prospective, open-label, phase II trial of bendamustine in refractory or relapsed T-cell lymphomas: the BENTLY trial. J Clin Oncol 31: 104–110

d'Amore F, Gaulard P, Trümper L et al (2015) Peripheral T-cell lymphomas: ESMO Clinical Practice Guidelines for diagnosis, treatment and follow-up. Ann Oncol Suppl 5: v108–115

d'Amore F, Leppa S, Gomes da Silva M et al (2018) Final analysis of the front-line phase III randomized ACT-1 trial in younger patients with systemic peripheral T-cell lymphoma treated with CHOP chemotherapy with or without alemtuzumab and consolidated by autologous hematopoietic stem cell transplant. Blood 132 (Suppl 1): abstr 998

Dodero A, Spina F, Narni F et al (2012) Allogeneic transplantation following a reduced-intensity conditioning regimen in relapsed/refractory peripheral T-cell lymphomas: long-term remissions and response to donor lymphocyte infusions support the role of a graft-versus-lymphoma effect. Leukemia 26: 520–526

Dupuis J, Morschhauser F, Ghesquières H et al (2015) Combination of romidepsin with cyclophosphamide, doxorubicin, vincristine, and prednisone in previously untreated patients with peripheral T-cell lymphoma: a non-randomised, phase 1b/2 study. Lancet Haematol 2: e160–165

Ellin F, Landström J, Jerkeman M et al (2014) Real-world data on prognostic factors and treatment in peripheral T-cell lymphomas: a study from the Swedish Lymphoma Registry. Blood 124: 1570–1577

Enblad G, Hagberg H, Erlanson M et al (2004) A pilot study of alemtuzumab (anti-CD52 monoclonal antibody) therapy for patients with relapsed or chemotherapy-refractory peripheral T-cell lymphomas. Blood 103: 2920–2924

Fanale MA, Horwitz SM, Forero-Torres A et al (2018) Five-year outcomes for frontline brentuximab vedotin with CHP for CD30-expressing peripheral T-cell lymphomas. Blood 131: 2120–2124

Federico M, Bellei M, Marcheselli L et al (2018) Peripheral T cell lymphoma, not otherwise specified (PTCL-NOS). A new prognostic model developed by the International T cell Project Network. Br J Haematol 181: 760–769

Federico M, Rudiger T, Bellei M et al (2013) Clinicopathologic characteristics of angioimmunoblastic T-cell lymphoma: analysis of the international peripheral T-cell lymphoma project. J Clin Oncol 31: 240–246

Gallamini A, Stelitano C, Calvi R et al (2004) Peripheral T-cell lymphoma unspecified (PRCL-U), a new prognostic model from a retrospective multicentric clinical study. Blood 103: 2474–2479

Gallamini A, Zaja F, Patti C et al (2007) Alemtuzumab (Campath-1H) and CHOP chemotherapy as first-line treatment of peripheral T-cell lymphoma: results of a GITIL (Gruppo Italiano Terapie Innovative nei Linfomi) prospective multicenter trial. Blood 110: 2316–2323

Gleeson M, Peckitt C, To YM et al (2018) CHOP versus GEM-P in previously untreated patients with peripheral T-cell lymphoma (CHEMO-T): a phase 2, multicentre, randomised, open-label trial. Lancet Hematol 5: e190–e200

Goldberg JD, Chou JF, Horwitz S et al (2012) Longterm survival in patients with peripheral T-cell non-Hodgkin lymphomas after allogeneic hematopoietic stem cell transplant. Leuk Lymphoma 53: 1124–1129

Hopfinger G, Nösslinger T, Lang A et al (2014) Lenalidomide in combination with vorinostat and dexamethasone for the treatment of relapsed/refractory peripheral T cell lymphoma (PTCL): report of a phase I/II trial. Ann Hematol 93: 459–462

Horwitz S, O'Connor OA, Pro B et al (2019) Brentuximab vedotin with chemotherapy for CD30-positive peripheral T-cell lymphoma (ECHELON-2): a global, double-blind, randomised, phase 3 trial. Lancet 393(10168): 229–240

Horwitz SM, Advani RH, Bartlett NL et al (2014) Objective responses in relapsed T-cell lymphomas with single-agent brentuximab vedotin. Blood 123: 3095–3100

Huang L, Yuan B, Wu H et al (2017) Comparative study of L-asparaginase-based LOP regimen over CHOP regimen before radiotherapy for stage IIE extranodal nasal type NK/T-cell lymphoma: a study of 2 centers. Clin Lymph Myeloma 17: 152–158

Ishitsuka K, Tamura K (2014) Human T-cell leukaemia virus type I and adult T-cell leukaemia-lymphoma. Lancet Oncol: e517–526

Jaccard A, Gachard N, Marin B et al (2011) Efficacy of L-asparaginase with methotrexate and dexamethasone (AspaMetDex regimen) in patients with refractory or relapsing extranodal NK/T-cell lymphoma, a phase 2 study. Blood 17: 1834–1839

Jacobsen ED, Kim HT, Ho VT et al (2011) A large single-center experience with allogeneic stem-cell transplantation for peripheral T-cell non-Hodgkin lymphoma and advanced mycosis fungoides/Sezary syndrome. Ann Oncol 22: 1608–1613

Jain P, Aoki E, Keating M et al (2017) Characteristics, outcomes, prognostic factors and treatment of patients with T-cell prolymphocytic leukemia (T-PLL). Ann Oncol 28: 1554–1559

Jantunen E, Boumendil A, Finel H et al (2013) Autologous stem cell transplantation for enteropathy-associated T-cell lymphoma: a retrospective study by the EBMT. Blood 121(13): 2529–2532

Jing XM, Zhang ZH, Wu P et al (2016) Efficacy and tolerance of pegasparaginase, gemcitabine and oxaliplatin with sandwiched radiotherapy in the treatment of newly diagnosed extranodal nature killer NK/T-cell lymphoma. Leur Res 47: 26–31

Kawada H, Yoshimitsu M, Nakamura D et al (2015) A retrospective analysis of treatment outcomes in adult T cell leukemia/lymphoma patients with aggressive disease treated with or without allogeneic stem cell transplantation: a single-center experience. Biol Blood Marrow Transplant 21: 696–700

Kewalramani T, Zelenetz AD, Teruya-Feldstein J et al (2006) Autologous transplantation for relapsed or primary refractory peripheral T-cell lymphoma. Br J Haematol 134: 202–207

Kyriakou C, Canals C, Finke J et al (2009) Allogeneic stem cell transplantation is able to induce long-term remissions in angioimmunoblastic T-cell lymphoma: a retrospective study from the Lymphoma Working Party of the European Group for Blood and Marrow Transplantation. J Clin Oncol 27: 3951–3958

Kyriakou C, Canals C, Goldstone A et al (2008) High-dose therapy and autologous stem-cell transplantation in angioimmunoblastic lymphoma: complete remission at transplantation Is the major determinant of outcome — Lymphoma Working Party of the European Group for Blood and Marrow Transplantation. J Clin Oncol 26: 218–224

Lamy T, Moignet A, Loughran TP (2017) LGL leukemia: from pathogenesis to treatment. Blood 129: 1082–1094

Laribi K, Lemaire P, Sandrini J et al (2017) Advances in the understanding and management of T-cell prolymphocytic leukemia. Oncotarget 8: 104664–104686

Lemonnier F, Couronne L, Parrens M et al (2012) Recurrent TET2 mutations in peripheral T-cell lymphomas correlate with TFH-like features and adverse clinical parameters. Blood 120: 1466–1469

Li X, Cui Y, Sun Z et al (2016) DDGP versus SMILE in newly diagnosed advanced natural killer/T-cell lymphoma: a randomized controlled, multicenter, open-label study in China. Clin Cancer Res 22: 5223–5228

Li YP, Li YJ, Zhong MZ et al (2018) Efficacy and tolerance of GE-LOXD/P-GEMOXD in newly diagnosed nasal type extranodal NK/T-cell lymphoma: a multicenter retrospective study. Eur J Haematol 100: 247–256

Loirat M, Chevallier P, Leux C et al (2015) Upfront allogeneic stem-cell transplantation for patients with nonlocalized untreated peripheral T-cell lymphoma: an intention-to-treat analysis from a single center. Ann Oncol 26: 386–392

Lunning MA, Moskowitz AJ, and Horwitz S (2013) Strategies for relapsed peripheral T-cell lymphoma: the tail that wags the curve. J Clin Oncol 18: 1922–1927

Mak V, Hamm J, Chhanabhai M et al (2013) Survival of patients with peripheral T-cell lymphoma after first relapse or progression: spectrum of disease and rare long-term survivors. J Clin Oncol 31: 1970–1976

Marçais A, Suarez F, Sibon et al (2013) Therapeutic options for adult T-cell leukemia/lymphoma. Curr Oncol Rep 15(5): 457–464

Mercadal S, Briones J, Xicoy B et al (2008) Intensive chemotherapy (high-dose CHOP/ESHAP regimen) followed by autologous stem-cell transplantation in previously untreated patients with peripheral T-cell lymphoma. Ann Oncol 19: 958–963

Moignet A, Hasanali Z, Zambello R et al (2014) Cyclophosphamide as a first-line therapy in LGL leukemia. Leukemia 28: 1134–1136

Morschhauser F, Fitoussi O, Haioun C et al (2013) A phase 2, multicentre, single-arm, open-label study to evaluate the safety and efficacy of single-agent lenalidomide (Revlimid) in subjects with relapsed or refractory peripheral T-cell non-Hodgkin lymphoma: The EXPECT trial. Eur J Cancer 49: 2869–2876

Nakashima J, Imaizumi Y, Taniguchi H et al (2018) Clinical factors to predict outcome following mogamulizumab in adult T-cell leukemia-lymphoma. Int J Hematol 108: 516–523

O'Connor OA, Pro B, Pinter-Brown L et al (2011) Pralatrexate in patients with relapsed or refractory peripheral T-cell lymphoma: results from the pivotal PROPEL study. J Clin Oncol 29: 1182–1189

O'Connor OA, Horwitz S, Masszi T et al (2015) Belinostat in patients with relapsed or refractory peripheral T-cell lymphoma: results of the pivotal phase II BELIEF (CLN-19) study. J Clin Oncol 33: 2492–2499

O'Connor OA, Özcan M, Jacobsen ED et al (2019) Randomized Phase III Study of Alisertib or Investigator's Choice (Selected Single Agent) in Patients With Relapsed or Refractory Peripheral T-Cell Lymphoma. J Clin Oncol 37: 613–623

Park SI, Horwitz SM, Foss FM et al (2019) The role of autologous stem cell transplantation in patients with nodal peripheral T-cell lymphomas in first complete remission: Report from COMPLETE, a prospective, multicenter cohort study. Cancer 125: 1507–1517

Phillips AA, Harewood JCK (2018) Adult T Cell Leukemia-Lymphoma (ATL): State of the Art. Curr Hematol Malig Rep 13: 300–307

Piekarz RL, Frye R, Prince HM et al (2011) Phase 2 trial of romidepsin in patients with peripheral T cell lymphoma. Blood 117: 5827–5834

Pro B, Advani R, Brice P et al (2017) Five-year results of brentuximab vedotin in patients with relapsed or refractory systemic anaplastic large-cell lymphoma. Blood 130: 2709–2717

Reimer P (2010) Impact of autologous and allogeneic stem cell transplantation in peripheral T-cell lymphomas. Adv Hematol: 320624

Reimer P, Hentrich M (2006) Periphere T-Zell-Lymphome – Diagnostik und Therapie. Dtsch Med Wochenschr 131: 685–690

Reimer P, Rüdiger T, Geissinger E et al (2009) Autologous stem-cell transplantation as first-line therapy in peripheral T-cell lymphomas: results of a prospective multicenter study. J Clin Oncol 927: 106–113

Rodriguez J, Conde E, Gutiérrez A et al (2007) Frontline autologous stem cell transplantation in high-risk peripheral T-cell lymphoma: a prospective study from The Gel-Tamo Study Group. Eur J Haematol 79: 32–38

Savage KJ, Harris N, Vose J et al (2008) ALK-negative anaplastic large-cell lymphoma is clinically and immunophenotypically different from both ALK+ ALCL and peripheral T-cell lymphoma, not otherwise specified: report from the International Peripheral T-Cell Lymphoma Project. Blood 111: 5496–5504

Schmitz N, Trümper L, Ziepert M et al (2010) Treatment and prognosis of mature T-cell and NK-cell lymphoma: an analysis of patients with T-cell lymphoma treated in studies of the German High-Grade Non-Hodgkin Lymphoma Study Group. Blood 116: 3418–3425

Schmitz N, Trümper L, Ziepert M et al (2019) First-line therapy of T-cell lymphoma: Allogeneic or autologous transplantation for consolidation — Final results of the AATT study. J Clin Oncol 37(Suppl): abstr 7503

Sibon D, Fournier M, Brière J et al (2012) Long-term outcome of adults with systemic anaplastic large-cell lymphoma treated within the Groupe d'Etude des Lymphomes de l'Adulte trials. J Clin Oncol 30: 3939–3946

Sieniawski M, Angamuthu N, Boyd K et al (2010) Evaluation of enteropathy-associated T-cell lymphoma comparing standard therapies with a novel regimen including autologous stem cell transplantation. Blood 115: 3664–3670

Simon A, Peoch M, Casassus P et al (2010) Upfront VIP-reinforced-ABVD (VIP-rABVD) is not superior to CHOP/21 in newly diagnosed peripheral T cell lymphoma. Results of the randomized phase III trial GOELAMS-LTP95. Br J Haematol 151: 159–166

Staber PB, Herling M, Bellido M et al (2019) Consensus criteria for diagnosis, staging, and treatment response assessment of T-cell prolymphocytic leukemia (T-PLL). Blood. doi: 10.1182/blood.2019000402 [Epub ahead of print]

Swerdlow SH, Campo E, Harris NL et al (eds) (2017) WHO Classification of Tumours of Haematopoietic and Lymphoid Tissues (Revised 4th edition), IARC: Lyon

Tanase A, Schmitz N, Stein H et al (2015) Allogeneic and autologous stem cell transplantation for hepatosplenic T-cell lymphoma: a retrospective study of the EBMT Lymphoma Working Party. Leukemia 29: 686–688

Toumishey E, Prasad A, Dueck G et al (2015) Final report of a phase 2 clinical trial of lenalidomide monotherapy for patients with T-cell lymphoma. Cancer 121: 716–723

Trümper L, Wulf G, Ziepert M et al (2016) Alemtuzumab added to CHOP for treatment of peripheral T-cell lymphoma (pTNHL) of the elderly: Final results of 116 patients treated in the international ACT-2 phase III trial. J Clin Oncol 15(Suppl): abstr 7500

Tse E, Kwong JL (2017) The diagnosis and management of NK/T-cell lymphomas. J Hematol Oncol 10: 85

Vose J, on behalf of the T-Cell Lymphoma Project (2008) International peripheral T-cell and natural killer/T-cell lymphoma study: pathology findings and clinical outcomes. J Clin Oncol 26: 4124–4130

Wei W, Wu P, Li L et al (2017) Effectiveness of pegasparaginase, gemcitabine, and oxaliplatin (P-GEMOX) chemotherapy combined with radiotherapy in newly diagnosed, stage IE to IIE, nasal type, extranodal natural killer/T-cell lymphoma. Hematology 22: 320–329

Weidmann E, Hess G, Chow KU et al (2010) A phase II study of alemtuzumab, fludarabine, cyclophosphamide, and doxorubicin (Campath-FCD) in peripheral T-cell lymphomas. Leuk Lymphoma 51: 447–455

Weisenburger DD, Savage KJ, Harris NL et al (2011) Peripheral T-cell lymphoma, not otherwise specified: a report of 340 cases from the International Peripheral T-cell Lymphoma Project. Blood 117: 3402–3408

Wilhelm M, Smetak M, Reimer P et al (2018) First-line therapy of peripheral T-cell lymphoma: extension and long-term follow-up of a study investigating the role of autologous stem cell transplantation. Blood Cancer J 6: e452

Wöhrer S, Chott A, Drach J et al (2004) Chemotherapy with cyclophosphamide, doxorubicin, etoposide, vincristine and prednisone (CHOEP) is not effective in patients with enteropathy-type intestinal T-cell lymphoma. Ann Oncol 15: 1680–1683

Wulf G, Hasenkamp J, Jung W et al (2005) Reduced intensity conditioning and allogeneic stem cell transplantation after salvage therapy integrating alemtuzumab for patients with relapsed peripheral T-cell non-Hodgkin's lymphoma. Bone Marrow Transplant 36: 271–273

Yamaguchi M, Miyazaki K (2017) Current treatment approaches for NK/T-cell lymphoma. J Clin Expr Hematopathol 57: 98–108

Zinzani PL, Venturini F, Stefoni V et al (2010) Gemcitabine as single agent in pretreated T-cell lymphoma patients: evaluation of the long-term outcome. Ann Oncol 21: 860–863

Burkitt-Lymphom/-Leukämie

C. Bogner, M. Hentrich, M. Rudelius, M. Dreyling

> **Schlagwörter**
>
> - endemisches BL • sporadisches BL • Immundefizienz-assoziiertes BL
> - IG/MYC-Translokation • GMALL-B-ALL/NHL-2002-Protokoll
> - Tumorlysesyndrom • ZNS-Befall

Übersicht

hochaggressive B-Zell-Neoplasien

Translokation und Deregulation des c-MYC-Gens auf Chromosom 8

Burkitt-Lymphome (BL) sind hochaggressive B-Zell-Neoplasien, die durch eine Translokation und Deregulation des *c-MYC*-Gens auf Chromosom 8 charakterisiert sind. Es gibt drei unterschiedliche klinische Formen: endemisches BL, sporadisches BL und Immundefizienz-assoziiertes BL. Obwohl alle drei Vertreter histologisch identisch sind und einen ähnlichen klinischen Verlauf aufweisen, bestehen Unterschiede in Epidemiologie und Pathogenese, klinischer Präsentation und Genetik. In Deutschland tritt das sporadische BL mit Abstand am häufigsten auf, insgesamt sind BL bei Erwachsenen jedoch sehr selten.

Die Subentität B-Zell-Lymphom, nicht klassifizierbar, intermediär zwischen DLBCL und BL (BCLU), die 2008 provisorisch als morphologische Variante in die WHO-Klassifikation aufgenommen wurde (Campo et al. 2011), ist in der überarbeiteten WHO Version von 2016 durch die Bezeichnung hoch aggressives B-NHL NOS (HGBL NOS) ersetzt worden.

Fälle, die blastoid erscheinen oder zwischen DLBCL und BL liegen, denen jedoch eine *MYC*- und *BCL-2*- und/oder *BCL-6*-Umlagerung fehlt, werden in diese Kategorie eingeordnet.

Demgegenüber wurde in der überarbeiteten WHO-Klassifikation von 2016 eine neue vorläufige Entität mit der Bezeichnung Burkitt-like Lymphoma mit 11q-Aberration eingeführt (Swerdlow et al. 2016).

Definitionsgemäß liegt eine Burkitt-Leukämie bei einer Ausschwemmung ins periphere Blut oder einem Knochenmarkbefall von > 25 % vor.

Die aggressive Natur des BL kann akute klinische Probleme bereiten und eine onkologische Notfalltherapie erfordern.

Epidemiologie und Pathogenese

sporadische BL v. a. bei Kindern und jungen Erwachsenen

in Westeuropa 1–2 % aller Lymphome

Endemische BL kommen vor allem in Neuguinea und im tropischen Afrika bei Kindern vor. Eine Infektion mit dem Epstein-Barr-Virus (EBV) und Malaria sind als pathogenetische Kofaktoren etabliert (Rochford et al. 2005). Die bei HIV wie auch bei Malaria häufig vorliegende polyklonale B-Zell-Proliferation scheint eine wichtige Rolle in der Pathogenese zu spielen. Sporadische BL kommen weltweit v. a. bei Kindern und jungen Erwachsenen vor; die Inzidenz ist mit 1–2 % aller Lymphome in Westeuropa niedrig. Bei allen BL-Entitäten sind Männer häufiger betroffen als

Frauen (de Leval et al. 2009). EBV kann in ca. 30 % der sporadischen BL nachgewiesen werden. Zusammenfassend existieren wahrscheinlich unterschiedliche Bedingungen, die in einen gemeinsamen pathogenetischen Mechanismus mit MYC-(Chromosom 8q24)-Beteiligung münden (Campo et al. 2011).

Neuere Next-Generation-Sequencing(NGS)-Studien zum Burkitt-Lymphom (BL) haben das Verständnis der Pathogenese dieser Tumoren weiter verbessert. Transkriptionsfaktor(TCF3)-Mutationen oder Aberrationen in dessen negativem Regulator ID3 treten in etwa 70 % der sporadischen und Immundefizienz-bedingten BL und 40 % der endemischen Fälle auf. TCF3 fördert das Überleben und die Proliferation lymphoider Zellen, indem es die B-Zell-Rezeptor/Phosphatidylinositol-3-Kinase-Signalwege aktiviert und die Expression von Cyclin D3 moduliert, das ebenfalls in 30 % von BL mutiert ist (Love et al. 2012, Schmitz et al. 2012, Sander et al. 2012a, Sander et al. 2012b, Salaverria et al. 2014).

Next-Generation-Sequencing(NGS)-Studien

Genetik und Diagnostik

BL-Zellen stellen sich in der Histologie als monomorphe mittelgroße Zellen mit rundem Kern, multiplen Nucleoli und basophilem Zytoplasma dar, das typischerweise eine deutliche Vakuolisierung aufweist. Die Proliferationsrate liegt bei nahe 100 % (MIB-1+ Zellen). Das „Sternenhimmel"-Muster entsteht durch Makrophagen, die apoptotische BL-Zellen abbauen. Immunphänotypisch sind BL durch Expression von CD19, CD20, CD79a, CD10, HLA-DR und CD43 und Positivität für *BCL-6* gekennzeichnet, bei Fehlen von CD5 und zumeist Negativität für *BCL-2*. Mittels Zytogenetik oder FISH-Diagnostik können in praktisch allen BL Translokationen nachgewiesen werden, die den langen Arm von Chromosom 8 (8q24) und einen der drei Immunglobulinloci (zumeist Chromosom 14, selten Chromosom 2 oder Chromosom 22) betreffen. In ca. 5 % von mittels morphologischen und immunphänotypischen Methoden als BL charakterisierten BL gelingt der Nachweis einer *IG/MYC*-Translokation nicht (Campo et al. 2011). Hierbei stellt sich die Frage, ob es tatsächlich echte BL ohne *MYC*-Translokationen gibt.

Einige neuere Studien haben eine Untergruppe identifiziert (phänotypisch und durch GEP), in der die entsprechenden *MYC*-Umlagerungen fehlen. Diese Lymphome weisen eine Veränderung im Chromosom 11q auf, die durch proximale Gewinne und telomere Verluste gekennzeichnet ist (Salaverria et al. 2014, Ferreiro et al. 2015). Im Vergleich zum klassischen BL weisen diese Lymphome komplexere Karyotypen, eine geringere MYC-Proteinexpression, einen gewissen Grad an zytologischem Pleomorphismus und gelegentlich ein folliculäres Wachstumsmuster bzw. nodales Befallsmuster auf. Der klinische Verlauf scheint ähnlich wie bei BL zu sein, die Anzahl der gemeldeten Fälle ist jedoch noch begrenzt.

Untergruppe ohne MYC-Umlagerungen

Obwohl weitere Studien erforderlich sind, bestand der Konsens für die überarbeitete WHO-Klassifikation darin, diese neue vorläufige Entität als Burkitt-like Lymphom mit 11q-Aberration zu benennen (Swerdlow et al. 2016).

Zudem sind die BL-typischen *IG/MYC*-Translokationen nicht auf BL beschränkt und können auch in DLBCL, häufig in Kombination mit *BCL-2*- und/oder *BCL-6*-Translokationen (sogenannte „Double-hit"- oder „Triple-hit"-Lymphome mit ungünstiger Prognose) vorkommen (Campo et al. 2011). Durch Genexpressionsstudien kann die Zuordnung zu BL oder DLBCL erleichtert werden, wobei auch mit dieser Methodik einige wenige Intermediärfälle verbleiben (Hummel et al. 2006). Im Zweifelsfall und bei klinischer Eignung sollten diese Patienten als BL behandelt werden.

Klinik und Staging

abdomineller Bulk

Patienten mit sporadischem BL präsentieren sich häufig mit abdominellem Bulk, deutlich erhöhter LDH und zumindest laborchemischen Zeichen einer Tumorlyse. Neben häufig vorhandenen Extranodal-Manifestationen finden sich bei Erstdiagnose in 30–40 % der Fälle ein Knochenmarkbefall sowie in 15 % ein leptomeningealer Befall (Hoelzer et al. 2014, Perkins et al. 2008). An erster Stelle steht die Gewinnung einer repräsentativen Gewebeprobe. Die Staginguntersuchungen umfassen obligat eine CT-Diagnostik (Hals–Becken), ggf. zusätzlich bei klinischer Symptomatik eine kraniale MRT, Knochenmarkdiagnostik, Differenzialblutbild sowie eine laborchemische Analyse von Nieren- und Leberfunktion sowie der Herzfunktion mittels Echokardiografie (obligat bei älteren Patienten), außerdem einen Schwangerschaftstest bei gebärfähigen Frauen. Eine FDG-PET ändert die Therapie in der Regel nicht und ist deshalb nicht regelmäßig notwendig. Bei fehlenden klinischen Symptomen wird die Liquordiagnostik zumeist mit der ohnehin in den Therapieprotokollen festgelegten intrathekalen Prophylaxe kombiniert. In Deutschland ist die Stadieneinteilung nach der Ann-Arbor-Klassifikation üblich. HIV- und Hepatitis-B-Diagnostik und ggf. -Therapie oder -Prophylaxe sind obligat (Hepatitis-B-Reaktivierung unter Rituximab!). Bei Kinderwunsch ist Sperma-/Eizell-/Ovar-Kryokonservierung anzustreben. Als Risikofaktoren sind Knochenmark- und ZNS-Befall, abdominaler Tumorbulk > 10 cm, E-Befall und eine erhöhte LDH identifiziert (s. o.). Dementsprechend ist auch ein Score von 3–5 im Internationalen Prognostischen Index (IPI, siehe DLBCL-Kapitel) als Prognosefaktor zu werten.

Primärtherapie

intensive Polychemotherapie mit adäquater ZNS-Prophylaxe

Patienten mit BL sollten eine intensive Polychemotherapie mit adäquater ZNS-Prophylaxe erhalten, die zu einer drastischen Reduzierung der ZNS-Rezidivrate führt. Es besteht Konsens darüber, dass R-CHOP keine adäquate Therapie darstellt. Basierend auf der signifikanten Verbesserung von krankheitsfreiem Überleben und Gesamtüberleben nach Hinzunahme von Rituximab (R) bei DLBCL und in einigen Studien bei BL (Hoelzer et al. 2014, Dunleavy et al. 2013, Galicier et al. 2007, Intermesoli et al. 2013, Oriol et al. 2008, Thomas et al. 2006, Ribrag et al. 2016, Nie et al. 2016) ist Rituximab als Standard in der BL-Therapie anzusehen. Der Umfang der Therapie richtet sich in vielen Therapieprotokollen nach der initialen Ausdehnung (limitierte versus ausgedehnte Stadien). Folgende Therapieprotokolle sind international etabliert und werden, da in Deutschland kaum eingesetzt, nicht weiter erläutert: (modifiziertes) CODOX-M/IVAC (Lacasce et al. 2004); CALGB9251 (Lee et al. 2001); HyperCVAD (Thomas et al. 2006); jeweils plus Rituximab. Auch das dosisadaptierte EPOCH-Rituximab-Regime kann im Einzelfall in Erwägung gezogen werden; allerdings liegt bisher erst die Vollpublikation einer monozentrischen Studie mit 30 Patienten vor. Die Behandlungsergebnisse sind somit u. a. in Bezug auf die Wirksamkeit der ZNS-Prophylaxe/-Therapie noch nicht ausreichend abgesichert (Dunleavy et al. 2013, Hoelzer 2014). Der Stellenwert von DA-EPOCH-R wird in laufenden Studien weiter untersucht (Roschewski et al. 2017, ASH Abstract 188). In Deutschland ist die Behandlung von BL-Patienten innerhalb (Register) oder analog zum GMALL-B-ALL/NHL-2002-Protokoll (Amendment IX vom 30.03.2010) etabliert und zu empfehlen. Dieses intensive Rituximab-Polychemotherapie-Protokoll (Abbildung 1) (Hoelzer 2014) schließt Patienten im Alter von mindestens 18 Jahren ein und unterscheidet zwischen den frühen Stadien I/II ohne die Risikofaktoren Mediastinaltumor (beim BL selten) und Extranodalbefall, den frühen Stadien mit einem oder beiden Risikofaktoren sowie den fortgeschrittenen Stadien III/IV. Patienten im Alter > 55 Jahre erhalten ein dosisreduziertes Schema, wobei hier das biologische Alter von vorrangiger Bedeutung ist. Allen Patienten wird zunächst eine Vorphasetherapie mit Cyclophosphamid und Prednison appliziert. Auf ausreichende intravenöse Hydrierung und ggf. Tumorlyseprophylaxe ist unbedingt zu achten. Rasburicase kann prophylaktisch verabreicht werden und ist bei manifestem Tumorlysesyndrom Standard. Nach der Vorphasetherapie werden Block A1 und B1 verabreicht, anschließend erfolgt ein Restaging. Die Therapie wird mit Block C1 und A2 fortgesetzt. Patienten in frühen Stadien ohne Risikofaktor beenden die Therapie im Falle einer CR nach Block A2 (erneutes Staging, weitere Rituximab-Applikationen). Für alle anderen Patienten wird der Therapieerfolg nach zwei weiteren Therapieblöcken B2 und C2 kontrolliert. Zusätzlich zu den Standarduntersuchungen sollte bei Resttumor eine FDG-PET erfolgen, um die Nachbestrahlung auf PET-positive Restbefunde (CRu, PR) begrenzen zu können. Falls möglich, ist eine bioptische Abklärung PET-positiver Restbefunde anzustreben. Ob sich das Konzept einer alleinigen Nachbestrahlung von vitalem Restlymphom beim BL bewähren wird, kann derzeit noch nicht beurteilt werden. Empfehlungen zur Mukositisprophylaxe (Caphosol, Palifermin) sind im Protokoll ausgeführt.

Mit dieser Therapie wurden in einer prospektiven Studie mit 363 Burkitt-Lymphom/-Leukämie-Patienten (16–85 Jahre, 73 % < 55 Jahre) eine CR-Rate von 88 %, ein progressionsfreies Überleben von 71 % und ein Gesamtüberleben von 80 % erreicht (Hoelzer 2014). Diese Ergebnisse wurden in einer italienischen Studie bestätigt (Intermesoli et al. 2013). Auch andere in Deutschland nicht übliche intensive Rituximab-Polychemotherapie-Protokolle zeigten eine Remissionsrate (CR) von 70–90 % und ein medianes Gesamtüberleben von 50–80 % (Dunleavy et al. 2013, Thomas et al. 2006, Magrath et al. 1996).

CR-Rate von 88 %

progressionsfreies Überleben von 71 %

Gesamtüberleben von 80 %

Blastoid erscheinende HGBL, NOS, sollten, sofern die klinische Situation es erlaubt, wie ein BL behandelt werden. Allerdings gibt es zur optimalen Therapie dieser Entität keine validen Studiendaten.

Spezielle Situationen

ZNS-Befall

Das Risiko einer zerebralen oder leptomeningealen Mitbeteiligung beim BL ist hoch. Bei ca. 15–40 % der Patienten besteht bereits bei Erstdiagnose ein Befall des zentralen Nervensystems. Die Behandlung umfasst entsprechend dem in Deutsch-

zerebrale oder leptomeningeale Mitbeteiligung

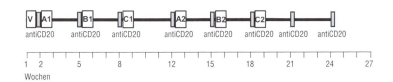

Abbildung 1 GMALL-B-ALL/NHL-Protokoll (Alter 18–55 Jahre).

land gängigen GMALL-B-ALL/NHL-2002-Protokoll neben intrathekaler Chemotherapie eine Schädelbestrahlung. Für Patienten ohne initialen ZNS-Befall beträgt die Wahrscheinlichkeit eines ZNS-Rezidivs 30–50 % innerhalb des ersten Jahres, sofern im Rahmen der Behandlung keine adäquate ZNS-Prophylaxe verabreicht wird. Mit adäquater ZNS-Prophylaxe kann das Risiko auf 6–11 % reduziert werden (Perkins et al. 2008, McMaster et al. 1991).

Ältere Patienten

DA-EPOCH-RR

R-CHOP und intrathekale Methotrexat-Prophylaxe

Ältere oder komorbide Patienten, die nicht für eine intensive Therapie mit höher dosiertem Methotrexat (GMALL B-ALL/NHL > 55 Jahre) infrage kommen, können mit DA-EPOCH-RR oder auch mit R-CHOP und intrathekaler Methotrexat-Prophylaxe behandelt werden. Letztere dürfte in der Regel einer nicht kurativen Therapie entsprechen.

HIV-positive Patienten

Patienten mit HIV-assoziiertem BL sollten unter Hinzunahme einer antiretroviralen Standardtherapie wie immunkompetente Patienten behandelt werden. Mehrere Studien zeigten einen günstigen klinischen Verlauf ähnlich dem von immunkompetenten Patienten bei akzeptabler Toxizität (Oriol et al. 2008, Cortes et al. 2002, Wang et al. 2003, Xicoy et al. 2014, Noy et al. 2015, Montoto et al. 2010). Diese Patienten bedürfen wegen einer sehr hohen Frühtodesfallrate (11 %) einer besonders engmaschigen Überwachung (Oriol et al. 2008).

Rezidivtherapie

Primär chemotherapierefraktäre Patienten oder Patienten mit Krankheitsrezidiv nach Ansprechen auf die Initialbehandlung haben eine sehr schlechte Prognose. Generelle Therapieempfehlungen oder entsprechende Leitlinien gibt es nicht. Die Patienten sollten nach Möglichkeit innerhalb klinischer Studienprotokolle behandelt werden. Für Salvagechemotherapie-sensible Patienten kann eine Hochdosistherapie mit autologer Blutstammzelltransplantation erwogen werden. Die allogene Blutstammzelltransplantation stellt eine Therapieoption für jüngere Patienten ohne limitierende Komorbiditäten dar.

Adressen/laufende Studien

GMALL-B-ALL/NHL-Studie 2002, Amendment IX vom 30.03.2010
(GMALL-Register: http://www.kompetenznetz-leukaemie.de/content/aerzte/studiengruppen/gmall/gmall_register/index_ger.html)
Studienleitung: *Dr. Goekbuget*, *Prof. Hoelzer*, Frankfurt
Tel: 069 6301-6366
Internet: www.kompetenznetz-leukämie.de

Erklärung zu Interessenkonflikten

Die Autoren geben keine Interessenkonflikte an.

Was ist neu?
Was sollte beachtet werden?

1. Burkitt-Lymphome (BL) sind hochaggressive B-Zell-Neoplasien, die durch eine Translokation und Deregulation des c-MYC-Gens auf Chromosom 8 charakterisiert sind.

2. Einige neuere Studien haben eine Untergruppe identifiziert (phänotypisch und durch GEP), in der die entsprechenden MYC-Umlagerungen fehlen. Obwohl weitere Studien erforderlich sind, bestand der Konsens für die überarbeitete WHO-Klassifikation darin, diese neue vorläufige Entität als Burkitt-like Lymphom mit 11q-Aberration zu benennen (Swerdlow et al. 2016).

3. BL-typische IG/MYC-Translokationen sind nicht auf BL beschränkt und können auch in DLBCL, häufig in Kombination mit BCL-2- und/oder BCL-6-Translokationen (sogenannte „Double-hit"- oder „Triple-hit"-Lymphome mit ungünstiger Prognose) vorkommen (Campo et al. 2011).

4. In Deutschland ist die Behandlung von BL-Patienten innerhalb (Register) oder analog zum GMALL-B-ALL/NHL-2002-Protokoll (Amendment IX vom 30.03.2010) etabliert und zu empfehlen.

5. Das Risiko einer zerebralen oder leptomeningealen Mitbeteiligung beim BL ist hoch.

6. Bei ca. 15–40 % der Patienten besteht bereits bei Erstdiagnose ein Befall des zentralen Nervensystems.

7. Die Behandlung umfasst entsprechend dem in Deutschland gängigen GMALL-B-ALL/NHL-2002-Protokoll neben intrathekaler Chemotherapie eine Schädelbestrahlung.

8. Ältere oder komorbide Patienten, die nicht für eine intensive Therapie mit höher dosiertem Methotrexat (GMALL-B-ALL/NHL > 55 Jahre) infrage kommen, können mit DA-EPOCH-RR oder auch mit R-CHOP und intrathekaler Methotrexat-Prophylaxe behandelt werden.

9. Primär chemotherapierefraktäre Patienten oder Patienten mit Krankheitsrezidiv nach Ansprechen auf die Initialbehandlung haben eine sehr schlechte Prognose.

10. Für Salvagechemotherapie-sensible Patienten kann eine Hochdosistherapie mit autologer Blutstammzelltransplantation erwogen werden. Die allogene Blutstammzelltransplantation stellt eine Therapieoption für jüngere Patienten ohne limitierende Komorbiditäten dar.

Literatur

Campo E, Swerdlow SH, Harris NL et al (2011) The 2008 WHO classification of lymphoid neoplasms and beyond: evolving concepts and practical applications. Blood 117(19): 5019–5032

Cortes J, Thomas D, Rios A et al (2002) Hyperfractionated cyclophosphamide, vincristine, doxorubicin, and dexamethasone and highly active antiretroviral therapy for patients with acquired immunodeficiency syndrome-related Burkitt lymphoma/leukemia. Cancer 94(5): 1492–1499

de Leval L, Hasserjian RP (2009) Diffuse large B-cell lymphomas and burkitt lymphoma. Hematol Oncol Clin North Am 23(4): 791–827

Dunleavy K, Pittaluga S, Shovlin M et al (2013) Low-intensity therapy in adults with Burkitt's lymphoma. N Engl J Med 369(20): 1915–1925

Ferreiro JF, Morscio J, Dierickx D et al (2015) Post-transplant molecularly defined Burkitt lymphomas are frequently MYC-negative and characterized by the 11q-gain/loss pattern. Haematologica 100(7): e275–279

Galicier L, Fieschi C, Borie R et al (2007) Intensive chemotherapy regimen (LMB86) for St Jude stage IV AIDS-related Burkitt lymphoma/leukemia: a prospective study. Blood 110(8): 2846–2854

Hoelzer D (2014) Dose-adjusted EPOCH-R for Burkitt lymphoma. Clin Adv Hematol Oncol 12(11): 777–779

Hoelzer D, Walewski J, Döhner H et al (2014) Improved outcome of adult Burkitt lymphoma/leukemia with rituximab and chemotherapy: report of a large prospective multicenter trial. Blood 124(26): 3870–3879

Hummel M, Bentink S, Berger H et al (2006) A biologic definition of Burkitt's lymphoma from transcriptional and genomic profiling. N Engl J Med 354(23): 2419–2430

Intermesoli T, Rambaldi A, Rossi G et al (2013) High cure rates in Burkitt lymphoma and leukemia: a Northern Italy Leukemia Group study of the German short intensive rituximab-chemotherapy program. Haematologica 98(11): 1718–1725

Lacasce A, Howard O, Lib S et al (2004) Modified magrath regimens for adults with Burkitt and Burkitt-like lymphomas: preserved efficacy with decreased toxicity. Leuk Lymphoma 45(4): 761–767

Lee EJ, Petroni GR, Schiffer CA et al (2001) Brief-duration high-intensity chemotherapy for patients with small non-cleaved-cell lymphoma or FAB L3 acute lymphocytic leukemia: results of cancer and leukemia group B study 9251. J Clin Oncol 19(20): 4014–4022

Love C, Sun Z, Jima D et al (2012) The genetic landscape of mutations in Burkitt lymphoma. Nat Genet 44(12): 1321–1325

Magrath I, Adde M, Shad A et al (1996) Adults and children with small non-cleaved-cell lymphoma have a similar excellent outcome when treated with the same chemotherapy regimen. J Clin Oncol 14(3): 925–934

McMaster ML, Greer JP, Greco FA et al (1991) Effective treatment of small-noncleaved-cell lymphoma with high-intensity, brief-duration chemotherapy. J Clin Oncol 9(6): 941–946

Montoto S, Wilson J, Shaw K et al (2010) Excellent immunological recovery following CODOX-M/IVAC, an effective intensive chemotherapy for HIV-associated Burkitt's lymphoma. AIDS 24(6): 851–856

Nie M, Wang Y, Bi XW et al (2016) Effect of rituximab on adult Burkitt's lymphoma: a systematic review and meta-analysis. Ann Hematol 95(1): 19–26

Noy A, Lee JY, Cesarman E et al (2015) AMC 048: modified CODOX-M/IVAC-rituximab is safe and effective for HIV-associated Burkitt lymphoma. Blood 126(2): 160–166

Oriol A, Ribera JM, Bergua J et al (2008) High-dose chemotherapy and immunotherapy in adult Burkitt lymphoma: comparison of results in human immunodeficiency virus-infected and noninfected patients. Cancer 113(1): 117–125

Perkins AS, Friedberg JW (2008) Burkitt lymphoma in adults. Hematology Am Soc Hematol Educ Program, pp 341–348

Ribrag V, Koscielny S, Bosq J et al (2016) Rituximab and dose-dense chemotherapy for adults with Burkitt's lymphoma: a randomised, controlled, open-label, phase 3 trial. Lancet 387(10036): 2402–2411

Rochford R, Cannon MJ, Moormann AM (2005) Endemic Burkitt's lymphoma: a polymicrobial disease? Nat Rev Microbiol 3(2): 182–187

Salaverria I, Martin-Guerrero I, Wagener R et al (2014) A recurrent 11q aberration pattern characterizes a subset of MYC-negative high-grade B-cell lymphomas resembling Burkitt lymphoma. Blood 123(8): 1187–1198

Sander S, Calado DP, Srinivasan L et al (2012a) Synergy between PI3K signaling and MYC in Burkitt lymphomagenesis. Cancer Cell 22(2): 167–179

Sander S, Rajewsky K (2012b) Burkitt lymphomagenesis linked to MYC plus PI3K in germinal center B cells. Oncotarget 3(10): 1066–1067

Schmitz R, Young RM, Ceribelli M et al (2012) Burkitt lymphoma pathogenesis and therapeutic targets from structural and functional genomics. Nature 490(7418): 116–120

Swerdlow SH, Campo E, Pileri SA et al (2016) The 2016 revision of the World Health Organization classification of lymphoid neoplasms. Blood 127(20): 2375–2390

Thomas DA, Faderl S, O'Brien S et al (2006) Chemoimmunotherapy with hyper-CVAD plus rituximab for the treatment of adult Burkitt and Burkitt-type lymphoma or acute lymphoblastic leukemia. Cancer 106(7): 1569–1580

Wang ES, Straus DJ, Teruya-Feldstein J et al (2003) Intensive chemotherapy with cyclophosphamide, doxorubicin, high-dose methotrexate/ifosfamide, etoposide, and high-dose cytarabine (CODOX-M/IVAC) for human immunodeficiency virus-associated Burkitt lymphoma. Cancer 98(6): 1196–1205

Xicoy B, Ribera JM, Müller M et al (2014) Dose-intensive chemotherapy including rituximab is highly effective but toxic in human immunodeficiency virus-infected patients with Burkitt lymphoma/leukemia: parallel study of 81 patients. Leuk Lymphoma 55(10): 2341–2348

Maligne Lymphome im Rahmen der HIV-Erkrankung und Posttransplantationslymphome

M. Hentrich, F. Oduncu, M. Rudelius, M. Starck, F. Schneller, Ch. Bogner

Schlagwörter

- aggressive B-Zell-NHL • Epstein-Barr-Virus • HHV8 • DLBCL
- Burkitt-Lymphom • plasmoblastische Lymphome • primäres Erguss-Lymphom • primäre ZNS-Lymphome • Hodgkin-Lymphom
- posttransplantations-lymphoproliferative Erkrankung (PTLD)

HIV-assoziierte Non-Hodgkin-Lymphome

Epidemiologie

Aggressive B-Zell-Non-Hodgkin-Lymphome sind AIDS-definierend und stellen die zweithäufigste HIV-assoziierte Neoplasie dar. Trotz Rückgangs der Inzidenz seit Einführung der kombinierten antiretroviralen Therapie (cART) zeigt sich auch in der cART-Ära ein im Vergleich zur HIV-negativen Bevölkerung ca. 10–37-fach erhöhtes Risiko für die Entwicklung eines Non-Hodgkin-Lymphoms (NHL) (Franceschi et al. 2010, Seaberg et al. 2010, Gibson et al. 2014). In den USA sind 5,9 % aller NHL HIV-assoziiert (Shiels et al. 2013) und einer prospektiven Kohortenstudie mit 23050 HIV-positiven Patienten zufolge entwickelten über einen Zeitraum von 15 Jahren 2,1 % ein NHL (Gopal et al. 2013). Die häufigste NHL-Entität sind diffuse großzellige B-Zell-Lymphome (DLBCL), gefolgt von Burkitt-Lymphomen (BL) und plasmoblastischen Lymphomen (PBL) (Schommers et al. 2015). Unter den AIDS-bedingten Todesursachen liegen NHL an erster Stelle (Morlat et al. 2014). Das Risiko für ein NHL steigt mit dem CD4-Zell-Nadir, insbesondere mit einer zuletzt gemessenen niedrigen CD4-Zellzahl (Guiguet et al. 2009, Bower et al. 2009). Auch oberhalb von 500/µl CD4+ Lymphozyten nimmt das Risiko für ein NHL mit höheren CD4-Zellen weiter ab (Mocroft et al. 2013). Höhe und vor allem Zeitdauer der HIV-Virämie erhöhen das Risiko für ein NHL ebenfalls (Achenbach et al. 2014).

AIDS-definierend

Pathogenese und Klassifikation

Die Pathogenese der HIV-NHL ist im Wesentlichen ungeklärt. Die Infektion der T-Lymphozyten durch das HI-Virus führt über einen Verlust der Regulatorfunktion zu einer polyklonalen B-Zell-Stimulation und -Proliferation. Neben einer chronischen Antigenstimulation und Zytokin-Dysregulation dürften virale Kofaktoren eine pathogenetische Rolle spielen. So wird das Epstein-Barr-Virus(EBV)-Genom in 40–50 % aller HIV-assoziierten Lymphome nachgewiesen (30 % der Burkitt- bzw.

Epstein-Barr-Virus

Burkitt-like, 30–60 % der diffusen großzelligen (DLBCL) und 90–100 % der primären ZNS-Lymphome) (Hentrich et al. 2016).

Erhöhte Kappa- und Lambda-Leichtkettenwerte im Serum als Ausdruck einer polyklonalen B-Zell-Aktivierung und -Dysfunktion scheinen prädiktiv für die Entwicklung eines HIV-NHL zu sein (Landgren et al. 2010, Bibas et al. 2012).

Histopathologisch finden sich zu 95 % aggressive Non-Hodgkin-Lymphome der B-Zell-Reihe. Die WHO-Klassifikation unterscheidet drei Gruppen von HIV-assoziierten NHL (Said et al. 2017):

WHO-Klassifikation

1. Lymphome, die auch bei Immunkompetenten auftreten
   - Diffuses großzelliges B-Zell-Lymphom (zentro-, immunoblastisch)
   - Burkitt-Lymphom
   - Andere Lymphome (selten)
     Marginalzonen-Lymphome und Lymphome des Mukosa-assoziierten lymphatischen Gewebes (MALT)
   - NK/T-Zell-Lymphome
   - Lymphoplasmozytische Lymphome und lymphoblastische Leukämie
2. Lymphome, die überwiegend bei HIV-positiven Patienten auftreten
   - Primäres Erguss-Lymphom (PEL)
   - Plasmoblastisches Lymphom (PBL)
   - HHV8-positive DLBCL, NOS
3. Lymphoproliferative Erkrankungen, die auch bei anderen Immundefizienzen auftreten
   - Pleomorphe B-Zell-Lymphoproliferation (PTLD-like)

HHV8

Primäre Erguss-Lymphome (PEL) manifestieren sich in Form von Körperhöhlenergüssen (pleural, perikardial, peritoneal) oder als solide Variante mit Nachweis immunoblastischer oder anaplastischer Zellen, häufig mit einem Verlust von B-Zell-Antigenen, aber mit Expression von CD45, CD138, CD38 und CD30 (Narkhede et al. 2018). Es besteht eine 100-prozentige Assoziation mit HHV8 und in der Mehrzahl der Fälle eine Koinfektion mit EBV. Ein weiterer, fast ausschließlich bei HIV-Infizierten vorkommender Lymphomtyp ist das plasmoblastische Lymphom, das weder B- noch T-Zell-Marker aufweist, aber Leichtketten, EMA sowie CD138 exprimiert und eine hohe Assoziation mit EBV zeigt (Castillo et al. 2015). Periphere T-Zell-Lymphome (PTCL) zählen nicht zu den AIDS-definierenden Malignomen, treten im Rahmen einer HIV-Infektion aber gehäuft auf und verlaufen sehr aggressiv (Gilardin et al. 2013).

Diagnostik und Stadieneinteilung

Extranodalbefall

Die Diagnose des HIV-NHL wird überwiegend in fortgeschrittenen Stadien (ca. 70 % im Stadium IV) gestellt (Brunnberg et al. 2017). Ein Extranodalbefall ist häufig (> 70 %) (Brunnberg et al. 2017, Bower et al. 2005) und manifestiert sich zum Teil an ungewöhnlichen Lokalisationen wie z. B. der Anorektalregion und den Gallenwegen. Nicht selten ist ein Befall im HNO-Trakt einschließlich Kieferknochen und Zahnfleisch. Intrapulmonale Manifestationen müssen gegen opportunistische Infektionen abgegrenzt werden. Die Stadieneinteilung der HIV-NHL erfolgt analog zu der nicht HIV-assoziierter Lymphome (Ann-Arbor-Klassifikation).

Grundsätze der Behandlung – Prognosefaktoren

Seit Einführung der cART hat sich die Prognose von Patienten mit HIV-NHL deutlich verbessert (Brunnberg et al. 2017, Hoffmann et al. 2003, Weiß et al. 2006, Barta et al. 2013). In der Deutschen HIV-Lymphom-Kohortenstudie liegt das 2-Jahres-Überleben (2-J-ÜL) von Patienten mit BL und DLBCL bei 69 % bzw. 62 % (Schommers et al. 2015). Neben dem Internationalen Prognoseindex (IPI) kommt der CD4-Zellzahl zum Zeitpunkt der NHL-Diagnose eine prognostische Bedeutung zu (Bower et al. 2005, Weiß et al. 2006, Barta et al. 2013). Auf Basis von Daten zu 487 Patienten wurde ein neuer Prognosescore für AIDS-Lymphome (ARL-IPI) entwickelt, dessen prognostische Aussagekraft in Bezug auf das Gesamtüberleben besser zu sein scheint als die des IPI (Barta et al. 2014). Da sich in Bezug auf die Rate kompletter Remissionen (CR) und auf das progressionsfreie Überleben (PFS) keine Vorteile gegenüber dem IPI ergaben, der ARL-IPI jedoch komplizierter anzuwenden ist, hat er sich bisher jedoch nicht durchgesetzt.

CD4-Zellzahl

ARL-IPI

Die Prognose von Patienten mit niedrigem IPI und stabiler Immunsituation scheint sich der Prognose HIV-negativer Patienten mit aggressiven B-Zell-Lymphomen weiter anzunähern. Patienten mit PEL weisen eine besonders ungünstige Prognose mit einem medianen Überleben von 10–12 Monaten auf (Guillet et al. 2016, Hentrich et al. 2018).

Die Therapieintention ist in den meisten Fällen kurativ. Die zytostatische Chemotherapie sollte durch eine antiretrovirale und eine den Besonderheiten der HIV-Infektion Rechnung tragende Supportivmedikation (z. B. *Pneumocystis-jiroveci*-Pneumonia(PJP)-Prophylaxe) begleitet werden. In der Regel kann die cART simultan zur Chemotherapie ohne Probleme eingenommen werden (Brunnberg et al. 2017, Hoffmann et al. 2003, Weiß et al. 2006, Barta et al. 2013, Bower et al. 2014, Hentrich et al. 2014). Allerdings sollten mögliche Interaktionen zwischen antiretroviralen und zytotoxischen Substanzen bedacht werden (Welz et al. 2017). Verzichtet werden sollte auf Kombinationen, die starke Enzyminhibitoren (wie vor allem Ritonavir-geboostete Protease-Inhibitoren) enthalten (Welz et al. 2017, Cingolani et al. 2010, Ezzat et al. 2012). Sofern es die HIV-Anamnese erlaubt, wäre der Einsatz des Integrase-Inhibitors Raltegravir wegen weitgehend fehlender Interaktionen sinnvoll. Eine hilfreiche Web-basierte Plattform zur Bestimmung pharmakologischer Interaktionen findet sich unter https://www.hiv-druginteractions.org.

Supportivmedikation

cART simultan zur Chemotherapie

Unter der Chemotherapie fallen die CD4-Zellen meist ab, steigen jedoch bereits drei Monate nach Ende der Therapie wieder an, wenn die cART parallel zur Chemotherapie verabreicht wird (Bower et al. 2008).

Diffuse großzellige B-Zell-Lymphome (DLBCL)

Als Standardtherapie für HIV-DLBCL werden in Europa 6–8 Zyklen R-CHOP-21 (Rituximab, Cyclophosphamid, Doxorubicin, Vincristin, Prednisolon) angesehen (Abbildung 1.). Während eine alleinige Therapie mit CHOP ohne Rituximab in prospektiven Studien bei ca. 50–60 % der Patienten zu kompletten Remissionen führte, wird die CR-Rate durch Zugabe von Rituximab um ca. 10 % gesteigert (Tabelle 1.). Die einzige in der cART-Ära bei HIV-NHL durchgeführte randomisierte Phase-III-Studie prüfte CHOP gegen R-CHOP. Hier zeigte sich im Rituximab-Arm eine erhöhte Rate von durch bakterielle Infektionen bedingten Todesfällen (2 % vs. 14 %) (Kaplan et al. 2005). Dieser Effekt war bei sehr niedrigen Helferzellzahlen

R-CHOP-21

(< 50/µl) besonders deutlich. Die Gründe hierfür und für die relativ niedrige CR-Rate von 58 % im R-CHOP-Arm bleiben unklar. In verschiedenen prospektiven Kohorten- und Phase-II-Studien erwies sich die Kombination von Rituximab mit CHOP oder infusionalen Regimen wie EPOCH (Etoposid, Prednison, Vincristin, Cyclophosphamid, Doxorubicin) oder CDE (Cyclophosphamid, Doxorubicin, Etoposid) als effektiv. Die CR-Raten betrugen 69–76 % bei einer therapieassoziierten infektionsbedingten Mortalität zwischen 2 % und 9 %. Das Gesamtüberleben nach 2 bzw. 3 Jahren war mit 56–75 % höher als im historischen Vergleich mit CHOP (Spina et al. 2005) (Tabelle 1.). In der prospektiven Deutschen Lymphom-Kohortenstu-

Tabelle 1. Prospektive Therapiestudien bei Patienten mit HIV-assoziierten aggressiven B-Zell-Lymphomen.

Therapie	n	CR	OS (2 J.)	FFS/PFS (2 J.)	Referenz
CHOP	72	63 %	26,1 Mo.	–	Weiß et al. 2006
Standard risk	48	79 %	n. e.		
High risk	24	29 %	7,2 Mo.		
CHOP	50	47 %	110 Wo.	38 Wo.	Kaplan et al. 2005
R-CHOP	99	58 %	139 Wo.	45 Wo.	
R-CDE	74	70 %	64 %	59 %	Spina et al. 2005
R-CHOP	61	77 %	75 %	69 %	Boué et al. 2006
R-CHOP	81	69 %	56 % (3 J.)	77 % (3 J.)	Ribera et al. 2008
R-EPOCH	33	91 %	68 % (5 J.)	84 % (5 J.)	Dunleavy et al. 2010
R-EPOCH	110	73 % (R-simult.) 55 % (R-sequenz.)	70 % 67 %	66 % 62 %	Sparano et al. 2010
DR-COP	40	48 %	62 %	52 % (2 J.)	Levine et al. 2013

cART: kombinierte antiretrovirale Therapie; EPOCH: Etoposid, Prednison, Vincristin, Cyclophosphamid, Doxorubicin; CDE: Cyclophosphamid, Doxorubicin, Etoposid;
DR-COP: pegyliertes liposomales Doxorubicin, Rituximab, Cyclophosphamid, Vincristin, Prednison;
CR: komplette Remission; OS: overall survival; FFS: failure free survival; PFS: progression free survival;
n. e., nicht erreicht; „-": nicht berichtet

die zeigte sich, dass Rituximab in Kombination mit Chemotherapie im Vergleich zur alleinigen Chemotherapie auch bei niedrigen Helferzellen (< 100/μl) zu besseren Überlebensraten führte (Wyen et al. 2012). Auch in einer Metaanalyse von Daten aus 19 prospektiven Phase-II/III-Studien war der Einsatz von Rituximab mit einem besseren Überleben verbunden (Barta et al. 2013). Rituximab sollte wegen höherer Ansprechraten simultan und nicht sequenziell zur Chemotherapie verabreicht werden (Dunleavy et al. 2010). Der Ersatz von Doxorubicin durch pegyliertes liposomales Doxorubicin im Rahmen von R-CHOP führt zu keinen weiteren Vorteilen (Levine et al. 2013).

Ob Keimzentrums(Germinal center)-B-Zell-Lymphome (GCB) besser auf eine Chemo- bzw. kombinierte Immunchemotherapie ansprechen als nicht-GCB (aktivierter B-Zell-Typ, ABC) kann wegen widersprüchlicher Daten derzeit noch nicht beurteilt werden (Dunleavy et al. 2010, Chadburn et al. 2010). Aus der Unterscheidung von GCB und ABC ergeben sich somit derzeit keine therapeutischen Konsequenzen.

Eine Therapie mit R-EPOCH zeigte in einer Metaanalyse im Vergleich zu R-CHOP keinen Überlebensvorteil. Zudem führte DA-R-EPOCH in einer randomisierten Studie bei HIV-negativen Patienten mit DLBCL gegenüber R-CHOP nicht zu höheren Remissionsraten oder Überlebenszeiten (Bartlett et al. 2019), ist jedoch toxischer und in der Verabreichung deutlich aufwendiger als R-CHOP.

Bei Patienten mit hohem Internationalen Prognoseindex (IPI) können intensivere Protokolle wie R-CHOEP (R-CHOP plus Etoposid) über 8 Zyklen erwogen werden. Retrospektiven Daten zufolge weisen 6 % aller Patienten mit HIV-DLBCL einen ZNS-Befall auf (Barta et al. 2016). Die Frage, bei welchen Patienten mit HIV-DLBCL eine Liquordiagnostik zum Ausschluss einer Meningeosis lymphomatosa durchgeführt werden sollte, kann in Ermangelung entsprechender Studien nicht eindeutig beantwortet werden. Deshalb ist ein Vorgehen wie bei HIV-negativen Patienten sinnvoll. Eine Liquordiagnostik sollte demnach erfolgen, wenn ein hohes Risiko für ein ZNS-Rezidiv besteht (Schmitz et al. 2016). Dies ist der Fall, wenn mindestens 4 der folgenden 6 Faktoren vorliegen (10,2 % ZNS-Rezidive nach 2 Jahren):

R-CHOEP

Risiko für ein ZNS-Rezidiv

- Befall der Nieren und/oder Nebennieren
- Alter > 60 Jahre
- LDH > Normwert
- ECOG PS > 1
- Stadium III/IV
- > 1 Extranodalbefall

In Deutschland ist ein prospektives Register zu Patienten mit HIV-Lymphomen aktiv (Ansprechpartner: *Prof. Christian Hoffmann*, Infektionsmedizinisches Zentrum Hamburg, Email: hoffmann@ich-hamburg.de; *Marcus Hentrich*, Email: marcus.hentrich@swmbrk.de).

Register zu Patienten mit HIV-Lymphomen

Burkitt- und Burkitt-like Lymphome

Patienten mit Burkitt-Lymphomen (BL) weisen inzwischen eine ähnlich gute Prognose auf wie Patienten mit DLBCL (Gopal et al. 2013, Schommers et al. 2015). Dies liegt möglicherweise am häufigeren Einsatz dosisintensiver Therapien wie dem B-ALL-Protokoll der *Deutschen ALL-Studiengruppe* (GMALL) (Ribera et al. 2013, Xicoy et al. 2014). In zwei parallelen Kohorten aus Spanien und Deutschland führte

B-ALL-Protokoll

das B-ALL-Protokoll zu einer CR-Rate von 80 %, einem Therapieversagen von 9 % sowie 11 % Todesfällen in der Induktion (Xicoy et al. 2014).

Mit anderen dosisintensiven Protokollen wie CODOX-M/IVAC werden CR-Raten von 71 % mit Überlebensraten nach 2 bzw. 3 Jahren von 69 % bzw. 52 % berichtet (Montoto et al. 2010, Noy et al. 2015).

Im Vergleich zu HIV-negativen Patienten mit Burkitt-Lymphom treten bei HIV-Infizierten unter dem B-ALL-Protokoll häufiger *schwerwiegende Infektionen und Mukositiden* auf. Deshalb sollten diese Patienten nur in erfahrenen Zentren behandelt werden. Eine Therapie mit EPOCH plus Rituximab (SC-EPOCH-RR) ist angesichts einer noch limitierten Evidenz Patienten mit schlechtem Performancestatus vorbehalten (Dunleavy et al. 2013) (Abbildung 1.) und sollte im Rahmen des laufenden Registers dokumentiert werden (Ansprechpartner: GMALL-Studienzentrale).

Plasmoblastische Lymphome

Plasmoblastische Lymphome (PBL) sind eine seltene und sehr aggressive Lymphomentität mit ungünstiger Prognose (Castillo et al. 2015 und 2012). In der deutschen prospektiven Kohortenstudie betrug das Überleben von 18 Patienten mit PBL lediglich 5 Monate (Schommers et al. 2013). Da der Einsatz intensiver Protokolle im retrospektiven Vergleich nicht zu einer signifikanten Verbesserung der Überlebenszeit geführt hat, wird das *CHOP-Protokoll* weiterhin als Standardtherapie betrachtet (Castillo et al. 2015, Hentrich et al. 2018, Bower et al. 2014) (Abbildung 1.). Bei Patienten in gutem Allgemeinzustand und stabiler Immunsituation kann eine konsolidierende Hochdosischemotherapie (HDCT) mit autologer Blutstammzelltransplantation (ASCT) auf Einzelfallbasis erwogen werden (Cattaneo et al. 2015, Re et al. 2018). Durchaus vielversprechend ist der Einsatz von *Bortezomib (off-label)*, das sich in Fallberichten als wirksam erwiesen (Bose et al. 2009, Saba et al. 2013) und in Kombination mit EPOCH in einer kleinen retrospektiven Serie (n = 6) zu einem medianen Überleben von 53 Monaten geführt hat (Castillo et al. 2019).

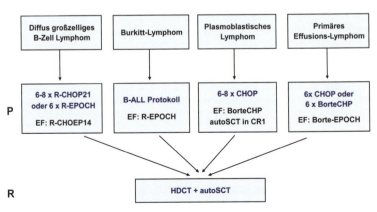

Abbildung 1. Therapiealgorithmus für HIV-assoziierte B-Zell-Lymphome.

Primäres Erguss-Lymphom

Auch primäre Erguss-Lymphome (PEL) weisen einen aggressiven Verlauf mit ungünstiger Prognose auf (Narkhede et al. 2018). In einer französischen Kohorte war bei 32 von 45 CHOP/CHOP-like behandelten Patienten auch HD-MTX gegeben worden, ohne dass eine getrennte Auswertung des Ansprechens vorgenommen wurde (Guillet et al. 2016). Die CR-Rate betrug 62 % bei Patienten mit klassischem PEL und 41 % bei Patienten mit einer extrakavitären PEL-Variante. Eine Standardtherapie ist nicht definiert. Am häufigsten wurden CHOP bzw. CHOP-ähnliche Protokolle angewendet (Abbildung 1.). Zum Einsatz des gegen CD30 gerichteten Antikörperkonjugats Brentuximab-Vedotin gibt es präklinische Daten und einen Fallbericht (Bhatt et al. 2013, Sandoval-Sus et al. 2019).

CHOP-ähnliche Protokolle

Durchaus vielversprechend ist eine Kombination von Bortezomib mit Chemotherapie, die in Einzelfällen (Müller et al. 2014) und in einer Serie von 4 Patienten (Gupta et al. 2016) zu anhaltenden Remissionen nach einer Nachbeobachtungszeit von 4, 12, 63 und 100 Monaten geführt hat.

Primäre ZNS-Lymphome

Die Inzidenz primärer ZNS-Lymphome (PZNSL) ist bei HIV-positiven Patienten seit Einführung der cART deutlich zurückgegangen und beträgt einer britischen Studie zufolge ca. 1,2 Fälle pro 1000 Personen-Jahre (Bower et al. 2006). Lag das mediane Überleben dieser Patienten früher bei 2–4 Monaten, hat sich die Prognose unter cART deutlich gebessert (Hoffmann et al. 2001, Uldrick et al. 2014). Die Ganzhirnbestrahlung wurde lange Zeit als Standardtherapie betrachtet, weil eine HD-MTX-basierte Therapie wegen der schweren Immundefizienz und des schlechten Allgemeinzustandes der Patienten nicht möglich war (Bower et al.). Die Therapieergebnisse waren überwiegend ungünstig, auch wenn die Kombination aus Ganzhirnbestrahlung und cART in einer 2010 publizierten retrospektiven Studie eine 3-Jahres-Überlebensrate von 64 % zeigen konnte (Nagai et al. 2010). Allerdings entwickelten 21 % der überlebenden Patienten eine Leukenzephalopathie. Demgegenüber führte eine Hochdosis-MTX-basierte Chemotherapie (mit oder ohne weitere Zytostatika) bei 13 von 20 Patienten (65 %) zu anhaltender Lymphomfreiheit (Gupta et al. 2017).

Vor dem Hintergrund der guten Ergebnisse einer Systemtherapie bei HIV-negativen Patienten sollte die Primärtherapie von Patienten mit HIV-PZNSL in einer HD-MTX-basierten Chemotherapie mit obligater cART bestehen. Bei Patienten in gutem AZ kann eine konsolidierende HDCT mit ASCT angeschlossen werden. Hierunter sind anhaltende Komplettremissionen möglich, allerdings waren in einer Fallserie zwei von fünf Patienten transplantationsassoziiert verstorben (O'Neill et al. 2015).

HD-MTX-basierten Chemotherapie mit obligater cART

Hodgkin-Lymphom

Das Hodgkin-Lymphom (HL) ist eines der häufigsten nicht AIDS-definierenden Malignome. Das Risiko für ein HL ist bei HIV-Infizierten um das 7–28-Fache erhöht (Franceschi et al. 2010, Seaberg et al. 2010, Powles et al. 2009, Calabresi et al. 2013) und scheint bei CD4-Zellen von 50–100/µl am höchsten zu sein (Bohlius et al. 2011, La-

Abfall der CD4-Zellen

100 %ige Assoziation mit EBV

noy et al. 2011) mit zunehmendem Risiko bei weiter abnehmenden CD4-Zellen (Bohlius et al. 2011). In der Deutschen HIV-Lymphom-Kohorte sind HL bei Patienten mit stabiler Immunsituation (HIV-RNA < 50 Kopien/ml über > 12 Monate sowie CD4-Zellen > 200/µl) ebenso häufig wie NHL (Hoffmann et al. 2015). Der Diagnose eines HL geht insbesondere bei avirämischen Patienten ein Abfall der CD4-Zellen innerhalb der vorherigen 12 Monate voraus (Gupta et al. 2014, Hoffmann et al. 2016). In der Mehrzahl der Fälle wird die Erkrankung in fortgeschrittenen Stadien diagnostiziert, B-Symptome und ein Extranodalbefall sind häufig. Histologisch dominiert der Mischtyp und es besteht eine nahezu 100 %ige Assoziation mit EBV. Seit Einführung der cART hat sich die Prognose von Patienten mit HIV-HL deutlich gebessert (Hentrich et al. 2006). ABVD wird international als Therapie der Wahl für Patienten mit fortgeschrittenen Stadien betrachtet (Bower et al. 2014, Uldrick et al. 2015, Xicoy et al. 2007, Montoto et al. 2012). Einer retrospektiven Studie zufolge führten 6–8 Zyklen ABVD bei Patienten mit Stadium III/IV zu einer CR-Rate von 87 % und einer 5-Jahres-Überlebenswahrscheinlichkeit von 76 % (Montoto et al. 2012). In drei vergleichenden Studien ergaben sich in Bezug auf den HIV-Status keine Unterschiede mehr in den Überlebenszeiten (Montoto et al. 2012, Besson et al. 2015, Sorigué et al. 2017). Eine prospektive Studie zur stadienadaptierten Therapie mit ABVD bzw. BEACOPP-Basis zeigte bei Patienten mit frühen, intermediären und fortgeschrittenen Stadien CR-Raten von 96 %, 100 % bzw. 86 % bei einem 2-Jahres-Gesamtüberleben von 96 %, 100 % und 87 % (Hentrich et al. 2012).
Die Kombination von Brentuximab und AVD wird gegenwärtig in einer Phase-II-Studie geprüft (Rubinstein et al. 2018). Obwohl retrospektive Daten einen hohen negativ prädiktiven Wert einer nach 2 oder 3 Zyklen ABVD erfolgten Interim-PET nahelegen (Okosun et al. 2012), kann eine PET-adaptierte Therapiestrategie wegen der hierfür noch unzureichenden Evidenz nicht generell empfohlen werden (Danilov et al. 2017).

ABVD

IF-Strahlentherapie

Patienten mit HIV-HL und frühen Stadien sollten 2 Zyklen ABVD erhalten, gefolgt von einer Involved-Field(IF)-Bestrahlung. Obwohl in der HIV-HL-Studie eine Strahlendosis von 30 Gy eingesetzt wurde, erscheint – angelehnt an Ergebnisse, die bei HIV-negativen HL-Patienten mit frühen Stadien gewonnen wurden – eine geringere Strahlendosis von 20 Gy ausreichend. Standardtherapie für Patienten mit intermediären Stadien sind 4 Zyklen ABVD gefolgt von 30 Gy IF-Strahlentherapie. Patienten mit fortgeschrittenen Stadien sollten 6–8 Zyklen ABVD oder 6 Zyklen BEACOPP-Basis erhalten (Hentrich et al. 2014 und 2012).

Rezidivtherapie

HDCT

ASCT

Standardtherapie bei HIV-infizierten Patienten mit Rezidiv eines Hodgkin- oder aggressiven Non-Hodgkin-Lymphoms ist eine Hochdosischemotherapie (HDCT) mit autologer Blutstammzelltransplantation (ASCT). Eine Stammzellmobilisierung ist gut möglich (Re et al. 2013) und der Erfolg einer HDCT wird im Wesentlichen durch lymphomassoziierte Faktoren, wie die Zahl der Vortherapien oder die Chemosensitivität der Erkrankung, bestimmt (Re et al. 2009, Balsalobre et al. 2009, Diez-Martin et al. 2009). In einer prospektiven Phase-II-Studie mit 40 chemosensitiven Patienten mit Rezidiv oder Erkrankungspersistenz nach Primärtherapie führte die HDCT mit BEAM gefolgt von einer ASCT zu einem 1-Jahres-Überleben von 87 % bei einer TRM von 5,2 % (Alvarnas et al. 2016). Im Vergleich zu HIV-negativen Patienten zeigten sich in vergleichenden retrospektiven Analysen keine signifikanten Unterschiede bezüglich der Remissions- und Überlebensrate (Diez-Martin et al. 2009, Krishnan et al. 2010). Allerdings erwies sich die nicht rezidivbedingte Mortalität (NRM) nach 12 Monaten bei HIV-Infizierten in einer der Analysen als höher als bei HIV-negativen Patienten (8 % vs. 2 %) (Diez-Martin et al. 2009). Auch in einer aktuellen Studie der EBMT lag die NRM nach 12 Monaten bei 9 % (Hübel et al. 2019). Patienten mit rezidivierten oder refraktären HIV-Lymphomen sollten möglichst frühzeitig in einem Zentrum vorgestellt werden.

Lymphome unter medikamentöser Immunsuppression – Posttransplantationslymphome

Epidemiologie, Pathogenese und Klassifikation

Eine lebenslange medikamentöse Immunsuppression und eine EBV-Infektion sind entscheidende Risikofaktoren für die Entwicklung einer Posttransplantations-lymphoproliferativen Erkrankung (PTLD). Die Inzidenz einer PTLD beträgt nach Lungen- oder Dünndarmtransplantation etwa 10–20 %, nach Nieren-, Herz- oder Lebertransplantation etwa 1–4 % und nach allogener Stammzelltransplantation 0,5–17 % (DeStefano et al. 2018, Al Hamed et al. 2019). Unterschieden werden frühe PTLD, die innerhalb eines Jahres nach Transplantation auftreten (mediane Zeit bis zur Manifestation 6 Monate), und späte PTLD mit einer Zeit bis zur Manifestation von median 90 Monaten. EBV-negative PTLD zeigen komplexere molekulare Aberrationen und ähneln genetisch eher DLBCL bei Immunkompetenten (Luskin et al. 2015, Ferreiro et al. 2016). PTLD-ähnliche, EBV-positive Lymphoproliferationen werden auch unter einer Therapie mit Methotrexat bei Erkrankungen des rheumatischen Formenkreises beobachtet und können sporadisch in höherem Lebensalter auftreten.

medikamentöse Immunsuppression

EBV-Infektion

frühe und späte PTLD

Risikofaktoren für die Entwicklung einer PTLD sind u. a. ein EBV-Empfänger/Spender-Sero-Mismatch (E-/S+), eine Therapie mit ATG oder Alemtuzumab und eine aktive CMV-Infektion (DeStefano et al. 2018).

Pathogenetisch führt die dauerhafte medikamentöse Immunsuppression über eine gestörte Immunsurveillance zur unvollständig kontrollierten EBV-Replikation und somit zur EBV-getriggerten B-Zell-Proliferation. Während fast alle frühen PTLD EBV-positiv sind, findet sich bei späten PTLD häufig kein EBV-Nachweis (Al Hamed et al. 2019). Somit spielt das Virus vor allem in der frühen Phase nach Transplantation eine entscheidende Rolle. Durch eine antivirale Prophylaxe nach Organtransplantation wird die PTLD-Inzidenz nicht gesenkt (AlDabbagh et al. 2017).

Die WHO-Klassifikation unterscheidet fünf Kategorien von lymphoproliferativen Erkrankungen nach Transplantation, die morphologisch, klinisch und molekulargenetisch ein weites Spektrum von Erkrankungen darstellen (Swerdlow et al. 2016):

WHO-Klassifikation

- Frühe Läsion
  - Floride follikuläre Hyperplasie
  - Plasmazellhyperplasie
  - Infektiöse-Mononukleose-ähnliche PTLD
- Polymorphe PTLD
- Monomorphe B-Zell-Lymphome
  - Diffuses großzelliges Lymphom
  - Burkitt-Lymphom
  - Plasmoblastisches Lymphom

- Monomorphe T/NK-Zell-Lymphome
  - Peripheres T-Zell-Lymphom, nicht weiter spezifiziert (NOS)
  - Hepatosplenisches T-Zell-Lymphom
  - andere Subtypen
- Klassisches Hodgkin-Lymphom PTLD

Der überwiegende Teil dieser Lymphome ist monoklonal und EBV-assoziiert (> 90 %). Die Plasmazellhyperplasie und infektiöse-Mononukleose-artige Erkrankungen sind zumeist reversible Frühläsionen (ca. 5 % aller PTLD). Die häufigste Entität sind die monomorphen B-Zell-PTLD (> 60 %), die ebenso wie die seltenen T-Zell-PTLD und die Hodgkin-Lymphome nach den üblichen Kriterien klassifiziert werden.

Diagnostik – Prognosefaktoren

extranodale Manifestationen

Mononukleose-ähnliches Erkrankungsbild

Bei Erwachsenen sind extranodale Manifestationen häufig (ca. 70 %), bei Kindern mit primärer EBV-Infektion entwickelt sich oft ein Mononukleose-ähnliches Erkrankungsbild. Die Hälfte der Patienten wird im Stadium IV (Ann Arbor) diagnostiziert.
Als prognostisch ungünstige Faktoren stellten sich unter anderem ein ECOG-Performancestatus > 2, mehr als eine Lymphomlokalisation, eine EBV-Negativität, B-Symptomatik, hohes Alter und eine erhöhte LDH heraus. Auch der IPI ist von prognostischer Relevanz (Caillard et al. 2012, Dierickx et al. 2013, Trappe et al 2015, Bishnoi et al. 2017). Polymorphe PTLD sind prognostisch günstiger als monomorphe PTLD (Bishnoi et al. 2017). Eine Therapie mit Kortikosteroiden nach Diagnose einer PTLD ist einer großen retrospektiven Studie zufolge mit einem erhöhten Rezidivrisiko verbunden (Zimmermann et al. 2018).

Therapie

immunsuppressive Therapie reduzieren

antivirale Behandlung

risikostratifizierter Ansatz

Bei allen PTLD sollte ein Versuch unternommen werden, die immunsuppressive Therapie zu reduzieren, da sich hierdurch dauerhafte Remissionen erreichen lassen. Vielversprechend ist dieses Vorgehen bei frühen PTLD (Plasmazellhyperplasie) und bei polymorpher PTLD. Die individuelle Situation des Patienten bzw. die Organfunktion sollte hierbei immer mit in die Therapieentscheidung einbezogen werden. In Einzelfällen kann eine antivirale Behandlung mit Foscarnet oder Cidofovir erfolgreich sein.
Einen wichtigen Fortschritt in der Behandlung der PTLD stellte die Gabe von Rituximab dar. Durch die alleinige Therapie mit Rituximab wurden CR-Raten von 28 % bzw. 52 % erreicht (Oertel et al. 2005, Choquet et al. 2006). Zytostatische Chemotherapien mit CHOP oder ACVBP führten zu Ansprechraten von ca. 65 % (Choquet et al. 2007, Fohrer et al. 2006). In einer retrospektiven Studie betrug hierbei das PFS median 42 Monate, das Gesamtüberleben 13,9 Monate (Choquet et al. 2007). Allerdings ist die Chemotherapie mit einem hohen Risiko für schwerwiegende infektiöse Komplikationen verbunden. Überzeugende Ergebnisse wurden durch eine sequenzielle Therapie mit Rituximab gefolgt von CHOP erreicht (Ansprechrate 90 %, medianes Überleben 6,6 Jahre) (Trappe et al. 2012). Dieser Therapiestandard wurde 2017 durch einen risikostratifizierten Ansatz abgelöst (Trappe et al. 2017).

Liegt nach 4 Zyklen Rituximab eine komplette Remission vor, was in der PTLD-1-Studie bei 70 % der Patienten der Fall war, kann auf eine Chemotherapie zugunsten 4 weiterer Zyklen Rituximab ohne Wirkungsverlust verzichtet werden (Trappe et al. 2017). Ein Ansprechen auf Rituximab erwies sich als hochprädiktiver Faktor für die Zeit bis zur nächsten Therapie und für das Überleben. Hingegen zeigte sich kein Unterschied in den Ansprechraten und im Überleben zwischen EBV-positiven und EBV-negativen PTLD (Trappe et al. 2017).

Ansprechen auf Rituximab

Eine negative PET nach Ende der Therapie ist mit einem negativ prädiktiven Wert von 92 % für ein Rezidiv verbunden (Choquet et al. 2006). Ungünstig ist die Prognose von Patienten, die nach Herz- oder Lungentransplantation nicht auf Rituximab ansprechen (Ferreiro et al. 2016).

Bei Patienten mit PTLD nach allogener SCT ist neben der Therapie mit Rituximab und einer Reduktion der immunsuppressiven Medikation eine Therapie mit EBV-spezifischen-T-Zellen sinnvoll (DeStefano et al. 2018, Moosmann et al. 2010, Ru et al. 2018).

Gegenwärtig ist in Deutschland die PTLD-2-Studie aktiv, in der eine risikostratifizierte sequenzielle Therapie der PTLD mit 4 Zyklen Rituximab s. c., gefolgt von 4 Zyklen Rituximab s. c. oder 4 Zyklen Rituximab s. c. plus CHOP-21 oder 6 Zyklen Rituximab s. c. kombiniert mit alternierend CHOP-21 und DHAOx geprüft wird (Ansprechpartner: *Prof. Ralf Ulrich Trappe*, Evangelisches Diakoniekrankenhaus Bremen, Email: onkologie@diako-bremen.de). Eine Darstellung weiterer Studien findet sich in einer aktuellen Übersichtsarbeit (DeStefano et al. 2018).

Erklärung zu Interessenkonflikten

M. Hentrich war in den vergangenen drei Jahren Berater von Amgen, BMS, Hexal, Janssen, Jazz Pharma, Roche, Sanofi und Takeda. Er erhielt Honorare oder Kostenerstattungen von Amgen, Janssen, Sanofi und Takeda. M. Starck, F. Oduncu, M. Rudelius, F. Schneller und Ch. Bogner geben keine Interessenkonflikte an.

Literatur

Achenbach CJ, Buchanan AL, Cole RS et al (2014) HIV viremia and incidence of Non-Hodgkin Lymphoma in patients successfully treated with antiretroviral therapy. Clin Infect Dis 8: 1599–1606

Al Hamed R, Bazarbachi AH, Mohty M (2019) Epstein-Barr virus-related post-transplant lymphoproliferative disease (EBV-PTLD) in the setting of allogeneic stem cell transplantation: a comprehensive review from pathogenesis to forthcoming treatment modalities. Bone Marrow Transplant doi: 10.1038/s41409-019-0548-7 (Epub ahead of print)

AlDabbagh MA, Gitman MR, Kumar D et al (2017) The role of antiviral prophylaxis for the prevention of Epstein-Barr Virus-associated posttransplant lymphoproliferative disease in solid organ transplant recipients: a systematic review. Am J Transplant 17: 770–781

Alvarnas JC, Le Rademacher J, Wang Y et al (2016) Autologous hematopoietic cell transplantation for HIV-related lymphoma: results of the BMT CTN 0803/AMC 071 trial. Blood 128: 1050–1058

Balsalobre P, Diez-Martin JL, Re A et al (2009) Autologous stem cell transplantation in patients with HIV-related lymphoma. J Clin Oncol 27: 2192–2198

Barta S, Xue X, Wang D et al (2013) Treatment factors affecting outcomes in HIV-associated non-Hodgkin lymphomas: a pooled analysis of 1546 patients. Blood 122: 3251–3262

Barta SK, Joshi J, Muonier N et al (2016) Central nervous system involvement in AIDS-related lymphomas. Br J Haematol 173: 857–866

Barta SK, Xue X, Wang D et al (2014) A new prognostic score for AIDS-related lymphomas in the rituximab-era. Haematologica 99: 1731–1737

Bartlett NL, Wilson WH, Jung SH et al (2019) Dose-Adjusted EPOCH-R Compared With R-CHOP as Frontline Therapy for Diffuse Large B-Cell Lymphoma: Clinical Outcomes of the Phase III Intergroup Trial Alliance/CALGB 50303. J Clin Oncol 37(21): 1790–1799

Besson C, Lancar R, Prevot S et al (2015) High risk features contrast with favorable outcomes in HIV-associated Hodgkin lymphoma in the modern cART era, ANRS CO16 LYMPHOVIR Cohort. Clin Infect Dis 61: 1469–1475

Bhatt S, Ashlock BM, Natkunim Y et al (2013) CD30 targeting with brentuximab vedotin: a novel therapeutic approach to primary effusion lymphoma. Blood 122: 1233–1242

Bibas M, Trotta MP, Cozzi-Lepri A et al (2012) Role of serum free light chains in predicting HIV-associated non-Hodgkin lymphoma and Hodgkin's lymphoma and its correlation with antiretroviral therapy. Am J Hematol 87: 749–753

Bishnoi R, Bajwa R, Franke AJ et al (2017) Post-transplant lymphoproliferative disorder (PTLD): single institutional experience of 141 patients. Exp Hematol Oncol 6: 26

Bohlius J, Schmidlin K, Boué F et al (2011) HIV-1-related Hodgkin lymphoma in the era of combination antiretroviral therapy: incidence and evolution of CD4+ T-cell lymphocytes. Blood 117: 6100–6108

Bose P, Thompson C, Gandhi D et al (2009) AIDS related plasmablastic lymphoma with dramatic, early response to bortezomib. Eur J Haematol 82: 490–492

Boué F, Gabarre J, Gisselbrecht C et al (2006) Phase II trial of CHOP plus rituximab in patients with HIV-associated non-Hodgkin's lymphoma. J Clin Oncol 24: 4123–4128

Bower M, Fisher M, Hill T et al (2009) CD4 counts and the risk of systemic non-Hodgkin's lymphoma in individuals with HIV in the UK. Haematologica 94: 875–880

Bower M, Gazzard B, Mandalia S et al (2005) A prognostic index for systemic AIDS-related non-Hodgkin lymphoma treated in the era of highly active antiretroviral therapy. Ann Intern Med 143: 265–273

Bower M, Palfreeman A, Alfa-Wali M et al (2014) British HIV Association guidelines for HIV-associated malignancies 2014. HIV Medicine 15(Suppl 2): 1–92

Bower M, Powles T, Nelson M et al (2006) Highly active antiretroviral therapy and human immunodeficiency virus-associated primary cerebral lymphoma. J Natl Cancer Inst 98: 1088–1091

Bower M, Stebbing J, Tuthill M et al (2008) Immunologic recovery in survivors following chemotherapy for AIDS-related non-Hodgkin lymphoma. Blood 111: 3986–3990

Brunnberg U, Hentrich M, Hoffmann C et al (2017) HIV-associated malignant lymphoma. Oncol Res Treat 40: 82–87

Caillard S, Lamy FX, Quelen C et al (2012) Epidemiology of posttransplant lymphoproliferative disorders in adult kidney and kidney pancreas recipients: report of the French registry and analysis of subgroups of lymphomas. Am J Transplant 12: 682–693

Calabresi A, Ferraresi A, Festa A et al (2013) Incidence of AIDS-defining cancers and virus-related and non-virus-related non-AIDS-defining cancers among HIV-infected patients compared with the general population in a large health district of northern Italy, 1999–2009. HIV Medicine 14: 481–490

Castillo JJ, Bibas M, Miranda RN (2015) The biology and treatment of plasmablastic lymphoma. Blood 125: 2323–2330

Castillo JJ, Furman M, Beltrán BE et al (2012) Human immunodeficiency virus-associated plasmablastic lymphoma. Poor prognosis in the era of highly active antiretroviral therapy. Cancer 118: 5270–5277

Castillo JJ, Guerrero-Garcia T, Baldini F et al (2019) Bortezomib plus EPOCH is effective as frontline treatment in patients with plasmablastic lymphoma. Br J Haematol 184: 679–682

Cattaneo C, Re A, Ungari M et al (2015) Plasmablastic lymphoma among human immunodeficiency virus-positive patients: results of a single center's experience. Leuk Lymphoma 56: 267–279

Chadburn A, Chiu A, Lee JY et al (2010) Immunophenotypic analysis of AIDS-related diffuse large B-cell lymphoma and clinical implications in patients from AIDS Malignancies Consortium clinical trials 010 and 034. J Clin Oncol 27: 5039–5048

Choquet S, Leblond V, Herbrecht R et al (2006) Efficacy and safety of rituximab in B-cell post-transplantation lymphoproliferative disorders: results of a prospective multicenter phase 2 study. Blood 107: 3053–3057

Choquet S, Trappe R, Leblond V et al (2007) CHOP-21 for the treatment of post-transplant lymphoproliferative disorders

(PTLD) following solid organ transplantation. Haematologica 92: 273–274

Cingolani A, Torti L, Pinnetti C et al (2010) Detrimental clinical interaction between ritonavir-boosted protease inhibitors and vinblastine in HIV-infected patients with Hodgkin's lymphoma. AIDS 24: 2408–2412

Danilov AV, Li H, Press OW et al (2017) Feasibility of interim positron emission tomography (PET)-adapted therapy in HIV-positive patients with advanced Hodgkin lymphoma (HL): a sub-analysis of SWOG S0816 Phase 2 trial. Leuk Lymphoma 58: 461–465

DeStefano CB, Desai SH, Shenoy AG, Catlett JP (2018) Management of post-transplant lymphoproliferative disorders. Br J Haematol 182: 330–343

Dierickx D, Tousseyn T, Sagaert X et al (2013) Single-center analysis of biopsy-confirmed posttransplant lymphoproliferative disorder: incidence, clinicopathological characteristics and prognostic factors. Leuk Lymphoma 54: 2433–2440

Diez-Martin JL, Balsalobre P, Re A et al (2009) Comparable survival between HIV+ and HIV- non-Hodgkin and Hodgkin lymphoma patients undergoing autologous peripheral blood stem cell transplantation. Blood 113: 6011–6014

Dunleavy K, Little RF, Pittaluga S et al (2010) The role of tumor histogenesis, FDG-PET, and short-course EPOCH with dose-dense rituximab (SC-EPOCH-RR) in HIV-associated diffuse large B-cell lymphoma. Blood 115: 3017–3024

Dunleavy K, Pittaluga S, Shovlin M et al (2013) Low-intensity therapy in adults with Burkitt's lymphoma. N Engl J Med 369: 1915–1925

Ezzat HM, Cheung MC, Hicks LK et al (2012) Incidence, predictors and significance of severe toxicity in patients with human immunodeficiency virus-associated Hodgkin lymphoma. Leuk Lymphoma 53: 2390–2396

Ferreiro JF, Morscio J, Dierickx D et al (2016) EBV-positive and EBV-negative posttransplant diffuse large B cell lymphomas have distinct genomic and transcriptomic features. Am J Transplant 16: 414–425

Fohrer C, Caillard S, Koumarianou A et al (2006) Long-term survival in post-transplant lymphoproliferative disorders with a dose-adjusted ACVBP regimen. Br J Haematol 134: 602–612

Franceschi S, Lise M, Clifford GM et al (2010) Changing patterns of cancer incidence in the early- and late-HAART periods: the Swiss HIV Cohort Study. Br J Cancer 103: 416–422

Gibson TM, Morton LM, Shiels MS et al (2014) Risk of non-Hodgkin lymphoma subtypes in HIV-infected people during the HAART era: a population-based study. AIDS 28: 2313–2318

Gilardin L, Copie-Bergman C, Galicier L et al (2013) Peripheral T-cell lymphoma in HIV-infected patients: a study of 17 cases in the combination antiretroviral therapy era. Br J Haematol 161: 843–851

Gopal S, Patel MR, Yanik EL et al (2013) Temporal trends in presentation and survival for HIV-associated lymphoma in the antiretroviral therapy era. J Natl Cancer Inst 105: 1221–1229

Guiguet M, Boué M, Cadranel J et al (2009) Effect of immunodeficiency, HIV viral load, and antiretroviral therapy on the risk of individual malignancies (FHDH-ANRS CO4): a prospective cohort study. Lancet Oncol 10: 1152–1159

Guillet S, Gérard L, Meignin V et al (2016) Classic and extracavitary primary effusion lymphoma in 51 HIV-infected patients from a single institution. Am J Hematol 91: 233–237

Gupta A, Sen S, Marley E et al (2016) Management and outcomes of HIV-associated primary effusion lymphoma: a single center experience. Clin Lymphoma Myeloma Leuk 16(Suppl): S175–180

Gupta NK, Nolan A, Omuro A et al (2017) Long-term survival in AIDS-related primary central nervous system lymphoma. Neuro Oncol 19: 99–108

Gupta RK, Marks M, Edwards SG et al (2014) A declining CD4 count and diagnosis of HIV-associated Hodgkin lymphoma: do prior clinical symptoms and laboratory abnormalities aid diagnosis? PLoS One 9: e87442

Hentrich M, Barta SK (2016) HIV-associated hematological malignancies. Springer International Publishing, Switzerland

Hentrich M, Berger M, Wyen C et al (2012) Stage-adapted treatment of human immunodeficiency virus associated Hodgkin lymphoma: results of a prospective multicenter study. J Clin Oncol 30: 4117–4123

Hentrich M, Hoffmann C, Mosthaf F et al (2014) Therapy of HIV-associated lymphoma – recommendations of the oncology working group of the German Study Group of Physicians in Private Practice Treating HIV-Infected Patients (DAGNÄ), in cooperation with the German AIDS Society (DAIG). Ann Hematol 93: 913–921

Hentrich M, Maretta L, Chow KU et al (2006) Highly active antiretroviral therapy (HAART) improves survival in HIV-associated Hodgkin's disease: results of a multicenter study. Ann Oncol 17: 914–919

Hentrich M, Schommers P, Müller M, et al (2018) Characteristics and outcome of HIV-associated Primary Effusion Lymphoma (PEL) as observed in the German HIV-related lymphoma cohort study. Blood 132(Suppl 1): 1719

Hoffmann C, Hentrich M, Gillor D et al (2015) Hodgkin lymphoma is as common as non-Hodgkin lymphoma in HIV-positive patients with sustained viral suppression and limited immune deficiency: a prospective cohort study. HIV Med 16: 261–264

Hoffmann C, Schommers P, Wolf E et al (2016) CD4+ and CD8+ T-cell kinetics in aviremic HIV-infected patients developing Hodgkin or non-Hodgkin lymphoma. AIDS 30: 753–760

Hoffmann C, Tabrizian S, Wolf E et al (2001) Survival of AIDS patients with primary central nervous system lymphoma is dramatically improved by HAART-induced immune recovery. AIDS 15: 2119–2127

Hoffmann C, Wolf E, Fätkenheuer G et al (2003) Response to highly active antiretroviral therapy strongly predicts outcome in patients with AIDS-related lymphoma. AIDS 17: 1521–1529

Hübel K, Re A, Boumendil A et al (2019) Autologous stem cell transplantation for HIV-associated lymphoma in the antiretroviral and rituximab era: a retrospective study by the EBMT Lymphoma Working Party. Bone Marrow Transplant doi: 10.1038/s41409-019-0480-x (Epub ahead of print)

Kaplan LD, Lee JY, Ambinder RF et al (2005) Rituximab does not improve clinical outcome in a randomized phase 3 trial of CHOP with or without rituximab in patients with HIV-associated non-Hodgkin lymphoma: AIDS-Malignancies Consortium Trial 010. Blood 106: 1538–1543

Krishnan A, Palmer JM, Zaia JA et al (2010) HIV status does not affect the outcome of autologous stem cell transplantation (ASCT) for non-Hodgkin lymphoma (NHL). Biol Blood Marrow Transplant 16: 1302–1308

Landgren O, Goedert JJ, Rabkin CS et al (2010) Circulating serum free light chains as predictive markers of AIDS-related lymphoma. J Clin Oncol 28: 773–779

Lanoy E, Rosenberg PS, Fily F et al (2011) HIV-associated Hodgkin lymphoma during the first months on combination antiretroviral therapy. Blood 118: 44–49

Levine AM, Noy A, Lee JY et al (2013) Pegylated liposomal doxorubicin, rituximab, cyclophosphamide, vincristine, and prednisone in AIDS-related lymphoma: AIDS Malignancy Consortium Study 047. J Clin Oncol 31: 58–64

Luskin MR, Heil DS, Tan KS et al (2015) The Impact of EBV Status on characteristics and outcomes of posttransplantation lymphoproliferative disorder. Am J Transplant 15: 2665–2673

Mocroft A, Furrer HJ, Miro JM et al (2013) The incidence of AIDS-defining illnesses at a current CD4 count ≥ 200 cells/µL in the post-combination antiretroviral therapy era. Clin Infect Dis 57: 1038–1047

Montoto S, Shaw K, Okosun J et al (2012) HIV status does not influence outcome in patients with classical Hodgkin lymphoma treated with chemotherapy using doxorubicin, bleomycin, vinblastine, and dacarbazine in the highly active antiretroviral therapy era. J Clin Oncol 30: 4111–4116

Montoto S, Wilson J, Shaw K et al (2010) Excellent immunological recovery following CODOXM/IVAC, an effective intensive chemotherapy for HIV-associated Burkitt's lymphoma. AIDS 24: 851–856

Moosmann A, Bigalke I, Tischer J et al (2010) Effective and long-term control of EBV PTLD after transfer of peptide-selected T cells. Blood 115: 2960–2970

Morlat P, Roussillon C, Henard S et al (2014) Causes of death among HIV-infected patients in France in 2010 (national survey): trends since 2000. AIDS 28: 1181–1191

Müller M, Rittweger M, Lindner A et al (2014). Treatment of a HIV-associated primary effusion lymphoma with bortezomib, liposomal doxorubicin and rituximab. Onkologie 37(Suppl 5): 142(P460)

Nagai H, Odawara T, Ajisawa A et al (2010) Whole brain radiation alone produces favourable outcomes for AIDS-related primary central nervous system lymphoma in the HAART era. Eur J Haematol 84: 499–505

Narkhede M, Arora S, Ujjani C (2018) Primary effusion lymphoma: current perspectives. OncoTargets Ther 11: 3747–3754

Noy A, Lee JY, Cesarman E et al (2015) AMC 048: modified CODOX-M/IVAC-rituximab is safe and effective for HIV-associated Burkitt lymphoma. Blood 126: 160–166

O'Neill A, Mikesch K, Fritsch K et al (2015) Outcomes for HIV-positive patients with primary central nervous system lymphoma after high-dose chemotherapy and auto-SCT. Bone Marrow Transplant 50: 999–1000

Oertel SH, Verschuuren E, Reinke P et al (2005) Effect of anti-CD20 antibody rituximab in patients with post-transplant lymphoproliferative disorder (PTLD). Am J Transplant 5: 2901–2906

Okosun J, Warbey V, Shaw K et al (2012) Interim fluoro-2-deoxy-D-glucose-PET predicts response and progression-free survival in patients with Hodgkin lymphoma and HIV infection. AIDS 26: 861–865

Powles T, Robinson D, Stebbing J et al (2009) Highly active antiretroviral therapy and the incidence of non-AIDS-defining cancers in people with HIV infection. J Clin Oncol 27: 884–890

Re A, Cattaneo C, Skert C et al (2013) Stem cell mobilization in HIV seropositive patients with lymphoma. Haematologica 98: 1762–1768

Re A, Gini G, Rupolo M et al (2018) Early consolidation with high-dose therapy and autologous stem cell transplantation is a feasible and effective treatment option in HIV-associated non-Hodgkin lymphoma at high risk. Bone Marrow Transplant 53: 228–230

Re A, Michieli M, Casari S et al (2009) High-dose therapy and autologous peripheral blood stem cell transplantation as salvage treatment for AIDS-related lymphoma: long-term results of the Italian Cooperative Group on AIDS and Tumors (GICAT) study with analysis of prognostic factors. Blood 114: 1306–1313

Ribera JM, García O, Grande C et al (2013) Dose-intensive chemotherapy including rituximab in Burkitt's leukemia or lymphoma regardless of human immunodeficiency virus infection status: final results of a phase 2 study (Burkimab). Cancer 119: 1660–1668

Ribera JM, Oriol A, Morgades M et al (2008) Safety and efficacy of cyclophosphamide, adriamycin, vincristine, prednisone and rituximab in patients with human immunodeficiency virus-associated diffuse large B-cell lymphoma: results of a phase II trial. Br J Haematol 140: 411–419

Ru Y, Chen J, Wu D (2018) Epstein-Barr virus post-transplant lymphoproliferative disease (PTLD) after hematopoietic stem cell transplantation. Eur J Haematol 101: 283–290

Rubinstein PG, Moore PC, Rudek MA et al (2018) Brentuximab vedotin with AVD shows safety, in the absence of strong CYP3A4 inhibitors, in newly diagnosed HIV-associated Hodgkin lymphoma. AIDS 32: 605–611

Saba NS, Dang D, Saba J et al (2013) Bortezomib in plasmablastic lymphoma: a case report and review of the literature. Onkologie 36: 287–291

Said J, Ceserman E, Rosenwald A et al (2017) Lymphomas associated with HIV infection. In: Swerdlow SH, Campo E, Harris NL et al (Hrsg) WHO classification of tumours of haematopoietic and lymphoid tissues. Lyon, IARC Press, revised 4th Edition, pp 449–452

Sandoval-Sus JD, Brahim A, KhanA et al (2019) Brentuximab vedotin as frontline treatment for HIV-related extracavitary primary effusion lymphoma. Int J Hematol 109: 622–626

Schmitz N, Zeynalova S, Nickelsen M et al (2016) CNS International Prognostic Index: A Risk Model for CNS Relapse in Patients With Diffuse Large B-Cell Lymphoma Treated With R-CHOP. J Clin Oncol 34: 3150–3156

Schommers P, Hentrich M, Hoffmann C et al (2015) Survival of AIDS-related diffuse large B-cell lymphoma, Burkitt lymphoma, and plasmablastic lymphoma in the German HIV Lymphoma Cohort. Br J Haematol 168: 806–810

Schommers P, Wyen C, Hentrich M et al A (2013) Poor outcome of HIV-infected patients with plasmablastic lymphoma (PBL) – results from the German AIDS related lymphoma (ARL) cohort study. AIDS 27: 842–845

Seaberg EC, Wiley D, Martinez-Maza O et al (2010) Cancer incidence in the Multicenter AIDS Cohort Study before and during the HAART era: 1984–2007. Cancer 116: 5507–5516

Shiels MS, Engels EA, Linet MS et al (2013) The epidemic of non-Hodgkin Lymphoma in the United States: disentangling the effect of HIV, 1992–2009. Cancer Epidemiol Biomarkers Prev 22: 1069–1078

Sorigué M, Garcia O, Tapia G et al (2017) HIV-infection has no prognostic impact on advanced stage Hodgkin lymphoma. AIDS 31: 1445–1449

Sparano JA, Lee JY, Kaplan LD et al (2010) Rituximab plus concurrent infusional EPOCH chemotherapy is highly effective in HIV-associated B-cell non-Hodgkin lymphoma. Blood 115: 3008–3016

Spina M, Jäger U, Sparano JA et al (2005) Rituximab plus infusional cyclophosphamide, doxorubicin, and etoposide in HIV-associated non-Hodgkin lymphoma: pooled results from 3 phase 2 trials. Blood 105: 1891–1897

Swerdlow SH, Campo E, Pileri SA et al (2016) The 2016 revision of the World Health Organization classification of lymphoid neoplasms. Blood 127: 2375–2390

Trappe R, Oertel S, Leblond V et al (2012) Sequential treatment with rituximab followed by CHOP chemotherapy in adult B-cell posttransplant lymphoproliferative disorder (PTDL): the prospective international multicentre phase 2 PTLD-1 trial. Lancet Oncol 13: 196–206

Trappe RU, Choquet S, Dierickx D et al (2015) International prognostic index, type of transplant, and response to rituximab are key parameters to tailor treatment in adults with CD20-positive B-cell PTLD: clues from the PTLD-1 trial. Am J Transplant 15: 1091–1100

Trappe RU, Dierickx D, Zimmermann H et al (2017) Response to rituximab induction is a predictive marker in B-cell post-transplant lymphoproliferative disorder and allows successful stratification into rituximab or R-CHOP consolidation in an international, prospective, multicenter phase II trial. J Clin Oncol 35: 536–543

Uldrick TS, Little RF (2015) How I treat classical Hodgkin lymphoma in patients infected with human immunodeficiency virus. Blood 125: 1226–1235

Uldrick TS, Pipkin S, Scheer S et al (2014) Factors associated with survival among patients with AIDS-related primary central nervous system lymphoma. AIDS 28: 397–405

Weiß R, Mitrou P, Arasteh K et al (2006) Acquired immunodeficiency syndrome-related lymphoma: simultaneous treatment with combined cyclophosphamide, doxorubicin, vincristine, and prednisone chemotherapy and highly active antiretroviral therapy is safe and improves survival – results of the German Multicenter Trial. Cancer 106: 1560–1568

Welz T, Wyen C, Hensel M (2017) Drug interactions in the trestment of malignancy in HIV-infected patients. Oncol Res Treat 40: 120–127

Wyen C, Jensen B, Hentrich M et al (2012) Treatment of AIDS-related lymphomas: rituximab is beneficial even in severely immunosuppressed patients. AIDS 26: 457–464

Xicoy B, Ribera JM, Miralles P et al (2007) Results of treatment with doxorubicin, bleomycin, vinblastine and dacarbazine and highly active antiretroviral therapy in advanced stage, human immunodeficiency virus-related Hodgkin's lymphoma. Haematologica 92: 191–198

Xicoy B, Ribera JM, Müller M et al (2014) Dose-intense chemotherapy including rituximab is highly effective but toxic in human immunodeficiency virus-infected patients with Burkitt's lymphoma/leukemia: parallel study of 81 patients. Leuk Lymphoma 55: 2341–2348

Zimmermann H, Babel N, Dierickx D et al (2018a) Immunosuppression Is Associated With Clinical Features and Relapse Risk of B Cell Posttransplant Lymphoproliferative Disorder: A Retrospective Analysis Based on the Prospective, International, Multicenter PTLD-1 Trials. Transplantation 102: 1914–1923

Zimmermann H, Denecke T, Dreyling MH et al (2018b) End-of-treatment positron emission tomography after uniform first-line therapy of B-cell posttransplant lymphoproliferative disorder identifies patients at low risk of relapse in the prospective German PTLD registry. Transplantation 102: 868–875

Primäre Lymphome des Zentralnervensystems

L. v. Baumgarten, P. Jost, M. Dreyling, N. Fischer

> **Schlagwörter**
>
> - **extranodale NHL** • **neuropsychologische Symptome**
> - **okuläre Beteiligung** • **MATRix-Regime** • **HDT-AST** • **PRIMAIN-Protokoll**
> - **Ganzhirnbestrahlung** • **Neurotoxizität**

Pathogenese und Epidemiologie

NHL auf Gehirnparenchym, Meningen, Augen und/oder Rückenmark beschränkt

Primäre Lymphome des Zentralnervensystems (PZNSL) sind extranodale Non-Hodgkin-Lymphome (NHL), die zum Zeitpunkt der Diagnosestellung auf das Gehirnparenchym, die Meningen, die Augen und/oder das Rückenmark beschränkt sind. In > 95 % der Fälle handelt es sich um hochmaligne, diffuse großzellige B-Zell-Lymphome. T-Zell-Lymphome und niedrigmaligne Lymphome sind dagegen selten (1–4 % der Fälle). Eine okuläre Beteiligung besteht zum Zeitpunkt der Erstdiagnose bei 10–20 % der Patienten, ein leptomeningealer Befall bei etwa 20 %. Bei ca. 10 % der Patienten kommt es im Verlauf der Erkrankung zu einer systemischen Beteiligung, hier steht ein extranodaler Befall von Haut, Hoden, Uterus und Nieren im Vordergrund (Fischer et al. 2008).

Die Pathogenese der PZNSL ist nach wie vor unklar. Bei Immunsupprimierten scheint – im Gegensatz zu immunkompetenten Patienten – eine latente Infektion der neoplastischen B-Zellen mit dem Epstein-Barr-Virus (EBV) eine Rolle zu spielen. Warum und wie es zu einer Invasion von monoklonalen B-Zellen in das normalerweise B-Zell-freie ZNS kommt, ist bislang nicht geklärt (Herrlinger et al. 1999).

Das PZNSL ist selten (2–4 % aller primären ZNS-Tumoren, 2–3 % aller Lymphome), seine Inzidenz hat aus unbekannten Gründen in den 1970er Jahren für immunkompetente wie immunsupprimierte Patienten zugenommen. Seit 1980 zeigt sich insgesamt eine stabile Inzidenz von ca. 0,5/100 000 pro Jahr. Durch den Einsatz der modernen antiretroviralen Therapie (HAART) nahm die Inzidenz bei HIV-Patienten seit Beginn der 1990er Jahre erfreulicherweise deutlich ab. Der Erkrankungsgipfel liegt bei immunkompetenten Patienten in der sechsten und siebten Dekade, bei immunsupprimierten Patienten dagegen in der vierten Dekade (Kuker et al. 2005).

Klinik

kurze Krankheitsgeschichte

In der Regel präsentieren sich die Patienten mit einer kurzen Krankheitsgeschichte von wenigen Wochen. Die klinischen Symptome des PZNSL sind unspezifisch und keinesfalls pathognomonisch. In etwa 70 % der Fälle bestehen eine Wesensänderung, neuropsychologische Defizite und/oder, je nach anatomischer Lokalisation, entsprechende fokal-neurologische Defizite. Weitere klinische Symptome können Zeichen des erhöhten Hirndrucks (33 %), epileptische Anfälle (20 %) oder, im Falle einer Augenbeteiligung, okuläre Symptome (30 %) wie Mouches volantes, Visusstörung, Photophobie oder Augenschmerzen sein. Bei 15–20 % der Patienten kommt es zu einer leptomeningealen Aussaat die meist asymptomatisch verläuft, selten jedoch mit Kopf-/Nacken-/Rückenschmerzen und radikulären Symptomen (Sensibilitätsstörung, Schmerzen, seltener Lähmung) einhergehen kann (Buhring et al. 2001).

Diagnostik

Die kranielle kontrastmittelverstärkte Kernspintomografie ist die aussagekräftigste Bildgebung, die Befunde sind jedoch häufig unspezifisch und heterogen. PZNSL kommen überwiegend als solitäre, in 35 % der Fälle auch multilokuläre, homogen Kontrastmittel aufnehmende, raumfordernde Läsionen zur Darstellung. In 6–17 % der Fälle ist die Kontrastmittelaufnahme inhomogen und bis zu 2 % der Läsionen nehmen kein Kontrastmittel auf. Die Abgrenzung des Lymphoms gegenüber dem Hirnparenchym ist meist unscharf, ein Umgebungsödem kann massiv ausgeprägt sein, aber auch gänzlich fehlen. Häufigster Manifestationsort sind die zerebralen Hemisphären (38 %), gefolgt von den Basalganglien und dem Thalamus (16 %), dem Balken (14 %), der ventrikulären Region (12 %) und dem Kleinhirn (9 %). Bei immunsupprimierten Patienten finden sich häufiger intratumorale Nekrosen mit randständiger, ringförmiger Kontrastmittelaufnahme (Lai et al. 2002). PZNSL zeigen aufgrund der Zelldichte in der Regel eine starke Diffusionsrestriktion, sind in der T2-Wichtung hyperintens und in der T1-Wichtung iso-/hypointens (Lai et al. 2002, Deckert et al. 2014). Auch bildmorphologisch unauffällige Gehirnregionen können befallen sein (Hoang-Xuan et al. 2015). Die sichere diagnostische Einordnung des PZNSL auf Basis der kraniellen Bildgebung ist nicht möglich, da sie keine sichere Abgrenzung von anderen malignen Hirntumoren (ZNS-Metastasen, maligne Gliome) oder raumfordernden entzündlichen Läsionen nichtinfektiöser (multiple Sklerose, Sarkoidose, Vaskulitiden), seltener auch infektiöser Natur (Abszesse, opportunistische ZNS-Infektionen wie Toxoplasma-Enzephalitis, progressive multifokale Leukenzephalopathie) erlaubt (Lai et al. 2002, Pirotte et al. 1997). Daher ist eine histologische Diagnosesicherung obligat und sollte angesichts der rasch progredienten Erkrankung zeitnah durchgeführt werden (Mathew et al. 2006).

kranielle kontrastmittelverstärkte Kernspintomografie

Der Goldstandard hierfür ist die stereotaktische Serienbiopsie. Sie ermöglicht bei etwa 90 % der Steroid-naiven Patienten eine definitive histopathologische Diagnosesicherung. Nach vorausgegangener Steroidgabe gelingt diese aufgrund von Zytolyse der B-Zellen nur noch in etwa 30 % der Fälle. Klinisch und bildgebend kommt es durch die Wirkung der Steroide in 40 %–80 % der Fälle zu einer Befundregression von variabler Dauer (i. d. R. Wochen bis Monate, selten länger) (Bruck et al. 2013, Royer-Perron et al. 2017). Histologisch imponieren dann unspezifische entzündliche und reaktive Veränderungen, während Tumorzellen häufig nicht nachgewiesen werden können (Pirotte et al. 1997, Brunn et al. 2013).

stereotaktische Serienbiopsie bei Steroid-naiven Patienten

Aus diesem Grunde sollte bei der Verdachtsdiagnose eines PZNSL unbedingt auf den Einsatz von Steroiden verzichtet werden. Sind schon vor der Diagnosesicherung Steroide gegeben worden, so ist, wenn klinisch möglich, eine Steroidpause von mindestens 7–10 Tagen vor Biopsie zu empfehlen. Ist eine Hirndrucktherapie notwendig, sollte diese mit Osmotherapeutika, wie z. B. Mannitol, erfolgen.

Bei Patienten mit leptomeningealem oder okulärem Befall kann die Diagnose auch über den immunzytologischen und durchflusszytometrischen (Leichtkettenrestriktion) oder molekularbiologischen (Ig-Gen-Rearrangement in der PCR) Nachweis monoklonaler B-Zellen aus dem Liquor bzw. dem Glaskörper gesichert werden. Eine ophthalmologische Untersuchung und eine nach Ausschluss eines erhöhten Hirndrucks durchgeführte Liquorpunktion sollten deswegen im Rahmen des diagnostischen Work-Ups durchgeführt werden. Diagnostische Biomarker (Proteine, RNA, DNA) aus dem Liquor haben bisher noch keinen festen Stellenwert in der klinischen Routine (von Baumgarten et al. 2013). Da es bei 8 % der Patienten im Verlauf zu einer zusätzlichen systemischen Beteiligung kommen kann, sollten eine Ganzkörper-CT, eine Knochenmarkbiopsie sowie ggf. eine urologische Untersuchung zum Ausschluss einer Hodenbeteiligung erfolgen. Weiterhin sind laborchemische Untersuchungen (inkl. Leber- und Nierenfunktion, LDH-Bestimmung) sowie eine HIV-Testung und eine Hepatits-B- und -C-Serologie obligat.

Bei Patienten mit einer isolierten okulären Lymphommanifestation kommt es in mehr als 80 % der Fälle im Verlauf zu einer ZNS-Dissemination, weswegen in diesem Fall immer auch ein Staging der Neuroachse (cMRT mit Kontrastmittel, Liquorpunktion) erfolgen sollte.

Histopathologie

Pan-B-Zell-Marker CD20 und CD79a

hohe Proliferationsrate

PZNSL exprimieren als reife B-Zell-Lymphome die Pan-B-Zell-Marker CD20 und CD79a und weisen als hochmaligne Tumoren eine sehr hohe Proliferationsrate auf (Ki67-Index > 70 %). Die Tumorzellen exprimieren Keimzentrumsmarker, überwiegend BCL-6 sowie MUM1/IRF4, keine Plasmazellmarker (CD38, CD138) und weisen eine Leichtkettenrestriktion auf. Sie zeigen eine IgM-, jedoch keine IgG-Expression (Buhring et al. 2001, Montesinos-Rongen et al. 2012). Häufig sind der B-Zell-Rezeptor-, der Toll-like-Rezeptor- und der NF-kB-Signaltransduktionsweg durch Veränderungen regulierender Gene aktiviert (Montesinos-Rongen et al. 2011, Montesinos-Rongen et al. 2010, Villano et al. 2011), was möglicherweise zum malignen Wachstum beiträgt, weil es die Proliferation der Tumorzellen steigert und deren Apoptose verhindert.

Therapie und Prognose

schlechte Prognose

Von allen extranodalen NHL haben die PZNSL die schlechteste Prognose. Ohne Therapie beträgt das mediane Überleben nur wenige Monate. Unter Therapie liegt das 1- bzw. 5-Jahres-Überleben gemäß den Registerdaten bei 51 bzw. 31 % (Ferreri et al. 2003). Ein schlechter Allgemeinzustand sowie ein Alter über 60 Jahre sind die wichtigsten negativen prognostischen Faktoren. Daneben spielen die LDH-Erhöhung im Serum, ein erhöhtes Liquoreiweiß sowie der Befall tieferer Hirnregionen eine prognostische Rolle (Korfel et al. 2012).

Das Vorliegen einer Meningeosis scheint, anders als bei anderen neoplastischen ZNS-Erkrankungen, die Prognose nicht maßgeblich zu beeinflussen (Kreher et al. 2015). Eine okuläre Beteiligung hingegen stellt gemäß neuerer Untersuchungen einen unabhängigen negativen prognostischen Faktor dar (Weller et al. 2012).

Der Stellenwert molekularer und histologischer Marker und weiterer bildgebender Verfahren wie der FDG-PET zur Prognoseabschätzung des PZNSL ist bislang nicht sicher etabliert.

PZNSL sind in der Regel strahlen- und chemotherapiesensibel. Eine verbindliche, evidenzbasierte Standardtherapie existiert bis dato nicht, da die niedrige

PZNSL-Inzidenz die Durchführung großer randomisierter Studien erschwert. Die aktuellen Therapieempfehlungen basieren auf wenigen prospektiven Therapiestudien, die aufgrund von heterogenen Patientenkollektiven, geringen Fallzahlen und unterschiedlichen Endpunkten nur sehr eingeschränkt vergleichbar sind.

Operation

Aufgrund des diffusen infiltrativen Wachstums des PZNSL galt die operative Resektion lange als obsolet. Eine retrospektive Analyse von Patienten der bislang größten Phase-III-Studie zur Behandlung von PZNSL ergab Hinweise, dass die Resektion (total oder subtotal) bei gleichbleibendem Gesamtüberleben mit einem verlängerten progressionsfreien Überleben verbunden sein könnte (Weller et al. 2012). Allerdings ist eine Beteiligung tiefer Hirnstrukturen (die einer Resektion nicht zugänglich sind) prognostisch ungünstig, was in der Studie nicht berücksichtig wurde. Zusammenfassend hat die Resektion in der Behandlung des PZNSL somit keinen gesicherten Stellenwert (Hoang-Xuan et al. 2015, Grommes et al. 2017).

Strahlentherapie

Die perkutane fraktionierte Ganzhirnbestrahlung (in der Regel 40–60 Gy in 2 Gy Fraktionen) ist eine wirksame Therapieoption und führt bei einem Großteil der Patienten zu einem raschen Ansprechen und zu einer vollständigen Remission. In der Regel kommt es jedoch frühzeitig zu (lokoregionären) Rezidiven, sodass die mediane Überlebenszeit der alleinigen Ganzhirnbestrahlung bei nur 12–18 Monaten liegt und die 5-Jahres-Überlebensrate nur 10–29 % beträgt. Die Indikation zur alleinigen Bestrahlung besteht in der Regel nur dann, wenn wirksamere Therapiealternativen ausgeschöpft oder nicht durchführbar sind. Mit einer kombinierten Radiochemotherapie können die Tumorkontrolle deutlich verbessert und – in prospektiven Studien – mediane Überlebenszeiten von 31–90 Monaten erzielt werden (von Baumgarten et al. 2018, DeAngelis et al. 2002, Poortmans et al. 2003, Korfel et al. 2005, Ferreri et al. 2009, Glass et al. 2016, Morris et al. 2013, Thiel et al. 2010). Als Problem erwies sich in den Verlaufsbeobachtungen jedoch die verzögert auftretende Neurotoxizität. Als Folge der Radio(chemo)therapie kommt es zu einer hohen Rate an Leukenzephalopathien, die zu einer kortikalen/subkortikalen Atrophie und zu progredienten neurologischen Ausfälle wie Gangstörungen, Inkontinenz, schwerwiegenden kognitiven Einbußen und in der Regel zur Pflegebedürftigkeit führen. Die 5-Jahres-Inzidenz der klinisch manifesten Neurotoxizität beträgt 12–65 %, sie ist mit einer bis zu 16–66 %igen Mortalität behaftet und betrifft insbesondere Patienten > 60 Jahre (DeAngelis et al. 2002, Poortmans et al. 2003, Korfel et al. 2005, Ferreri et al. 2009, Glass et al. 2016, Morris et al. 2013, Thiel et al. 2010, Kasenda et al. 2016, Correa et al. 2012, Doolittle et al. 2013). Dabei scheinen insbesondere Patienten über 60 Jahre von neurotoxischen Nebenwirkungen (40–80 % d. F.) betroffen zu sein (Correa et al. 2012, Doolittle et al. 2013). Verzögerte Neurotoxizität ist auch im Rahmen von intensiven Chemotherapien zu beobachten (Thiel et al. 2010, Hoang-Xuan et al. 2003), umfangreiche neurokognitive Analysen zeigen jedoch, dass insbesondere die Bestrahlung maßgeblich die

wenn wirksamere Therapiealternativen ausgeschöpft

verzögert auftretende Neurotoxizität

kognitive Leistung sowie die Lebensqualität herabsetzt (Doolittle et al. 2013, Herrlinger et al. 2017).
Zudem zeigte die bisher größte randomisierte PZNSL-Studie, dass die konsolidierende Ganzhirnbestrahlung keine signifikante Verbesserung des Gesamtüberlebens nach einer intensiven HD-MTX-basierten Polychemotherapie ergibt (Thiel et al. 2010).

Chemotherapie

alleinige systemische Chemotherapie

Als Therapie der Wahl ist somit die alleinige systemische Chemotherapie anzusehen. Regime zur Therapie von systemischen Lymphomen sind bei PZNSL aufgrund der schlechten Blut-Hirn-Schranken-Gängigkeit unzureichend wirksam. Auf Basis der aktuellen Datenlage bestehen die folgenden Therapieempfehlungen (von Baumgarten et al. 2018, Grommes et al. 2017):

hochdosiertes MTX

Hochdosiertes Methotrexat (HD-MTX; ≥ 3 g/m^2 über 4 h i. v.) ist die wirksamste Einzelsubstanz und wesentlicher Bestandteil aller Kombinationsregime. Außerhalb von Therapiestudien und ohne nachfolgende Konsolidierung sollte eine HD-MTX-basierte Polychemotherapie unter Anwendung entsprechender Supportivmaßnahmen (u. a. Wässerung, Urinalkalisierung, Kontrolle der MTX-Spiegel, Leukovorin-Gabe) über mindestens 6 Therapiezyklen durchgeführt werden (Hoang-Xuan et al. 2015).

Supportivmaßnahmen

Die HD-MTX-Monotherapie führt bei etwa 30 %–40 % der Patienten zu einer kompletten Remission und ist mit einer mittelschweren Toxizität in < 10 % der Fälle relativ verträglich (Ferreri et al. 2009, Jahnke et al. 2005). Zu den häufigsten Nebenwirkungen gehören neben Niereninsuffizienz, Blutbildveränderungen, Leberfunktionsstörungen, Pneumonitis, Mukositis auch klinisch relevante Leukenzephalopathien, vor allem bei älteren Patienten (Cobert et al. 2010).
Kombinationstherapien mit anderen Blut-Hirn-Schranken-gängigen Zytostatika, z. B. mit hochdosiertem Cytarabin (HD-AraC), Thiotepa oder Ifosfamid, können das Gesamtansprechen bei erhöhter Toxizität und gleichbleibender therapieassoziierter Mortalität verbessern (Ferreri et al. 2009, Bergner et al. 2012).
Die erste Randomisierung der dreiarmigen IELSG-32-Studie konnte zeigen, dass sich das Therapieansprechen auf HD-MTX/AraC durch die Zugabe des Anti-CD20-Antikörpers Rituximab steigern lässt, allerdings war der Effekt nur bei zusätzlicher Gabe von Thiotepa (MATRIx-Protokoll) signifikant (Gesamtansprechen: 53 vs. 74 vs. 86 %). Hämatologische Nebenwirkungen waren im intensivierten Arm häufiger, die Rate schwerer infektiöser Komplikationen sowie die therapieassoziierte Mortalität unterschieden sich jedoch nicht signifikant (Ferreri et al. 2016). Kritisch ist anzumerken, dass nur 54 % aller Patienten auch die Konsolidierungsphase der Studie erreichten. Gründe hierfür waren unter anderem unzureichende Stammzellsammlung, prolongierte Nebenwirkungen sowie eine neurologische Verschlechterung trotz Tumorregression (Ferreri et al. 2017).
Aufgrund der exzellenten Ansprechraten stellt das MATRIx-Regime an vielen europäischen Zentren trotz der nicht unerheblichen Toxizität den neuen Standard in der Induktionstherapie dar.

Strategien zum langfristigen Remissionserhalt

Im Anschluss an die konventionelle Chemotherapie wurden mehrere Konzepte in prospektiven Studien mit z. T. vielversprechenden Ergebnissen untersucht und sind möglicherweise der Radiochemotherapie gleichwertig (von Baumgarten et al. 2018, Grommes et al. 2017, Kasenda et al. 2016, Ferreri et al. 2017).

Mit einer nicht myeloablativen konsolidierenden Chemotherapie konnte eine gute Effektivität erzielt werden (progressionsfreies Überleben: 48 Monate, Gesamtüberleben: > 59 Monate) (Rubenstein et al. 2013a).

nicht myeloablative konsolidierende Chemotherapie

Exzellente Langzeitergebnisse zeigte auch eine systemische HD-MTX-basierte Polychemotherapie kombiniert mit einer intensiven intraventrikulären Chemotherapie bestehend aus Steroiden, MTX und Cytarabin über ein Reservoir („Bonner-Protokoll") mit einem langen rezidivfreien Überleben (> 80 Monate) insbesondere bei jüngeren Patienten (Pels et al. 2003, Juergens et al. 2010). Aufgrund einer hohen Rate an Reservoirinfektionen (19 %) fand das Regime jedoch keine breite Akzeptanz. Bei Verzicht auf die intraventrikuläre Chemotherapie konnten die guten Ergebnisse bei ansonsten unverändertem Studienprotokoll nicht reproduziert werden (Pels et al. 2009). Bisher fehlen kontrollierte Studien, die den Stellenwert der intrathekalen Therapie klar definieren.

Eine weitere Alternative ist die konsolidierende myeloablative Chemotherapie mit autologer Stammzelltransplantation (HDT-AST). Die Wirksamkeit der HDT-AST wurde in mehreren Phase-II-Studien bei jüngeren Patienten ohne wesentliche Begleiterkrankungen untersucht und stellt in diesem Kollektiv eine hochwirksame, potenziell kurative Therapieoption dar (Gesamtansprechen 80–96 %, medianes Gesamtüberleben 64–104 Monate) (Illerhaus et al. 2016, Illerhaus et al. 2006, Omuro et al. 2015). Neue Daten legen nahe, dass die HD-AST der konsolidierenden WBRT in der Effektivität gleichwertig, aber mit weniger neurotoxischen Nebenwirkungen behaftet ist (Ferreri et al. 2017).

HDT-AST

Die HD-AST weist in prospektiven Studien eine Mortalität von 0–12 % auf (Illerhaus et al. 2006, Omuro et al. 2015), kommt aber aufgrund ihrer Toxizität vor allem für ältere Patienten häufig nicht infrage. Aktuelle Studien vergleichen die Effektivität und Toxizität einer altersadaptierten HD-AST für Patienten > 65 Jahre.

Eine mögliche Überlegenheit unterschiedlicher Konsolidierungsstrategien (nicht myeloablativ vs. myeloablativ) hinsichtlich ihrer Effektivität und Toxizität kann bislang nicht eindeutig beurteilt werden, da entsprechende Therapiestudien noch nicht abgeschlossen sind. So wird zum Beispiel in der aktuell rekrutierenden randomisierten multizentrischen Phase-III-Studie MATRix/IELSG-43 nach einer Induktion mit MTX, AraC, Thiotepa und Rituximab gemäß MATRix-Regime der Stellenwert einer dosisintensivierten Konsolidierung mit Rituximab, Dexamethason, Etoposid und Carboplatin gegenüber dem einer HDT-ASCT mit Thiotepa und Carmustin/Busulfan verglichen (Grommes et al. 2017, Schorb et al. 2016).

unterschiedliche Konsolidierungsstrategien

Behandlung von älteren Patienten

Etwa 50 % der PZNSL-Patienten sind 60 Jahre und älter. Die Inzidenz des PZNSL steigt innerhalb dieser Altersklasse aus unklarer Ursache (O'Neill et al. 2013). In diesem Patientenkollektiv ist die Prognose unabhängig von der Therapie deutlich schlechter. Außerdem sind die Therapiemöglichkeiten limitiert, da einerseits die Anwendung aggressiver Chemotherapieprotokolle aufgrund entsprechender Komorbiditäten und therapieassoziierten Nebenwirkungen eingeschränkt und andererseits die Radiotherapie mit einem besonders hohen Neurotoxizitätsrisiko behaftet ist. Die Therapieziele liegen daher insgesamt eher in einem Erhalt der Lebensqualität und in der Bewahrung der funktionellen Unabhängigkeit als in einer langfristigen Heilung.

hochdosierte MTX-basierte Chemotherapie

Eine hochdosierte MTX-basierte Chemotherapie > 3 g/m² ist auch bei älteren Patienten eine sichere und wirksame Therapieoption (Zhu et al. 2009, Kasenda et al. 2015) und sollte, wann immer möglich, gegeben werden. Dosisreduktionen sind häufiger notwendig und sollten anhand der glomerulären Filtrationsrate vor jedem Zyklus angepasst werden (Roth et al. 2014).

Dosisreduktionen

Hauptproblem bei den älteren Patienten ist der Remissionserhalt. Nach MTX-basierter Chemotherapie können je nach Protokoll zwar bei bis zu 60 % der Fälle Komplettremissionen erreicht werden, das progressionsfreie Überleben liegt jedoch im Schnitt nur bei 6 Monaten und das mediane Gesamtüberleben bei 20–30 Monaten (Illerhaus et al. 2009, Omuro et al. 2007). In den aktuellen Studienprotokollen ist aus diesem Grund nach einer MTX-basierten Chemotherapie in der Regel eine Erhaltungstherapie (z. B. mit oral verabreichten Alkylanzien wie Procarbazin oder Temozolomid) vorgesehen.

Im deutschsprachigen Raum hat sich an vielen Zentren zur Behandlung älterer Patienten das PRIMAIN-Protokoll (Rituximab, Methotrexat, Procarbazin) etabliert,

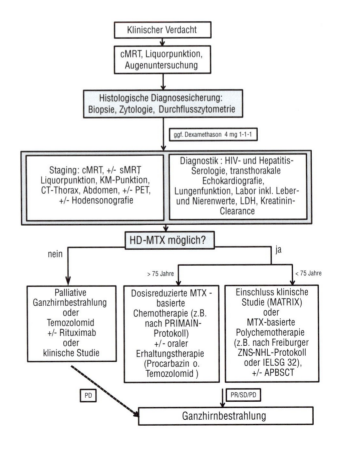

Abbildung 1 Therapiealgorithmus für die Erstlinientherapie des PZNSL.

welches in einer großen multizentrischen randomisierten Studie untersucht wurde (Fritsch et al. 2017). Retrospektive Daten und vorläufige Daten einer prospektiven Pilotstudie zeigen außerdem, dass fitte Patienten > 65 Jahre von einer intensiven Therapie inklusive HD-AST profitieren könnten (Schorb et al. 2019a). Dieses Konzept wird in Deutschland im Rahmen einer multizentrischen Phase-II-Studie (MARTA-Studie) getestet (Schorb et al. 2019b).

Es gibt derzeit keinen Standard für ältere Patienten, die für eine MTX-basierte Therapie nicht infrage kommen. Ältere Patienten mit Komorbiditäten, die mit Temozolomid allein behandelt wurden, wiesen ein Gesamtansprechen von 47 % und ein Gesamtüberleben von 21 Monaten auf (Kurzwelly et al. 2010). Aufgrund des hohen Risikos für neurotoxische Komplikationen besteht die Indikation zur Ganzhirnbestrahlung in der Regel nur als palliativer Ansatz, wenn wirksamere Therapiealternativen ausgeschöpft oder nicht durchführbar sind.

Therapiealgorithmus für die Erstlinienbehandlung

Unter Abbildung 1 ist ein Therapiealgorithmus zur Erstlinienbehandlung von Patienten mit PZNSL sowie eine Zusammenfassung der gängigen Therapieprotokolle dargestellt.

Rezidivtherapie

Für die Behandlung eines PZNSL-Rezidivs gibt es bislang kein definiertes Standardvorgehen. Die bislang publizierten Daten gehen zum Großteil auf kleinere unkontrollierte retrospektive und wenige prospektive Studien zurück. Das Gesamtansprechen dieser Studien variiert in der Regel zwischen 10 und 40 %.

kein definiertes Standardvorgehen

Bei Patienten unter 65 Jahren mit Rezidiv oder primär refraktärer Erkrankung sollte eine HDT-ASCT erwogen werden. Mit der HD-ASCT konnten in 2 großen retrospektiven Studien Langzeitremissionen bei Patienten erreicht werden, die auch unter einer HD-MTX-Induktion kein Ansprechen erzielten (Schorb et al. 2013, Soussain et al. 2012). In der Rezidivsituation zeigt sich unter dieser Therapie ein 5-Jahres-Gesamtüberleben von 51 % (Soussain et al. 2012).

HDT-ASCT

Ein 2-Jahres-, progressionsfreies Überleben von 49 % konnte mit einer Hochdosis-MTX-Therapie in Kombination mit Ifosfamid, Thiotepa, AraC, DepoCyte und anschließender HDT-ASCT in der *Berliner Gruppe* erzielt werden (Korfel et al. 2013). Die Daten der HDT-ASCT in der Rezidivsituation im Rahmen der mittlerweile geschlossenen Freiburger-ZNS-NHL-Studie stehen noch aus.

Bei Patienten, die sich nicht für eine HDT-ASCT qualifizieren und die initial erfolgreich mit MTX behandelt wurden, kann eine erneute MTX-haltige Chemotherapie erwogen werden. In einer retrospektiven Analyse zur Re-Therapie mit MTX bei Rezidiv nach vorangegangener MTX-basierter Therapie wurden vergleichsweise hohe Ansprechraten (bis zu 85 %) und ein medianes Überleben von 41–62 Monaten beschrieben (Pentsova et al. 2014, Plotkin et al. 2004).

erneute MTX-haltige Chemotherapie

Grundsätzlich sollte bei jeder Therapieentscheidung berücksichtigt werden, dass die Gabe von MTX (systemisch oder intrathekal) nach erfolgter Ganzhirnbestrahlung mit einem hohen Leukenzephalopathierisiko verbunden ist (Omuro et al. 2005).

Zur Behandlung des MTX-refraktären PZNSL wurden mit einem Salvage-Regime bestehend aus Rituximab, Ifosfamid und Etoposid ein Gesamtansprechen von

41 % und ein 2-Jahres-Überleben von 25 % erzielt (Mappa et al. 2013). Temozolomid als Monotherapie oder in Kombination mit Rituximab ist mit einem Gesamtansprechen von bis zu 50 % und einem 1-Jahres-Überleben von bis zu 70 % assoziiert (Nayak et al. 2013, Makino et al. 2012).

Weitere Optionen sind Topotecan, das PCV-Schema (Procarbazin, CCNU, Vincristin), Pemetrexed und Bendamustin, durch welche 1-Jahres-Überlebensraten bis zu 40 % erzielt werden können (Chamberlain 2014, Zhang et al. 2013, Herrlinger et al. 2000, Fischer et al. 2006).

Die Ergebnisse einer Ganzhirnbestrahlung in der Rezidivsituation sind vergleichbar mit denen der Chemotherapie. Es kann hierbei ein progressionsfreies Überleben von bis zu 11 Monaten erzielt werden (Nguyen et al. 2005). Die Ganzhirnbestrahlung wird in der Rezidivsituation in der Regel als Konsolidierung nach Chemotherapie oder als palliative Maßnahme eingesetzt.

Angesichts der schlechten Blut-Hirn-Schranken-Penetration von Rituximab hat sich dessen Applikation mittels lumbaler Liquorpunktion in einer Dosierung von 10–25 mg im Rahmen von mehreren Phase-I-Studien in der Rezidivsituation als wirksame und sichere Therapie erwiesen (Rubenstein et al. 2013b). Sie stellt somit einen vielversprechenden Ansatz dar, der im Rahmen weiterer klinischer Studien auch in Hinblick auf die Konsolidierung weiter verfolgt werden sollte.

Zielgerichtete Substanzen, Immuntherapien

Zielgerichtete Substanzen, die zum Beispiel in die B-Zell-Signaltransduktion eingreifen und damit Proliferation und Überleben von Lymphomzellen regulieren wie Temsirolimus (Korfel et al. 2016), Lenalidomid (Rubenstein et al. 2015), Pomalidomid (Tun et al. 2018) und Ibrutinib (Dunleavy et al. 2015), sowie sogenannte Checkpoint-Inhibitoren (Nayak et al. 2017), die die T-Zell-vermittelte Immunantwort modulieren, zeigen Aktivität, aber z. T. nicht unerhebliche Toxizität bei therapierefraktären und intensiv vorbehandelten Patienten. Sollten aktuell rekrutierende Studien die Effektivität und Verträglichkeit der genannten Substanzen bestätigen, so eröffnen sich möglicherweise neue Möglichkeiten in der Behandlung des PZNSL, derzeit besteht in Deutschland jedoch keine Zulassung der angeführten Substanzen.

in Deutschland jedoch keine Zulassung

In der Behandlung des therapierefraktären DLBCL ist die Therapie mit CAR-T-Zellen zugelassen, die Wirksamkeit in der Behandlung sekundärer ZNS-Manifestationen aufweist (Abramson et al. 2017). Ihr Stellenwert in der Behandlung des PZNSL muss jedoch noch definiert werden.

PZNSL bei immunsupprimierten Patienten

Eine besondere Situation stellt die Behandlung von immunsupprimierten Patienten mit PZNSL dar. Patienten mit HIV-assoziiertem PZNSL profitieren in der Regel von einer hochaktiven antiretroviralen Therapie (HAART) (Skiest et al. 2003). Die Datenlage zur Behandlung des HIV-assoziierten PZNSL beschränkt sich auf kleine retrospektive Fallserien und Fallberichte. Es zeichnet sich jedoch ab, dass Patienten mit HIV, wann immer angesichts von Komorbiditäten möglich, dieselbe Behandlung bekommen können und sollten wie immunkompetente Patienten. Ältere retrospektive Daten zur Wirksamkeit liegen hierbei für eine hochdosierte MTX-Monotherapie (Jacomet et al. 1997) und die Ganzhirnbestrahlung (Nagai et

dieselbe Behandlung wie immunkompetente Patienten

al. 2010) vor. Weiterhin legen ein Fallbericht und eine kleine retrospektive Fallserie nahe, dass die Therapie mit MTX, Rituximab mit anschließender HD-ASCT effektiv ist und sicher durchgeführt werden kann (Wieters et al. 2014, Wolf et al. 2014).
Bei Patienten mit Z. n. Organtransplantation sollte nach Möglichkeit die immunsuppressive Behandlung reduziert oder modifiziert werden. Darüber hinaus kann eine Immunchemotherapie unter Einschluss von Rituximab erfolgversprechend sein.

Nachsorge

Im ersten Jahr sollten bildgebende (MRT) und klinische Kontrollen alle drei Monate, im zweiten Jahr alle vier Monate und ab dem dritten Jahr alle sechs Monate erfolgen. Zusätzliche Kontrollen mit kranieller und/oder spinaler MRT, CT-Thorax/ Abdomen, Liquorpunktion oder augenärztlicher Untersuchung erfolgen bei klinischem Verdacht selbstverständlich auch zu jedem anderen Zeitpunkt. Zumindest bei Patienten, die innerhalb klinischer Studien behandelt worden sind, sollten auch regelmäßige neuropsychologische Untersuchungen durchgeführt werden.

MRT und klinische Kontrollen

Therapiestudien

International Extranodal Lymphoma Study Group, Studie IELSG 43/MATRIx

Studienleiter: *G. Illerhaus*, Klinikum Stuttgart und *A. Ferreri*, San Raffaele H Scientific Institute Mailand
In dieser multizentrischen randomisierten Phase-III-Studie für Patienten ≤ 65 Jahre (in gutem Allgemeinzustand bis 70 Jahre) mit der Erstdiagnose eines PZNSL soll die Hochdosischemotherapie und autologe Stammzelltransplantation mit der konventionellen Chemotherapie als Konsolidierung verglichen werden.
Zur Induktion erhalten alle Patienten 4 Zyklen MATRIx (MTX, AraC, Thiotepa und Rituximab), Patienten mit Therapieansprechen werden in 2 Arme randomisiert. Arm A erhält eine Hochdosischemotherapie mit Thiotepa und Carmustin gefolgt von einer autologen Stammzelltransplantation. Arm B erhält eine Chemotherapie mit R-DeVIC (Rituximab, Dexamethason, Etoposid/V-P16, Ifosfamid und Carboplatin).

PRIMAIN-Protokoll

Vorphase (Tag -6)
Rituximab 375 mg/m^2

3 Zyklen: R-MP
Rituximab 375 mg/m^2 (Tag 1, 15, 29)
MTX 3 g/m^2 (Tag 2, 16, 30)
Procarbazin 60 mg/m^2 p. o. (Tag 2–11)
Wiederholung an Tag 43

6 Zyklen Erhaltungstherapie
Procarbazin 100 mg abs. p. o./Tag (Tag 1–5, WDH Tag 29)
Start 43 Tage nach Tag 1 des letzten Zyklus R-MP

IELSG32-Protokoll

Zyklus 1–4: MATRix
Rituximab 375 mg/m^2 (Tag -5)
Rituximab 375 mg/m^2 (Tag 0)
MTX 3,5 g/m^2 i. v. (Tag 1)
AraC 2 x 2 g/m^2 i. v. (Tag 2–3)
Thiotepa 30 mg/m^2 (Tag 4)
4 Zyklen alle 3 Wochen

Konsolidierung
BCNU 400 mg/m^2 i. v. (Tag -6)
Thiotepa 2 x 5 mg/kg i. v. (Tag -5)
Thiotepa 2 x 5 mg/kg i. v. (Tag -4)
APBSCT (Tag 0)

Freiburger ZNS-NHL-Protokoll

2 Zyklen R-M
Rituximab 375 mg/m^2 (Tag 0)
Methotrexat (8 g/m^2) (Tag 1)
Rituximab 375 mg/m^2 (Tag 10)
Methotrexat (8 g/m^2) (Tag 11)
Wiederholung an Tag 21

2 Zyklen R-AraC/TT
Rituximab 375 mg/m^2 (Tag 0)
AraC 3000 mg/m^2 i. v. (Tag 1–2)
Thiotepa 40 mg/m^2 (Tag 2)
Wiederholung an Tag 21

Konsolidierung APBST
Rituximab 375 mg/m^2 (Tag -7)
BCNU 400 mg/m^2 i. v. (Tag -6)
Thiotepa 2 x 5 mg/kg i. v. (Tag -5)
Thiotepa 2 x 5 mg/kg i. v. (Tag -4)
APBSCT (Tag 0)

MATRix/IELSG43-Protokoll

4 Zyklen MATRix
Rituximab 375 mg/m^2 (Tag 0, 5)
MTX 3,5 g/m^2 (Tag 1)
AraC 2 x 2 g/m^2 (Tag 2–3)
Thiotepa 30 mg/m^2 (Tag 4)
Wiederholung an Tag 21

Konsolidierung
Arm A: 2 Zyklen R-DeVIC
Rituximab 375 mg/m^2 (Tag 0)
Dexamethason 40 mg (Tag 1–3)
VP-16 (Etoposid) 100 mg/m^2 (Tag 1–3)
Ifosfamid 1500 mg/m^2 (Tag 1–3)
Carboplatin 300 mg/m^2 (Tag 1)
Wiederholung an Tag 21

Arm B: APBSCT
BCNU 400 mg/m^2 i. v. (Tag -6)
Thiotepa 2 x 5 mg/kg i. v. (Tag -5)
Thiotepa 2 x 5 mg/kg i. v. (Tag -4)
APBSCT (Tag 0)

Erklärung zu Interessenkonflikten

Die Autoren geben keine Interessenkonflikte an.

Was ist neu?
Was sollte beachtet werden?

1. Klinische und bildgebende Befunde können unspezifisch sein – das PZNSL sollte daher bei differenzialdiagnostischen Überlegungen stets berücksichtigt werden. Vor einer histopathologischen Diagnosesicherung sollte bei entsprechendem Verdacht auf Steroide verzichtet werden, um die diagnostische Sensitivität der Biopsie nicht zu beeinträchtigen.

2. Die Strahlentherapie sollte in der Primärtherapie vermieden und aufgrund der neurotoxischen Nebenwirkungen für Patienten mit Rezidiv oder mit Kontraindikation für eine Chemotherapie vorbehalten bleiben.

3. Therapie der Wahl ist die HD-MTX-basierte Polychemotherapie; die im deutschsprachigen Raum gängigen Therapieprotokolle für die unterschiedlichen Altersgruppen sind im Manuskript zusammengefasst.

4. Bisher gibt es keine etablierte Standardtherapie des PZNSL, daher sollten Patienten, wann immer sinnvoll möglich, in prospektive Therapiestudien eingeschlossen werden.

5. Im Rezidiv richtet sich die Therapie nach dem klinischen Zustand des Patienten, nach den vorausgegangenen Therapien und der Länge des rezidivfreien Intervalls.

6. Zielgerichtete Substanzen besitzen möglicherweise Potenzial in der Behandlung des PZNSL, ihr Stellenwert muss jedoch im Rahmen von Studien definiert werden.

Literatur

Abramson JS, McGree B, Noyes S et al (2017) Anti-cd19 car t cells in cns diffuse large-b-cell lymphoma. N Engl J Med 377: 783–784

Bergner N, Monsef I, Illerhaus G et al (2012) Role of chemotherapy additional to high-dose methotrexate for primary central nervous system lymphoma (pcnsl). Cochrane Database Syst Rev 11: CD009355

Bruck W, Brunn A, Klapper W et al (2013) Differential diagnosis of lymphoid infiltrates in the central nervous system: Experience of the network lymphomas and lymphomatoid lesions in the nervous system. Der Pathologe 34: 186–197

Brunn A, Nagel I, Montesinos-Rongen M et al (2013) Frequent triple-hit expression of myc, bcl2, and bcl6 in primary lymphoma of the central nervous system and absence of a favorable myc(low)bcl2 (low) subgroup may underlie the inferior prognosis as compared to systemic diffuse large b cell lymphomas. Acta Neuropathol 126: 603–605

Buhring U, Herrlinger U, Krings et al (2001) Mri features of primary central nervous system lymphomas at presentation. Neurology 57: 393–396

Chamberlain MC (2014) Salvage therapy with bendamustine for methotrexate refractory recurrent primary cns lymphoma: A retrospective case series. J Neurooncol 118: 155–162

Cobert J, Hochberg E, Woldenberg N et al (2010) Monotherapy with methotrexate for primary central nervous lymphoma has single agent activity in the absence of radiotherapy: A single institution cohort. J Neurooncol 98: 385–393

Correa DD, Shi W, Abrey LE et al (2012) Cognitive functions in primary cns lymphoma after single or combined modality regimens. Neuro Oncol 14: 101–108

DeAngelis LM, Seiferheld W, Schold SC et al (2002) Radiation Therapy Oncology Group S. Combination chemotherapy and radiotherapy for primary central nervous system lymphoma: Radiation therapy oncology group study 93-10. J Clin Oncol 20: 4643–4648

Deckert M, Brunn A, Montesinos-Rongen M et al (2014) Primary lymphoma of the central nervous system – a diagnostic challenge. Hematological Oncology 32: 57–67

Doolittle ND, Korfel A, Lubow MA et al (2013) Long-term cognitive function, neuroimaging, and quality of life in primary cns lymphoma. Neurology 81: 84–92

Dunleavy K, Roschewski M, Bhaumik S et al (2015) Phase i/ii study of teddi-r with ibrutinib in unreated and relapsed/refractory primary cns lymphoma Hematological Oncology 33: 1–20

Ferreri AJ, Blay JY, Reni M et al (2003) Prognostic scoring system for primary cns lymphomas: The international extranodal lymphoma study group experience. J Clin Oncol 21: 266–272

Ferreri AJ, Cwynarski K, Pulczynski E et al (2016) Chemoimmunotherapy with methotrexate, cytarabine, thiotepa, and rituximab (matrix regimen) in patients with primary cns lymphoma: Results of the first randomisation of the international extranodal lymphoma study group-32 (ielsg32) phase 2 trial. Lancet Haematol 3: e217–227

Ferreri AJ, Reni M, Foppoli M et al (2009) High-dose cytarabine plus high-dose methotrexate versus high-dose methotrexate alone in patients with primary cns lymphoma: A randomised phase 2 trial. Lancet 374: 1512–1520

Ferreri AJM, Cwynarski K, Pulczynski E et al (2017) Whole-brain radiotherapy or autologous stem-cell transplantation as consolidation strategies after high-dose methotrexate-based chemoimmunotherapy in patients with primary cns lymphoma: Results of the second randomisation of the international extranodal lymphoma study group-32 phase 2 trial. Lancet Haematol 4: e510–e523

Fischer L, Martus P, Weller M et al (2008) Meningeal dissemination in primary cns lymphoma: Prospective evaluation of 282 patients. Neurology 71: 1102–1108

Fischer L, Thiel E, Klasen HA et al (2006) Prospective trial on topotecan salvage therapy in primary cns lymphoma. Ann Oncol 2006 17: 1141–1145

Fritsch K, Kasenda B, Schorb E et al (2017) High-dose methotrexate-based immuno-chemotherapy for elderly primary cns lymphoma patients (primain study). Leukemia 31: 846–852

Glass J, Won M, Schultz CJ et al (2016) Phase i and ii study of induction chemotherapy with methotrexate, rituximab, and temozolomide, followed by whole-brain radiotherapy and postirradiation temozolomide for primary cns lymphoma: Nrg oncology rtog 0227. J Clin Oncol 34: 1620–1625

Grommes C, DeAngelis LM (2017) Primary cns lymphoma. J Clin Oncol 35: 2410–2418

Herrlinger U, Brugger W, Bamberg M et al (2000) Pcv salvage chemotherapy for recurrent primary cns lymphoma. Neurology 54: 1707–1708

Herrlinger U, Schabet M, Bitzer M et al (1999) Primary central nervous system lymphoma: From clinical presentation to diagnosis. J Neurooncol 43: 219–226

Herrlinger U, Schafer N, Fimmers R et al (2017) Early whole brain radiotherapy in primary cns lymphoma: Negative impact on quality of life in the randomized g-pcnsl-sg1 trial. J Cancer Res Clin Oncol 143(9): 1815–1821

Hoang-Xuan K, Bessell E, Bromberg J et al (2015) Diagnosis and treatment of primary cns lymphoma in immunocompetent patients: Guidelines from the european association for neuro-oncology. Lancet Oncol 16: e322–332

Hoang-Xuan K, Taillandier L, Chinot O et al (2003) Chemotherapy alone as initial treatment for primary cns lymphoma in patients older than 60 years: A multicenter phase ii study (26952) of the european organization for research and treatment of cancer brain tumor group. J Clin Oncol 21: 2726–2731

Illerhaus G, Kasenda B, Ihorst G et al (2016) High-dose chemotherapy with autologous haemopoietic stem cell transplantation for newly diagnosed primary cns lymphoma: A prospective, single-arm, phase 2 trial. Lancet Haematol 3: e388–397

Illerhaus G, Marks R, Ihorst G et al (2006) High-dose chemotherapy with autologous stem-cell transplantation and hyperfractionated radiotherapy as first-line treatment of primary cns lymphoma. J Clin Oncol 24: 3865–3870

Illerhaus G, Marks R, Muller F et al (2009) High-dose methotrexate combined with procarbazine and ccnu for primary cns lymphoma in the elderly: Results of a prospective pilot and phase ii study. Ann Oncol 20: 319–325

Jacomet C, Girard PM, Lebrette MG et al (1997) Intravenous methotrexate for primary central nervous system non-hodgkin's lymphoma in aids. Aids 11: 1725–1730

Jahnke K, Korfel A, Martus P et al (2005) High-dose methotrexate toxicity in elderly patients with primary central nervous system lymphoma. Ann Oncol 16: 445–449

Juergens A, Pels H, Rogowski S et al (2010) Long-term survival with favorable cognitive outcome after chemotherapy in primary central nervous system lymphoma. Ann Neurol 67: 182–189

Kasenda B, Ferreri AJ, Marturano E et al (2015) First-line treatment and outcome of elderly patients with primary central nervous system lymphoma (pcnsl) – a systematic review and individual patient data meta-analysis. Ann Oncol 26(7): 1305–1313

Kasenda B, Loeffler J, Illerhaus G et al (2016) The role of whole brain radiation in primary cns lymphoma. Blood 128: 32–36

Korfel A, Elter T, Thiel E et al (2013) Phase ii study of central nervous system (cns)-directed chemotherapy including high-dose chemotherapy with autologous stem cell transplantation for cns relapse of aggressive lymphomas. Haematologica 98: 364–370

Korfel A, Martus P, Nowrousian MR et al (2005) Response to chemotherapy and treating institution predict survival in primary central nervous system lymphoma. Br J Haematol 128: 177–183

Korfel A, Schlegel U, Herrlinger U et al (2016) Phase ii trial of temsirolimus for relapsed/refractory primary cns lymphoma. J Clin Oncol 34: 1757–1763

Korfel A, Weller M, Martus P et al (2012) Prognostic impact of meningeal dissemination in primary cns lymphoma (pcnsl): Experience from the g-pcnsl-sg1 trial. Ann Oncol 23: 2374–2380

Kreher S, Strehlow F, Martus P et al (2015) Prognostic impact of intraocular involvement in primary cns lymphoma: Experience from the g-pcnsl-sg1 trial. Ann Hematol 94: 409–414

Kuker W, Nagele T, Korfel A et al (2005) Primary central nervous system lymphomas (pcnsl): Mri features at presentation in 100 patients. J Neurooncol 72: 169–177

Kurzwelly D, Glas M, Roth P et al (2002) Primary cns lymphoma in the elderly: Temozolomide therapy and mgmt status. J Neurooncol 97: 389–392

Lai R, Rosenblum MK, DeAngelis LM (2002) Primary cns lymphoma: A whole-brain disease? Neurology 59: 1557–1562

Makino K, Nakamura H, Hide T et al (2012) Salvage treatment with temozolomide in refractory or relapsed primary central nervous system lymphoma and assessment of the mgmt status. J Neurooncol 106: 155–160

Mappa S, Marturano E, Licata G et al (2013) Salvage chemoimmunotherapy with rituximab, ifosfamide and etoposide (r-ie regimen) in patients with primary cns lymphoma relapsed or refractory to high-dose methotrexate-based chemotherapy. Hematol Oncol 31: 143–150

Mathew BS, Carson KA, Grossman SA (2006) Initial response to glucocorticoids. Cancer 106: 383–387

Montesinos-Rongen M, Godlewska E, Brunn A et al (2011) Activating l265p mutations of the myd88 gene are common in primary central nervous system lymphoma. Acta Neuropathol 122: 791–792

Montesinos-Rongen M, Schafer E, Siebert R et al (2012) Genes regulating the b cell receptor pathway are recurrently mutated in primary central nervous system lymphoma. Acta Neuropathol 124: 905–906

Montesinos-Rongen M, Schmitz R, Brunn A et al (2010) Mutations of card11 but not tnfaip3 may activate the nf-kappab pathway in primary cns lymphoma. Acta Neuropathol 120: 529–535

Morris PG, Correa DD, Yahalom J et al (2013) Rituximab, methotrexate, procarbazine, and vincristine followed by consolidation reduced-dose whole-brain radiotherapy and cytarabine in newly diagnosed primary cns lymphoma: Final results and long-term outcome. J Clin Oncol 31: 3971–3979

Nagai H, Odawara T, Ajisawa A et al (2010) Whole brain radiation alone produces favourable outcomes for aids-related primary central nervous system lymphoma in the haart era. Eur J Haematol 84: 499–505

Nayak L, Abrey LE, Drappatz J et al (2013) Multicenter phase ii study of rituximab and temozolomide in recurrent primary central nervous system lymphoma. Leuk Lymphoma 54: 58–61

Nayak L, Iwamoto FM, LaCasce A et al (2017) Pd-1 blockade with nivolumab in relapsed/refractory primary central nervous system and testicular lymphoma. Blood 129: 3071–3073

Nelson DF (1999) Radiotherapy in the treatment of primary central nervous system lymphoma (pcnsl). J Neurooncol 43: 241–247

Nguyen PL, Chakravarti A, Finkelstein DM et al (2005) Results of whole-brain radiation as salvage of methotrexate failure for immunocompetent patients with primary cns lymphoma. J Clin Oncol 23: 1507–1513

Omuro A, Correa DD, DeAngelis LM et al (2015) R-mpv followed by high-dose chemotherapy with tbc and autologous stem-cell transplant for newly diagnosed primary cns lymphoma. Blood 125: 1403–1410

Omuro AM, Ben-Porat LS, Panageas KS et al (2005) Delayed neurotoxicity in primary central nervous system lymphoma. Arch Neurol 62: 1595–1600

Omuro AM, Taillandier L, Chinot O et al (2007) Temozolomide and methotrexate for primary central nervous system lymphoma in the elderly. J Neurooncol 85: 207–211

O'Neill BP, Decker PA, Tieu C et al (2013) The changing incidence of primary central nervous system lymphoma is driven primarily by the changing incidence in young and middle-aged men and differs from time trends in systemic diffuse large b-cell non-hodgkin's lymphoma. Am J Hematol 88: 997–1000

Pels H, Juergens A, Glasmacher A et al (2009) Early relapses in primary cns lymphoma after response to polychemotherapy without intraventricular treatment: Results of a phase ii study. J Neurooncol 91: 299–305

Pels H, Schmidt-Wolf IG, Glasmacher A et al (2003) Primary central nervous system lymphoma: Results of a pilot and phase ii study of systemic and intraventricular chemotherapy with deferred radiotherapy. J Clin Oncol 21: 4489–4495

Pentsova E, Deangelis LM, Omuro A (2014) Methotrexate re-challenge for recurrent primary central nervous system lymphoma. J Neurooncol 117: 161–165

Pirotte B, Levivier M, Goldman S et al (1997) Glucocorticoid-induced long-term remission in primary cerebral lymphoma:

Case report and review of the literature. J Neurooncol 32: 63–69

Plotkin SR, Betensky RA, Hochberg FH et al (2004) Treatment of relapsed central nervous system lymphoma with high-dose methotrexate. Clin Cancer Res 10: 5643–5646

Poortmans PM, Kluin-Nelemans HC, Haaxma-Reiche H et al (2003) High-dose methotrexate-based chemotherapy followed by consolidating radiotherapy in non-aids-related primary central nervous system lymphoma: European organization for research and treatment of cancer lymphoma group phase ii trial 20962. J Clin Oncol 21: 4483–4488

Roth P, Hoang-Xuan K (2014) Challenges in the treatment of elderly patients with primary central nervous system lymphoma. Curr Opin Neurol 27: 697–701

Royer-Perron L, Hoang-Xuan K, Alentorn A (2017) Primary central nervous system lymphoma: Time for diagnostic biomarkers and biotherapies? Curr Opin Neurol 30: 669–676

Rubenstein JL, Hsi ED, Johnson JL et al (2013a) Intensive chemotherapy and immunotherapy in patients with newly diagnosed primary cns lymphoma: Calgb 50202 (alliance 50202). J Clin Oncol 31: 3061–3068

Rubenstein JL, Li J, Chen L et al (2013b) Multicenter phase 1 trial of intraventricular immunochemotherapy in recurrent cns lymphoma. Blood 121: 745–751

Rubenstein JL, Wang X, Chen N et al (2015) Lenalidomide is highly active in recurrent cns lymphomas: Phase i investigation of lenalidomide plus rituximab and outcomes of lenalidomide as maintenance monotherapy. Hematological Oncology 33: 1–20

Schorb E, Finke J, Ferreri AJ et al (2016) High-dose chemotherapy and autologous stem cell transplant compared with conventional chemotherapy for consolidation in newly diagnosed primary cns lymphoma – a randomized phase iii trial (matrix). BMC Cancer 16: 282

Schorb E, Finke J, Ihorst G et al (2019a) Age-adjusted high-dose chemotherapy and autologous stem cell transplant in elderly and fit primary cns lymphoma patients. BMC Cancer 19: 287

Schorb E, Illerhaus G, Finke J (2019b) Current treatment standards in pcnsl. Dtsch Med Wochenschr 144: 161–164

Schorb E, Kasenda B, Atta J et al (2013) Prognosis of patients with primary central nervous system lymphoma after high-dose chemotherapy followed by autologous stem cell transplantation. Haematologica 98: 765–770

Skiest DJ, Crosby C (2003) Survival is prolonged by highly active antiretroviral therapy in aids patients with primary central nervous system lymphoma. Aids 17: 1787–1793

Soussain C, Choquet S, Fourme E et al (2012) Intensive chemotherapy with thiotepa, busulfan and cyclophosphamide and hematopoietic stem cell rescue in relapsed or refractory primary central nervous system lymphoma and intraocular lymphoma: A retrospective study of 79 cases. Haematologica 97: 1751–1756

Thiel E, Korfel A, Martus P et al (2010) High-dose methotrexate with or without whole brain radiotherapy for primary cns lymphoma (g-pcnsl-sg-1): A phase 3, randomised, non-inferiority trial. Lancet Oncol 11: 1036–1047

Tun HW, Johnston PB, DeAngelis LM et al (2018) Phase 1 study of pomalidomide and dexamethasone for relapsed/refractory primary cns or vitreoretinal lymphoma. Blood 132: 2240–2248

Villano JL, Koshy M, Shaikh H et al (2011) Age, gender, and racial differences in incidence and survival in primary cns lymphoma. Br J Cancer 105: 1414–1418

von Baumgarten L, Illerhaus G, Korfel A et al (2018) The diagnosis and treatment of primary cns lymphoma. Dtsch Arztebl Int 115: 419–426

Weller M, Martus P, Roth P et al, German PSG (2012) Surgery for primary cns lymphoma? Challenging a paradigm. Neurooncol 14: 1481–1484

Wieters I, Atta J, Kann G et al (2014) Autologous stem cell transplantation in hiv-related lymphoma in the rituximab era – a feasibility study in a monocentric cohort. J Int AIDS Soc 17: 19648

Wolf T, Kiderlen T, Atta J et al (2014) Successful treatment of aids-associated, primary cns lymphoma with rituximab- and methotrexate-based chemotherapy and autologous stem cell transplantation. Infection 42: 445–447

Zhang JP, Lee EQ, Nayak L et al (2013) Retrospective study of pemetrexed as salvage therapy for central nervous system lymphoma. J Neurooncol 115: 71–77

Zhu JJ, Gerstner ER, Engler DA et al (2009) High-dose methotrexate for elderly patients with primary cns lymphoma. Neurooncol 11: 211–215

Kutane Lymphome

M. J. Flaig, L. Engels, S. Theurich, K. Kilian, W. Stolz, M. Schlaak

> **Schlagwörter**
>
> • kutane Lymphome • kutane B-Zell-Lymphome • kutane T-Zell-Lymphome
> • Mycosis fungoides • Sézary-Syndrom • Erythrodermie • Skin Directed Therapy (SDT) • PUVA • WHO-/EORTC-Klassifikation

Triggerfaktoren

Nach Lymphomen des Gastrointestinaltraktes stellen maligne kutane Lymphome die zweithäufigste extranodale Lymphomentität dar. Dennoch sind sie mit einer Inzidenz von 8 Fällen pro 100 000 Einwohner pro Jahr für kutane T-Zell-Lymphome und 3 pro 100 000 Einwohner pro Jahr für kutane B-Zell-Lymphome sehr selten. Das mediane Erkrankungsalter liegt bei ca. 60 Jahren, Männer scheinen etwas häufiger betroffen zu sein als Frauen. Primär kutane Lymphome sind definiert als kutane lymphoproliferative Neoplasien ohne Nachweis einer extrakutanen Manifestation zum Zeitpunkt der Diagnose, wohingegen sekundäre kutane Lymphome die kutane Manifestation von disseminierten, primär nodalen Lymphomen oder Leukämien sind. In der klinisch und histologisch sehr heterogenen Gruppe der primär kutanen Lymphome, stellen kutane T-Zell-Lymphome (wie bspw. Mycosis fungoides oder das Sézary-Syndrom) mit einem Anteil von 65 % die Mehrheit dar, gefolgt von kutanen B-Zell-Lymphomen mit etwa 25 % und Sonderformen, die ca. 10 % ausmachen. Die Ätiologie kutaner Lymphome ist trotz molekularbiologischer Fortschritte weiterhin unklar. Es werden verschiedene Triggerfaktoren wie chronische virale oder bakterielle Infektionen, aber auch chronische Dermatitiden durch exogene Noxen erwogen. Insgesamt scheint eine chronische Inflammation und Lymphozytenstimulation das Risiko somatischer Mutationen und das daraus resultierende Risiko einer klonalen Proliferation zu erhöhen. Klassifiziert werden kutane Lymphome nach der WHO-Klassifikation, welche im Jahr 2018 aktualisiert wurde, siehe Tabelle 1. Neu hinzugekommen ist das primär kutane akrale CD8+ T-Zell-Lymphom. Zur klinischen Stadieneinteilung liegen TNM-Klassifikationen vor, welche von der *International Society for Cutaneous Lymphomas* formuliert wurden. Für die Mycosis fungoides und das Sézary-Syndrom hat sich die Einteilung bereits etabliert (Tabelle 2), wohingegen diejenige der anderen kutanen Lymphomentitäten (Tabelle 3) weniger Anwendung findet. In den Klassifikationen wird der Hautbefund (T) erfasst, Veränderungen peripherer Lymphknoten (N), der viszerale Befall (M) und das periphere Blut (B). Anhand dieser Befunde, ergibt sich ein Stagingschema (Tabelle 4).

Da die weitaus häufigsten Entitäten auch bisher als klinikopathologische Einheiten unstrittig etabliert waren, liegen zumindest hierzu umfangreiche Empfehlungen auch in Form von Leitlinien zu Diagnostik und Therapie vor (*Deutsche Leitlinie Kutane Lymphome* der ADO, EORTC *Consensus Recommendations for the Treatment of Mycosis fungoides/Sézary Syndrome, Joint British Association of Dermatologists and UK Cutaneous Lymphoma Group Guidelines for the Management of Primary Cutaneous T-Cell Lymphomas*). Für seltenere Formen und für fortgeschrittene Stadien auch bei T-Zell-Lymphomen fehlt allerdings ein diesbezüglicher, auf validen klinischen Studien beruhender Konsens.

Tabelle 1 World-Health-Organization-Klassifikation der kutanen Lymphome.

Reife T-Zell- und NK-Zell-Lymphome
Mycosis fungoides
Mycosis-fungoides-Varianten und Subtypen
• Follikulotrope Mycosis fungoides • Pagetoide Retikulose • Granulomatous slack skin
Sézary-Syndrom
Adulte(s) T-Zell-Leukämie/Lymphom (HTLV+)
Primär kutane CD30+ lymphoproliferative Erkrankungen:
• Lymphomatoide Papulose • Primär kutanes anaplastisches großzelliges Lymphom
Subkutanes pannikulitisartiges T-Zell-Lymphom
Extranodales NK/T-Zell-Lymphom, nasaler Typ
Primär kutanes peripheres T-Zell-Lymphom, nicht spezifiziert
• Primär kutanes CD8+ aggressives epidermotropes zytotoxisches T-Zell-Lymphom (provisorisch) • Kutanes γ/δ-T-Zell-Lymphom • Primär kutane klein/mittel-großzellige pleomorphe T-Zell-lymphoproliferative Erkrankung • Primär kutanes akrales CD8+ T-Zell-Lymphom (provisorisch)
Reife B-Zell-Lymphome
Primär kutanes Follikelzentrumslymphom (PCFCL)
Primär kutanes Marginalzonen-Lymphom (mukosaassoziiertes lymphoides Gewebe; MALT) (PCMZL)
Primär kutanes diffuses großzelliges B-Zell-Lymphom (Bein-Typ) (PCBLT)
EBV-assoziiertes diffuses großzelliges B-Zell-Lymphom, nicht weiter spezifiziert
Intravaskuläres großzelliges B-Zell-Lymphom
Vorläufer-Neoplasien
Neoplasie blastärer plasmazytoider dendritischer Zellen

Tabelle 2 ISCL/EORTC-Revision der Klassifikation und Stadieneinteilung der Mycosis fungoides und des Sézary-Syndroms (nach Olsen et al. 2007).

Kategorie	Definition
T: Haut	
T1	Makulae, Papulae und Plaques ≤ 10 % der Hautoberfläche
	a) Makulae b) Plaques ± Makulae
T2	Makulae, Papulae und Plaques ≥ 10% der Hautoberfläche
	a) Makulae b) Plaques ± Makulae
T3	Ein oder mehrere Tumoren (≥ 1 cm)
T4	Erythrodermie (≥ 80 % der Körperoberfläche)
N: Lymphknoten	
N0	Keine Lymphknoten palpabel
N1	Palpable Lymphknoten; histologisch kein Anhalt für CTCL (NCI LN0–2)
	a) Klon negativ b) Klon positiv
N2	Palpable Lymphknoten; histologisch geringe Infiltrate eines T-Zell-Lymphoms (NCI LN3)
	a) Klon negativ b) Klon positiv
N3	Palpable Lymphknoten; histologisch ausgedehnte Infiltrate eines T-Zell-Lymphoms (NCI LN4), Klon positiv oder negativ
Nx	Klinisch abnormale Lymphknoten, keine histologische Bestätigung
B: Peripheres Blut	
B0	Keine atypischen Lymphozyten im peripheren Blut (≤ 5 %)
	a) Klon negativ b) Klon positiv
B1	Atypische Lymphozyten im peripheren Blut (> 5 %)
	a) Klon negativ b) Klon positiv
B2	Hohe Tumorlast (≥ 1000/µl Sézary-Zellen mit klonaler T-Zell-Rezeptor-Genumlagerung)
M: Viszerale Organe	
M0	Keine Beteiligung viszeraler Organe
M1	Histologisch gesicherte viszerale Beteiligung mit Organspezifizierung

Tabelle 3 ISCL/EORTC-Vorschlag zur TNM-Klassifikation anderer kutaner Lymphome als Mycosis fungoides und Sézary-Syndrom (nach Kim et al. 2007).

Kategorie	Definition
T: Haut	
T1	Solitäre Hautbeteiligung
	a) solitäre Läsion < 5 cm Durchmesser
	b) solitäre Läsion > 5 cm Durchmesser
T2	Regionäre Hautbeteiligung multipler Hautläsionen begrenzt auf eine Körperregion oder zwei zusammenhängende Körperregionen
	a) Befall begrenzt auf < 15 cm Durchmesser
	b) Befall zwischen 15–30 cm Durchmesser
	c) Befall > 30 cm Durchmesser
T3	Generalisierte Hautbeteiligung
	a) multiple Hautläsionen verteilt auf zwei nicht zusammenhängende Körperregionen
	b) multiple Hautläsionen > 3 Körperregionen
N: Lymphknoten	
N0	Keine klinische und pathologische LK-Beteiligung
N1	Beteiligung einer peripheren LK-Region, die zum Abflussgebiet der laufenden und/oder früheren Hautbeteiligung zählt
N2	Beteiligung von zwei oder mehr peripheren LK-Regionen oder Beteiligung anderer LK-Regionen, die nicht im Abflussgebiet der Hautbeteiligung liegen
N3	Beteiligung zentraler Lymphknoten
M: Viszerale Organe	
M0	Keine Evidenz für extrakutane Beteiligung
M1	Extrakutane Organbeteiligung, außer Lymphknoten

Kutane T-Zell-Lymphome

Mycosis fungoides

Klinik und Verlauf

Die Mycosis fungoides (MF) stellt mit etwa 65 % aller kutanen T-Zell-Lymphome die häufigste Variante der kutanen Lymphome dar und tritt meist im mittleren Alter zwischen 55–60 Jahren auf. Sie beginnt oftmals mit uncharakteristischen Hautveränderungen. Im Median vergehen etwa sechs Jahre zwischen Auftreten erster Hautsymptome bis zur Diagnosestellung. Im Frühstadium finden sich vor allem erythematöse Maculae mit Schuppung, welche sich im Verlauf von Monaten bis

häufigste Variante

Tabelle 4 Erstmalige Staginguntersuchungen bei kutanen Lymphomen (adaptiert nach Dippel et al. 2017).

Lymphomentität	Apparative Diagnostik
Kutane T-Zell- und NK-Zell-Lymphome	
Mycosis fungoides	Röntgen Thorax, Abdomen- und Lymphknotensonografie
Mycosis-fungoides-Varianten und Subtypen: • Follikulotrope Mycosis fungoides • Pagetoide Retikulose • Granulomatous slack skin	Röntgen-Thorax, Abdomen- und Lymphknotensonografie
Mycosis fungoides ab Stadium IIB	Ganzkörper-CT, Lymphknotensonografie, ggf. PET/CT
Sézary-Syndrom	Ganzkörper-CT, Lymphknotensonografie, ggf. PET/CT
Adulte(s) T-Zell-Leukämie/Lymphom	Ganzkörper-CT, MRT Schädel, Lymphknotensonografie, ggf. PET/CT
Primär kutane CD30+ lymphoproliferative Erkrankungen: • Primär kutanes anaplastisches großzelliges Lymphom • Lymphomatoide Papulose	Ganzkörper-CT, Lymphknotensonografie Röntgen Thorax, Lymphknotensonografie
Subkutanes pannikulitisartiges T-Zell-Lymphom	Ganzkörper-CT, Lymphknotensonografie, ggfls. PET/CT
Extranodales NK/T-Zell-Lymphom, nasaler Typ	Ganzkörper-CT, MRT Schädel, Lymphknotensonografie, ggfls. PET/CT
Primär kutanes peripheres T-Zell-Lymphom nicht spezifiziert: • Primär kutanes CD8+ aggressives epidermotropes zytotoxisches T-Zell-Lymphom • Kutanes γ/δ-T-Zell-Lymphom • Primär kutane CD4+ klein- bis mittelgroßzellige T-Zell-Lymphoproliferation • Primär kutanes akrales CD8+ T-Zell-Lymphom	Ganzkörper-CT, MRT Schädel, Lymphknotensonografie, ggf. PET/CT Röntgen Thorax, Abdomen- und Lymphknotensonografie (bei klinischer Unklarheit kann ein Staging mittels Schnittbildgebung durchgeführt werden)
Kutane B-Zell-Lymphome	
Primär kutanes Follikelzentrumslymphom (PCFCL)	Ganzkörper-CT, Lymphknotensonografie, ggfls. PET/CT

Tabelle 4 Erstmalige Staginguntersuchungen bei kutanen Lymphomen (adaptiert nach Dippel et al. 2017). (Forts.)

Lymphomentität	Apparative Diagnostik
Primär kutanes Marginalzonen-B-Zell-Lymphom (PCMZL)	Ganzkörper-CT, Lymphknotensonografie, ggfls. PET/CT
Primär kutanes diffuses großzelliges B-Zell-Lymphom – leg-type (PCBLT)	Ganzkörper-CT, Lymphknotensonografie, ggfls. MRT der betroffenen Extremität, ggfls. PET/CT
Primär kutanes diffuses großzelliges B-Zell-Lymphom, andere Typen	Ganzkörper-CT, Lymphknotensonografie, ggfls. PET/CT
Primär kutanes intravaskuläres großzelliges B-Zell-Lymphom	Ganzkörper-CT, Lymphknotensonografie, MRT Schädel, ggfls. PET/CT

Jahren in Plaques wandeln können. Allerdings ist diese Reihenfolge nicht zwingend, so treten mitunter primär Plaques oder sogar Tumoren auf. Besteht die MF schon länger, finden sich die beschriebenen Effloreszenzen auch gleichzeitig und können in eine Erythrodermie führen. Begleitet wird die Hautsymptomatik fast immer von einem ausgeprägten, teils quälenden Juckreiz. Manche betroffenen berichten zudem von einer B-Symptomatik. Als Ursprungszelle werden „resident-memory T-Cells" angenommen, welche durch oben bereits beschriebene Mechanismen entarten und klonal expandieren.

Erythrodermie

Juckreiz

Aufgrund verwirrender Terminologie und unscharfer Krankheitsdefinitionen ist die nosologische Beziehung der verschiedenen Formen der sogenannten Parapsoriasis zur Mycosis fungoides nicht eindeutig geklärt. Der großherdige poikilodermatische Typ wird als Variante eines frühen Stadiums der Mycosis fungoides angesehen und ist klinisch entsprechend zu behandeln, während die kleinherdige digitiforme Variante (Parapsoriasis en petit plaques, Morbus Brocq) als gutartige oberflächliche Dermatitis gilt. Neben der klassischen MF werden weitere Varianten in der WHO-/EORTC-Klassifikation aufgeführt (Tabelle 1). Eine relativ neue Variante ist die granulomatöse MF, welche mit einer etwas schlechteren 5-Jahres-Überlebensrate von etwa 60 % einhergeht.

Stadium und Prognose

Das Stadium der MF wird gemäß TNM-Kriterien ermittelt (Tabelle 2). Die Einteilung bildet die Basis für eine stadiengerechte Behandlung und den Bezug zu prognostischen Daten. Insgesamt ist die Prognose für Patienten mit einer Mycosis fungoides in frühen Stadien sehr gut und entspricht der normalen Lebenserwartung, allerdings sinkt diese deutlich, sobald fortgeschrittenere Stadien (≥ IIB) vorliegen. Zudem gibt es weitere prognostisch ungünstige und unabhängige Risikofaktoren: Stadium IV, Alter über 60 Jahre, großzellige Transformation der malignen Lymphozyten und eine erhöhte Laktatdehydrogenase. Die an einem Kollektiv von 489 Patienten mit MF bei medianem Follow-up von vier Jahren ermittelten 10-Jahres-Überlebensraten betrugen für T1 83,1 % für T2 55,2 % für T3 28,9 % und für T4 29,7 %. 18,8 % der Patienten verstarben an Mycosis fungoides. Die hier ermittelten Überlebensraten von Patienten mit einer initialen Mycosis fungoides im Stadium IA unterscheiden sich nicht von denjenigen einer entsprechenden, gesun-

TNM-Kriterien

prognostisch ungünstige Risikofaktoren

den Vergleichspopulation. Die mediane Überlebenszeit für T2 wird in einer Kohorte von 176 Patienten mit etwa zwölf Jahren angegeben, das relative Risiko, an der Erkrankung zu versterben, mit 2,3. Das Risiko einer Progression innerhalb von zehn Jahren beträgt im Stadium IA 10 %, im Stadium IB 39 %, bei Auftreten von Tumoren (IIB) 60 % und im Stadium III (Erythrodermie) 70 %.

Anhand der in Tabelle 2 beschriebenen TNM-Klassifikation, ergibt sich die Stadieneinteilung (Tabelle 5).

Diagnostik

Zwischen Erstmanifestation der Erkrankung und Diagnosestellung vergehen häufig Jahre. Die klinische korrekte Einschätzung erfordert profunde Erfahrung mit dem Krankheitsbild. Im Frühstadium ist zudem die histologische Diagnose schwierig und nicht immer eindeutig. Das Plaque- und Tumorstadium dagegen kann histologisch zuverlässig erkannt werden (siehe Kapitel „Pathologisch-anatomische Grundlagen maligner Lymphome").

Bei der Erstuntersuchung werden folgende Maßnahmen empfohlen:
- Anamnese über Dauer der Hautveränderungen, Art und Ausdehnung, zeitlicher Verlauf, B-Symptomatik
- Exakte körperliche Untersuchung mit genauer Dokumentation des Hautbefundes, Erhebung des Lymphknotenstatus, Palpation von Leber und Milz

Hautbiopsie
- Hautbiopsie mit Entnahme einer ausreichend großen Gewebespindel (Ellipse) oder eine größere Stanzbiopsie. Es sollte jedoch beachtet werden, dass die Stanzbiopsie für die notwendige Immunphänotypisierung und die molekulargenetischen Klonalitätsuntersuchungen genug Material liefert. Nicht selten sind mehrere konsekutive Biopsien zur Diagnosestellung erforderlich.

Klonalitätsnachweis
- Der molekularbiologische Klonalitätsnachweis (TCR-γ, PCR) in Hautinfiltraten erreicht, je nach zugrunde liegender Methodik, eine Detektionsrate über 90 %. Er stützt die Diagnose einer Mycosis fungoides, allerdings sind auch in benig-

Tabelle 5 Klinische Stadieneinteilung für Mycosis fungoides und Sézary-Syndrom.

ISCL/EORTC 2007				
Stadium	T	N	M	B
IA	1	0	0	0, 1
IB	2	0	0	0, 1
IIA	1–2	1–2	0	0, 1
IIB	3	0–2	0	0, 1
IIIA	4	0–2	0	0
IIIB	4	0–2	0	1
IVA$_1$	1–4	0–2	0	2
IVA$_2$	1–4	3	0	0–2
IVB	1–4	0–3	1	0–2

nen entzündlichen Infiltraten monoklonale T-Zell-Populationen nachweisbar (siehe auch Kapitel „Genetische Diagnostik von malignen Lymphomen").
- Staginguntersuchungen (im Stadium IA nicht zwingend geboten) umfassen Abdomen- und Lymphknotensonografie, Röntgen Thorax in zwei Ebenen und gegebenenfalls ein Computertomogramm der wesentlichen Lymphknotenstationen zervikal, thorakal, abdominal und inguinal (siehe Tabelle 4). *Staginguntersuchungen*
- Im fortgeschrittenen Stadium und bei Erythrodermie Untersuchung des peripheren Blutes auf große Sézary-Zellen (> 14 µm), TCR-Gen-Analyse, FACS-Nachweis von T-Zell-Populationen mit aberrierendem Immunphänotyp
- Wiederholung der Staginguntersuchung bei Verdacht auf Progression

Therapie

Die Therapie der Mycosis fungoides hängt maßgeblich vom vorliegenden Stadium der Erkrankung ab. Die früher bestehenden Kontroversen, ob eine frühzeitige aggressive Therapie einen Vorteil gegenüber einer stadiengerechten milden Therapie bringt, haben sich zugunsten der stadiengerechten Therapie geklärt. Eine der wenigen prospektiv randomisierten Studien zur Therapie der MF bestätigt, dass eine frühzeitig aggressive Therapie (Chemotherapie und Ganzkörperbestrahlung mit schnellen Elektronen) keinen Überlebensvorteil gegenüber einer stadiengerechten Lokaltherapie erzielt. Daraus wurde als grundsätzliche Vorgehensweise eine zurückhaltende, nicht aggressive, zunächst nur auf die Haut gerichtete Behandlung (Skin Directed Therapy, SDT) als Therapie der ersten Wahl *Skin Directed Therapy* hergeleitet. Systemische Therapien werden erst in fortgeschrittenen Stadien und nach Ausschöpfen der First-Line-Therapie empfohlen (Tabelle 6). Im Stadium IA wird von der EORTC-Studiengruppe auch eine Expectant-Policy als legitime Managementoption angegeben.

Die folgend aufgeführten Therapieempfehlungen gelten für kutane T-Zell-Lymphome.

Tabelle 6 Empfohlene Therapie, entsprechend der S2K-Leitlinie „kutane Lymphome".

Stadien	First Line	Second Line
IA	PUVA Steroide Klasse III–IV UVB 311 nm	Bexaroten-Gel topisches BCNU/Carmustin (off-label use) topische Immuntherapien (z. B. Immiquimod, Resiquimod; off-label use)
Uniläsionale MF, pagetoide Retikulose	Radiotherapie (Röntgenweichstrahltherapie oder schnelle Elektronen, 5 x wöchentlich 2 Gy, Gesamtdosis 30–40 Gy oder low dose)	PUVA lokal IFN intraläsional Steroide Klasse III–IV

Tabelle 6 Empfohlene Therapie, entsprechend der S2K-Leitlinie „kutane Lymphome". (Forts.)

Stadien	First Line	Second Line
IB–IIA	PUVA UVB 311 nm	PUVA + IFNα Bexaroten PUVA + Bexaroten lokale Radiotherapie niedrig dosierte Ganzhaut-Elektronenbestrahlung (12 Gy)
IIB	PUVA, ggfs. + IFN oder Bexaroten und RT für Tumoren	low-dose-MTX orales Bexaroten Gemcitabin liposomales Doxorubicin Ganzhautbestrahlung (schnelle Elektronen) Brentuximab-Vedotin ggf. allogene Stammzelltransplantation
III*	PUVA + IFN oder Bexaroten UVB 311 nm + IFN oder Bexaroten extrakorporale Photopherese, evtl. kombiniert mit IFN oder MTX	vgl. St. IIB Alemtuzumab
IVA	PUVA + IFNα oder Bexaroten Radiotherapie für Tumoren	vgl. St. IIB
IVB	PUVA + IFNα oder Bexaroten Radiotherapie für Tumoren	vgl. St. IIB CHOP oder CHOP-like Polychemotherapie Alemtuzumab Mogamulizumab Cladribin, Fludarabin, Cyclophosphamid

* erythrodermische MF; RT: Röntgenweichstrahlen oder schnelle Elektronen

SDT

Skin Directed Therapy (SDT)

- Topische Glukokortikosteroide erreichen Remissionen und sind daher geeignet zur Behandlung einzelner, umschriebener Stellen.
- Bexaroten-Gel: FDA-Zulassung zur Behandlung der Stadien IA–IIA der CTCL bei Patienten, die resistent gegen andere topische Therapien sind.

PUVA

- Phototherapie, Psoralen + UVA 320–400 nm (PUVA): Basistherapie für die Stadien IA, IB und IIA mit Ansprechraten von 79–88 % im Stadium IA und 52–59 % im Stadium IB. Geringe Wirkung im Tumorstadium. Auch unter PUVA Wieder-

auftreten der Erkrankung möglich, deshalb wird eine Erhaltungstherapie nicht empfohlen. Als maximale kumulative UVA-Dosis werden 1200 J/cm² und etwa 200 Sitzungen angegeben, die nicht überschritten werden sollten. Das Risiko für nicht melanozytäre Karzinome ist durch PUVA erhöht. Ob PUVA die Gesamtüberlebenszeit verlängern kann, ist unklar.
- Kombinationstherapie PUVA und Interferon-α bzw. Retinoide: PUVA kann mit Interferon-α (IFNα) kombiniert werden. Die Ansprechraten sind für PUVA allein und PUVA + Interferon-α ähnlich, die kumulative UVA-Dosis jedoch niedriger und die Remissionsdauer erhöht. PUVA in Kombination mit Retinoiden war mit 38 % kompletter Remissionsrate deutlich weniger wirksam als PUVA + Interferon mit einer kompletten Remissionsrate von 80 %.
- UVB (als Schmalspektrum-UVB 311 nm): geeignet für Stadium IA und IB mit oberflächlichen Infiltraten, da UVB nur eine geringe Eindringtiefe besitzt. Dann ist jedoch die Wirksamkeit ebenso gut wie unter PUVA bei geringerer Karzinogenität. Bei umschriebenen Herden ist auch eine UVB-308-nm-Bestrahlung durch Excimer-Laser möglich.
- Ganzhaut-Elektronenbestrahlung: In den deutschen Leitlinien als Second-Line-Therapie bei Stadium IIB, III und IVA empfohlen.
- Radiotherapie: Die MF ist sehr strahlensensibel und in neueren Untersuchungen hat sich gezeigt, dass auch eine Low-dose-Behandlung zu guten Ergebnissen führt. Vorteile sind hierbei weniger Nebenwirkungen und eine konsekutive Bestrahlung bei Rezidiven. Folgende Dosen werden empfohlen: Uniläsionale MF: 20–24 Gy; Ganzkörperbehandlung: 10–12 Gy; lokale Kontrolle: 8–12 Gy Gesamtdosis, Einzelfraktion 3–5 Gy. *Neelis* et al. konnten hier mit einer Dosis von 2 x 4 Gy eine CR von 92 % erreichen.

Extrakorporale Photopherese

Bei der extrakorporalen Photopherese (ECP) handelt es sich um eine Leukapherese-basierte Therapie, deren genauer Wirkmechanismus noch nicht völlig geklärt ist. Früher wurde vor allem die Induktion der Apoptose maligner T-Zellen als Wirkprinzip vermutet, mittlerweile geht man eher von einer Immunmodulation aus. Diese findet durch Generierung von dendritischen Zellen aus Blutmonozyten, Modifikation des Zytokinprofils (Anstieg von TNFα und Interleukin-6) und Stimulation insbesondere von regulatorischen T-Zellen statt. Die ECP ist zur Behandlung von CTCL zugelassen und wird als Consensus Recommendation der EORTC zur Behandlung von MF und Sézary-Syndrom als First-Line-Therapie bei generalisierter erythrodermer MF (MF Stadium III) und bei Sézary-Syndrom empfohlen. Bei der Indikationsstellung sollten die inzwischen präziser definierten diagnostischen Kriterien für erythroderme MF und Sézary-Syndrom berücksichtigt werden. Gleichlautende Empfehlungen geben die Leitlinien der *British Association of Dermatologists and UK Cutaneous Lymphoma Group*. Detaillierte Vorgaben zur Indikationsstellung und zum Work-up bei ECP enthält ein Konsensuspapier der *British Photopheresis Expert Group*.

Vergleichende randomisierte Studien zur Wirksamkeit der ECP und anderer Standardtherapien fehlen. Die in klinischen Studien genannten Ansprechraten variieren über einen weiten Bereich zwischen 10, 17, 50, 80 und 83 %; komplette Remissionen werden mit 14–26 % angegeben. Manche Studien stellen infrage, ob ECP als Monotherapie zu einer Verlängerung der Gesamtüberlebenszeit führt. Die Wirksamkeit einer ECP kann durch Kombination mit einer adjuvanten Therapie,

ECP

besonders mit Interferon-α, PUVA oder Bexaroten, gegenüber einer Monotherapie verbessert werden.

Therapieschema

Neuere Empfehlungen schlagen folgendes Therapieschema für die extrakorporale Photopherese vor: Die ECP wird in den ersten 3 Behandlungsmonaten an zwei aufeinanderfolgenden Tagen in zweiwöchigen Intervallen durchgeführt. Im Anschluss sollte das Behandlungsintervall auf 3–4 Wochen erweitert werden. Nach 6 bzw. 12 Monaten, kann ein Ansprechen beurteilt und bei Erfolg in 4–8-wöchigen Abständen fortgeführt werden. Bei Non-Respondern erzielen auch weitere Therapiezyklen erfahrungsgemäß keine bessere Wirkung.

Systemische Therapie

Interferone

- Biological-Response-Modifiers: Interferone sind wichtige Mediatoren der menschlichen Immunantwort. Interferon-α aktiviert CD8-positive T-Zellen und NK-Zellen und unterdrückt Th2-Zellen und deren Zytokinproduktion. Bei kutanen T-Zell-Lymphomen herrscht eine Imbalance zugunsten der Th2-Zellen vor, sodass die therapeutische Anwendung von Interferon-α zu einer Wiederherstellung des CD4/CD8-Gleichgewichts beiträgt. Die Interferon-α-Monotherapie erreicht Ansprechraten zwischen 45 % und 74 % mit kompletten Remissionen zwischen 10 % und 27 %; frühe Stadien (IB bis IIA) sprechen mit 88 % besser an als fortgeschrittene Stadien (III und IV) mit 63 %. Empfohlen wird eine Dosis von 3 MU subkutan 3 x wöchentlich, welche auf 6 MU 3 x pro Woche gesteigert werden kann. Klassische Nebenwirkungen sind grippeähnliche Symptome, seltener treten Gewichtsverlust, Zytopenie, depressive Verstimmung oder kardiale Begleiterscheinungen auf. Das therapeutische Ansprechen kann durch Kombinationen mit PUVA oder UVB 311 nm, parallel laufende ECP oder Komedikation mit anderen Systemtherapeutika auf bis zu 84 % gesteigert werden.

Retinoide

- Retinoide: Retinoid-X-Rezeptoren sind eine Gruppe von nukleären Retinoidrezeptoren, die sich strukturell und funktionell von den übrigen Retinoidrezeptoren unterscheiden. Bexaroten (Targretin®) bindet selektiv an den Retinoid-X-Rezeptor, induziert Apoptose und inhibiert die Zellproliferation und -differenzierung. Die Ansprechraten für Bexaroten liegen zwischen 20 % und 67 % bei einer Dosierung von 300 mg/m² Körperoberfläche pro Tag. Es sollte aufgrund der unten aufgeführten Nebenwirkungen jedoch einschleichend verabreicht werden. Wesentliche unerwünschte Wirkungen sind Hyperlipidämie und hypothalamische Hypothyreose, aber auch Kopfschmerzen, Juckreiz oder Schwächegefühl können auftreten. Bexaroten besitzt die EMA-Zulassung für die Behandlung fortgeschrittener CTCL. Mit Alitretinoin (Toctino®) steht ein weiteres Retinoid zur Verfügung, welches als Panagonist auf intrazelluläre Retinoid-Rezeptoren wirkt und dadurch Einfluss auf Zelldifferenzierung und -proliferation nimmt. In kleineren Fallserien konnte gezeigt werden, dass sehr gute Ansprechraten bei deutlich geringerem Nebenwirkungsprofil als bei Bexaroten erzielt werden können. Als Startdosis wird die für das chronische Handekzem zugelassene Dosierung von 30 mg Alitretinoin eingesetzt. Im Gegensatz zu Bexaroten handelt es sich jedoch um einen off-label use.
- Alemtuzumab (Campath®, anti-CD52): Humanisierter monoklonaler Antikörper gegen CD52, ein Oberflächenglykoprotein auf normalen und malignen T- und B-Zellen. Nachweisbares, sehr gutes (bis zu 85 %iges), aber nur kurz dauerndes Ansprechen bei CTCL. Zurzeit keine Standardtherapie und im off-label use. Unerwünschte Wirkungen sind schwere opportunistische Infektionen

und Kardiotoxizität, welche eine engmaschige Kontrolle wie auch eine antivirale und antibakterielle Komedikation erfordern.
- Histondeacetylase-Inhibitoren: Vorinostat und Romidepsin (nur in USA zugelassen)
- Brentuximab-Vedotin (Adcetris®): Brentuximab-Vedotin ist ein monoklonaler Antikörper gegen CD30-Antigen, der an das Zytostatikum Monomethylauristatin E gebunden und seit 2017 für CD30-positive kutane T-Zell-Lymphome zugelassen ist. Durch Bindung des Antikörpers an CD30-positive Tumorzellen, wird der Wirkstoff in die Zielzelle aufgenommen, dort gespalten und das Zytostatikum freigesetzt. Monomethylauristatin E bewirkt durch Zerstörung der mitotischen Spindel die Apoptose der Zielzellen. Die häufigste unerwünschte Arzneimittelwirkung ist eine periphere sensorische Polyneuropathie, welche dosisabhängig bei bis zu 67 % der behandelten Patienten auftritt und nach abgeschlossenem Behandlungszyklus rückläufig sein kann. Auch wenn die Zulassung aktuell nur für CD30-positive Lymphome besteht, mehren sich die Fallberichte zum Ansprechen auch bei CD30-negativen (kutanen) Lymphomen.

Brentuximab-Vedotin

- Mogamulizumab (Poteligeo®) ist ein humanisierter monoklonaler Antikörper, der gegen den Chemokin-Rezeptor-4 (CCR-4) gerichtet ist und 2018 von der FDA zur Therapie kutaner T-Zell-Lymphome zugelassen wurde. Besonders starke CCR4-Expressionsraten findet man in CD4-T-Helfer-Zellen der Haut. Durch Bindung an den CCR4-Rezeptor werden weitere zytokingesteuerte Interaktionen unterbunden, weiterhin kommt es zur Opsonierung. In Studien konnten Ansprechraten von bis zu 58 % erzielt werden, vor allem bei Patienten mit lymphonodaler Beteiligung. Häufige Nebenwirkungen stellen Übelkeit, Schüttelfrost, Kopfschmerzen, Fieber, Müdigkeit und Exantheme dar.

Mogamulizumab

- Chemotherapie: Zahlreiche Substanzen und Protokolle sind gebräuchlich. Die neoplastischen T-Zellen bei CTCL sind relativ chemoresistent und die Erfolge einer Chemotherapie daher meist nur kurzzeitig. Eine Chemotherapie wird nicht empfohlen für die Stadien IA bis IIA. Im Stadium IIB bis IVA sind als Einzelsubstanzen möglich:
  - Chlorambucil 6–8 Zyklen mit 0,15–0,2 mg täglich für 2–4 Wochen
  - Methotrexat 10–25 mg einmal wöchentlich
  - Etoposid 4–6 Zyklen mit 120–240 mg/m^2 täglich für fünf Tage
  - Die Wirksamkeit dieser Chemotherapeutika liegt bei 30 % kompletten Remissionen und einer Remissionsdauer von 3–22 Monaten.
  - Die i. v. Chemotherapie wird durchgeführt mit Purinanaloga wie Fludarabin (4 Zyklen mit 40 mg/m^2 täglich für fünf Tage), liposomalem Doxorubicin (4–6 Zyklen mit 20–40 mg/m^2 alle 21 Tage), mit Pyrimidin-Nukleosidanaloga wie Gemcitabin (3 Zyklen mit je 1200 mg/m^2 an Tag 1, 8 und 15 eines 28-tägigen Zyklus).
  - Als Kombinationschemotherapie wird am häufigsten das CHOP-Schema verwendet. Hiermit sind im Stadium IIB bis IVB bei 38 % komplette Remissionen mit einer Remissionsdauer von 4–41 Monaten zu erreichen. Für eine evidenzbasierte Behandlung insbesondere der fortgeschrittenen MF im Stadium IVA und IVB fehlen entsprechende Studien. Deshalb wird empfohlen, Patienten in diesen Stadien im Rahmen bestehender klinischer Studien zu behandeln. Einen systematischen Überblick über Immunpathogenese, therapeutische Studien sowie Empfehlungen zur Therapie gibt auch eine Übersicht des USCLC (*United States Cutaneous Lymphoma Consortium*). Hierin werden sämtliche wesentlichen topischen (skin targeted) und systemi-

Chemotherapie

schen Therapiemodalitäten, v. a. auch klinisch-experimentelle Studien, ausführlich diskutiert und bewertet. Auf diese weit über den Rahmen des Manuals hinausgehenden Angaben wird ausdrücklich verwiesen.

Immun-Checkpoint-Inhibitoren
- Immun-Checkpoint-Inhibitoren: PD-1- und PD-L1-Inhibitoren werden aktuell in Studien bei der Behandlung von kutanen Lymphomen getestet. Aktuell liegen Daten aus Phase-I- und -II-Studien vor, welche auf einen positiven Effekt mit bis zu 38 %igen Ansprechraten hinweisen.
- Bei Patienten mit fortgeschrittenem klinischem Stadium in sonst stabilem Allgemeinzustand stellt eine nicht myeloablative, allogene Stammzelltransplantation eine zu erwägende Therapieoption dar. Allerdings ist die Indikation streng zu stellen, da abhängig von Begleiterkrankungen und Vortherapien eine erhöhte Nebenwirkungsrate bei schlechtem Ansprechen möglich ist.

Sonderformen der MF

Follikulotrope MF

Kopf-Hals-Region

Sie ist charakterisiert durch Infiltration atypischer T-Zellen in das Haarfollikelepithel und manifestiert sich besonders häufig in der Kopf-Hals-Region. Histologisch zeigt sich manchmal eine muzinöse Degeneration (follikuläre Muzinose), die auch klinisch erkennbar ist. Therapeutisch von Bedeutung ist die tiefere Lage der neoplastischen Zellen, die ein schlechteres Ansprechen auf die oberflächliche SDT bedingt. Verlaufsdaten deuten auf eine insgesamt ungünstigere Prognose der follikulotropen MF hin, besonders wenn sie hauptsächlich den Kopf-Hals-Bereich betrifft. Stammbetonte follikulotrope MF scheinen einen etwas milderen Verlauf zu haben. Therapeutisch steht das Spektrum der o. g. Medikamente zur Verfügung.

Granulomatous slack skin

Cutis laxa

Sehr seltene Sonderform, die klinisch durch Cutis laxa und wammenartige Hautfalten, vor allem inguinal und axillär, mit Infiltration gekennzeichnet ist. Histologisch finden sich atypische T-Lymphozyten und ein granulomatöses Infiltrat aus Makrophagen mit mehrkernigen Riesenzellen. Die Erkrankung verläuft protrahiert indolent, therapeutisch wird Radiotherapie oder auch die chirurgische Entfernung empfohlen, es liegen jedoch nur wenige Berichte hierzu vor.

Pagetoide Retikulose

Epidermotropismus

Umschriebene plaqueförmige intraepidermale Proliferation atypischer T-Zellen niedriger Malignität, die klinisch psoriasiform imponiert. Es handelt sich um eine Variante der MF mit ausgeprägtem Epidermotropismus. Erstbeschreibung als lokalisierte Form Woringer-Kolopp; eine zunächst ebenfalls unterschiedene disseminierte Variante gilt heute als aggressives epidermotropes, meist CD8-positives T-Zell-Lymphom oder γ/δ-positives T-Zell-Lymphom. Lokale Radiotherapie oder Exzision werden empfohlen.

Granulomatöse MF

Diese Variante wird in der aktuellen WHO-Klassifikation weiterhin noch nicht aufgeführt. Klinisch finden sich hyperpigmentierte Patches und Plaques, histologisch epitheloidzellige/sarkoidale Granulome oder ein Granuloma-anulare-artiges Infiltratmuster. Die Abgrenzung zu den Differenzialdiagnosen Sarkoidose und Granuloma anulare, ist aufgrund der in 90 % der Fälle vorhandenen T-Zell-Klonalität möglich. Die Granulomatous-slack-skin-Variante kann anhand der unterschiedlichen Klinik differenziert werden. Bei 20–50 % der Patienten treten Zweitlymphome (Hodgkin-Lymphome) auf, die Prognose ist mit einer 5-Jahres-Überlebensrate von 60 % etwas schlechter als die der klassischen MF.

hyperpigmentierte Patches und Plaques

Sézary-Syndrom

Klinisch ist das Sézary-Syndrom gekennzeichnet durch Rötung, Infiltration, oft begleitet von ödematöser Schwellung und Schuppung, meist des gesamten Integuments (Erythrodermie), mit häufig vorliegenden palmoplantaren Keratosen und ausgeprägtem Juckreiz. Im peripheren Blut lassen sich neoplastische T-Zellen (sog. Sézary-Zellen) nachweisen. Weiterhin kann eine generalisierte Lymphadenopathie bestehen. Ursächlich ist eine Neoplasie der zentralen T-Memory-Zellen, während die MF eine Neoplasie der residenten Haut-Effektor-Memory-T-Zellen ist, was auch die unterschiedliche Klinik und Prognose erklärt.

Erythrodermie

Juckreiz

Zur Diagnose ist eine Hautbiopsie für Histologie und Immunphänotypisierung sowie zur TCR-Gen-Analyse erforderlich. Ferner dienlich sind eine bioptische Untersuchung der peripheren Lymphknoten in Ergänzung zur gewebegebundenen Diagnostik sowie der Nachweis neoplastischer T-Zellen im peripheren Blut. Der von der *International Society for Cutaneous Lymphomas* vorgeschlagene Untersuchungsgang wird inzwischen auch von der EORTC-Konsensusempfehlung zur Diagnostik propagiert. Für die Diagnose eines Sézary-Syndroms sind folgende Befunde notwendig:

Befunde

- absolute Anzahl der Sézary-Zellen im Blut > 1000/mm^3, ermittelt am Blutausstrich oder im „Buffy-Coat" mittels Elektronenmikroskopie
- Verhältnis CD4-/CD8-positiver Zellen > 10 bei flowzytometrisch erhöhter CD3- oder CD4-Zellzahl
- Anteil CD4/CD7-Zellen > 40 %
- aberrierende Expression von Pan-T-Zell-Markern (CD2, CD3, CD4, CD5), fehlende Expression von CD7 und/oder CD26. CD4$^+$/CD7$^-$ > 40 %
- erhöhte Lymphozytenzahl mit Nachweis eines T-Zell-Klons durch Southern Blot oder PCR
- chromosomal abnormer T-Zell-Klon

Diese hämatologischen Befunde sind unterschiedlich häufig und kommen vereinzelt auch bei reaktiven Erythrodermien vor. Eine gemeinsame Bewertung von klinischen und hämatologischen Befunden ist deshalb unverzichtbar.

Therapeutisch wird beim Sézary-Syndrom PUVA + Interferon-α oder extrakorporale Photopherese (ECP) empfohlen. In letzter Zeit wird zunehmend auch Alemtuzumab (anti-CD52) erfolgreich bei therapierefraktärer Situation beim Sézary-Syndrom eingesetzt. Für die vielfach postulierte Überlegenheit der ECP gibt es keine Evidenz aus kontrollierten, randomisierten Studien. Ebenso fehlen Daten, die einen Effekt der ECP auf die Gesamtüberlebenszeit belegen.

PUVA + Interferon-α oder extrakorporale Photopherese

Antipruritische Behandlung

Bei allen Formen des kutanen T-Zell-Lymphoms kann ein ausgeprägter, bisweilen quälender Juckreiz vorliegen, der ein erhebliches Problem darstellt und die Lebensqualität drastisch vermindert. Die Missempfindungen bspw. beim Sézary-Syndrom werden mit Beschwerden bei diabetischer Neuropathie, postherpetischer Neuralgie oder neuropathischen Karzinomschmerzen verglichen. Es ist daher essenziell wichtig, diese Symptome zu erfassen und zu behandeln. Regelmäßige Hautpflege mit z. B. Unguentum emulsificans oder anderen nicht irritierenden oder sensibilisierenden, möglichst Duftstoff-freien pflegenden Externa und die überlegte Gabe von Antihistaminika, ggf. abends auch mit sedierender Wirkung, werden empfohlen. Gabapentin in Dosierungen von 900–3600 mg pro Tag aufgeteilt auf 2–3 Dosen, kann versucht werden, ebenso wie das tetrazyklische Antidepressivum Mirtazapin. Für topisches Naloxon wird bei MF eine positive antipruritische Wirkung berichtet. Orale Neurokinin-1-Rezeptorantagonisten, die als Antiemetikum bei Chemotherapie eingesetzt werden, zeigten bei einigen Patienten mit Sézary-Syndrom eine deutliche antipruritische Wirkung.

essenziell wichtig

Primär kutane CD30+ lymphoproliferative Erkrankungen

Primär kutane CD30$^+$ lymphoproliferative Erkrankungen machen etwa 30 % der kutanen T-Zell-Lymphome aus und sind nach der Mycosis fungoides die häufigsten kutanen T-Zell-Lymphome. Das Spektrum dieser Erkrankungen umfasst die lymphomatoide Papulose, das primär kutane anaplastische großzellige T-Zell-Lymphom und die sog. CD30$^+$ Borderline-Erkrankungen. Im Gegensatz zu systemischen CD30$^+$ Lymphomen haben sie meist einen indolenten Verlauf und gehen mit einer guten Prognose einher.

Lymphomatoide Papulose

Die lymphomatoide Papulose ist durch eine monoklonale Proliferation meist CD4$^+$ T-Zellen mit chronischem, oft jahrzehntelangem Verlauf charakterisiert. Zunächst finden sich erythematöse Papeln oder Plaques, die häufig ulzerieren und nach einigen Wochen atrophisierend abheilen. Histologisch finden sich ausgeprägt atypische Lymphozyten mit einem breiten morphologischen Spektrum. Nach vorherrschendem Zelltyp und Infiltrataufbau werden die Typen A, B und C unterschieden, wobei auch Überlappungen vorkommen können. Neu beschriebene Varianten sind Typ D und Typ E. Typ D ist eine CD8$^+$ epidermotrope Variante, während Typ E eine angioinvasive Form darstellt. Bei etwa 10–20 % der Patienten tritt eine Assoziation mit anderen Lymphomen wie bspw. Mycosis fungoides, CD30$^+$ großzelliges anaplastisches Lymphom oder Morbus Hodgkin auf.

Ohne Kenntnis des klinischen Bildes besteht Verwechslungsgefahr mit höher malignen T-Zell-Lymphomen, insbesondere dem CD30$^+$ anaplastischen Lymphom, oder tumorösen Infiltraten bei Mycosis fungoides. Eine kurative Behandlung steht nicht zur Verfügung. Angesichts der hohen Rezidivneigung sollte das Nutzen-Risiko-Verhältnis jeder Therapie genau abgewogen werden. Remissionen sind durch Bade-PUVA und niedrig dosiertes MTX zu erzielen. Bei solitären Läsionen ist auch die Radiotherapie eine Möglichkeit.

Bade-PUVA und niedrig dosiertes MTX

Primär kutanes anaplastisches großzelliges T-Zell-Lymphom

Das klinische Bild ist diagnostisch mit solitären, rötlich-braunen Knoten oder Papeln an einer umschriebenen Körperregion nicht wegweisend, sodass die Diagnose durch histologische Sicherung erfolgt. Diese gleicht weitgehend den nodalen Lymphomen dieses Typs, wobei auch pleomorphe und immunoblastische Morphologien der Tumorzellen vorkommen und unter dem Begriff primäres ALCL zusammengefasst werden. Wesentlich ist die Expression des CD30-Antigens auf mehr als 75 % der kohärent wachsenden neoplastischen Zellen. Die jeweilige Zytomorphologie zeigt keine eindeutige Korrelation zu klinischem Erscheinungsbild, Krankheitsverlauf und Prognose.

Die Prognose ist im Gegensatz zum nodalen Typ dieses Lymphoms mit einer 10-Jahres-Überlebesrate von > 90 % gut. Regionaler Lymphknotenbefall kommt vor, ist aber nicht mit einer ungünstigeren Prognose verbunden. Für den umschriebenen Befall sind therapeutisch lokale Maßnahmen wie Exzision und Bestrahlung ausreichend, bei ausgedehntem Befall erfolgt eine systemische Therapie (nach hämatoonkologischen Prinzipien). Für Letztere steht mittlerweile eine zielgerichtete Therapie mit dem Anti-CD30-Antikörper Brentuximab-Vedotin (Adcetris®) zur Verfügung (s. o.).

Anti-CD30-Antikörper Brentuximab-Vedotin

Borderline-Fälle zeigen die Histologie des primär kutanen großzelligen anaplastischen Lymphoms mit der Klinik der lymphomatoiden Papulose oder die Histologie der lymphomatoiden Papulose mit der Klinik des großzelligen anaplastischen Lymphoms. Klinik und Histologie müssen also bei der Diagnosestellung und insbesondere bei der Wahl der Therapie berücksichtigt werden.

Subkutanes pannikulitisartiges T-Zell-Lymphom (SPTL)

Eine seltene und klinisch schwierig einzuschätzende Entität stellt das subkutane pannikulitisartige T-Zell-Lymphom dar, welches sich eher durch uncharakteristische subkutane Knoten und Plaques, vor allem an der unteren Extremität, äußert. Sowohl klinisch als auch histologisch ist die Unterscheidung von einer Pannikulitis bei systemischem Lupus erythematosus problematisch. SPTL gehören zu den ursprünglich als eigene Entität angesehenen zytotoxischen T-Zell-Lymphomen. In der WHO-/EORTC-Klassifikation bleibt die Bezeichnung SPTL auf Neoplasien beschränkt, deren neoplastische T-Zellen den α/β-T-Zell-Rezeptor-Phänotyp aufweisen, meist CD8$^+$ sind und das subkutane Fettgewebe infiltrieren. γ/δ-TCR$^+$, CD4$^-$, CD8$^-$, oft CD56$^+$ zytotoxische T-Zell-Lymphome werden dagegen als γ/δ-Lymphome klassifiziert.

subkutane Knoten und Plaques

Die Erkrankung ist eher mit einer guten Prognose assoziiert. Als Erstlinientherapie kommen hochdosierte systemische Glukokortikosteroide zum Einsatz.

Primär kutanes akrales CD8+ T-Zell-Lymphom (provisorisch)

Hierbei handelt es sich um eine sehr seltene Entität, welche sich durch solitäre Infiltrate vor allem im Gesichtsbereich und an den Akren äußert. Die Diagnose wird histologisch gestellt. Bei insgesamt guter Prognose besteht die Therapie der Wahl in lokaler Exzision oder lokaler Radiatio.

Gesichtsbereich und Akren

Primär kutanes CD8+ aggressives epidermotropes zytotoxisches T-Zell-Lymphom (provisorisch)

Eine ebenfalls sehr seltene Unterform der kutanen T-Zell-Lymphome ist das primär kutane CD8+ aggressive, epidermotrope, zytotoxische T-Zell-Lymphom. Klinisch finden sich hyperkeratotische Papeln, Plaques oder Tumoren mit Neigung zur Ulzeration. Histologisch lassen sich CD8+ zytotoxische T-Zellen mit stark ausgeprägtem Epidermotropismus nachweisen. Im Gegensatz zu den übrigen kutanen T-Zell-Lymphomen kommt es rasch zu einer Progression mit Metastasierung in Lunge, Hoden, Gehirn, Mundhöhle und Lymphknoten. Aufgrund der schlechten Prognose, werden die Patienten bereits früh mittels Polychemotherapie behandelt. Dennoch geht die Erkrankung mit einer hohen Letalität einher.

Metastasierung

Extranodales NK/T-Zell-Lymphom, nasaler Typ

Dieser Lymphomtyp war in der bisherigen EORTC-Klassifikation kutaner Lymphome nicht berücksichtigt. Nach Nasenhöhle und Nasopharynx stellt die Haut den Hauptmanifestationsort für dieses insgesamt seltene, meist EBV-assoziierte Lymphom dar. Primärer Hautbefall scheint prognostisch günstiger bei insgesamt aggressivem Verlauf mit einer medianen Überlebenszeit von etwa fünf Monaten. Die neoplastischen Zellen sind $CD2^+$, $CD56^+$, positiv für zytotoxische Proteine (TIA-1, Perforin, Granzyme B). Behandlung durch Chemotherapie, mit wenig überzeugenden Ergebnissen.

Nasenhöhle und Nasopharynx

Seltene Formen

Unter dem Überbegriff „primary cutaneous peripheral T-cell lymphoma, unspecified" wird eine heterogene Gruppe seltener T-Zell-Lymphome zusammengefasst, die nicht den Kriterien der genauer definierten Entitäten genügen. Einzelne hierunter subsumierte Lymphomformen sind als provisorische Subtypen klassifiziert, bis weitere Daten ihren Status als eigene Entität präziser zu klären vermögen. Hierzu gehören kutanes γ/δ-T-Zell-Lymphom, primär kutanes $CD4^+$ und das klein- bis mittelgroßzellige pleomorphe T-Zell-Lymphom.

Kutane B-Zell-Lymphome

Primär kutane B-Zell-Lymphome (CBCL) machen etwa 20–25 % der primär kutanen Lymphome aus. Die Inzidenz beträgt etwa 0,7 und steigt bei Patienten über 80 Jahre auf 1,08 pro 100 000 an. Sie sind in ihrem klinischen Erscheinungsbild untereinander oft sehr ähnlich, sodass die Diagnose und Klassifikation auf Histologie, Immunphänotyp und molekulargenetischen Befunden beruhen. Ein spezielles Stagingsystem wie für kutane T-Zell-Lymphome gibt es für kutane B-Zell-Lymphome nicht. Unterschieden wird je nach Lymphomtyp ein solitärer, regionaler oder disseminierter Hautbefall, der bei bestimmten Lymphomtypen auch die Wahl der Therapie bestimmt.

solitärer, regionaler oder disseminierter Hautbefall

In der WHO-/EORTC-Klassifikation werden drei wesentliche CBCL unterschieden:
- primär kutanes Marginalzonen-B-Zell-Lymphom (MALT-Typ),
- primär kutanes Keimzentrums-Lymphom,
- kutanes diffuses großzelliges B-Zell-Lymphom (Bein-Typ),

wobei die beiden ersten als indolent und das großzellige B-Zell-Lymphom vom Bein-Typ („leg-type") als intermediär aggressiv gelten.

Primär kutanes Marginalzonen-B-Zell-Lymphom (PCMZL)

Klinisch typisch sind rötlich-violette Papeln, Plaques oder Knoten vor allem an Stamm und Extremitäten. Das mittlere Erkrankungsalter liegt bei etwa 55 Jahren. In größeren Serien traten bei 58 % solitäre, bei 25 % regionale und bei 17 % disseminierte Läsionen auf. PCMZL werden als Pendant der extranodalen Marginalzonen-B-Zell-Lymphome des Mukosa-assoziierten lymphatischen Gewebes (MALT) aufgefasst. Histologisch finden sich kutane Infiltrate bestehend aus kleinen B-Zellen, Marginalzonen-B-Zellen (zentrozytenähnlichen Zellen), lymphoplasmozytoiden Zellen und Plasmazellen, gelegentlich auch mit Zentroblasten- oder Immunoblasten-artigen Zellen. Die neoplastischen Zellen sind BCL-2$^+$ und CD10$^-$, BCL-6$^-$.

rötlich-violette Papeln, Plaques oder Knoten

Einheitliche Therapieempfehlungen fehlen. Einzelne Läsionen können bestrahlt oder exzidiert werden; bei disseminiertem Befall kann die intraläsionale oder systemische Gabe von Anti-CD20-Antikörpern (Rituximab) erfolgen. Insgesamt haben die Patienten eine hervorragende Prognose mit 95 % 5-Jahres-Überlebensrate, bei jedoch relativ häufiger Rezidivneigung.

Primär kutanes Keimzentrums-Lymphom (PCFCL)

Auch bei diesem Typ finden sich charakteristische solitäre oder gruppierte Plaques oder Tumoren, jedoch überwiegend an Kapillitium und Stirn oder am Stamm. Bevor sich größere Läsionen entwickeln, können kleinere Papeln und figurierte infiltrierte Erytheme oft für Monate bis Jahre vorangehen und in der Umgebung der Knoten auch weiter bestehen. Meist treten solitäre Läsionen auf, jedoch liegt bei 9–12 % ein disseminierter Hautbefund vor. Das mittlere Erkrankungsalter liegt bei etwa 59 Jahren. PCFCL bilden knotige oder diffus wachsende Infiltrate aus kleinen oder größeren Zentrozyten sowie einzelnen Zentroblasten mit follikulärem, follikulär-diffusem oder diffusem Wachstumsmuster. Das histologische Bild schwankt abhängig von der Bestandsdauer und der Lokalisation des Infiltrates. Die neoplastischen Keimzentrumszellen sind BCL-2$^-$, MUM1$^-$ und BCL-6$^+$. Diagnostische Schwierigkeiten bestehen bei diffusem Wachstum großer Zentroblasten, das dem bei primär kutanen diffusen großzelligen B-Zell-Lymphomen ähnelt.

solitäre oder gruppierte Plaques

Therapeutisch wird bei umschriebenem oder lokalisiertem Befall eine Bestrahlung oder Exzision empfohlen. Chemotherapie wird nur bei ausgedehntem Befall oder extrakutaner Manifestation für indiziert erachtet. Liegt eine Assoziation zu einer Borrelien-Infektion vor, sollte eine primäre antibiotische Therapie mit Doxycyclin durchgeführt werden. Auch hier ist die Prognose mit einer 5-Jahres-Überlebensrate von mehr als 95 % günstig.

Primär kutanes diffuses großzelliges B-Zell-Lymphom vom Bein-Typ (PCLBCL) („leg-type")

häufig an den Beinen

Klinisch zeigen sich rasch wachsende erythematös-livide Knoten mit tief reichenden Infiltraten, die häufig an den Beinen auftreten. Es gibt jedoch auch Fälle mit disseminiertem Befall oder Auftreten an anderen Lokalisationen. Das PCLBCL, in der EORTC-Klassifikation ursprünglich als großzelliges B-Zell-Lymphom des Beines geführt, in der WHO-/EORTC-Klassifikation zum primär kutanen, großzelligen B-Zell-Lymphom vom Bein-Typ verfeinert, gehört zu den diffus wachsenden großzelligen B-Zell-Lymphomen und besteht aus Infiltraten destruierend wachsender Immunoblasten und mitunter auch Zentroblasten. Die neoplastischen Zellen sind BCL-2$^+$, MUM1$^+$ und CD10$^-$. Auch diverse chromosomale Alterationen zeigen Unterschiede zum primär kutanen Keimzentrums-Lymphom.

Für Patienten mit PCLBCL wird eine Kombination aus CD20-Antikörpern und systemischer Chemotherapie auf Anthrazyklinbasis wie bei diffusem großzelligem B-Zell-Lymphom empfohlen. Die Prognose bei solitärem Befall liegt bei einer 5-Jahres-Überlebensrate von etwa 60 %, bei jedoch extrakutaner Manifestation sinkt sie auf 42–55 %.

Primär kutane diffuse großzellige Lymphome, andere

Hierunter werden großzellige B-Zell-Lymphome zusammengefasst, die nicht in die Gruppe der PCFCL und PCLBCL gehören. Meist handelt es sich hierbei um Hautmanifestationen nodaler B-Zell-Lymphome.

Spezialsprechstunden für Patienten mit kutanen Lymphomen

Klinikum der Universität München
Klinik und Poliklinik für Dermatologie und Allergologie – Innenstadt
Frauenlobstr. 9–11
80337 München
Priv.-Doz. Dr. med. M. Flaig
Dienstag 14:00 Uhr
Anmeldung Ambulanz: Tel. 089 44005-6107/-6111

Erklärung zu Interessenkonflikten

S. Theurich hat in den vergangenen drei Jahren Honorare oder Kostenerstattungen von Bristol-Meyer-Squib, Celgene, Janssen-Cilag und Takeda erhalten. M. Schlaak hat Honorare oder Kostenerstattungen von Kyowa Kirin erhalten. M. J. Flaig, L. Engels, K. Kilian und W. Stolz geben keine Interessenkonflikte an.

Literatur

Alpdogan O, Kartan S, Johnson W et al (2019) Systemic therapy of cutaneous T-cell lymphoma (CTCL). Chin Clin Oncol 8(1): 10

Budgin JB, Richardson SK et al (2005) Biological effects of bexarotene in cutaneous T-cell lymphoma. Arch Dermatol 141: 315–321

Campbell JJ, Clark RA, Watanabe R et al (2010) Sézary Syndrome and mycosis fungoides arise from distinct T-cell subsets: a biological rational for their distinct clinical behaviors. Blood 116: 767–771

Cho A, Jantschitsch C, Knobler R (2018) Extracorporal Photopheresis – an overview. Front Med (Lausanne) 5:236

Corbin ZA, Nguyen-Lin A, Li S (2017) Characterization of the peripheral neuropathy associated with brentuximab vedotin treatment of mycosis fungoides and Sézary syndrome. J Neurooncol 132(3) :439–446

Dippel E, Assaf C, Becker JC et al (2017) S2k-Leitlinie – Kutane Lymphome Update 2016 – Teil 1: Klassifikation und Diagnostik (ICD10 C82–C86). J Dtsch Dermatol Ges 15(12): 1266–1273

Dippel E, Assaf C, Becker JC et al (2018) S2k-Leitlinie – Kutane Lymphome Update 2016 – Teil 2: Therapie und Nachsorge (ICD10 C82–C86). J Dtsch Dermatol Ges 16(1): 112–123

Elder DE, Massi D, Scolyer RA et al (Hrsg.) (2018) WHO classification of skin tumours. International Agency for Research on Cancer ID: gnd/1001130-4. 4th edition. Lyon: International Agency for Research on Cancer (World Health Organization classification of tumours).

Flaig MJ, Cerroni L, Schuhmann K et al (2001) Follicular mycosis fungoides. A histopathologic analysis of nine cases. J Cutan Pathol 28: 525–530

Fountain E, Mistry H (2018) Response to pembrolizumab and lenalidomide in advanced refractory mycosis fungoides. Leuk Lymphoma 10: 1–4

Ghodsi SZ, Hallaji Z, Balighi K et al (2005) Narrow-band UVB in the treatment of early stage mycosis fungoides: report of 16 patients. Clin Exp Dermatol 30: 376–378

Kapser C, Herzinger T, Ruzicka T et al (2015) Treatment of cutaneous T-cell lymphoma with oral aitretinoin. J Eur Acad Dermatol Venereol 29(4): 783–788

Kempf W, Mitteldorf C (2015) Kutane Lymphome, Neue Entitäten und seltene Varianten. Pathologe 36: 62–69

Kim, YH, Willemze R, Pimpinelli N et al (2007) TNM classification system for primary cutaneous lymphomas other than mycosis fungoides and Sezary syndrome: a proposal of the International Society for Cutaneous Lymphomas (ISCL) and the Cutaneous Lymphoma Task Force of the European Organization of Research and Treatment of Cancer (EORTC). Blood 110(2): 479–484

Klemke CD (2014) Cutaneous lymphomas. J Dtsch Dermatol Ges 12: 7–28

Kodama K, Massone C, Chott A et al (2005) Primary cutaneous large B-cell lymphomas: clinicopathologic features, classification, and prognostic factors in a large series of patients. Blood 106: 2491–2497

Neelis KJ, Schimmel EC et al (2009) Low dose palliative radiotherapy for cutaneous B- and T-cell lymphomas. Int J Radiat Oncol Biol Phys 74: 154–158

Olsen E, Vonderheid E, Pimpinelli N et al (2007) Revisions to the staging and classification of mycosis fungoides and Sezary syndrome: a proposal of the International Society for Cutaneous Lymphomas (ISCL) and the cutaneous lymphoma task force of the European Organization of Research and Treatment of Cancer (EORTC). Blood 110(6): 1713–1722

Olsen EA, Rook AH, Zic J et al (2010) Sézary syndrome: immunopathogenesis, literature review of therapeutic options, and recommendations for therapy by the United States Cutaneous Lymphoma Consortium (USCLC). J Am Acad Dermatol 64: 352–404

Perceau G, Diris N, Estines O et al (2006) Late lethal hepatitis B virus reactivation after rituximab treatment of low-grade cutaneous B-cell lymphoma. Brit J Dermatol 155: 1053–1056

Russel Jones R (2005) Diagnosing erythrodermic cutaneous T-cell lymphoma. Editorial. Brit J Dermatol 153: 1–5

Santucci M, Pimpinelli N (2004) Primary cutaneous B-cell lymphomas. Current concepts. I. Haematologica 89: 1360–1371

Scarisbrick JJ, Prince H, Vermeer MH et al (2015) Cutaneous Lymphoma International Consortium Study of Outcome in Advanced Stages of Mycosis Fungoides and Sézary Syndrome: Effect of Specific Prognostic Markers on Survival and Development of a Prognostic Model. J Clin Oncol 33(32): 3766–3773

Scarisbrick JJ, Taylor P, Holtick U et al (2008) U. K. consensus statement on the use of extracorporeal photopheresis for treatment of cutaneous T-cell lymphoma and chronic graft-versus-host disease. Brit J Dermatol 158: 659–678

Specht L, Dabaja B, Illidge T et al (2015) Modern radiation therapy for primary cutaneous lymphomas: field and dose guidelines from the International Lymphoma Radiation Oncology Group. Int J Radiat Oncol Biol Phys 92(1): 32–39

Swerdlow SH, Campo E, Pileri SA et al (2016) The 2016 revision of the World Health Organization classification of lymphoid neoplasms. Blood 127(20): 2375–2390

Trautinger F, Knobler J, Willemze R et al (2006) EORTC consensus recommendations for the treatment of mycosis fungoides/Sézary syndrome. Eur J Cancer 42: 1014–1030

Vaughan J, Harrington AM, Hari PN et al (2012) Immunophenotypic stability of Sézary cells by flow cytometry: usefulness of flow cytometry in assessing response to and guiding alemtuzumab therapy. Am J Clin Pathol 137: 403–411

Welborn M, Duvic M (2019) Antibody-base therapies for cutaneous T-Cell Lymphoma. Am J Clin Dermatol 20(1): 115–122

Whittaker SJ, Marsden JR, Spittle M et al (2003) Joint British Association of Dermatologists and U.K. Cutaneous Lymphoma Group guidelines for the management of primary cutaneous T-cell lymphomas. Brit J Dermatol 149: 1095–1107

Willemze R, Jaffe ES, Burg G et al (2005) WHO-EORTC classification for cutaneous lymphomas. Blood 105: 3768–3785

Zackheim HS, Amin S, Kashani-Sabet M et al (1999) Prognosis in cutaneous T-cell lymphoma by skin stage: long-term survival in 489 patients. J Am Acad Dermatol 40: 418–425

Zinzani PL, Quaglino P, Pimpinelli N et al (2006) Prognostic factors in primary cutaneous B-cell lymphoma: The Italian Study Group for Cutaneous Lymphomas. J Clin Oncol 24(9): 1376–1382

Immuntherapie bei malignen Lymphomen

V. Bücklein, V. Blumenberg, C. Schmidt, M. Subklewe

Schlagwörter

- CAR-T-Zell-Therapie • aggressive B-Zell-Lymphome • Tisagenlecleucel
- Axicabtagen-Ciloleucel • Zytokin-Freisetzungssyndrom (CRS)
- Tocilizumab • immune effector cell associated neurotoxicity syndrome (ICANS)

Immuntherapeutische Behandlungsstrategien werden seit Dekaden erfolgreich in der Behandlung von Patienten mit Lymphomen eingesetzt. Neben der allogenen Stammzelltransplantation haben bis vor wenigen Jahren v. a. monoklonale Antikörper wie Rituximab entscheidend zur Verbesserung der Prognose von Patienten mit malignen Lymphomen beigetragen. Mit der bereits erfolgten oder in naher Zukunft zu erwartenden Zulassung weiterer Antikörpertherapeutika (u. a. Obinutuzumab, Polatuzumab-Vedotin), Immuncheckpoint-Inhibitoren und CAR-(*chimeric antigen receptor*)-T-Zellen hat sich das Spektrum immuntherapeutischer Behandlungsoptionen bei Lymphomen in den letzten Jahren nochmals deutlich erweitert. Im Folgenden wird der Fokus auf die seit August 2018 von der EMA zugelassene CAR-T-Zell-Therapie bei den aggressiven B-Zell-Lymphomen gesetzt.

CAR-T-Zellen

Eine innovative Strategie, T-Zellen für die Behandlung von B-lymphatischen Neoplasien zu rekrutieren, ist die gentechnische Modifikation von T-Zellen *ex vivo*, ge-

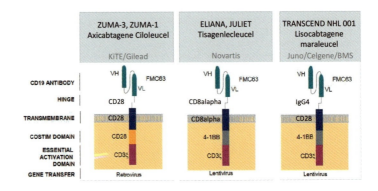

Abbildung 1 Aufbau unterschiedlicher CAR-Konstrukte (adaptiert nach van der Stegen et al. 2014).

folgt von der Retransfusion dieser modifizierten T-Zellen. Dabei wird auf den T-Zellen des Patienten ein chimärer Antigenrezeptor (*chimeric antigen receptor*, CAR) exprimiert (Gong et al. 1999).

CAR-T-Zellen sind somit gentechnisch hergestellte Hybride aus Antikörpern und T-Zellen. Der CAR besteht aus einer Antikörper-ähnlichen extrazellulären Domäne, einer Transmembrandomäne und einer intrazellulären Signaldomäne. Den extrazellulären Anteil des CARs bildet ein Antikörperderivat aus schwerer und leichter Kette (*single chain variable fragment*, scFv). Das scFv ist gegen das Tumorzellantigen gerichtet und erkennt diese Antigene – im Gegensatz zum T-Zell-Rezeptor – unabhängig von der Präsentation über MHC-Proteine (*Major Histocompatibility Complex*). Die Transmembrandomäne, die den extra- und intrazellulären Teil des CARs verbindet, ist typischerweise von CD8- oder IgG4-Molekülen abgeleitet. Der intrazelluläre Anteil des CARs setzt sich aus einer kostimulatorischen Domäne und der CD3ζ-Kette zusammen (Abbildung 1). Nach Bindung des Tumorzellantigens an die antigenbindende Domäne des CARs bewirkt die Signalweiterleitung an die intrazellulären kostimulatorischen Domänen die Aktivierung der CAR-T-Zelle und initiiert eine immunologische Kaskade, an deren Ende die Zerstörung der antigentragenden Tumorzelle steht (June et al. 2018).

gentechnisch hergestellte Hybride

Als am besten geeignetes Tumorzellantigen für B-lymphatische Neoplasien wurde in den letzten Jahren CD19 ausgewählt. Dies hat mehrere Gründe: Erstens wird CD19 in der Mehrheit der B-Zell-Leukämien und -Lymphome exprimiert; zweitens ist die Expressionsintensität von CD19 meist höher als die von anderen potenziellen Targetantigenen wie CD20 oder CD22 (Seegmiller et al. 2018); und drittens ist seine Expression in gesundem Gewebe restringiert auf die B-Zell-Reihe. In Folge der CAR-T-Zell-Therapie kommt es bei den Patienten daher regelhaft zu einer B-Zell-Aplasie und einem konsekutiven Antikörpermangel, der aber bei entsprechend vorliegender Therapieindikation (z. B. gehäuft auftretende Infekte) durch eine monatliche Substitutionstherapie mit intravenösem Immunglobulin behandelt werden kann (siehe auch Empfehlungen für die Immunglobulinsubstitution bei CLL-Patienten).

Tumorzellantigen

CD19

Das CAR-Design hat sich im Laufe der Jahre erheblich weiterentwickelt. CARs der ersten Generation waren intrazellulär ausschließlich mit einer CD3ζ-Domäne ausgestattet. Die über diesen CAR vermittelten Signale nach intrazellulär waren jedoch nicht in der Lage, ruhende T-Zellen anzuregen und anhaltende T-Zell-Reaktionen oder eine anhaltende Zytokinfreisetzung zu induzieren (Gong et al. 1999, Brocker et al. 1995). Die Hinzunahme von zusätzlichen intrazellulären kostimulatorischen Signaldomänen (z. B. CD28 oder 4-1BB) führte zu einer verbesserten Aktivierung und Persistenz sowie einer wirksamen Expansion dieser sogenannten zweiten Generation von CAR-T-Zellen (Krause et al. 1998, Porter et al. 2011). Derzeit zugelassene CAR-T-Zell-Produkte basieren auf diesem Rezeptordesign. CAR-T-Zellen der dritten Generation kombinieren das Aktivierungspotenzial von zwei kostimulatorischen Domänen (z. B. sowohl CD28 als auch 4-1BB). Die antineoplastische Aktivität von CARs der vierten Generation, auch TRUCKs (*T cells redirected for antigen-unrestricted cytokine-initiated killing*) genannt, wird durch weitere genetische Modifikationen verstärkt. Hierzu zählen unter anderem zusätzliche Transgene für die Zytokinsekretion (z. B. IL-12) oder zusätzliche kostimulatorische Liganden (Brentjens et al. 2012, Wang et al. 2014, Scarfò et al. 2017).

Produktion von CAR-T-Zellen

Die Herstellung von CAR-T-Zellen ist komplex und beginnt mit der Sammlung nicht stimulierter Leukozyten durch eine Leukapherese (Abbildung 2). Vor der Leukapherese müssen Chemotherapien, Antikörpertherapien, small molecules und Steroide gestoppt werden, um die Viabilität der T-Zellen nicht zu gefährden und eine Kontamination der T-Zellen im Ausgangsprodukt zu verhindern. Im Allgemeinen müssen Chemotherapeutika ca. 2 Wochen vor Leukapherese und Antikörper 2–3 Wochen vor Leukapherese abgesetzt werden. Steroide dürfen bis maximal 72 Stunden vor Leukapherese appliziert werden. Auch eine ggf. indizierte intrathekale Therapie muss in einem zeitlichen Abstand erfolgen (üblicherweise sieben Tage).

retro- oder lentivirale Vektoren

Die gesammelten T-Zellen werden mit retro- oder lentiviralen Vektoren gentechnisch verändert. Lentivirale Vektoren bieten ein sichereres Genomintegrationsprofil als gammaretrovirale Vektoren (Vannucci et al. 2013) und wurden daher häufig in klinischen Studien mit CAR-T-Zellen verwendet. Es ist zu beachten, dass Patienten nach CAR-T-Zell-Therapie mit einem retroviral transduzierten Konstrukt einen falsch positiven Nachweis im HIV-Test haben können.

Die gentechnisch modifizierten CAR-exprimierenden Zellen werden dann im Anschluss *in vitro* expandiert und aktiviert. Hierfür werden z. B. Anti-CD3-Antikörper, Anti-CD3/Anti-CD28-Beads (Levine et al. 1997), Antigen-präsentierende Zellen wie dendritische Zellen oder artifizielle Antigen-präsentierende Zellen (aAPCs) verwendet (Hoski et al. 2007). Letztere bieten den Vorteil, dass sie mit verschiedenen kostimulatorischen Liganden ausgestattet werden können, um eine suffiziente Proliferation der CAR-T-Zellen sicherzustellen. Um therapeutische Dosen von CAR-T-Zellen zu generieren, stehen mehrere Plattformen zur Verfügung, die eine schnelle Zellexpansion garantieren und dabei das Kontaminationsrisiko minimieren (Wang et al. 2014, Levine et al. 2017).

Nach der Leukapherese und Herstellung des patientenspezifischen CAR-T-Zell-Produkts werden die gefrorenen Zellen schließlich zum Behandlungszentrum geliefert und am Tag der Retransfusion unter Temperaturüberwachung aufgetaut.

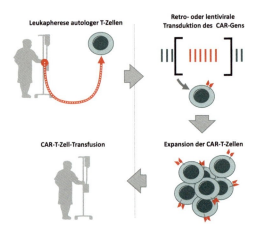

Abbildung 2 Ablauf der Herstellung von CAR-T-Zellen.

Der Prozess der Produktion dauert mit entsprechenden Lieferwegen und Qualitätskontrollen ca. 25–35 Tage.

Prozess der Produktion ca. 25–35 Tage

Vor Transfusion der CAR-T-Zellen erfolgt eine zytostatische Konditionierungstherapie (meist eine Kombination von Fludarabin und Cyclophosphamid über drei bis vier Tage). Diese Therapie soll durch ihre lymphodepletierende Wirkung das residente Immunzellinfiltrat modulieren, z. B. durch Depletion regulatorischer T-Zellen, die die Expansion, Persistenz und Wirksamkeit der CAR-T-Zellen negativ beeinflussen können. Die Dosierungen von Fludarabin und Cyclophosphamid variieren minimal zwischen den verschiedenen CAR-T-Produkten und Entitäten. Die Lymphodepletion kann maximal bis zu zwei Wochen vor der CAR-T-Zell-Transfusion appliziert werden. Um eine immunsuppressive Wirkung auf die CAR-T-Zellen auszuschließen, sollte allerdings üblicherweise eine Pause von mindestens 24 h zwischen letzter Chemotherapieapplikation und der CAR-T-Zell-Transfusion eingehalten werden.

Klinische Daten und Zulassung von CAR-T-Zellen

Ein Jahr nach der Zulassung durch die FDA in den USA erfolgte im August 2018 die Zulassung von Tisagenlecleucel (Kymriah®, Novartis) und Axicabtagen-Ciloleucel (Yescarta®, Kite/Gilead) für die Behandlung von rezidivierten oder refraktären (r/r) diffusen großzelligen B-Zell-Lymphomen (DLBCL) sowie Axicabtagen-Ciloleucel für die Behandlung von r/r primär mediastinalem Lymphom (PMBCL) durch die EMA.

Grundlage der Zulassung der CAR-T-Zell-Therapie mit Tisagenlecleucel und Axicabtagen-Ciloleucel waren klinische Studien in den Zulassungsindikationen (siehe Tabelle 1). Im Rahmen der „JULIET"-Studie (NCT02445248) wurde Tisagenlecleucel bei erwachsenen Patienten mit r/r DLBCL oder transformiertem follikulärem Lymphom nach zwei oder mehr Vortherapien getestet. Bei einer Population von 93 Patienten mit rezidivierter oder refraktärer Erkrankung, die nicht für eine Hochdosistherapie infrage kamen oder bereits eine Hochdosistherapie erhalten hatten, betrug die objektive Ansprechrate 52 % bei einer CR-Rate von 40 %. Bei Patienten, die ein Ansprechen auf die CAR-T-Zell-Therapie zeigten, wurde die mediane Ansprechdauer nach einer medianen Nachbeobachtungszeit von 14 Monaten noch nicht erreicht (Schuster et al. 2019). Die beobachtete Ansprechrate übersteigt die zuvor für die Standardchemotherapie erfassten Ansprechraten für Patienten mit r/r DLBCL nach Hochdosischemotherapie oder ohne Eignung zur Hochdosischemotherapie. Für Tisagenlecleucel wurde darüber hinaus auch die Zulassung zur Behandlung von Patienten mit r/r B-Vorläufer-ALL (für Patienten < 26 Jahre) erteilt. Auf Einzelheiten der hierfür zulassungsrelevanten Studien soll hier jedoch nicht eingegangen werden.

Axicabtagen-Ciloleucel ist wie Tisagenlecleucel ein gegen CD19 gerichtetes CAR-T-Zell-Produkt. Grundlage für die Zulassung bei Patienten mit r/r DLBCL und r/r PMBCL ist die Phase-I/II-Studie ZUMA-1 (NCT02348216), in der Axicabtagen-Ciloleucel bei erwachsenen Patienten mit refraktärem aggressivem NHL untersucht wurde. In der einarmigen Studie zeigten 82 % der Patienten (n = 83/101) nach einmaliger Infusion von Axicabtagen-Ciloleucel ein Therapieansprechen, wobei 54 % (n = 55/101) eine CR erreichten (medianes Follow-up von 15,4 Monaten). Ein Jahr nach der Infusion waren noch 59 % der Patienten am Leben (Neelapu et al. 2017b). Axicabtagen-Ciloleucel stellt eine signifikant verbesserte Behandlungsoption für Patienten mit refraktärem, aggressivem NHL im Vergleich zu historischen Kontrollen aus der prä-CAR-Ära dar (Neelapu et al. 2017a). Dies wurde in einer verglei-

signifikant verbesserte Behandlungsoption

Tabelle 1 *Ergebnisse klinischer Studien zur Behandlung von Patienten mit r/r diffusen großzelligen Lymphomen.*

Name/ Identifier	Studienpopulation & Studienphase	Konstrukt + Vektor	Berichtete CR-Rate nach 3 Monaten	CR-Rate in der ITT-Population	Medianes Follow-up (Monate)	Hochgradiges CRS[a]	Hochgradiges ICANS[a]	Referenz
ZUMA-1	Alter: 18+ Jahre, Phase II	19.28.z, retroviral	54 % (55/101)	50 % (55/111)	15,4	13 % (13/101)	28 % (28/101)	Neelapu et al. 2017b
JULIET	Alter: 18+ Jahre, Phase II	19.BB.z, lentiviral	40 % (37/93)	22–27 % (37–45/165)	14	22 % (24/111)	12 % (13/111)	Schuster et al. 2019
U Penn	Alter: 18+ Jahre, Phase I	19.BB.z, lentiviral	57 % (16/28)	42 % (16/38)	28,6	18 % (5/28)	11 % (3/28)	Schuster et al. 2017
Fred Hutch	Alter: 18+ Jahre, Phase I	19.BB.z, lentiviral	33 % (10/30)	27 % (10/37)	NB	13 % (4/32)	28 % (9/32)	Turtle et al. 2016
NCI	Alter: 18+ Jahre, Phase I	19.28.z, retroviral	55 % (12/22)	55 % (12/22)	NB	18 % (4/22)	55 % (12/22)	Kochenderfer et al. 2017

NB: nicht berichtet, ITT: intent-to-treat
[a] von den Autoren definiert oder ≥ Grad 3. Adaptiert nach Majzner et al. 2019.

chenden Analyse der für ZUMA-1 und SCHOLAR-1 publizierten Ergebnisse gezeigt. Letzteres ist eine gepoolte retrospektive Analyse der Ergebnisse von Patienten mit refraktärem DLBCL aus zwei großen randomisierten Studien und zwei akademischen Datenbanken (Neelapu et al. 2017a). Um die Wirksamkeit von CAR-T-Zellen weiter mit den aktuellen Behandlungsstandards zu vergleichen, wurden mehrere Studien initiiert, die derzeit die Standardtherapie von Patienten mit r/r DLBCL (Hochdosischemotherapie mit nachfolgender autologer Stammzelltransplantation) mit einer Therapie mit CAR-T-Zellen bei erwachsenen Patienten prüfen (ZUMA-7; NCT03391466, TRANSCEND).

Die beiden Produkte – Tisagenlecleucel und Axicabtagen-Ciloleucel – unterscheiden sich in der Wahl des viralen Vektors für die Transduktion sowie der kostimulatorischen Domäne: Zur Herstellung von Axicabtagen-Ciloleucel wird ein retroviraler Vektor sowie die intrazelluläre kostimulatorische Domäne CD28 und für Tisagenlecleucel ein lentiviraler Vektor und die intrazelluläre kostimulatorische Domäne 4-IBB verwendet (Abbildung 1). Diese Unterschiede haben z. B. Auswirkungen auf die Expansion der CAR-T-Zellen *in vivo* sowie das Toxizitätsprofil der Behandlung.

Wahl des viralen Vektors sowie der kostimulatorischen Domäne

Unerwünschte Wirkungen von CAR-T-Zellen

Trotz der – im Vergleich zu historischen Daten – vielversprechenden Ergebnisse, die mit der Behandlung mit CAR-T-Zellen bei Patienten mit aggressiven Lymphomen erzielt werden, muss beachtet werden, dass die CAR-T-Zell-Therapie häufig mit Nebenwirkungen assoziiert ist, die schwerwiegend sein können. Darüber hinaus sind die mit der Therapie verbundenen Kosten sowie der Organisationsaufwand am Behandlungszentrum enorm.

Das Spektrum der mit der CAR-T-Zell-Therapie assoziierten Toxizitäten ist für die behandelnden Ärzten neu und unterscheidet sich von denen, die bei herkömmlichen Chemotherapien und anderen gezielten Therapien wie monoklonalen Antikörpern und niedermolekularen Signaltransduktions-Inhibitoren (small molecules) beobachtet werden. Die nach einer CAR-T-Zell-Therapie am häufigsten beobachteten Toxizitäten sind das Zytokin-Freisetzungssyndrom (cytokine release syndrome, CRS) und das immune Effektorzell-assoziierte Neurotoxizitätssyndrom (ICANS) (Bonifant et al. 2016, Lee et al. 2019).

assoziierte Toxizitäten

Zytokin-Freisetzungssyndrom (CRS)

CRS, auch als „Zytokinsturm" bekannt, beschreibt ein Spektrum von Symptomen, die sich weder klinisch noch laborchemisch von den Symptomen einer (teils auch schweren) septischen Komplikation unterscheiden lassen und die auf Zytokinerhöhungen infolge der Aktivierung einer großen Anzahl von Lymphozyten – und sekundär auch anderer immunkompetenter Zellen – zurückzuführen sind. Interleukin 6 (IL-6), ein pleiotropes Zytokin mit entzündungsfördernden und -hemmenden Eigenschaften, wurde als zentraler Mediator der Toxizität bei CRS identifiziert (Lee et al. 2014). Inzidenz und Schweregrad des CRS scheinen bei Patienten mit größerer Krankheitslast vor Beginn der Behandlung höher zu sein (Shimabukuro-Vornhagen et al. 2018). Dies ist wahrscheinlich auf eine ausgeprägtere T-Zell-Aktivierung z. B. durch die größeren Mengen an Targetantigenen zurückzuführen.

CRS wird von konstitutionellen Symptomen wie hohem Fieber, Unwohlsein, Müdigkeit, Myalgien und Übelkeit begleitet, die durch einen Anstieg verschiedener

Entzündungsmediatoren ausgelöst werden (initial TNF-α, gefolgt von z. B. IFN-γ, IL-1β, IL-2 und IL-6) (Abbildung 3). Darüber hinaus kann jedes Organsystem im Rahmen des CRS mit betroffen sein, einschließlich des Herz-Kreislauf-Systems, der Atmung, der Niere, der Leber, des blutbildenden Systems und des Nervensystems (Lee et al. 2019, Shimabukuro-Vornhagen et al. 2018, Neelapu et al. 2017c). In seltenen Fällen kann ein CRS in eine fulminante hämophagozytische Lymphohistiozytose (HLH, auch Makrophagen-Aktivierungssyndrom, MAS) übergehen. Die Diagnose eines CRS ist eine rein klinische Diagnose. Der Schweregrad des CRS wird dann anhand der Beeinträchtigung der kardiopulmonalen Funktion definiert. Von hoher Priorität in meistens neutropenen Patienten ist die bereits genannte differenzialdiagnostische Relevanz begleitender Infektionen. Daher umfasst das Management von CRS immer auch eine Infektfokussuche und das Einleiten einer empirischen antiinfektiven Therapie.

Die Identifikation prädiktiver Biomarker für schwere Toxizitäten ist aktuell Gegenstand translationaler Forschung. Die prognostische Wertigkeit verschiedener Biomarker (z. B. hohe Serumspiegel von IL-6, löslichem gp130, IFNγ, IL-15, IL-8 und/oder IL-10) scheinen in Abhängigkeit von der Art des verwendeten CAR-T-Zell-Produkts zu variieren (Turtle et al. 2016, Teachey et al. 2016).

typischerweise innerhalb der ersten Woche

Ein CRS entwickelt sich typischerweise innerhalb der ersten Woche nach der CAR-T-Zell-Infusion und erreicht innerhalb von 1–2 Wochen einen Höhepunkt, der mit der maximalen *in vivo* CAR-T-Zell-Expansion korreliert (Lee et al. 2019). CRS sollte gemäß dem Grad seiner Toxizität konsequent behandelt werden. Für die ersten 2 Wochen nach CAR-T-Transfusion werden die Patienten üblicherweise stationär überwacht.

Tocilizumab, ein therapeutischer Antikörper, der den IL-6-Rezeptor bindet und blockiert, ist das Medikament der Wahl zur Behandlung eines andauernden oder höhergradigen CRS. In Europa ist das Medikament inzwischen zur Behandlung des CAR-T-Zell-induzierten CRS zugelassen. Die Gabe bewirkt bei der deutlichen Mehrheit der Patienten eine zügige Regredienz der CRS-assoziierten Symptome. Dabei scheint Tocilizumab die Wirksamkeit der CAR-T-Zell-Therapie in Bezug auf die Ansprechraten oder die Dauer der Remission nicht negativ zu beeinflussen (Neelapu et al. 2017c, Maude et al. 2014, Davila et al. 2014). Siltuximab, ein chimärer Anti-IL-6-Antikörper, der an lösliches IL-6 bindet, wurde bisher nicht als Erstlinientherapie bei CRS untersucht und ist derzeit nicht für diese Indikation von der FDA oder EMA

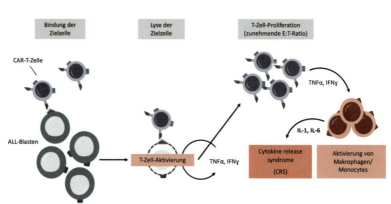

Abbildung 3 Pathophysiologie des Zytokin-Freisetzungssyndroms (CRS).

zugelassen (Teachey et al. 2018). Weitere Studien sind erforderlich, um die Wirksamkeit von Tocilizumab und Siltuximab bei der Behandlung von CRS zu vergleichen. Bei Versagen der Therapie mit Tocilizumab werden Kortikosteroide eingesetzt (Lee et al. 2019). In Einzelfällen mit therapierefraktären Verläufen kann Siltuximab neben anderen Immunsuppressiva in Betracht gezogen werden.

Immune effector cell associated neurotoxicity syndrome (ICANS)

Neurotoxizität ist die zweithäufigste schwerwiegende Nebenwirkung nach Transfusion von CAR-T-Zellen. Betroffene Patienten entwickeln eine toxische Enzephalopathie mit Verwirrtheit, Delir, Anfällen und – im schlimmsten Fall – schnell progredientem und dann häufig letalem Hirnödem. ICANS tritt meist im Anschluss an ein CRS auf, ggf. mit zwischenzeitlich symptomfreiem Intervall. Es sind jedoch

toxische Enzephalopathie

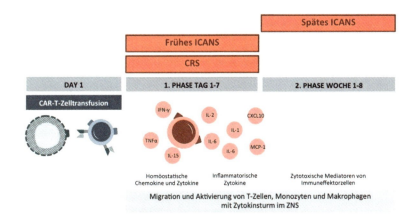

Abbildung 4 Pathophysiologie des immune effector cell associated neurotoxicity syndrome (ICANS).

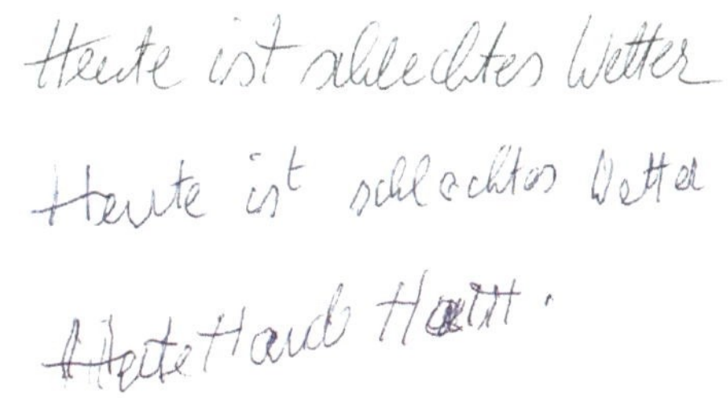

Abbildung 5 Beispiel einer Dysgraphie unter ICANS.

auch Verläufe mit gleichzeitigem CRS oder ohne vorhergehendes CRS beschrieben. In den meisten Fällen ist das Krankheitsbild vollständig reversibel. Die zugrunde liegende Pathophysiologie dieser neurologischen Nebenwirkungen ist noch nicht vollständig geklärt. Auch ist derzeit noch unklar, ob diese Toxizität auf CD19-spezifische CAR-T-Zellen beschränkt ist oder bei Targeting anderer Antigene ebenfalls auftreten wird. Zum routinemäßig empfohlenen Screening der Patienten wurde der ICE-Score (immune effector cell encephalopathy score) entwickelt, der Symptome wie Aphasie, Paraphrasie, Dyskalkulie und Dysgraphie detektieren kann (Abbildung 4) (Lee et al. 2019).

Ebenso wie für das CRS existiert auch für ICANS kein beweisender diagnostischer Test, sodass die Diagnose eines ICANS eine *rein klinische Diagnose* nach dem Ausschluss wichtiger Differenzialdiagnosen wie Blutungen, Krampfanfällen, Meningitis oder Meningeosis ist.

Eine Anti-IL-6-Therapie (üblicherweise mit Tocilizumab) kann ein ICANS bei Assoziation mit einem CRS beenden, ist jedoch bei Auftreten einer CRS-unabhängigen Neurotoxizität im Allgemeinen nicht wirksam. Hier stellen Kortikosteroide die aktuell anerkannte Therapiebasis dar (Lee et al. 2019, Lee et al. 2015, Hunter et al. 2019). Der Schweregrad des ICANS kann stark fluktuieren, sodass eine engmaschige Überwachung des Patienten erforderlich ist (Lee et al. 2019). Dies ist besonders wichtig, um das selten auftretende, aber lebensbedrohliche Hirnödem, bei dem eine Anti-IL-6-Therapie nicht wirksam ist, zu erkennen. Ähnlich wie beim CRS orientiert sich die Form der Therapie des ICANS am Schweregrad der neurologischen Veränderungen. Die Schweregradeinteilung erfolgt unter Berücksichtigung

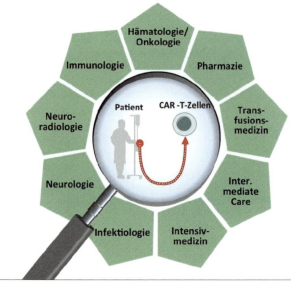

Abbildung 6 Aufbau der ImmunoTaskForce^{LMU}.

von Veränderungen des Bewusstseins und der Vigilanz sowie des ICE-Scores (Dysgraphie – siehe Abbildung 5).

In der Medizinischen Klinik III am Klinikum der Universität München haben wir für eine kontinuierliche Patientenbetreuung eine interdisziplinäre ImmunoTaskForce^{LMU} gegründet, die mit umfassender Erfahrung in der Anwendung von T-Zell-rekrutierenden Immuntherapien 24/7 verfügbar ist. Das interdisziplinäre Team umfasst neben Hämatologen, Intensivmedizinern und Transfusionsmedizinern vor allem auch speziell geschulte Neurologen und Neuroradiologen. Die ImmunoTaskForce^{LMU} hat zum Ziel, das Nebenwirkungsmanagement für diese potenziell kurativen, aber auch sehr toxischen Therapien zu optimieren und damit die Behandlungsergebnisse zu verbessern (Abbildung 6). Der Aufbau einer ähnlich strukturierten Arbeitsgruppe zur Versorgung der CAR-T-Zell-Patienten wird für alle Zentren, die Patienten mit CAR-T-Zellen behandeln, empfohlen.

Kosten der CAR-T-Zell-Therapie

Die Behandlungskosten der CAR-T-Zell-Therapie sind hoch. Im ersten Jahr der Zulassung (vor Festlegung eines Erstattungsbetrages) kostete die Beschaffung von Yescarta® 327 000 € und die Beschaffung von Kymriah® 320 000 €. Für Kymriah® wurde am 15.09.2019 ein Erstattungsbetrag von 275 000 € vereinbart. Für Yescarta® wird die Festlegung des Erstattungsbetrags im November 2019 erwartet.

Die Hersteller begründen den extremen Preis mit der Komplexität der CAR-T-Zell-Therapie, die neben einer patientenindividuellen Herstellung eine sehr aufwendige Logistik zwischen spezialisierten Zentren erfordert. Die Beschaffungskosten umfassen noch nicht die Kosten für die Leukapherese zur Entnahme von Lymphozyten, den stationären Aufenthalt (ggf. auf einer Überwachungsstation für die Retransfusion, die Verabreichung von weiteren kostenspieligen Medikamenten wie z. B. Tocilizumab sowie die pflegerische und ärztliche Versorgung.

Weiterentwicklungen der CAR-T-Zell-Therapie

Als vielversprechendes Zielantigen für CAR-T-Zellen gilt aktuell das B-Zell-Reifungsantigen (*B cell maturation antigen*, BCMA) zur Behandlung von Patienten mit r/r multiplem Myelom. Ergebnisse einer Phase-I-Studie (CRB-401) mit BCMA-spezifischen CAR-T-Zellen (bb2122) der zweiten Generation zeigen eine gute Wirksamkeit mit hohen Ansprechraten in stark vorbehandelten Patienten bei insgesamt gut beherrschbarer Toxizität (Raje et al. 2019, Brudno et al. 2018).

Nach den ersten Erfolgen der CAR-T-Zell-Therapie in hämatologischen Neoplasien untersuchen derzeit zahlreiche Studien die Anwendung dieses vielversprechenden Therapieansatzes in anderen Tumorentitäten. Vor allem in der Behandlung von soliden Tumoren ist es bisher jedoch nicht gelungen, die bisherigen klinischen Erfolge der CAR-T-Zell-Therapie zu reproduzieren. Dabei wurden folgende Faktoren als Resistenz- oder Immunescapemechanismen identifiziert, die für die Erhaltung eines längerfristigen Therapieansprechens sowie die weitere Etablierung zellbasierter Therapien vor allem in soliden Tumoren von Bedeutung sind:

in anderen Tumorentitäten

1. Reduzierte Migration zum Tumor und Persistenz im Tumormikromilieu (TME)
2. Unzureichende Aktivierung durch lokale Immunsuppression im TME

3. Frühzeitige Erschöpfung der T-Zell-Aktivität durch chronische Überaktivierung in Abwesenheit des Zielantigens (tonic signalling) oder frühzeitige Apoptose durch übermäßige Aktivierung (activation induced cell death, AICD)
4. Herunterregulation des Zielantigens oder Mangel geeigneter Zielstrukturen mit hoher Wahrscheinlichkeit von Off-Tumor-On-Target-Toxizität (Majzner et al. 2019, Benmebarek et al. 2019, Tokarew et al. 2019)

Zur verbesserten Migration von CAR-T-Zellen zum Tumorgewebe mit Penetration der vor allem bei soliden Tumoren immunsuppressiven Stromabarriere existieren präklinisch mehrere Ansätze, die den Konzentrationsgradienten von Chemokinliganden im Tumormilieu für die Redirektionierung von Effektorzellen verwenden. Die Induktion einer Überexpression des korrespondierenden Chemokinrezeptors in Effektorzellen, zum Teil in Kombination mit der Transduktion von CARs, resultierte im Mausmodell in einer Zunahme des antitumoralen Potenzials (Lesch et al. 2019). Die erste Studie hierzu untersucht die Wirksamkeit von CXCR2-überexprimierenden Tumor-infiltrierenden Lymphozyten (TILs) in Melanompatienten (NCT01740557). Ein weiterer Ansatz, der die lokale Wirksamkeit bei soliden Tumoren im Tumormilieu verbessern könnte, ist die direkte Verabreichung von CAR-T-Zellen in das Tumorgewebe. IL-13-spezifische CAR-T-Zellen konnten so nach Injektion in Glioblastome eine Tumorremission mit geringer Toxizität induzieren (Brown et al. 2016). Auch in einer Phase-I-Studie (BrainChild-01, NCT03500991) wird die Wirksamkeit von HER2-spezifischen CAR-T-Zellen der dritten Generation, die direkt über einen ZNS-Katheter verabreicht werden, zur Behandlung von Hirntumoren bei Kindern untersucht.

Wenn auch die Bedeutung des Ausmaßes der T-Zell-Expansion und -Persistenz innerhalb des Tumorgewebes für die klinische Wirksamkeit unzureichend gesichert ist, wird vor allem in soliden Tumoren die lokale Immunsuppression im TME als tumoraler Resistenzmechanismus für T-Zell-Therapien in diversen Modellen beobachtet (Scarfò et al. 2017, Beatty et al. 2014). In diesem Zusammenhang zeigte bei verstärkter Hochregulation inhibitorischer Rezeptoren wie PD-1 oder CTLA-4 der kombinierte Einsatz von Checkpoint-Inhibitoren und CAR-T-Zellen im Mausmodell vielversprechende Ergebnisse (John et al. 2013). In ähnlicher Weise könnte die Kombination von CAR-T-Zellen mit BiTE-exprimierendem onkolytischem Virus den Effekt von CAR-T-Zellen bei soliden Tumoren wiederherstellen (Wing et al. 2018).

Checkpoint-Inhibitoren sind auch von Relevanz in der Verhinderung von AICD, welches durch die Interaktion von Fc-Rezeptoren auf physiologisch zirkulierenden Immunzellen mit der extrazellulären Spacer-Domäne des CARs induziert wird (Hudecek et al. 2015, Hombach et al. 2010). Hierbei konnten *Gargett* et al. die Reversibilität der AICD-assoziierten verminderten Viabilität und Zytokinsekretion von GD-2-spezifischen CAR-T-Zellen nach Koinkubation mit einem PD-1-spezifischen Antikörper *in vitro* zeigen (Gargett et al. 2016). Ebenso konnte tonic signalling mit einem frühzeitigen Erschöpfungszustand von CAR-T-Zellen und unzureichender antitumoraler Aktivität korreliert werden. Neben der extrazellulären Spacer-Domäne scheint hier vor allem auch die Wahl der intrazellulären kostimulatorischen Domänen von Bedeutung zu sein. Ein Vergleich der beiden zugelassenen Produkte konnte bei CAR-T-Zellen mit intrazellulärer CD28-Domäne eine stärkere Antigen-unabhängige Aktivierung und konsekutiv einen früheren Erschöpfungszustand mit reduzierter Persistenz der CAR-T-Zellen *in vitro* detektieren (Long et al. 2015).

Zukünftige Generationen von CAR-T-Zellen, die gleichzeitig gegen mehrere Antigene gerichtet sind, werden aktuell präklinisch erprobt, um bei Verlust eines Zielantigens auf Tumorzellen das Risiko eines Krankheitsrezidivs zu reduzieren.

Fazit

Trotz hoher Remissionsraten und anhaltender Therapieerfolge von gegen CD19 gerichteten CAR-T-Zellen bei Patienten mit aggressiven Lymphomen werden in einem signifikanten Anteil der Patienten ein Therapieversagen und Rezidive beobachtet. Es fehlen prädiktive Biomarker, die eine bessere Patientenselektion unterstützen. In Zukunft wird der komplexe und langandauernde Herstellungsprozess durch Eröffnung von Produktionsstätten in Europa vereinfacht werden. CAR-T-Zellen sind eine vielversprechende Therapieplattform zur Behandlung von Patienten mit malignen Erkrankungen – derzeit stehen wir in ihrer Anwendung erst am Anfang.

Erklärung zu Interessenkonflikten

Die Autoren geben keine Interessenkonflikte an.

Was ist neu?
Was sollte beachtet werden?

1. Immuntherapeutische Behandlungsstrategien werden seit Dekaden erfolgreich in der Behandlung von Patienten mit Lymphomen eingesetzt.
2. Mit der Zulassung der CAR-T-Zellen (Tisagenlecleucel und Axicabtagen-Ciloleucel) in Europa im August 2018 hat sich das Spektrum verfügbarer Immuntherapeutika zur Behandlung von Patienten mit rezidiviertem oder refraktärem diffusem großzelligem B-Zell-Lymphom nach Versagen der Zweitlinientherapie nochmals erweitert.
3. Zugelassene CAR-T-Zell-Produkte sind gentechnisch modifizierte autologe T-Zellen, die mit einem synthetischen CAR (chimeric antigen receptor) gegen CD19 ausgestattet sind.
4. CD19 (als streng auf die B-Zell-Reihe begrenztes, auf DLBCL-Zellen aber ubiquitär exprimiertes Zielantigen) wird auf den Zielzellen durch den CAR erkannt und dadurch eine Aktivierung der T-Zelle induziert. Die aktivierte CAR-T-Zelle löst dann die Lyse der Zielzelle aus.
5. Die Zulassungsstudien für beide CAR-T-Zell-Produkte zeigen in den stark vorbehandelten Studienpopulationen beeindruckende Ansprechraten und teils langanhaltende, auch dauerhafte Remissionen.
6. Die Behandlung mit CAR-T-Zellen ist aber mit einer Reihe spezifischer und teils potenziell schwerwiegender Nebenwirkungen vergesellschaftet.
7. Das Cytokine-release-Syndrom (CRS) ist ein mit Fieber assoziiertes Krankheitsbild, das in seiner Erscheinung einer septischen Komplikation ähnelt und neben Allgemeinsymptomen wie Fieber, Hypotonie und Hypoxie auch Organtoxizitäten z. B. an Niere und Leber hervorrufen kann. Therapeutisch kommt – neben einer antiinfektiven Therapie, da die Differenzialdiagnose einer Infektkomplikation nie ausgeschlossen werden kann – Tocilizumab zum Einsatz. Hierbei handelt es sich um einen Antikörper gegen den Interleukin-6-Rezeptor, der in der EU zur Behandlung des CRS inzwischen zugelassen ist und in der Mehrzahl der Patienten zu einer schnellen Regredienz der Symptome führt.
8. Eine weitere spezifische Nebenwirkung einer CAR-T-Zell-Behandlung ist eine Neurotoxizität (ICANS – immune effector cell associated neurotoxicity syndrome), die sich ebenfalls vielgestaltig äußern kann, z. B. durch Tremor, Aphasie, Dysgraphie, Verwirrtheit und Somnolenz, in schweren Verlaufsformen aber auch zu hochgradigen Einschränkungen der Vigilanz und zu einem schnell progredienten Hirnödem führen kann. Tritt ein ICANS in Kombination mit einem CRS auf, ist die Behandlung der Wahl ebenfalls die Anwendung von Tocilizumab, in Fällen, in denen kein paralleles CRS vorliegt, kommen Steroide zur Anwendung.
9. Sowohl CRS als auch ICANS erfordern eine unmittelbare und gezielte Intervention, um schwergradigere Nebenwirkungen zu verhindern. Hierfür wird ein speziell ausgebildetes Team an Hämatologen, Neurologen und Intensivmedizinern benötigt.
10. In klinischen Studien wird die Anwendung von CAR-T-Zellen derzeit in anderen, auch soliden Neoplasien geprüft.

Literatur

Beatty GL, Moon EK (2014) Chimeric antigen receptor T cells are vulnerable to immunosuppressive mechanisms present within the tumor microenvironment. Oncoimmunology 3: e970027

Benmebarek M-R, Karches C, Cadilha B et al (2019) Killing Mechanisms of Chimeric Antigen Receptor (CAR) T Cells. Int J Mol Sci 20: 1283

Bonifant CL, Jackson HJ, Brentjens RJ et al (2016) Toxicity and management in CAR T-cell therapy. Mol Ther Oncolytics 3: 16011

Brentjens RJ, Curran KJ (2012) Novel cellular therapies for leukemia: CAR-modified T cells targeted to the CD19 antigen. Hematology Educ Program Am Soc Hematology Am Soc Hematology Educ Program 2012: 143–151

Brocker T, Karjalainen K (1995) Signals through T cell receptor-zeta chain alone are insufficient to prime resting T lymphocytes. J Exp Medicine 181: 1653–1659

Brown CE, Alizadeh D, Starr R et al (2016) Regression of Glioblastoma after Chimeric Antigen Receptor T-Cell Therapy. New Engl J Medicine 375: 2561–2569

Brudno JN, Maric I, Hartman SD et al (2018) T Cells Genetically Modified to Express an Anti-B-Cell Maturation Antigen Chimeric Antigen Receptor Cause Remissions of Poor-Prognosis Relapsed Multiple Myeloma. J Clin Oncol 36: JCO.2018.77.808

Davila ML, Riviere I, Wang X et al (2014) Efficacy and Toxicity Management of 19-28z CAR T Cell Therapy in B Cell Acute Lymphoblastic Leukemia. Sci Transl Med 6(224): 224ra25

Gargett T, Yu W, Dotti G et al (2016) GD2-specific CAR T Cells Undergo Potent Activation and Deletion Following Antigen Encounter but can be Protected From Activation-induced Cell Death by PD-1 Blockade. Mol Ther 24: 1135–1149

Gong MC, Latouche J-B, Krause A et al (1999) Cancer Patient T Cells Genetically Targeted to Prostate-Specific Membrane Antigen Specifically Lyse Prostate Cancer Cells and Release Cytokines in Response to Prostate-Specific Membrane Antigen. Neoplasia 1: 123–127

Hombach A, Hombach A, Abken H (2010) Adoptive immunotherapy with genetically engineered T cells: modification of the IgG1 Fc 'spacer' domain in the extracellular moiety of chimeric antigen receptors avoids 'off-target' activation and unintended initiation of an innate immune response. Gene Ther 17: 1206

Hoski M, Golovina TN, Aqui NA et al (2007) Engineering Artificial Antigen-presenting Cells to Express a Diverse Array of Co-stimulatory Molecules. Mol Ther 15: 981–988

Hudecek M, Sommermeyer D, Kosasih PL et al (2015) The Nonsignaling Extracellular Spacer Domain of Chimeric Antigen Receptors Is Decisive for In Vivo Antitumor Activity. Cancer Immunol Res 3: 125–135

Hunter BD, Jacobson CA (2019) CAR T-Cell Associated Neurotoxicity: Mechanisms, Clinicopathologic Correlates, and Future Directions. Jnci J National Cancer Inst 111: 646–654

John LB, Devaud C, Duong C et al (2013) Anti-PD-1 Antibody Therapy Potently Enhances the Eradication of Established Tumors By Gene-Modified T Cells. Clin Cancer Res 19: 5636–5646

June CH, Sadelain M (2018 Chimeric Antigen Receptor Therapy. New Engl J Med 379: 64–73

Kochenderfer JN, Somerville R, Lu T et al (2017) Lymphoma Remissions Caused by Anti-CD19 Chimeric Antigen Receptor T Cells Are Associated With High Serum Interleukin-15 Levels. J Clin Oncol 35: JCO.2016.71.302

Krause A, Guo H-F, Latouche J-B et al (1998) Antigen-dependent CD28 Signaling Selectively Enhances Survival and Proliferation in Genetically Modified Activated Human Primary T Lymphocytes. J Exp Medicine 188: 619–626

Lee DW, Gardner R, Porter DL et al (2014) Current concepts in the diagnosis and management of cytokine release syndrome. Blood 124: 188–195

Lee DW, Kochenderfer JN, Stetler-Stevenson M et al (2015) T cells expressing CD19 chimeric antigen receptors for acute lymphoblastic leukaemia in children and young adults: a phase 1 dose-escalation trial. Lancet 385: 517–528

Lee DW, Santomasso BD, Locke FL et al (2019) ASTCT Consensus Grading for Cytokine Release Syndrome and Neurological Toxicity Associated with Immune Effector Cells. Biol Blood Marrow Transplant 25(4): 625–638

Lesch S, Blumenberg V, Stoiber S et al (2019) Arming T cells with C-X-C-motive receptor 6 enables adoptive T cell therapy of pancreatic cancer. Eur J Cancer 110: S25–S26

Levine B, Bernstein W, Connors M et al (1997) Effects of CD28 costimulation on long-term proliferation of CD4+ T cells in the absence of exogenous feeder cells. J Immunol Baltim Md 1950 159: 5921–5930

Levine BL, Miskin J, Wonnacott K et al (2017) Global Manufacturing of CAR T Cell Therapy. Mol Ther – Methods Clin Dev 4: 92–101

Long AH, Haso WM, Shern JF et al (2015) 4-1BB costimulation ameliorates T cell exhaustion induced by tonic signaling of chimeric antigen receptors. Nat Med 21: 581–590

Majzner RG, Mackall CL (2016) Clinical lessons learned from the first leg of the CAR T cell journey. Nat Med 25: 1341–1355

Maude SL, Frey N, Shaw PA et al (2014) Chimeric Antigen Receptor T Cells for Sustained Remissions in Leukemia. New Engl J Medicine 371: 1507–1517

Neelapu S, Locke F, Bartlett N, et al (2017a) SCHOLAR-1 versus ZUMA-1: A Standardized Comparison of Outcomes in Patients (Pts) with Refractory, Aggressive Non-Hodgkin Lymphoma (rNHL). Clin Lymphoma Myeloma Leukemia 17: S362–S363

Neelapu SS, Locke FL, Bartlett NL et al (2017b) Axicabtagene Ciloleucel CAR T-Cell Therapy in Refractory Large B-Cell Lymphoma. New Engl J Medicine 377: 2531–2544

Neelapu SS, Tummala S, Kebriaei P et al (2017c) Chimeric antigen receptor T-cell therapy – assessment and management of toxicities. Nat Rev Clin Oncol 15: 47

Porter DL, Levine BL, Kalos M et al (2011) Chimeric Antigen Receptor-Modified T Cells in Chronic Lymphoid Leukemia. New Engl J Medicine 365: 725–733

Raje N, Berdeja J, Lin Y et al (2018) Anti-BCMA CAR T-Cell Therapy bb2121 in Relapsed or Refractory Multiple Myeloma. New Engl J Med 380: 1726–1737

Scarfò I, Maus MV (2017) Current approaches to increase CAR T cell potency in solid tumors: targeting the tumor microenvironment. J Immunother Cancer 5: 28

Schuster SJ, Bishop MR, Tam CS et al (2019) Tisagenlecleucel in Adult Relapsed or Refractory Diffuse Large B-Cell Lymphoma. New Engl J Med 380: NEJMoa1804980

Schuster SJ, Svoboda J, Chong EA et al (2017) Chimeric Antigen Receptor T Cells in Refractory B-Cell Lymphomas. New Engl J Medicine 377: 2545–2554

Seegmiller AC, Hsi ED, Craig FE (2019) The current role of clinical flow cytometry in the evaluation of mature B-cell neoplasms. Cytometry Part B (Clinical Cytometry) 96B: 20–29

Shimabukuro-Vornhagen A, Gödel P, Subklewe M et al (2018) Cytokine release syndrome. J Immunother Cancer 6: 56

Teachey DT, Bishop MR, Maloney DG et al (2018) Toxicity management after chimeric antigen receptor T cell therapy: one size does not fit „ALL". Nat Rev Clin Oncol 15: 218

Teachey DT, Lacey SF, Shaw PA et al (2016) Identification of Predictive Biomarkers for Cytokine Release Syndrome after Chimeric Antigen Receptor T-cell Therapy for Acute Lymphoblastic Leukemia. Cancer Discov 6: 664–679

Tokarew N, Ogonek J, Endres S et al (2019) Teaching an old dog new tricks: next-generation CAR T cells. Brit J Cancer 120: 26–37

Turtle CJ, Hanafi L-A, Berger C et al (2016) CD19 CAR-T cells of defined CD4+:CD8+ composition in adult B cell ALL patients. J Clin Invest 126: 2123–2138

van der Stegen SJ, Hamieh M, Sadelain M (2015) The pharmacology of second-generation chimeric antigen receptors. Nat Rev Drug Discov 14: 499–509

Vannucci L, Lai M, Chiuppesi F et al (2013) Viral vectors: a look back and ahead on gene transfer technology. New Microbiol 36: 1–22

Wang L-CS, Lo A, Scholler J et al (2014) Targeting Fibroblast Activation Protein in Tumor Stroma with Chimeric Antigen Receptor T Cells Can Inhibit Tumor Growth and Augment Host Immunity without Severe Toxicity. Cancer Immunol Res 2: 154–166

Wing A, Fajardo C, Posey AD et al (2018) Improving CAR-T cell Therapy of solid tumors with Oncolytic Virus-driven Production of a Bispecific T-cell Engager. Cancer Immunol Res 6: 605–616

Allogene hämatopoetische Stammzelltransplantation

A.-K. Zoellner, A. Hausmann, M. Verbeek, C. Schmid, J. Tischer

Schlagwörter

- Graft-versus-Leukemia(GvL)-Effekt • Transplantations-assoziierte Mortalität • Hoch-Risiko-CLL • EBMT-Risk-Score • HLA-haploidentische Transplantation

Trotz der großen Fortschritte in der Behandlung maligner Lymphome, die nicht zuletzt auch durch den Einsatz von zielgerichteten Behandlungsstrategien ermöglicht wurden, sind refraktäre Erkrankungen bzw. Rezidive weiterhin häufig. Die betroffenen Patienten bedürfen alternativer Behandlungsstrategien. Für die allogene Stammzelltransplantation (allo-SCT) konnte bereits Ende der 1990er Jahre eine deutliche Verbesserung im progressionsfreien Überleben im Vergleich zur autologen Stammzelltransplantation (auto-SCT) gezeigt werden. Diesem Erfolg standen jedoch über eine lange Zeit eine inakzeptabel hohe behandlungsassoziierte Morbidität und Mortalität gegenüber.

Die Verbesserung der supportiven Maßnahmen sowie der Verzicht auf hochtoxische und insbesondere myeloablative Konditionierungsregime haben die Behandlung heute deutlich verträglicher gemacht. Lymphomerkrankungen zählen inzwischen, nach den akuten Leukämien, zu den häufigsten Indikationen für die Durchführung einer allogenen Blutstammzelltransplantation.

Möglich wurde dies insbesondere durch die Entdeckung und Nutzung der immunologischen Reaktion der Spenderzellen gegen die Empfänger- bzw. Lymphomzellen (Graft-versus-Leukemia/Lymphoma-Effekt, GvL (Kolb et al. 1997)). Die heute gängige Stammzelltransplantation mit dosisreduzierter Konditionierung (reduced intensity conditioning, RIC-SCT) bietet eine deutlich geringere behandlungsassoziierte Mortalität im Vergleich zu klassischen myeloablativen Hochdosisregimen. Dieser Vorteil drückt sich jedoch nicht immer in einem verbesserten Gesamtüberleben aus. Neben der Art des Lymphoms ist insbesondere das Ansprechen der Erkrankung vor allo-SCT sowohl für das rezidivfreie Überleben (RFS) als auch für die nicht rezidivabhängige Mortalität (NRM) entscheidend. Myeloablative Konditionierungsregime werden inzwischen selten eingesetzt und werden heute in erster Linie bei refraktären Patienten in Betracht gezogen.

Graft-versus-Leukemia/Lymphoma-Effect

Ebenso korrelieren die Vortherapien mit der zu erwartenden NRM; so stellt die wiederholte auto-SCT vor RIC-SCT bei > 55-Jährigen einen unabhängigen Risikofaktor für eine erhöhte NRM dar (Corradini et al. 2005).

Die allo-SCT kann auch heute weiterhin und insbesondere für ausgewählte Patientengruppen eine realistische Chance auf langfristige Krankheitsfreiheit oder sogar Heilung bieten. Die Möglichkeit einer allogenen Stammzelltransplantation sollte möglichst frühzeitig in die Therapieplanung einbezogen werden.

Durch die Immuntherapie mit chimären Antigen-Rezeptor-T-Zellen (CAR-T-Zellen) besteht eine weitere kurative Option für ausgesuchte Patienten mit fortgeschrittener Erkrankung, weswegen eine Therapieplanung an einem mit Zelltherapie erfahrenen Zentrum unbedingt notwendig ist.

Spenderwahl

Als Blutstammzellspender können HLA-identische oder -haploidentische Familienspender oder aber auch HLA-kompatible Fremdspender fungieren.

Unter Einbeziehung von ethischen, logistischen und finanziellen Gründen ist in der Kernfamilie die Wahrscheinlichkeit am größten, einen HLA-identischen Spender zu finden; sie beträgt 25 % innerhalb der Geschwister, da die HLA-Gene gekoppelt (Chromosom 6p) vererbt werden. Bei immer kleiner werdenden Familien wird in der Mehrzahl der Fälle heute jedoch ein Fremdspender benötigt. Je besser hier Spender und Empfänger in den HLA-Merkmalen übereinstimmen, umso unwahrscheinlicher ist eine Spender-Empfänger-Unverträglichkeit (Abstoßung bzw. Graft-versus-Host Disease, GvHD).

Der hochauflösenden Typisierung der HLA-Merkmale mittels PCR kommt somit eine große Bedeutung zu. Sie ist seit Jahren Standard bei der Spendersuche und wird zunehmend verfeinert. Untersucht werden in der Regel die wesentlichen HLA-Merkmale der Klasse I (HLA-A, HLA-B, HLA-C) und Klasse II (HLA-DRB1, HLA-DQB1). Dank weltweit über 19 Millionen registrierter Spender kann heute fast immer ein HLA-gematchter und in ca. 50 % der Fälle sogar ein zu 100 % HLA-kompatibler Fremdspender gefunden werden. Aufgrund dieser verfeinerten Typisierungsmethoden kann eine verbesserte Auswahl eines Blutstammzellspenders erfolgen und somit können heute deutlich höhere Ansprüche an die „Qualität" eines Spenders gestellt werden.

HLA-haploidentische Transplantation

Eine Alternative ist die HLA-haploidentische Transplantation. Hierbei stammen Patient und Spender aus einer Familie und weisen nur jeweils einen identischen HLA-Haplotyp auf. Diese Spender-/Empfängerkonstellation kann aufgrund der HLA-Disparität möglicherweise das größte Potenzial einer maximalen immunologischen Antwort gegen die Grunderkrankung (graft versus lymphoma/leukemia, GvL) bieten. Als Spender kommen immer Eltern und Kinder sowie 50 % der Geschwister des Patienten infrage. Allerdings musste das Risiko dieser Therapiemöglichkeit in der Vergangenheit über einen langen Zeitraum hinweg als erhöht angesehen werden, da das Auftreten einer Transplantatabstoßung bzw. schwerste „Graft-versus-host-Erkrankung" (GvHD) häufiger zu beobachten war als bei einer HLA-identischen Transplantation. Inzwischen stellt sich die Situation in der HLA-haploidentischen Transplantation jedoch durch die Möglichkeit, ein neueres Transplantationsverfahren anzuwenden, zunehmend günstiger dar. Durch die Gabe von hoch dosiertem Cyclophosphamid nach der Transplantation, die mit einem nicht manipulierten Stammzellpräparat (ohne T-Zell-Depletion) durchgeführt wird, konnte eine bemerkenswert niedrige NRM erzielt werden (Luznik et al. 2008). Bei gleichzeitig guter Wirksamkeit auch nach RIC-SCT in der Lymphombehandlung stellt dieser Ansatz inzwischen eine vielversprechende Alternative dar; die Behandlungsergebnisse gleichen denen einer HLA-identischen Geschwistertransplantation und auch Fremdspendertransplantation (Raiola et al. 2014, Bashey et al. 2010, Kasamon et al. 2010, Burroughs et al. 2008, Kanakry et al. 2013, Dreger et al. 2019, Dietrich et al. 2016, Kanate et al. 2016). Vielversprechende Ergebnisse ergaben sich insbesondere auch im Rahmen eines sequenziellen Therapiekonzepts bei Patienten mit aggressiven und Chemotherapie-refraktären Lymphomerkrankungen (Zoellner et al. 2015).

Stammzellquelle

Als Stammzellquelle stehen periphere Blutstammzellen, Knochenmark und Nabelschnurblut zur Verfügung. Aktuell werden heute vor allem periphere Blutstammzellen (PBSZ) eingesetzt (ca. 80 %). Diese werden durch Stimulation mit Wachstumsfaktoren (G-CSF) aus dem Knochenmark mobilisiert und in das Blut ausgeschwemmt. Somit können die Blutstammzellen aus der Peripherie, vergleichbar wie bei einer Thrombozytenspende, „abgesammelt" (Apherese) werden. Für die benötigte Anzahl von > 4×10^6 CD34$^+$ Zellen/kg KG reicht in der Regel eine einmalige Apherese aus. Eine relevante Gefährdung eines gesunden Blutstammzellspenders besteht nach allgemeiner Auffassung nicht. Der aus der autologen Apherese bekannte CXCR4-Inhibitor Plerixafor spielt auch weiterhin bei der allogenen SCT keine Rolle. Die Entnahme von Knochenmark, welche in Vollnarkose durch multiple Punktionen des Beckenkamms erfolgt, wird u. a. aufgrund der als höher empfundenen Spenderbelastung (Entnahme von ca. 1000 ml Knochenmarkblut) seltener durchgeführt. Zwischen beiden Stammzellquellen gibt es Unterschiede in der Zusammensetzung des Transplantats: So enthalten PBSZ mehr Lymphozyten wie T-Zellen und NK-Zellen, die einer Abstoßungsreaktion vorbeugen und eine Reaktion gegen maligne Zellen (GvL) ermöglichen sollen. Nachteilig ist eine geringgradig höhere Inzidenz von Spätkomplikationen, insbesondere der chronischen Graft-versus-Host Disease (cGvHD) (Schmitz et al. 2006).

periphere Blutstammzellen

Als alternative Stammzellquelle steht seit wenigen Jahren das Blut der Nabelschnur bzw. Plazenta zur Verfügung. Obwohl hieraus hochpotente hämatopoetische Stammzellen gewonnen werden können, müssen beim Erwachsenen aufgrund der geringen Anzahl der zu gewinnenden Blutstammzellen in der Regel zwei Spenderpräparate gegeben werden. Aufgrund einer besseren Toleranzentwicklung können mehr differente HLA-Merkmale zwischen Patient und Spender akzeptiert werden. Nachteilig sind die längere Anwachsphase, eine deutlich verzögerte Immunrekonstitution und die fehlende Möglichkeit einer späteren Spenderlymphozytengabe. Entgegen der Praxis in anderen Ländern werden Nabelschnurbluttransplantationen in Deutschland selten durchgeführt; aktuell spielt die Transplantation von Blutstammzellen aus Nabelschnurblut insbesondere bei erwachsenen Patienten mit Lymphomerkrankungen keine Rolle.

Nebenwirkungen

Die Nebenwirkungen der allogenen Stammzelltransplantation lassen sich in frühe und späte Komplikationen unterteilen. Im Rahmen der Konditionierung kommt es zu den typischen mit Chemotherapie bzw. Strahlentherapie assoziierten Toxizitäten, in der Folge treten jedoch infektiologische und transplantationsspezifische Probleme wie die Graft-versus-Host-Reaktion in den Vordergrund. Nach erfolgter Immunrekonstitution verbleibt, auch ohne immunsuppressive Medikation, für die ersten ein bis zwei Jahre eine relevante Immunschwäche. Dies betrifft vor allem das adaptive Immunsystem, wodurch u. a. eine Infektprophylaxe sowie eine angepasste Impfstrategie und eine Krebsvorsorge erforderlich werden. Insbesondere im Falle einer moderaten oder schweren chronischen GvHD-Reaktion stellen Infektionen und Organfunktionsstörungen ein ernstes Problem dar. Gleichzeitig ist die cGvHD aber auch mit einem reduzierten Rezidivrisiko assoziiert (Urbano-Ispizua et al. 2015). Die Gabe von Spenderlymphozyten kann zwar zur Rezidiv-

frühe und späte Komplikationen

behandlung bzw. -prophylaxe eingesetzt werden, erhöht aber gleichzeitig auch das Risiko einer GvHD.

Eine mögliche schwerwiegende Komplikation ist die Entwicklung eines Posttransplantationslymphoms (PTLD). Der Einsatz von neueren Transplantationsstrategien, die erlauben, insbesondere eine HLA-haploidentische Stammzelltransplantation ohne massive Immunsuppression bzw. in vivo oder in vitro T-Zell-Depletionsverfahren durchzuführen (s. o.), hat die PTLD-Inzidenz inzwischen deutlich gesenkt (Kanakry et al. 2013). Die Therapie besteht primär im Absetzen der Immunsuppression, einer antiviralen Therapie, einer Behandlung mit Anti-B-Zell-Antikörpern und/oder einer adoptiven Immuntherapie mit (EBV-spezifischen) Spender-T-Zellen (Moosmann et al. 2010, Weinstock et al. 2006).

neuere Transplantationsstrategien

Die Entstehung von MDS/t-AML sowie soliden Tumoren wird als Folge der Therapie sowohl nach autologer als auch nach allogener Stammzelltransplantation beobachtet. Viele der Patienten leben heute nach der allogenen Transplantation lange und mit einer guten Lebensqualität und sind somit einem relevanten Risiko für Zweitmalignome ausgesetzt. Nach Hochdosis-Radiochemotherapie und anschließender auto-SCT bei Lymphompatienten beträgt dieses Risiko nach 10 Jahren 12,9 % und liegt damit für die AML um den Faktor 13,2 und für solide Tumoren um den Faktor 2,3 über dem der Normalbevölkerung (Seshadri et al. 2009).

In einer Untersuchung an 1038 Patienten, die aufgrund maligner Erkrankungen, schwerer aplastischer Anämie oder angeborenen Defekten des Immunsystems bzw. des hämatopoetischen Systems allogen transplantiert wurden, zeigte sich bei einer medianen Beobachtungszeit von 10,7 Jahren, dass die Inzidenz für Zweitmalignome (außer t-AML/MDS) bei 3,5 % nach 10 Jahren bzw. 12,8 % nach 15 Jahren lag. Das Risiko, an einem Malignom zu erkranken, war 3,8-mal höher als bei einer Kontrollgruppe gleichen Alters. In dieser und anderen Analysen zeigten sich die chronische oder akute GvHD, differente HLA-Merkmale, aber auch vorausgegangene Behandlungen als wichtige Risikofaktoren (Baker et al. 2003).

Die Inzidenz von Zweitmalignomen scheint nach autologer wie allogener SCT vergleichbar zu sein. Berücksichtigt werden muss weiterhin die abnehmende Intensität moderner Konditionierungsregime vor allogener, jedoch nicht vor autologer Stammzelltransplantation. Eine aktuellere Studie mit 4318 Patienten nach Busulfan/Cyclophosphamid-basierter Konditionierung zeigte z. B. nach 6 Jahren eine nur 1,4-fach erhöhte Rate an soliden Tumoren (Majhail et al. 2011). Ob dosisreduzierte RIC-Regime eine geringere Zweitmalignominzidenz zur Folge haben, muss die Langzeitbeobachtung zeigen.

Hochdosis-(Radio-)Chemotherapien schädigen die Gametogenese sowie die Produktion von Sexualhormonen. Dies führt zu Unfruchtbarkeit und gonadaler/sexueller Dysfunktion, was die Lebensqualität der Betroffenen stark beeinträchtigen kann. Die genaue Prävalenz von Hypogonadismus nach Stammzelltransplantation ist nicht bekannt, muss jedoch trotz vermindertem Einsatz von besonders gonadotoxischen Bestrahlungs- oder Alkylanzien-basierten Regimen als hoch vermutet werden (Urbano-Ispizua et al. 2015). Da der allogenen SCT meist bereits intensive Chemotherapien vorangegangen sind, sollte eine entsprechende Behandlung mit GnRH-Analoga bzw. eine Kryokonservierung von Spermien bzw. Gewinnung von Eizellen zum Zeitpunkt der Konditionierung bereits erfolgt sein.

Unfruchtbarkeit und gonadale/sexuelle Dysfunktion

Indikationsstellung nach Lymphomentität

Follikuläre Lymphome

Die Therapie der indolenten/follikulären Non-Hodgkin-Lymphome hat in den letzten Jahren wesentliche Fortschritte gemacht (Freedman 2014). Die Vorteile einer allo-SCT beim indolenten Lymphom sind die geringere Rezidivrate und lange anhaltende Remissionen auch in Langzeituntersuchungen, das Ansprechen refraktärer Erkrankungen aufgrund des Graft-versus-Lymphoma-Effekts (GvL) und der Verwendung von Ganzkörperbestrahlung in der Konditionierung sowie die Möglichkeit der Rezidivbehandlung mit Spenderlymphozyten (Andrews 2018). Dem steht eine höhere behandlungsassoziierte Morbidität und Mortalität nach allo-SCT im Vergleich zu alternativen Therapien gegenüber.

Eine generelle Aussage zum Stellenwert der allo-SCT beim indolenten Lymphom ist aufgrund der veröffentlichten meist retrospektiven Studien erschwert, unterscheiden sich doch häufig Einschlusskriterien und Krankheitsklassifikationen (ca. 80 % follikuläre Lymphome, 20 % transformierte oder andere Formen). Häufig umfassten die Studien verschiedene Konditionierungsregime und -intensitäten. Eingeschlossene Patienten hatten oft rezidivierte und refraktäre Erkrankungen oder konnten aufgrund einer Knochenmarkinfiltration keine auto-SCT erhalten. Generell finden sich in diesen Analysen somit Patienten mit überdurchschnittlich fortgeschrittenen, vorbehandelten und aggressiven Erkrankungen.

Erste erfolgreiche Serien der allo-SCT bei rezidivierten/Chemotherapie-refraktären follikulären Lymphomen wurden ab Mitte der 1990er Jahre publiziert (van Besien et al. 1995, van Besien et al. 1998, Cosset et al. 1995). In den meisten Fällen wurden Konditionierungen mit Ganzkörperbestrahlung (TBI) verwendet. Es konnte gezeigt werden, dass die allo-SCT nach myeloablativer Konditionierung (MAC) ein hohes Heilungspotenzial bietet mit Rückfallraten unter 20 %. Demgegenüber stand eine hohe behandlungsassoziierte Mortalität von bis zu 40 %, die zur Selektion jüngerer (< 50 Jahre) und fitterer (Karnofsky-Index > 90 %) Patienten führte (van Besien et al. 2003).

In den letzten zwei Jahrzehnten führten das höhere Alter der Patienten, die sich zur Evaluation einer allo-SCT vorstellten, sowie ihre Komorbiditäten zur Entwicklung und zunehmenden Verwendung von dosisreduzierten Protokollen (RIC). Machte ihr Anteil im Gegensatz zur myeloablativen Konditionierung (MAC) 1997 nur knapp 10 % der SCT aus, waren es 2002 schon etwa 80 %. Die Ergebnisse einer Reihe klinischer Studien mit der RIC-SCT zeigten erwartungsgemäß niedrige Raten für die behandlungsassoziierte Mortalität und hohe Raten für das Gesamt- und ereignisfreie Überleben (Khouri et al. 2001, Faulkner et al. 2004, Morris et al. 2004, Kusumi et al. 2005, Khouri et al. 2012). Im Gegensatz dazu gibt es aber auch Studien, die ein erhöhtes Risiko für die behandlungsassoziierte Mortalität nach RIC-SCT im Gegensatz zur MAC-SCT nahelegten, aufgrund höherer Raten an akuter und chronischer GvHD, infektiösen Komplikationen (Vigouroux et al. 2007, Rezvani et al. 2008) und auch – interessanterweise – durch Rezidive (Hari et al. 2008). Höhere Rezidivfreiheit bei dosisreduzierter Konditionierung war mit dem Auftreten einer cGvHD assoziiert (Schmitz et al. 2007).

dosisreduzierte Protokolle (RIC)

Eine retrospektive Analyse der Daten des Deutschen Stammzellregisters ging nochmals der Frage nach, welche Patienten mit follikulärem Lymphom von einer allo-SCT profitieren: 146 Patienten aus den Jahren 1998–2008 wurden analysiert, die durch eine referenzpathologische Untersuchung eindeutig als follikuläre Lymphome klassifiziert worden waren. Alle Patienten waren bereits intensiv vorbehandelt, 33 von ihnen Chemotherapie-refraktär. Das Gesamtüberleben nach 1, 2 und 5 Jahren betrug 68 %, 60 % und 52 %. Die behandlungsassoziierte Mortalität an Tag 100 belief sich auf 16 %. Auch 40 % der Chemotherapie-refraktären Patienten zum Zeitpunkt der allo-SCT waren Langzeitüberlebende.

Die univariate Analyse zeigte, dass eine begrenzte chronische GvHD, ein Spenderalter < 42 Jahre und bei refraktären Patienten eine Konditionierung mit Ganzkörperbestrahlung mit einem verbesserten Gesamtüberleben korrelierten. Die multivariate Analyse ergab, dass eine therapiesensible Erkrankung und bei refraktären Patienten eine Konditionierung mit Ganzkörperbestrahlung unabhängige prognostische Faktoren für ein besseres Gesamtüberleben sind. Die Studie zeigte erneut, dass die SCT bei Patienten mit follikulärem Lymphom eine vertretbare behandlungsassoziierte Mortalität und eine Chance auf Heilung auch bei refraktärer Erkrankung darstellt (Heinzelmann et al. 2013).

Eine große Registeranalyse zur Wirksamkeit der allo-SCT bei FL-Rezidiv nach autologer SCT zeigte deutlich verlängerte Remissionszeiten nach allo-SCT im Vergleich zur vorausgegangenen auto-SCT.

Hierbei wurden 183 Patienten bei einem medianen Follow-up von 59 Monaten ausgewertet. Nach auto-SCT betrug die mediane Remissionsdauer 14 Monate, nach RIC-allo-SCT 43 Monate. Das 5-Jahres-PFS und -OS nach RIC-allo-SCT lag bei 48 % und 51 % (Robinson et al. 2016).

Aktuell konnte gezeigt werden, dass bei einer Remissionsdauer nach Standard-Immunchemotherapie von unter 24 Monaten oder bei primärer Refraktärität von einer ungünstigen Prognose auszugehen ist (progression of disease within 24 months; POD24) (Casulo et al. 2015).

individuelle Indikationsstellung

Die Entscheidung zur allogenen Stammzelltransplantation sollte individuell und abhängig vom klinischen Verlauf gestellt werden (Sureda et al. 2015, Kahl 2017).

Aufgrund der derzeitigen Datenlage empfehlen wir die frühzeitige Vorstellung der Patienten zur Evaluation einer allo-SCT bei Rezidiv nach auto-SCT. Dies gilt insbesondere bei einer kurzen Remissionsdauer unter 12 Monaten oder bei Patienten mit Remissionsdauer nach Standard-Immunchemotherapie von unter 24 Monaten, wenn keine Stammzellmobilisierung möglich ist (Hamadani et al. 2017, Montoto et al. 2007, Montoto et al. 2013, Sureda et al. 2015, Kahl 2017), somit also eine zunehmende Erschöpfung der hämatopoetischen Reserve vorliegt.

Auch bei Patienten mit Chemoimmuntherapie-refraktärer Erkrankung sowie bei Patienten, bei welchen keine anhaltende Remission durch eine auto-SCT zu erwarten ist, kann eine allo-SCT evaluiert werden, wobei eine Konditionierung mit Ganzkörperbestrahlung in Erwägung gezogen werden sollte (Heinzelmann et al. 2016).

Mantelzell-Lymphome

einzig kurativer Behandlungsansatz

Trotz der erheblichen Fortschritte in der Entwicklung von neuen, insbesondere molekular zielgerichteten Therapieoptionen bietet die allo-SCT auch weiterhin den einzig kurativen Behandlungsansatz des Mantelzell-Lymphoms. Seit 1990 wird immer wieder über die Effektivität der allogenen SCT berichtet, nicht zuletzt wie immer beruhend auf dem Graft-versus-Lymphoma-Effekt (GvL), wobei die Datenlage sich auf kleine Fallzahlen und wenige prospektive Studien stützt (Cook et al. 2010, Marks et al. 2002). Trotz der häufig intensiven Vortherapien inklusive auto-SCT und relevanter Begleiterkrankungen konnte mit RIC-Protokollen von verschiedenen Transplantationsgruppen eine effektive Remissionsinduktion bei akzeptabler TRM gezeigt werden (Cook et al. 2010, Le Gouill et al. 2012, Fenske et al. 2014, Dietrich et al. 2014). Eine multizentrische retrospektive Analyse der EBMT (*European Group for Blood and Marrow Transplantation*) zeigte für 80 Patienten mit Rezidiv nach auto-SCT ein 2-Jahres-Gesamtüberleben (OS) von 48 % nach allo-SCT (71 % RIC) bei einer TRM von 30 %. Die Subgruppe der Patienten mit Chemotherapie-sensitivem Rezidiv > 1 Jahr nach auto-SCT erreichte ein 2- und 5-Jahres-OS von 60 % (95 %-KI 35 %–85 %) (Dietrich et al. 2014).

Auch eine Langzeitanalyse konnte die Effektivität der allo-SCT zeigen. So wurde bei 70 Patienten nach nicht myeloablativer allo-SCT und einer medianen Nachbeobachtungszeit von 7,1 Jahren ein 5-Jahres-Überleben von 55 % und ein 5-Jahres-progressionsfreies-Überleben von 46 % berichtet. Die non-TRM betrug 28 % (Vaughn et al. 2015).

Für Patienten mit Chemotherapie-refraktärer Erkrankung sind wenige Daten verfügbar. *Hamadani* et al. (Hamadani et al. 2013) zeigten für 128 Patienten mit Chemotherapie-refraktärer Erkrankung und im Median 4 Vortherapien nach unterschiedlichen RIC-Regimen ein 3-Jahres-PFS und -OS von 25 % bzw. 30 % bei einer TRM von 43 %.

Entsprechend sollten grundsätzlich jüngere, „medizinisch fitte" Patienten, insbesondere bei Rezidiv nach auto-SCT und ggf. auch nach Versagen einer molekular zielgerichteten Therapie, nach den aktuellen, internationalen Empfehlungen zur Evaluation einer allo-SCT in einem Transplantationszentrum vorgestellt werden (Dreyling et al. 2017). Einschränkend ist zu bemerken, dass es allerdings zum jetzigen Zeitpunkt keine suffiziente Strategie zur Identifizierung von Patienten mit Hochrisikokonstellation gibt, die primär in Remission eine allo-SCT als Konsolidierungstherapie erhalten sollten (Robinson et al. 2015, Dreyling et al. 2014). Auch bei primär Chemotherapie-refraktärer Erkrankung ist eine allo-SCT zu erwägen. Einen vielversprechenden Ansatz stellt dabei die HLA-haploidentische SCT unter Einsatz von hochdosiertem Posttransplantations-Cyclophosphamid dar. Im Rahmen eines sequenziellen Therapiekonzepts waren damit bei Patienten mit aggressiver Verlaufsform bemerkenswerte Ergebnisse mit guter Erkrankungskontrolle und niedriger TRM zu verzeichnen (Zoellner et al. 2015). Dieses Konzept wird aktuell im Rahmen der Charly-Studie, einer prospektiven multizentrischen Phase-II-Studie geprüft (EudraCT 2015-003920-30).

medizinisch fitte Patienten

sequenzielles Therapiekonzept

Aggressive B-Zell-Lymphome

Trotz erheblicher Fortschritte im molekularen Verständnis der diffusen großzelligen B-Zell-Lymhome stellt die Rezidivtherapie dieser Lymphomentität, insbesondere bei Rezidiv nach auto-SCT, eine therapeutische Herausforderung dar.

Im Rahmen der CORAL-Studie (Collaborative Trial in Relapsed Lymphoma) wurde 2010 eine Gruppe von Patienten mit Rezidiv innerhalb des ersten Jahres oder primär refraktärer Erkrankung gezeigt, die nach einer Rituximab-haltigen Primärtherapie sowie einer Rituximab-haltigen Salvage-Therapie mit anschließender auto-SCT ein ereignisfreies Überleben von 23 % erreichten (Gisselbrecht et al. 2010).

Die DSHNHL (*Deutsche Studiengruppe Hochmaligne Non-Hodgkin-Lymphome*) konnte demgegenüber 2014 mit den Ergebnissen der DSHNHL-R3-Studie den Stellenwert der allo-SCT bei Patienten mit refraktärer Erkrankung, Frührezidiv (< 12 Monate) oder Rezidiv nach auto-SCT unterstreichen. In diese prospektive randomisierte Phase-II-Studie wurden 84 Patienten, davon 61 mit aggressivem B-Zell-Lymphom, eingeschlossen. Das Gesamtüberleben nach 1 Jahr und 3 Jahren betrug 52 % bzw. 42 % bei einer 1-Jahres-NRM von 35 % (Glass et al. 2014).

Weiterhin konnte die französische *Société Française de Greffe de Moelle et de Thérapie Cellulaire* in einer retrospektiven Auswertung von 68 Patienten mit DLBCL-Rezidiv ein geschätztes 2-Jahres-OS und -PFS von 49 % bzw. 44 % nach allogener RIC-SCT zeigen. Bei einem medianen Follow-up von 49 Monaten lag die 1-Jahres-NRM bei 23 %. Die Mehrzahl (79 %) der Patienten hatte vor der allo-SCT bereits mindestens eine auto-SCT erhalten (Sirvent et al. 2010).

Eine retrospektive Auswertung der Langzeitergebnisse nach allo-SCT von 1438 Patienten nach nichtmyeloablativer/RIC Konditionierung konnte aktuell eine Gleichwertigkeit des haploidentischen Spenderkonzepts, unter Verwendung von hochdosiertem Posttransplantations-Cyclophosphamid (PTCY), im Vergleich zu HLA-identischen Geschwisterspendern (MSD) und HLA-gematchten Fremdspendern (MUD) zeigen. Das 3-Jahres-OS, -PFS sowie die NRM nach haplo-SCT mit PTCY lag bei 46 %, 38 % und 22 %, wobei sich kein signifikanter Unterschied in einer multivariaten Analyse zu den MSD/MUD-Spendern zeigen ließ. Interessanterweise zeigte sich nach 2 Jahren eine niedrigere kumulative Inzidenz von chronischer GvHD bei den haploidentisch transplantierten Patienten (18 %) im Vergleich zu den Patienten, die mit einem MSD (48 %) und MUD (27 % bei T-Zell-Depletion bzw. 57 % ohne T-Zell-Depletion) transplantiert worden waren (Dreger et al. 2019). Somit konnte hier durch den Einsatz der HLA-haploidentischen Transplantation mit PTCY die deutliche Verringerung einer schwerwiegenden Langzeitkomplikation, die wesentlich zur Morbidität und Mortalität der Patienten nach allo-SCT beiträgt, erreicht werden, ohne dass das Überleben bzw. die Rezidivrate negativ beeinflusst wurde.

Einsatz der allo-SCT

Die publizierten Ergebnisse zur allo-SCT rechtfertigen insgesamt den Einsatz der allo-SCT bei einem Rezidiv nach auto-SCT sowie bei ausgewählten Patienten mit primär refraktärer Erkrankung oder frühzeitig (< 1 Jahr) rezidivierter Erkrankung.

Es besteht seit 2018 bei rezidiviertem oder refraktärem diffusem großzelligem B-Zell-Lymphom die Zulassung für aktuell zwei CAR-T-Zell-Präparate, wodurch eine frühzeitige Therapieplanung an einem mit Zelltherapie erfahrenen Zentrum unbedingt notwendig ist.

Reife T-Zell-Lymphome

Unter den aggressiven Lymphomen stellen die reifen T-Zell-Lymphome (etwa 10–15 %) eine besondere Herausforderung dar. Mit etwa 60 % sind das periphere T-Zell-Lymphom not otherwise specified (PTCL NOS), das angioimmunoblastische T-Zell-Lymphom (AITL) und das ALK-negative anaplastische großzellige Lymphom (ALK-negatives ALCL) die häufigsten Subtypen (Swerdlow et al. 2008). Obwohl diese Entitäten im Einzelnen sehr unterschiedlich in ihrer Pathologie und Klinik erscheinen können, werden sie in der Regel ähnlich behandelt (Moskowitz et al. 2014).

Einige, meist retrospektive Studien konnten in den letzten Jahren die Effektivität der allo-SCT bei diesen Subtypen insbesondere bei primär refraktären Verläufen oder rezidivierter Erkrankung darstellen.

Bereits 2008 veröffentlichten *Le Gouill* et al. die Ergebnisse von 77 Patienten mit reifen T-NHL unterschiedlicher Histologien, die in 20 verschiedenen französischen Zentren behandelt worden waren. Zum Zeitpunkt der allo-SCT hatten 31 Patienten eine komplette und 23 eine partielle Remission erreicht, 23 Patienten litten unter einer refraktären Erkrankung. Für das Gesamtkollektiv betrug das 5-Jahres-OS nach allogener SCT 57 % (Le Gouill et al. 2008). Zudem berichteten *Czajczynska* et al. 2013 von 24 Patienten (n = 9 PTCL, 5 AITL, 3 ALK-negative ALCL, 1 ALK-positives ALCL, andere, n = 7), die mit einem Cladribin-haltigen Salvage-Regime behandelt worden waren und in der Folge eine allo-SCT erhielten. 21 der 24 Patienten litten zum Zeitpunkt des Salvage-Regimes unter einer progredienten Erkrankung oder einem Rezidiv. Das 3-Jahres-OS lag bei 42 %, mit einem stabilen Plateau nach 24 Monaten als Hinweis auf ein länger andauerndes krankheitsfreies Überleben (Czajczynska et al. 2013).

Aufgrund des guten Ansprechens von refraktären und rezidivierten Patienten mit T-Zell-Lymphomen mit akzeptabler TRM wurde der Stellenwert einer frühzeitigen allo-SCT bei jüngeren Patienten untersucht. *Corradini* et al. berichteten 2014 über die Ergebnisse einer Phase-II-Studie, in die 61 „medizinisch fitte" und weniger als 60 Jahre alte Patienten bei Erstdiagnose eines peripheren T-Zell-Lymphoms eingeschlossen wurden (Corradini et al. 2014). Die Hauptanzahl der Patienten litt unter einem PTLCL (n = 33 PTCL NOS, 12 ALK-negative ALCL, 14 AITL und 2 EATL). Diese Patienten erhielten zwei Zyklen CHOP(Cyclophosphamid, Adriamycin, Vincristin, Prednison)-21 plus Alemtuzumab (30 mg) gefolgt von zwei Zyklen Hochdosischemotherapie. In der Folge erhielten die Patienten in Remission je nach Verfügbarkeit eines Spenders eine allo-SCT oder eine auto-SCT. 18 von 61 Patienten wurden aufgrund einer unter der Therapie progredienten Erkrankung nicht transplantiert, 5 weitere Patienten verstarben an therapieassoziierter Toxizität. 23 Patienten erhielten eine allo-SCT, 14 eine auto-SCT. Nach einem medianen Follow-up von 40 Monaten wurden ein PFS von 44 % und ein OS von 49 % erreicht. Insgesamt wurden letztlich nur 27 von 61 Patienten allogen transplantiert, sodass formal kein Vergleich zwischen der allo-SCT und der auto-SCT möglich war.

Frühzeitig beendet wurde die Rekrutierung der prospektiven AATT-STUDIE der DSHNHL (DSHNHL 2006-1A), in der nach Erstlinientherapie mit 4 × CHOEP-14 gefolgt von DHAP randomisiert entweder eine auto-SCT oder eine allo-SCT durchgeführt wurde. Als Gründe hierfür wurden die Unmöglichkeit angegeben, den primären Endpunkt (Verbesserung des ereignisfreien Überlebens durch die frühzeitige allo-SCT) zu erreichen, und die hohe Rate an relevanten und auch tödlichen Nebenwirkungen, die im Rahmen der Studie aufgetreten waren (Schmitz et al. 2014). Insgesamt ist somit ein prospektiver Vergleich der auto-SCT versus allo-SCT bisher nicht gelungen.

auto-SCT versus allo-SCT

In einer retrospektiven Auswertung von 84 Patienten mit rezidivierter oder refraktärer Erkrankung (darunter 22 Patienten mit progredienter Erkrankung unter der letzten Salvage-Therapie, 19 Patienten mit einer auto-SCT als Vortherapie) konnten bei einer medianen Nachbeobachtungszeit von 15,5 Monaten ein geschätztes 3-Jahres-Überleben von 38 % und ein DFS von 37 % gezeigt werden (Wulf et al. 2019). Als Konditionierungsregime wurde Fludarabin, Busulfan und Cyclophosphamid verwendet, wobei die geschätzte kumulative NRM-Rate bei 36 % nach einem Jahr und 49 % nach 5 Jahren angegeben wurde (Wulf et al. 2019).

Ermutigende Ergebnisse konnten für Patienten mit peripheren T-Zell-Lymphomen insbesondere auch nach HLA-haploidentischer Transplantation unter Einsatz von hoch dosiertem Posttransplantations-Cyclophosphamid (PTCY) gezeigt werden, wobei 50 % dieser Patienten an einer Chemotherapie-refraktären Erkrankung litten. Bei niedriger 1-Jahres-TRM (10 %) wurde ein 2-Jahres-PFS von 40 % erzielt (Kanakry et al. 2013). So konnten wir unter Einsatz dieser neueren HLA-haploidentischen Transplantationsform im Rahmen eines sequenziellen Therapiekonzepts insbesondere auch

HLA-haploidentische Transplantation unter Einsatz von PTCY

bei Patienten mit aggressiven Verlaufsformen, die unter einer Chemotherapie-refraktären Erkrankung litten und vor der allo-SCT keine Remission erreicht hatten, beachtenswerte Therapieergebnisse bei niedriger TRM erzielen (Zoellner et al. 2015). Die HLA-haploidentische Transplantation unter Einsatz von PTCY zur GvHD-Prophylaxe stellt inzwischen weltweit eine gut verträgliche und effektive Alternative dar.

Zusammenfassend sollten grundsätzlich jüngere, „medizinisch fitte" Patienten, insbesondere bei Rezidiv nach autologer SCT, aber auch bei Chemotherapie-refraktärer Erkrankung, zur Evaluation einer allo-SCT in einem Transplantationszentrum vorgestellt werden (Kharfan-Dabaja et al. 2017, d'Amore et al. 2015).

Morbus Hodgkin

Die meisten Patienten mit Morbus Hodgkin erreichen selbst in fortgeschrittenen Stadien durch eine Standardchemotherapie sehr hohe Remissionsraten. Bei rezidivierten Patienten kann die auto-SCT – gegebenenfalls zusammen mit einer Erhaltungstherapie mit Brentuximab-Vedotin – in über der Hälfte der Patienten zum Langzeitüberleben führen. Somit stellt die allogene SCT beim M. Hodgkin weiterhin keine Standardtherapie in der Rezidivsituation dar.

Bei jungen Patienten, die ein Rezidiv – insbesondere ein sehr frühes Rezidiv – nach auto-SCT erleiden oder refraktär sind auf vorherige Standardchemotherapien, kann diese jedoch – bevorzugt innerhalb von Studienkonzepten – in Erwägung gezogen werden.

Durch antikörperbasierte Therapien wie Brentuximab-Vedotin konnten alternativ zwar auch bei refraktären und mehrfach rezidivierten Patienten sehr gute Gesamtansprechraten von 75 % gezeigt werden (Gopal et al. 2015). Da die mittleren progressionsfreien Überlebenszeiten jedoch bei 9,3 Monaten liegen, scheint Brentuximab-Vedotin in der Rezidivsituation nur in wenigen Fällen langanhaltende Remissionen erzielen zu können und ist daher in erster Linie als überbrückende Therapie anzusehen.

Mittels PD-1-Inhibitoren Nivolumab und Pembrolizumab in der Rezidivtherapie nach Therapie mit Brentuximab-Vedotin konnten ebenso sehr gute Ansprechraten von 60–75 %, darunter komplette Remissionsraten bis 23 %, gezeigt werden (Younes et al. 2016, Chen et al. 2017, Ansell et al. 2014). Diese scheinen dem aktuellen Datenstand nach länger anhaltend zu sein, sodass für bestimmte Patientenkohorten – besonders im Falle des frühen Erreichens einer kompletten Remission – dauerhafte Remissionen möglich erscheinen. Bisher wurde keine maximale Therapiedauer festgelegt, Therapiezeiträume von bis zu drei Jahren sind beschrieben worden. Unter welchen Bedingungen eine PD-1-Therapie sicher abgesetzt werden kann, wird derzeit geprüft, ebenso müssen weitere zukünftige Studien den Stellenwert der PD-1-Inhibition bei rezidivierten Patienten nach auto-SCT alternativ zur allo-SCT zeigen.

dosisreduzierte Konditionierung

Im Falle der allo-SCT kommt in der Regel die dosisreduzierte Konditionierung (RIC) zum Einsatz, aufgrund derer bei deutlicher Reduktion von Toxizität und transplantationsassoziierter Mortalität die Zahl an allogenen Stammzelltransplantationen auch bei intensiv vorbehandelten Patienten in den vergangenen Jahren deutlich gestiegen ist.

Rationale für die dosisreduzierte allogene SCT sind hierbei u. a. die Ergebnisse von 168 refraktären/rezidivierten Patienten, die zwischen 1997 und 2001 transplantiert worden sind. In dieser Analyse hatte sich eine geringere NRM für die dosisreduzierte im Vergleich zu den myeloablativ konditionierten Patienten ergeben (Sureda et al. 2008, Robinson et al. 2009). Bei 91 pädiatrischen Patienten konnte hingegen kein Unterschied bezogen auf die NRM, jedoch ein um den Faktor 4,4 erhöhtes Risiko für Spätrezidive (Rezidive > 9 Monate nach allo-SCT) nach RIC gezeigt werden (Claviez et al. 2009).

Die größte retrospektive Studie zu dieser Fragestellung wurde von der EBMT durchgeführt. Anhand von 285 Patienten nach RIC-SCT konnten die Chemosensitivität der Erkrankung, ein Alter > 45 J., die körperliche Verfassung und eine Transplantation vor 2002 als Risikofaktoren für eine höhere NRM ausgemacht werden. Bei Abwesenheit dieser Faktoren betrug die NRM nach drei Jahren lediglich 12,5 %, bei Vorliegen von zwei dieser Faktoren dagegen bis zu 46 %. Das progressionsfreie Überleben lag in Abhängigkeit von den Risikofaktoren zwischen 8 % und 42 %, das Gesamtüberleben nach drei Jahren bei 25–56 %. Es zeigte sich ein Ansprechen auf Spenderlymphozytengaben (DLI) in 32 % sowie eine niedrigere Rezidivrate bei Vorliegen einer cGvHD als Hinweise auf einen GvL-Effekt (Robinson et al. 2009).

Vergleichbare Daten zeigte die HD-R-allo-Studie der *Lymphoma Working Party* der EBMT. In dieser prospektiven Studie wurden 78 Patienten nach einem RIC-Protokoll allogen transplantiert. Hierbei standen einer moderaten NRM von 19 % Rezidivraten von bis zu 59 % nach drei Jahren gegenüber. Mit 36 % war die Rezidivrate bei Patienten mit cGvHD deutlich niedriger und nach alleiniger DLI zeigte sich bei 40 % der behandelten Patienten ein Ansprechen – beides deutliche Hinweise auf einen GvL-Effekt. Das 1-Jahres-OS konnte auf 71 % gesteigert werden, bei Vorliegen einer chemosensitiven Erkrankung sogar auf 80 %. Das Gesamtüberleben nach drei Jahren betrug dennoch nur 43 % (Claviez et al. 2009).

Vielversprechende Daten wurden in den letzten Jahren für HLA-haploidentische Knochenmarktransplantationen mit der Gabe von Posttransplantations-Cyclophosphamid als Immunsuppression publiziert (Luznik et al. 2008). Diese retrospektive Analyse zeigte bei allerdings vergleichsweise kleinen Patientenzahlen (n = 94) eine sehr niedrige transplantationsassoziierte Mortalität von 4 % sowie ein 4-Jahres-DFS von über 60 %. Somit stellt die haploidentische Transplantation sicher eine gute Alternative gerade für die Patienten dar, für die kein HLA-identischer Spender verfügbar ist, bzw. für solche, die an einer aggressiven Erkrankung leiden, sodass die Zeitspanne bis zur Identifikation eines HLA-kompatiblen Fremdspenders nicht überbrückt werden kann. Zukünftig müssen weitere Studien evaluieren, ob diese neue Transplantationsform über die HLA-Disparität bei HLA-haploidentischer Transplantation durch Ausnutzung des GvL-Effektes (und bei Einsatz von Posttransplantations-Cyclophosphamid) der HLA-identischen Transplantation sogar überlegen sein könnte.

Zusammenfassend qualifizieren zum aktuellen Zeitpunkt nur junge Patienten mit rezidiviertem oder refraktärem Hodgkin-Lymphom nach auto-SCT für eine allo-SCT. Die Rezidivrate verbleibt hier vergleichsweise hoch, allerdings ist der klinisch nutzbare GvL-Effekt ermutigend. Eine risikoadaptierte Konditionierung bzw. der Einsatz von DLI sind Optionen, um eine Verbesserung der Gesamtprognose zu erreichen. HLA-haploidentische Knochenmarktransplantationen stellen eine vielversprechende Option dar, allerdings ist der genaue Stellenwert noch in weiteren Studien zu evaluieren.

GvL-Effekt

Eine überbrückende Therapie mit beispielsweise Brentuximab-Vedotin im Vorfeld kann die Ausgangssituation für zuvor refraktäre Patienten deutlich verbessern, der Stellenwert der vielversprechenden PD-1-Inhibition alternativ zur allo-SCT muss in zukünftigen Studien geprüft werden.

Chronische lymphatische Leukämie

Die autologe Stammzelltransplantation nach Hochdosistherapie spielt in der Behandlung der CLL keine Rolle mehr. Auch die allogene Stammzelltransplantation (allo-SCT) ist angesichts der zahlreichen neuen und gut verträglichen Therapieoptionen der CLL eine selten gewählte Therapieoption geworden, die jüngeren Patienten ohne höhergradige Begleiterkrankungen *in speziellen Risikosituationen* vorbehalten bleibt. Unbestritten bleibt die allo-SCT für diese Patienten die Therapie mit dem höchsten kurativen Potenzial (van Gelder et al. 2017).

Der therapeutische Effekt der allo-SCT beruht im Wesentlichen auf dem hauptsächlich durch allogene T-Lymphozyten mediierten Graft-versus-Leukemia(GvL)-Effekt, der belegt wird durch eine erhöhte Rezidivrate bei T-Zell-depletierten Transplantaten (Gribben et al. 2005), eine geringere Rezidivrate nach chronischer Graft-versus-Host Disease (cGvHD) (Bottcher et al. 2011) und das Erreichen einer Negativität für eine minimale Resterkrankung (minimal residual disease, MRD) nach allo-SCT unter chronischer GvHD, Absetzen der Immunsuppression oder Transfusion von Spenderlymphozyten (Schetelig et al. 2003, Farina et al. 2009). Anhaltende MRD-Negativität kann in ca. 50 % der allogen transplantierten CLL-Patienten erreicht werden und gilt als Surrogatmarker für die Ausheilung der Erkrankung. In einer aktuellen großen Registeranalyse werden 10 Jahre nach allo-SCT ein eventfreies Überleben von 28 % (95 %-KI: 25–31 %), ein Gesamtüberleben von 35 % (95 %-KI: 32–28 %) und eine Transplantations-assoziierten Mortalität (TRM) von 40 % (95 %-KI: 37–42 %) berichtet (van Gelder et al. 2017).

Indikation zur allo-SCT

Unabhängig von der gewählten Primärtherapie haben Patienten mit einem Richter-Syndrom sowie Patienten mit einer therapieassoziierten myeloischen Neoplasie (meist ein MDS) eine Indikation zur allo-SCT. Darüber hinaus sollte die *Indikation zur allo-SCT bei Patienten mit Hoch-Risiko-CLL*, definiert u. a. durch eine TP53-Mutation oder unmutierten IgVH-Status oder Patienten mit einer Remissionsdauer < 2 Jahre, diskutiert werden, wenn sie auf mindestens eine Therapie mit einem *Pathway*-Inhibitor (PI) nicht oder nicht mehr angesprochen haben (Dreger et al. 2014). Dabei sind folgende Aspekte zu berücksichtigen (Schetelig et al. 2019):

- Abschätzung des individuellen Risikos einer TRM mittels Risikoscores wie dem HCT-Comorbidity-Index (HCT-CI), dem PAM-Score oder dem EBMT-Risk-Score (Letzterer berücksichtigt auch den zur Verfügung stehenden Spender)
- Abschätzung des Risikos langfristiger Nebenwirkungen einer alternativen konventionellen Therapie, die einer späteren allo-SCT entgegenstehen könnten
- Abschätzung des Risikos für eine Richter-Transformation
- Die Ergebnisse einer allo-SCT sind im Stadium der refraktären Erkrankung deutlich schlechter als bei kontrollierter Erkrankung. Bei potenziellen Transplantationskandidaten sollte daher *vor Konditionierungsbeginn eine gute Krankheitskontrolle* erreicht werden. Demzufolge ist bei Patienten mit Rezidiv oder Progress unter einer PI-Therapie vor Entscheidung gegen eine allo-SCT das Risiko zu berücksichtigen, bei einem späteren Progress keine effektive Salvage-Therapie zur Induktion einer guten Krankheitskontrolle vor einer allo-SCT zur Verfügung zu haben. Umgekehrt sollte entsprechenden Risikopatienten, die durch eine Salvage-Therapie zumindest eine partielle Remission erreicht haben, die allo-SCT im Stadium der kontrollierten Erkrankung angeboten werden.

- Bezüglich des zur Remissionsinduktion vor allo-SCT zu wählenden Therapieregimes gibt es – bei Fehlen von kontrollierten Studien – keine Hinweise auf spezifische Vor- oder Nachteile für die spätere Transplantation. Daher sollte, basierend auf der individuellen Krankheitsgeschichte, das Regime mit der größten Aussicht auf Induktion einer Remission gewählt werden.

Konditionierung vor allo-SCT

Prinzipiell ist keine Standardkonditionierung definiert. Nachdem die allogene Immunreaktion (Graft-versus-Leukemia Effect, GvL) das entscheidende therapeutische Prinzip für das Erreichen von MRD-Negativität und Langzeitremission einer CLL darstellt, erscheint eine toxische Standardkonditionierung nur in seltenen Fällen von aktiver, hoch proliferativer Erkrankung sinnvoll. Die besten Langzeitergebnisse wurden demzufolge nach reduzierter Konditionierung (RIC) berichtet (Sorror et al. 2008, Kramer et al. 2017). Unter diesen Protokollen beträgt die transplantationsassoziierte Frühmortalität < 5 % (Dreger et al. 2014).

RIC

Therapie nach allo-SCT

Auch bei der CLL wird die allo-SCT nicht mehr als alleinige kurative Therapie, sondern als Plattform für Erhaltungstherapie oder frühinterventionelle Strategien gesehen. Ein engmaschiges MRD-Monitoring, basierend auf Durchflusszytometrie oder Molekulargenetik, aber auch auf sensitiver Bestimmung des Spender-Chimärismus, ermöglicht die exakte Beurteilung der Remissionstiefe und damit die Therapiesteuerung. Die Sensitivität der CLL auf frühe, GvL-basierte Interventionen wird, wie oben beschrieben, durch das Ansprechen auf Reduktion der Immunsuppression und Transfusion von Spenderlymphozyten belegt. Auf der Grundlage der bisher verfügbaren Daten ist darüber hinaus davon auszugehen, dass alle modernen Therapien, insbesondere die PI, auch nach einer allo-SCT sicher und effektiv eingesetzt werden können.

Zusammenfassung

Die verbesserte Verträglichkeit der Konditionierungsregime sowie die Erweiterung der Spenderalternativen und die hohe Spenderverfügbarkeit infolge der Möglichkeit, komplikationsarm eine HLA-haploidentische Transplantation durchführen zu können, trägt im Wesentlichen dazu bei, dass die allo-SCT auch weiterhin in aktuellen Therapiekonzepten bei malignen Lymphomen eine wichtige Rolle zum Erreichen eines langfristigen Überlebens einnimmt. Die Weiterentwicklung von Post-Transplantationsstrategien inklusive des Einsatzes von zielgerichteten Therapien unterstützt diese Entwicklung.

Eine allogene SCT kann generell bei unzureichendem Ansprechen auf Immuno-/Chemotherapie, frühem Rezidiv, Rezidiv nach autologer SCT oder fehlender Möglichkeit einer auto-SCT erwogen werden. Die Indikationsstellung wird maßgeblich durch die vorliegende Lymphomentität, das Ansprechen auf bisherige Therapien und die Komorbiditäten bestimmt.

Aufgrund der stetig zunehmenden Therapieoptionen wird eine frühzeitige Vorstellung in einem erfahrenen Transplantationszentrum angeraten.

Tabelle 1 Indikationen zur allogenen Stammzelltransplantation (allo-SCT).

Entität	Indikation
Reifes T-NHL	refraktäre Erkrankung mehrfaches Rezidiv Rezidiv nach autologer Transplantation
FL	Rezidiv nach auto-SCT mit kurzer Remissionsdauer unter 12 Monaten trotz Indikation keine auto-SCT möglich (eingeschränkte Stammzellreserve) refraktäre Erkrankung
MCL	refraktäre Erkrankung mehrfaches Rezidiv Rezidiv nach autologer Transplantation Rezidiv nach zielgerichteter Therapie
Aggressives B-NHL	refraktäre Erkrankung Rezidiv nach autologer Transplantation
HD	Rezidiv oder refraktär nach auto-SCT
CLL	Richter-Syndrom Rezidiv Hoch-Risiko-CLL (u. a. TP53-Mutation, unmutierter IgVH-Status, Remissionsdauer < 2 Jahre)

Transplantationszentren und Ansprechpartner für die allogene Stammzelltransplantation

LMU-Klinikum der Universität
München-Großhadern
Medizinische Klinik und Poliklinik III
Marchioninistraße 15
81377 München
Tel. 089 4400-74241
Fax 089 4400-74242
PD Dr. med. J. Tischer,
Prof. Dr. rer. nat. Dr. med. M. von Bergwelt-Baildon

Klinikum rechts der Isar der Technischen Universität München
Medizinische Klinik III
Ismaninger Straße 22
81675 München
Tel. 089 4140-4111
Fax 089 4140-4879
Dr. med. M. Verbeek
Prof. Dr. Florian Bassermann

Städtisches Klinikum München
Klinikum Schwabing
Klinik für Hämatologie, Onkologie, Immunologie, Palliativmedizin, Infektiologie
und Tropenmedizin
Kölner Platz 1
80804 München
Tel. 089 3068-3371
Fax 089 3068-3827
Dr. med. A. Hausmann
Prof. Dr. med. C. Wendtner
Prof. Dr. Christian Straka

Klinikum Augsburg
II. Medizinische Klinik
Stenglinstr. 2
86156 Augsburg
Tel. 0821 400-2410
Fax 0821 400-4812
Prof. Dr. med. Christoph Schmid
Prof. Dr. med. Martin Trepel

Erklärung zu Interessenkonflikten

A.-K. Zoellner war Beraterin von Abbvie und Hexal. A. Hausmann, C. Schmid J. Tischer und M. Verbeek geben keine Interessenkonflikte an.

Was ist neu?
Was sollte beachtet werden?

1. Die allo-SCT kann auch heute weiterhin und insbesondere für ausgewählte Patientengruppen eine realistische Chance auf langfristige Krankheitsfreiheit oder sogar Heilung bieten.
2. Eine allogene SCT kann generell bei unzureichendem Ansprechen auf Immuno-/Chemotherapie, frühem Rezidiv, Rezidiv nach autologer SCT oder fehlender Möglichkeit einer auto-SCT erwogen werden.
3. Die Indikationsstellung wird maßgeblich durch die vorliegende Lymphomentität, das Ansprechen auf bisherige Therapien und die Komorbiditäten bestimmt.
4. Die Möglichkeit einer allogenen Stammzelltransplantation sollte möglichst frühzeitig in die Therapieplanung einbezogen werden.
5. Durch die stetig zunehmenden Therapieoptionen mit zielgerichteten Therapien und durch die Immuntherapie mit chimären Antigen-Rezeptor-T-Zellen (CAR-T-Zellen) ist eine Therapieplanung an einem mit Zelltherapie erfahrenen Zentrum unbedingt notwendig.

Literatur

Andrews C (1987) Health centres for women. N Z Nurs J 80(8): 14–15

Ansell SM, Lesokhin AM, Borrello I et al (2014) PD-1 blockade with nivolumab in relapsed or refractory Hodgkin's lymphoma. N Engl J Med 372(4): 311–319

Baker KS et al (2003) New malignancies after blood or marrow stem-cell transplantation in children and adults: incidence and risk factors. J Clin Oncol 21: 1352–1358

Bashey A et al (2010) T-cell-replete HLA-haploidentical hematopoietic transplantation for hematologic malignancies using post-transplantation cyclophosphamide results in outcomes equivalent to those of contemporaneous HLA-matched related and unrelated donor transplantation. J Clin Oncol 31(10): 1310–1316

Bottcher S, Ritgen M, Dreger P (2011) Allogeneic stem cell transplantation for chronic lymphocytic leukemia: lessons to be learned from minimal residual disease studies. Blood Rev 25: 91–96

Brown JR et al (2013) Long-term follow-up of reduced-intensity allogeneic stem cell transplantation for chronic lymphocytic leukemia: prognostic model to predict outcome. Leukemia 27: 362–369

Burroughs LM et al (2008) Comparison of outcomes of HLA-matched related, unrelated, or HLA-haplo¬identical related hematopoietic cell transplantation following nonmyeloablative conditioning for relapsed or refractory Hodgkin lymphoma. Biol Blood Marrow Transplant 14: 1279–1287

Casulo C et al (2015) Early Relapse of Follicular Lymphoma After Rituximab Plus Cyclophosphamide, Doxorubicin, Vincristine, and Prednisone Defines Patients at High Risk for Death: An Analysis From the National LymphoCare Study. J Clin Oncol 33(23): 2516–2522

Chen R, Zinzani PL, Fanale MA et al (2017) Phase II Study of the Efficacy and Safety of Pembrolizumab for Relapsed/Refractory Classic Hodgkin Lymphoma. J Clin Oncol 35(19): 2125–2132

Claviez A et al (2009) Allogeneic hematopoietic stem cell transplantation in children and adolescents with recurrent and refractory Hodgkin lymphoma: an analysis of the European Group for Blood and Marrow Transplantation. Blood 114: 2060–2067

Cook G et al (2010) Outcome following Reduced-Intensity Allogeneic Stem Cell Transplantation (RIC AlloSCT) for relapsed and refractory mantle cell lymphoma (MCL): a study of the British Society for Blood and Marrow Transplantation. Biol Blood Marrow Transplant 16(10): 1419–1427

Corradini P et al (2005) Effect of age and previous autologous transplantation on nonrelapse mortality and survival in patients treated with reduced-intensity conditioning and allografting for advanced hematologic malignancies. J Clin Oncol 23: 6690–6698

Corradini P et al (2014) Intensified chemo-immunotherapy with or without stem cell transplantation in newly diagnosed patients with peripheral T-cell lymphoma. Leukemia 28(9): 1885–1891

Cosset JM et al (1995) Radiobiological and Clinical Bases for Total Body Irradiation in the Leukemias and Lymphomas. Semin Radiat Oncol 5: 301–315

Czajczynska A et al (2013) Allogeneic stem cell transplantation with BEAM and alemtuzumab conditioning immediately after remission induction has curative potential in advanced T-cell non-Hodgkin's lymphoma. Biol Blood Marrow Transplant 19: 1632–1637

d'Amore F et al (2015) Peripheral T-cell lymphomas: ESMO Clinical Practice Guidelines for diagnosis, treatment and follow-up. Ann Oncol 26(Suppl 5): v108–v115

Dietrich S et al (2014) Outcome and prognostic factors in patients with mantle-cell lymphoma relapsing after autologous stem-cell transplantation: a retrospective study of the European Group for Blood and Marrow Transplantation (EBMT). Ann Oncol 25(5): 1053–1058

Dietrich S et al (2016) Post-transplant cyclophosphamide-based haplo-identical transplantation as alternative to matched sibling or unrelated donor transplantation for non-Hodgkin lymphoma: a registry study by the European society for blood and marrow transplantation. Leukemia 30(10): 2086–2089

Dreger P et al (2007) Indications for allogeneic stem cell transplantation in chronic lymphocytic leukemia: the EBMT transplant consensus. Leukemia 21: 12–17

Dreger P et al (2013) TP53, SF3B1, and NOTCH1 mutations and outcome of allotransplantation for chronic lymphocytic leukemia: six-year follow-up of the GCLLSG CLL3X trial. Blood 121(16): 3284–3288

Dreger P et al (2019) PTCy-based haploidentical vs matched related or unrelated donor reduced-intensity conditioning transplant for DLBCL. Blood Adv 3(3): 360–369

Dreger P, Schetelig J, Andersen N et al (2014) Managing high-risk CLL during transition to a new reatment era: stem cell transplantation or novel agents? Blood 124: 3841–3849

Dreyling M, Campo E, Hermine O et al (2017) Newly Diagnosed and Relapsed Mantle Cell Lymphoma: ESMO Clinical Practice Guidelines. Ann Oncol 28(Suppl 4): iv62–iv71

Dreyling M, Ferrero S, Hermine O (2014) How to manage mantle cell lymphoma. Leukemia 28(11): 2117–2130

Dubovsky JA et al (2013) Ibrutinib is an irreversible molecular inhibitor of ITK driving a Th1-selective pressure in T lymphocytes. Blood 122: 2539–2549

Farina L et al (2009) Qualitative and quantitative polymerase chain reaction monitoring of minimal residual disease in relapsed chronic lymphocytic leukemia: early assessment can predict long-term outcome after reduced intensity allogeneic transplantation. Haematologica 94: 654–662

Faulkner RD et al (2004) BEAM-alemtuzumab reduced-intensity allogeneic stem cell transplantation for lymphoproliferative diseases: GVHD, toxicity, and survival in 65 patients. Blood 103: 428–434

Fenske TS et al (2014) Autologous or reduced-intensity conditioning allogeneic hematopoietic cell transplantation for chemotherapy-sensitive mantle-cell lymphoma: analysis of transplantation timing and modality. J Clin Oncol 32(4): 273–281

Freedman A (2014) Follicular lymphoma: 2014 update on diagnosis and management. Am J Hematol 89(4): 429–436

Gisselbrecht C et al (2010) Salvage regimens with autologous transplantation for relapsed large B-cell lymphoma in the rituximab era. J Clin Oncol 28: 4184–4190

Glass B et al (2014) Rituximab after lymphoma-direct¬ed conditioning and allogeneic stem-cell transplantation for relapsed and refractory aggressive non-Hodgkin lymphoma (DSHNHL R3): an open-label, randomised, phase 2 trial. Lancet Oncol 15(7): 757–766

Gopal AK et al (2015) Durable remissions in a pivotal phase 2 study of brentuximab vedotin in relapsed or refractory Hodgkin lymphoma. Blood 125(8): 1236–1243

Gratwohl A et al (2009) Risk score for outcome after allogeneic hematopoietic stem cell transplantation: a retrospective analysis. Cancer 115: 4715–4726

Gribben JG et al (2005) Autologous and allogeneic stem cell transplantations for poor-risk chronic lymphocytic leukemia. Blood 106: 4389–4396

Gribben JG, Riches JC (2013) Immunotherapeutic strategies including transplantation: eradication of disease. Hematology Am Soc Hematol Educ Program 2013: 151–157

Hamadani M et al (2013) Allogeneic hematopoietic cell transplantation for chemotherapy-unresponsive mantle cell lymphoma: a cohort analysis from the center for international blood and marrow transplant research. Biol Blood Marrow Transplant 19: 625–631

Hamadani M, Horowitz MM (2017) Allogeneic Transplantation for Follicular Lymphoma: Does One Size Fit All? J Oncol Pract 13(12): 798–806

Hari P et al (2008) Allogeneic transplants in follicular lymphoma: higher risk of disease progression after reduced-intensity compared to myeloablative conditioning. Biol Blood Marrow Transplant 14: 236–245

Heinzelmann F et al (2013) Allogeneic haematopoietic cell transplantation offers a substantial chance of cure for patients with non-transformed follicular lymphoma even when presenting with chemotherapy-resistant disease at time of transplant. Onkologie 36: 119–119

Heinzelmann F et al (2016) Allogeneic hematopoietic cell transplantation as curative therapy for non-transformed follicular lymphomas. Bone Marrow Transplant 51(5): 654–662

Herth I et al (2014) The impact of allogeneic stem cell transplantation on the natural course of poor-risk chronic lymphocytic leukemia as defined by the EBMT consensus criteria: a retrospective donor versus no donor comparison. Ann Oncol 25(1): 200–206

Kahl BS (2017) Follicular lymphoma: are we ready for a risk-adapted approach? Hematology Am Soc Hematol Educ Program 2017(1): 358–364

Kanakry JA et al (2013) Outcomes of related donor HLA-identical or HLA-haploidentical allogeneic blood or marrow transplantation for peripheral T cell lymphoma. Biol Blood Marrow Transplant 19: 602–606

Kanate AS, Mussetti A, Kharfan-Dabaja MA et al (2016) Reduced-intensity transplantation for lymphomas using haploidentical related donors vs HLA-matched unrelated donors. Blood 127(7): 938–947

Kasamon YL et al (2010) Nonmyeloablative HLA-haploidentical bone marrow transplantation with high-dose posttransplantation cyclophosphamide: effect of HLA disparity on outcome. Biol Blood Marrow Transplant 16: 482–489

Kharfan-Dabaja MA et al (2012) Comparing efficacy of reduced-toxicity allogeneic hematopoietic cell transplantation with conventional chemo-(immuno) therapy in patients with relapsed or refractory CLL: a Markov decision analysis. Bone Marrow Transplant 47: 1164–1170

Kharfan-Dabaja MA, Kumar A, Ayala E et al (2017) Clinical Practice Recommendations on Indication and Timing of Hematopoietic Cell Transplantation in Mature T Cell and NK/T Cell Lymphomas: An International Collaborative Effort on Behalf of the Guidelines Committee of the American Society for Blood and Marrow Transplantation. Biol Blood Marrow Transplant 23(11): 1826–1838

Khouri IF et al (2001) Nonablative allogeneic hematopoietic transplantation as adoptive immunotherapy for indolent lymphoma: low incidence of toxicity, acute graft-versus-host disease, and treatment-related mor¬tality. Blood 98: 3595–3599

Khouri IF et al (2012) Nonmyeloablative allogeneic transplantation with or without 90yttrium ibritumomab tiuxetan is potentially curative for relapsed follicular lymphoma: 12-year results. Blood 119: 6373–6378

Kolb HJ, Holler E (1997) Adoptive immunotherapy with donor lymphocyte transfusions. Curr Opin Oncol 9: 139–145

Kramer I, Stilgenbauer S, Dietrich S et al (2017) Allogeneic hematopoietic cell transplantation for high-risk CLL: 10-year follow-up of the GCLLSG CLL3X trial. Blood 130: 1477–1480

Kusumi E et al (2005) Reduced-intensity hematopoietic stem-cell transplantation for malignant lymphoma: a retrospective survey of 112 adult patients in Japan. Bone Marrow Transplant 36: 205–213

Le Gouill S et al (2008) Graft-versus-lymphoma effect for aggressive T-cell lymphomas in adults: a study by the Societe Francaise de Greffe de Moelle et de Therapie Cellulaire. J Clin Oncol 26: 2264–2271

Le Gouill S et al (2012) Reduced-intensity conditioning allogeneic stem cell transplantation for relapsed/refractory mantle cell lymphoma: a multicenter experience. Ann Oncol 23: 2695–2703

Luznik L et al (2008) HLA-haploidentical bone marrow transplantation for hematologic malignancies using nonmyeloablative conditioning and high-dose, posttransplantation cyclophosphamide. Biol Blood Marrow Transplant 14: 641–650

Majhail NS et al (2011) Secondary solid cancers after allogeneic hematopoietic cell transplantation using busulfan-cyclophosphamide conditioning. Blood 117(1): 316–322

Marks DI et al (2002) The toxicity and efficacy of donor lymphocyte infusions given after reduced-intensity conditioning allogeneic stem cell transplantation. Blood 100: 3108–3114

Michallet M et al (2010) The impact of HLA matching on long-term transplant outcome after allogeneic hematopoietic stem cell transplantation for CLL: a retrospective study from the EBMT registry. Leukemia 24: 1725–1731

Montoto S et al (2007) Long-term follow-up of high-dose treatment with autologous haematopoietic progenitor cell support in 693 patients with follicular lymphoma: an EBMT registry study. Leukemia 21(11): 2324–2331

Montoto S et al (2013) Indications for hematopoietic stem cell transplantation in patients with follicular lymphoma: a consensus project of the EBMT-Lymphoma Working Party. Haematologica 98: 1014–1021

Moosmann A et al (2010) Effective and long-term control of EBV PTLD after transfer of peptide-selected T cells. Blood 115: 2960–2970

Morris E et al (2004) Outcomes after alemtuzumab-containing reduced-intensity allogeneic transplantation regimen for relapsed and refractory non-Hodgkin lymphoma. Blood 104: 3865–3871

Moskowitz AJ, Lunning MA, Horwitz SM (2014) How I treat the peripheral T-cell lymphomas. Blood 123(17): 2636–2644

Pidala J, Anasetti C, Jim H (2009) Quality of life after allogeneic hematopoietic cell transplantation. Blood 114: 7–19

Raiola AM et al (2014) Unmanipulated haploidentical transplants compared with other alternative donors and matched sibling grafts. Biol Blood Marrow Transplant 20(10):1573–1579

Rezvani AR et al (2008) Nonmyeloablative allogeneic hematopoietic cell transplantation in relapsed, refractory, and transformed indolent non-Hodgkin's lymphoma. J Clin Oncol 26: 211–217

Robinson S et al (2015) The EBMT/EMCL consensus project on the role of autologous and allogeneic stem cell transplantation in mantle cell lymphoma. Leukemia 29(2): 464–473

Robinson SP et al (2009) Reduced intensity conditioning allogeneic stem cell transplantation for Hodgkin's lymphoma: identification of prognostic factors predict¬ing outcome. Haematologica 94: 230–238

Robinson SP et al (2016) Reduced intensity allogeneic stem cell transplantation for follicular lymphoma relapsing after an autologous transplant achieves durable long term disease control. An analysis from the Lymphoma Working Party Of the EBMT. Ann Oncol pii: mdw124 (Epub ahead of print)

Schetelig J et al (2003) Evidence of a graft-versus-leukemia effect in chronic lymphocytic leukemia after reduced-intensity conditioning and allogeneic stem-cell transplantation: the Cooperative German Transplant Study Group. J Clin Oncol 21: 2747–2753

Schetelig J, Dreger P (2019) Chronic lymphocytic leukemia. In: Carreras E et al (eds) The EBMT Handbook. Springer, pp 627–631

Schmitz N et al (2006) Long-term outcome of patients given transplants of mobilized blood or bone marrow: A report from the International Bone Marrow Transplant Registry and the European Group for Blood and Marrow Transplantation. Blood 108: 4288–4290

Schmitz N et al (2007) Allogeneic transplantation in lymphoma: current status. Haematologica 92: 1533–1548

Schmitz N, Nickelsen M, Loeffler M (2014) Wichtige Information zur AATT-Studie (DSHNHL 2006-1A) 20.05.2015; Available from: http://www.dshnhl.org/dshnhl/aatt-studie/

Seshadri T et al (2009) Incidence and risk factors for second cancers after autologous hematopoietic cell transplantation for aggressive non-Hodgkin lymphoma. Leuk Lymphoma 50: 380–386

Sirvent A et al (2010) Low nonrelapse mortality and prolonged long-term survival after reduced-intensity allogeneic stem cell transplantation for relapsed or refractory diffuse large B cell lymphoma: report of the Societe Francaise de Greffe de Moelle et de Therapie Cellulaire. Biol Blood Marrow Transplant 16: 78–85

Sorror ML, Storer BE, Sandmaier BM et al (2008) Five-year follow-up of patients with advanced chronic lymphocyticleukemia treated with allogeneic hematopoietic cell transplantation after nonmyeloablative conditioning.J Clin Oncol 26: 4912–4920

Sureda A et al (2008) Reduced-intensity conditioning compared with conventional allogeneic stem-cell transplantation in relapsed or refractory Hodgkin's lymphoma: an analysis from the Lymphoma Working Party of the European Group for Blood and Marrow Transplantation. J Clin Oncol 26: 455–462

Sureda A et al (2015) Indications for allo- and auto-SCT for haematological diseases, solid tumours and immune disorders: current practice in Europe, 2015. Bone Marrow Transplant 50(8): 1037–1056

Swerdlow SH, Campo E, Harris NL et al (2008) WHO Classification of Tumours of Haematopoietic and Lymphoid Tissues, Fourth Edition. IARC, Lyon, France

Urbano-Ispizua A et al (2015) The impact of graft versus host disease on relapse rate in patients with lymphoma depends on the histological sub-type and the intensity of the conditioning regimen. Biol Blood Marrow Transplant May 15 [Epub ahead of print] doi: 10.1016/j.bbmt.2015.05.010.

van Besien K et al (1998) Allogeneic bone marrow transplantation for low-grade lymphoma. Blood 92: 1832–1836

van Besien K et al (2003) Comparison of autologous and allogeneic hematopoietic stem cell transplantation for follicular lymphoma. Blood 102: 3521–3529

van Besien KW et al (1995) Allogeneic bone marrow transplantation for refractory and recurrent low-grade lymphoma: the case for aggressive management. J Clin Oncol 13: 1096–1102

van Gelder M, de Wreede LC, Bornhauser M et al (2017) Long-term survival of patients with CLL after allogeneic transplantation: a report from the European Society for Blood and Marrow Transplantation. Bone Marrow Transplant 52: 372–380

Vaughn J et al (2015) Long-term sustained disease control in patients with mantle cell lymphoma with or without active disease after treatment with allogeneic hematopoietic cell transplantation after nonmyeloablative conditioning. Cancer 121(20): 3709–3716

Vigouroux S et al (2007) Long-term outcomes after reduced-intensity conditioning allogeneic stem cell transplantation for low-grade lymphoma: a survey by the French Society of Bone Marrow Graft Transplantation and Cellular Therapy (SFGM–TC). Haematologica 92: 627–634

Weinstock DM et al (2006) Preemptive diagnosis and treatment of Epstein-Barr virus-associated post transplant lymphoproliferative disorder after hematopoietic stem cell transplant: an approach in development. Bone Marrow Transplant 37: 539–546

Wulf G, Hasenkamp J, Jung W et al (2019) Allogeneic stem cell transplantation in patients with relapsed or refractory T-cell lymphoma: efficacy of lymphoma-directed conditioning against advanced disease. Bone Marrow Transplant 54(6): 877–884

Younes A, Santoro A, Shipp M et al (2016) Nivolumab for classical Hodgkin's lymphoma after failure of both autologous stem-cell transplantation and brentuximab vedotin: a multicentre, multicohort, single-arm phase 2 trial. Lancet Oncol 17(9): 1283–1294

Zoellner AK et al (2015) Sequential therapy combining clofarabine and T-cell-replete HLA-haploidentical haematopoietic SCT is feasible and shows efficacy in the treatment of refractory or relapsed aggressive lymphoma. Bone Marrow Transplant 50(5): 679–684

Diagnostik von Lymphomen mit PET/CT

C. Cyran, T. Vag, R. Tiling, C. Bogner, K. Scheidhauer

Schlagwörter

- prätherapeutisches Staging • Beurteilung des Remissionsstatus
- FDG-Avidität • Interim-PET/CT • Deauville-Score

Die funktionelle bildgebende Diagnostik von Lymphomen erfolgt heute vornehmlich durch die Hybridbildgebung mittels FDG-PET/CT. Am häufigsten wird dieses Verfahren zur Beurteilung des Remissionsstatus nach Beendigung der primären Therapie eingesetzt, seltener auch zum prätherapeutischen Staging. Die frühzeitige Responsebeurteilung unter laufender Therapie (Therapiemonitoring) mittels einer sogenannten Interim-PET/CT zeigt in Studien ein Therapieansprechen zwar deutlich früher als die morphologischen Verfahren; es wird bisher außerhalb Studien, mit Ausnahme Hodgkin-Lymphom, jedoch nicht regelhaft angewendet, da eine Therapieumstellung basierend auf einer Interim-PET/CT nicht generell empfohlen wird (Dührsen et al. 2018).

Die hohe Prädiktivität bzgl. PFS bei PET-negativer Interim-PET nach 2 Zyklen BEACOPPesk bei Patienten mit fortgeschrittenem HL führte zur Etablierung eines neuen Therapiestandards (4 vs. 6 Zyklen BEACOPP-esk) (Borchmann et al. 2018).

Gemäß aktuellen Empfehlungen kann bei einigen Lymphomen mit sehr hoher FDG-Avidität (aggressive NHL, Hodgkin-Lymphom) bei positivem fokalem Knochenmarkbefund in der FDG-PET/CT auf eine Knochenmarkpunktion verzichtet werden. Der Einsatz der PET/CT bei Vorliegen eines Resttumors bei aggressivem NHL oder HL hat sich zur Beurteilung möglicher Restvitalität und entsprechend notwendiger weiterer Therapie/Strahlentherapie bewährt: Die FDG-PET ist das genaueste nichtinvasive Verfahren, um zwischen vitalem Resttumor und Nekrose bzw. Fibrose zu unterscheiden.

Auch der Einsatz beim Hodgkin-Lymphom in der Rezidivsituation vor geplanter Hochdosistherapie als prädiktiver Marker ist untersucht worden (Moskowitz et al. 2010). Ein positives PET-Ergebnis vor Transplantation scheint mit einer höheren Rezidivwahrscheinlichkeit einherzugehen.

Positronenemissionstomografie (PET)

FDG-PET

Das wichtigste Radiopharmakon für die Lymphomdiagnostik mit PET ist das Glukoseanalogon 2'-[^{18}F]Fluor-2'-Desoxy-D-Glucose (von Schulthess et al. 2006, Juweid et al. 2005, Juweid et al. 2006, la Fougere et al. 2006). Während konventionelle diagnostische Verfahren wie die Computertomografie (CT) oder die Sonografie maligne Läsionen aufgrund charakteristischer Veränderungen der Morphologie erfassen, ermöglicht FDG-PET die Diagnose maligner Strukturen aufgrund einer gesteigerten Glukoseaufnahme und eines erhöhten Glukosemetabolismus in malignen Zellen. Nach intravenöser Injektion wird FDG analog zum nativen Glukosemolekül von Zellen aufgenommen. Nach Konversion von FDG zu FDG-6-Monophosphat durch das Enzym Hexokinase kann der Metabolit nicht weiter im Zitratzyklus verstoffwechselt werden und reichert sich intrazellulär an („metabolic trapping"). Durch Kombination mit der Computertomografie (PET/CT) wird eine morphologische Zuordnung der Areale erhöhter Glukoseaktivität möglich.

Es gibt eine Vielzahl weiterer Radiopharmaka, mit denen (patho-)physiologische Prozesse spezifisch dargestellt und gemessen werden können. So können radiomarkierte Nukleosidanaloga wie 3'-Desoxy-3'-[^{18}F]Fluorthymidin (FLT) zur funktionellen Bildgebung der Proliferation eingesetzt werden; klinisch spielen diese Tracer in der Lymphomdiagnostik jedoch keine Rolle (Buck et al. 2006).

Klinische Anwendungen der FDG-PET bei malignem Lymphom

Im Jahre 2013 wurden auf der 12. Internationalen Konferenz über maligne Lymphome (International Conference on Malignant Lymphoma, ICML) aktuelle Empfehlungen für das Staging und Restaging von malignen Lymphomen verabschiedet („Lugano-Klassifikation") (Cheson et al. 2014). Diese sehen unverändert im Vergleich zu den vorherigen Empfehlungen von 2007 („International Harmonization Project") die FDG-PET/CT als die Standardbildgebung zum primären Staging sowie nach Therapie (Abschlussstaging) FDG-avider Lymphome vor, die das Hodgkin-Lymphom (HL) und das diffuse großzellige B-Zell-Lymphom (diffuse large B-cell lymphoma, DLBCL) einschließen. Neu gegenüber 2007 ist die Empfehlung, auch beim follikulären Lymphom (FL) die Staginguntersuchung mittels PET/CT durchzuführen. Im Gegensatz dazu wird bei indolenten oder niedriggradigen Lymphomen wie Mycosis fungoides, Sézary-Syndrom und CLL weiterhin die PET/CT – aufgrund der insgesamt niedrigen FDG-Avidität – nicht als Standardmodalität empfohlen. Eine PET/CT-Untersuchung zum Therapiemonitoring kann auch während der Therapie, z. B. nach 2–3 Zyklen eines Therapieregimes (Interim-PET) zur frühzeitigen Beurteilung des Ansprechens auf die Therapie erfolgen. 2016 wurde die Lugano-Klassifikation dahingehend adaptiert, dass der Einsatz von neuen immunmodulatorischen Medikamenten in die Beurteilung des Therapieansprechens mit einbezogen bzw. beachtet werden muss (Cheson et al. 2016).

„Lugano-Klassifikation"

Interim-PET

PET/CT zum primären Staging maligner Lymphome

Zahlreiche Studien belegen die hohe Sensitivität der FDG-PET für die Detektion nodaler und extranodaler Lymphommanifestationen bei HL und aggressiven NHL (Hutchings et al. 2006b, Weihrauch et al. 2002, Jerusalem et al. 2001, Moog et al. 1998, Bednaruk-Mlynski et al. 2015, Borchmann et al. 2017). Die Mehrzahl dieser Arbeiten konnte zeigen, dass mit PET zusätzliche Lymphommanifestationen nachgewiesen werden können, die der konventionellen Diagnostik – gerade auch der CT und der Knochenmarkbiopsie – entgehen. So konnten zum Beispiel *Schaefer* et al. zeigen, dass die Sensitivität und Spezifität der PET/CT mit 94 % bzw. 100 % versus 88 % bzw. 86 % deutlich über derjenigen der CT lag (Schaefer et al. 2004). Insbesondere für die Detektion einer extranodalen Beteiligung wies die PET/CT eine signifikant höhere Sensitivität im Vergleich zur CT auf (88 % versus 50 %). Durch die

Sensitivität und Spezifität

Detektion zusätzlicher Läsionen

Detektion zusätzlicher Läsionen kann in der PET/CT eine Änderung des Tumorstadiums in bis zu 30 % der Patienten erfolgen (Isasi et al. 2005, Naumann et al. 2004). Eine klinische Relevanz im Sinne einer Therapieumstellung durch das „Upstaging" ergab sich allerdings in einem geringeren prozentualen Anteil, der je nach Untersuchung zwischen 0 und 15 % lag (Weihrauch et al. 2002, Moog et al. 1998, Buchmann et al. 2001). Daher empfiehlt die Lugano-Klassifikation zwar zum primären Staging von HL und aggressiven NHL eine FDG-PET/CT, sie wird aber wegen der eingeschränkten Verfügbarkeit der PET/CT nicht als zwingend erforderlich angesehen. In Deutschland wurde durch Beschluss des Gemeinsamen Bundesausschusses (G-BA) im Januar 2019 eine Kostenübernahme zum initialen Staging des HL durch die gesetzlichen Krankenkassen eingeführt, eine entsprechende Empfehlung zur Durchführung einer FDG-PET/CT wurde bereits in die S3-Leitlinie von April 2019 zur Diagnostik, Therapie und Nachsorge des HL aufgenommen (Leitlinienprogramm Onkologie 2019, AWMF Registernummer: 018/029 OL).

Kostenübernahme zum initialen Staging des HL

Knochenmark

Die Beurteilung einer möglichen Lymphominfiltration des Knochenmarks ist entscheidend für die Therapie. Die Beckenkammbiopsie wurde lange Zeit als Standardverfahren für diese Fragestellung eingesetzt. Allerdings weist die Beckenkammbiopsie hohe falsch negative Ergebnisse durch lokale Beschränkung auf. Demgegenüber konnten neue Untersuchungen zeigen, dass die PET/CT in der Detektion einer Beteiligung des Knochenmarks (KM) in HL und aggressiven NHL der Biopsie hinsichtlich diagnostischer Genauigkeit deutlich überlegen ist. Der negative prädiktive Wert der PET liegt hier bei 99 %. Eine Studie von *El-Galaly* et al. (El-Galaly et al. 2012) zum Beispiel untersuchte 454 Patienten mit neu diagnostiziertem NHL. Fokale FDG-Anreicherungen suggestiv für eine KM-Infiltration wurden in 18 % der Patienten festgestellt, während eine positive Beckenkammbiopsie lediglich in 6 % nachgewiesen wurde. Dabei wies kein Patient im Stadium I oder II eine positive Biopsie auf. In 130 Patienten mit DLBCL zeigten *Khan* et al., dass mittels Beckenkammbiopsie eine Knochenmarkinfiltration in 14 Patienten diagnostiziert wurde. Die PET/CT bestätigte dies in allen Fällen und konnte zusätzlich in 19 weiteren Patienten mit negativer Beckenkammbiopsie eine Knochenmarkinfiltration nachweisen (Khan et al. 2013). Insgesamt zeigt sich eine höhere Sensitivität der PET/CT im Vergleich zur Beckenkammbiopsie (Adams et al. 2015a, Adams et al. 2015b).

höhere Sensitivität der PET/CT im Vergleich zur Beckenkammbiopsie

Basierend auf diesen Ergebnissen sehen die 2013 revidierten Empfehlungen von einer zum prätherapeutischen Staging routinemäßig durchgeführten Beckenkammbiopsie bei HL ab (Cheson et al. 2014). Bei DLBCL werden Biopsien nur noch empfohlen, wenn die PET/CT negativ ist und die Identifikation von Knochenherden eine klinische Relevanz aufweist. Bei allen anderen Lymphomarten ist die klinische Evidenz allerdings noch nicht durch geeignete Studien untermauert, sodass hier die Beckenkammbiopsie weiterhin als Routineverfahren im prätherapeutischen Staging angesehen wird.

PET nach Beendigung der Therapie (Therapiekontrolle)

Die Beurteilung des Ansprechens nach Beendigung der Therapie stellt die häufigste Indikation für die PET/CT bei Patienten mit HL oder aggressivem NHL (insbesondere DLBCL) dar. Größter Vorteil der PET/CT ist die Unterscheidung zwischen residuellem Narbengewebe bzw. Nekrosen und vitalem Tumorgewebe, die durch die funktionelle Bildgebung gelingt (Juweid et al. 2005, Juweid et al. 2006, Freudenberg et al. 2004, Naumann et al. 2001, Mikhaeel et al. 2000). So konnte in der deutschen HD15-Studie für HL-Patienten durch den Einsatz der PET die Zahl der residuellen Läsionen, die nach Abschluss der Chemotherapie bestrahlt werden mussten, von vormals 70 % auf 11 % gesenkt werden (Engert et al. 2012).

Unterscheidung zwischen residuellem Narbengewebe bzw. Nekrosen und vitalem Tumorgewebe

Die PET/CT weist einen sehr hohen negativ prädiktiven Wert (NPV) auf, daher kann ein unauffälliger PET-Befund eine Restaktivität der Erkrankung sowie einen Progress mit hoher Wahrscheinlichkeit ausschließen. Bei HL beträgt der durchschnittliche NPV zwischen 95 % und 100 % und liegt damit deutlich über allen anderen Modalitäten (Cheson et al. 2014, Engert et al. 2012). Der positiv prädiktive Wert (PPV), d. h die diagnostische Aussagekraft bei einem positiven PET/CT-Befund liegt mit ca. 90 % knapp darunter. Bei aggressiven NHL liegt der NPV und PPV laut Studienlage mit 80–100 % bzw. mit 50–100 % insgesamt unter der des HL (Cheson et al. 2014, Mikhaeel et al. 2000, Cashen et al. 2011). Dementsprechend wird von der Lugano-Klassifikation weiterhin eine bioptische Sicherung des PET-positiven Befundes empfohlen, wenn eine weitere Therapie geplant ist.

Um reaktive FDG-Speicherungen so niedrig wie möglich zu halten (und damit falsch positive Befunde zu vermeiden), ist darauf zu achten, die PET/CT frühestens 3 Wochen nach Beendigung der Chemotherapie und 8–12 Wochen nach Beendigung einer Radiotherapie durchzuführen (Juweid et al. 2007). Grundsätzlich ist bei Anwendung der PET/CT zum Abschlussstaging auch von indolenten bzw. heterogen FDG-aufnehmenden Lymphomen zu bedenken, dass die gewünschte Beurteilung von verbliebenem Lymphomgewebe bezüglich einer FDG-Avidität (Restvitalität) nur bei Vorliegen einer prätherapeutischen PET mit entsprechendem Nachweis von FDG-Avidität sinnvoll zu beurteilen ist.

falsch positive Befunde vermeiden

Die FDG-Speicherung von Herdbefunden in der PET/CT wird aktuell anhand einer 5-Punkte-Skala beurteilt (Deauville-Score) (Cheson et al. 2014). Ein Score von 1 entspricht einer fehlenden FDG-Aufnahme, ein Score von 2 entspricht einer FDG-Aufnahme geringer als die des Mediastinums, ein Score von 3 entspricht einer FDG-Speicherung zwischen Mediastinum und Leber und ein Score von 4 wird bei einer gering über der physiologischen Stoffwechselaktivität der Leber liegenden FDG-Speicherung vergeben. Ein Score von 5 entspricht einer deutlich über der Leber liegenden FDG-Speicherung. Bei der Abschlussuntersuchung entspricht somit ein Score von 1 oder 2 einer kompletten Remission (unabhängig vom Vorhandensein einer Restmasse in der CT), wohingegen ein Score von 4 oder 5 einem Therapieversagen entspricht (Tabelle 1). Patienten mit einem Score von 3 nach Therapie haben zwar auch eine gute Prognose und werden generell nach einer Standardtherapie als komplette Remission gewertet, allerdings könnte es hier von Vorteil sein, bei neuen Therapieprotokollen im Rahmen von Studien einen Score von 3 lediglich als partielle Remission anzusehen, um eine Untertherapie zu vermeiden (Cheson et al. 2014, Barrington et al. 2017).

Deauville-Score

Die Anwendung dieser 5-Punkte-Skala sollte allerdings nur für HL sowie für aggressive NHL mit hoher Avidität verwendet werden. Demgegenüber wird zur Therapieevaluierung niedriggradiger/indolenter Lymphome unverändert die primär morphologische Beurteilung mittels kontrastverstärkter CT empfohlen (Cheson et al. 2014). Die Diagnose „komplette Remission" (CR) erfordert dabei eine komplette morphologische Remission der Herde (≤ 1,5 cm im längsten transversalen Durchmesser), während eine partielle Remission (PR) den Nachweis einer signifikanten Größenreduktion in der CT (Abnahme ≥ 50 % der Produktsumme der orthogona-

Tabelle 1 Beurteilung des Therapieansprechens unter Berücksichtigung der FDG-PET bzw. FDG-PET/CT (in Anlehnung an Cheson et al. 2014).

Ansprechen	Nodaler und extranodaler Befall	Neue Läsionen	Knochenmark
Komplette Remission (**CR**)	Score 1, 2 oder 3 mit oder ohne residuelle Lymphommasse	keine	kein Nachweis FDG-avider Herde
Partielle Remission (**PR**)	Score 4 oder 5 mit verringerter FDG-Speicherung verglichen mit der präther. PET/CT	keine	residuelle FDG-Speicherung höher als im normalen KM, aber erniedrigt verglichen mit präther. PET/CT
Unverändert (stable disease, **SD**)	Score 4 oder 5 ohne signifikante Änderung zur präther. PET/CT	keine	keine Änderung zur präther. PET/CT
Progress (**PD**)	Score 4 oder 5 mit Zunahme der FDG-Speicherung verglichen mit präther. PET/CT	neue FDG-avide Herde (entzündlich/reaktive Veränderungen ausschließen!)	neue FDG-avide Herde

len Durchmesser) und den Ausschluss neu aufgetretener Herde erfordert. Bei der Diagnose eines stabilen Verlaufs (SD) dürfen sich in der CT keine signifikante Größenänderung der Lymphome und keine Neumanifestation ergeben. Für die Diagnose eines Progresses (PD) gelten weiterhin als Kriterien eine Größenzunahme von ≥ 50 % der Produktsumme der orthogonalen Durchmesser von Lymphknotenmanifestationen oder extranodalen Manifestationen (z. B. Milz oder Leber) oder das Auftreten neuer Läsionen mit einem Durchmesser ≥ 1 cm (kürzeste Achse) nach Therapieende.

PET zum Therapiemonitoring

Der Einsatz der FDG-PET/CT für das Therapiemonitoring maligner Lymphome (Interim-PET) könnte eine klinisch bedeutsame Indikation in der Lymphomdiagnostik werden. Zahlreiche Studien zeigten eine Korrelation zwischen der raschen Abnahme der FDG-Speicherung in Lymphomen bereits nach einem Zyklus Chemotherapie (mit und ohne Anwendung monoklonaler Antikörper) und dem progressionsfreien Überleben (Hutchings et al. 2006a, Hutchings et al. 2005, Spaepen et al. 2003). In einer prospektiven Studie von *Spaepen* et al. erreichten 33/70 Patienten mit aggressivem

NHL und einem positiven Befund in einer nach 3–4 Zyklen Chemotherapie durchgeführten PET-Untersuchung kein dauerhaftes Ansprechen. Andererseits wiesen 31/37 Patienten mit im Verlauf unauffälliger FDG-PET eine Rezidivfreiheit während eines Nachbeobachtungszeitraums von ca. 3 Jahren auf (Spaepen et al. 2003). Auch andere prospektive Studien konnten einen prognostischen Wert der Interim-PET bei aggressiven NHL aufzeigen (Mikhaeel et al. 2005, Haioun et al. 2005). Die Studienlage beim HL ist ähnlich: In einer retrospektiven Analyse von 85 Patienten, die eine FDG-PET-Untersuchung nach 2 oder 3 Zyklen einer First-Line-Chemotherapie (in der Mehrzahl der Patienten nach dem ABVD-Schema) erhalten hatten, zeigten *Hutchings* und Mitarbeiter, dass 94 % (68/72) der Patienten mit unauffälligem PET-Befund oder nur minimaler residueller Speicherung während eines Nachbeobachtungszeitraums von 3,3 Jahren in anhaltender Remission waren. Bei Patienten mit positivem PET-Befund hingegen rezidivierten 60 % (8/13) (Hutchings et al. 2005). Weitere Studien zeigen einen sehr guten negativen prädiktiven Wert für die Interim-PET (Markova et al. 2009, Gallamini et al. 2007).

prognostischer Wert der Interim-PET

Seit der letzten ICML-Revision in Lugano 2013 wird für die Interim-PET analog zur PET/CT nach Beendigung der Therapie eine visuelle Einteilung der residuellen FDG-Speicherung anhand der o. g. 5-Punkte-Skala (5-PS nach *Deauville*) empfohlen (siehe oben) (Cheson et al. 2014). Ein besonderer Vorteil dieser Vorgehensweise ist die Reduzierung der Befundvariabilität bei verschiedenen Befundern („inter-observer variability"). Mehrere Studien hierzu zeigten auch eine weitere Verbesserung der diagnostischen Genauigkeit im Vergleich zu den IHP-Empfehlungen von 2007. In einer Kohorte von 260 Patienten mit fortgeschrittenem HL (FDG-PET/CT nach zwei Zyklen Chemotherapie) konnten zum Beispiel *Biggi* et al. einen NPV von 94 % und einen PPV von 73 % belegen (Biggi et al. 2013).

Trotz des laut Studien bestehenden hohen prognostischen Wertes der Interim-PET gibt es bislang keine ausreichenden Daten, die zeigen, dass aufgrund der PET/CT das therapeutische Management geändert werden sollte, es sei denn, ein eindeutiger Progress liegt vor. Aufgrund dieser derzeit noch nicht belegten klinischen Relevanz werden Interim-PET-Untersuchungen in Deutschland (außerhalb der Therapie des Hodgkin-Lymphoms) nicht routinemäßig durchgeführt. Zu dieser Fragestellung gibt es weiterhin laufende Langzeitstudien.

noch nicht belegte klinische Relevanz

PET im Rahmen der Nachsorge

Aufgrund der guten, studienbelegten Ergebnisse der FDG-PET/CT vor, während und nach primärer Therapie wäre anzunehmen, dass die PET/CT auch in der Nachsorge bei Lymphomen von klinischer Relevanz sein könnte. Es konnte aber bislang nicht gezeigt werden, dass ein im Vergleich zur Standardbildgebung früherer Rezidivnachweis den weiteren Krankheitsverlauf oder das Überleben günstig beeinflusst. Darüber hinaus kann es in der Nachsorge gehäuft zu falsch positiven PET/CT-Befunden kommen: *Jerusalem* und Mitarbeiter führten bei 36 Patienten mit Hodgkin-Lymphom im Anschluss an die Therapie und in Intervallen von 4–6 Monaten repetitive PET-Untersuchungen über 2–3 Jahre durch. Eine persistierende Erkrankung wurde bei einem, ein Rezidiv bei vier Patienten diagnostiziert, während klinische Symptome oder suspekte laborchemische/radiologische Befunde erst einige Monate später apparent wurden. Andererseits war der PET-Befund bei 6 Patienten falsch positiv, wodurch weitere bildgebende Verfahren zur Differenzierung erforderlich wurden. Weitere Untersuchungen mit PET waren im Verlauf wieder unauffällig (Jerusalem et al. 2003). In einer großen Studie von *Zinzani* et al. (Zinzani et al. 2009) mit 421 HL-, FL- und DLBCL-Patienten ließen sich 41 Rezidive nachweisen. Bei den PET-positiven Patienten fanden sich jedoch 33–42 % falsch positive Befunde. Solange keine größeren prospektiven Studien vorliegen, die belegen, dass eine PET im Rahmen der Nachsorge den Krankheitsverlauf beeinflusst, kann der Einsatz der PET im Rahmen der Nachsorge bei Hodgkin-Lymphom oder NHL nicht bzw. *nur bei konkretem Rezidivverdacht* empfohlen werden. Auch die aktuellen Leitlinien aus 2019 zum HL empfehlen die PET/CT nicht als standardmäßige Bildgebung zur Nachsorge.

Erklärung zu Interessenkonflikten

Die Autoren geben keine Interessenkonflikte an.

Was ist neu?
Was sollte beachtet werden?

1. Zahlreiche Studien belegen die hohe Sensitivität der FDG-PET/CT für die Detektion nodaler und extranodaler Lymphommanifestationen bei HL und aggressiven NHL.
2. In Deutschland wurde durch Beschluss des Gemeinsamen Bundesausschusses (G-BA) im Januar 2019 eine Kostenübernahme zum initialen Staging des HL durch die gesetzlichen Krankenkassen eingeführt, eine entsprechende Empfehlung zur Durchführung einer FDG-PET/CT wurde bereits in die S3-Leitlinie von April 2019 zur Diagnostik, Therapie und Nachsorge des HL aufgenommen.
3. Bei HL kann die FDG-PET/CT die Beckenkammbiopsie zur Diagnostik ersetzen und zeigt hier eine höhere Sensitivität.
4. Die FDG-Speicherung von Herdbefunden in der PET/CT wird aktuell anhand einer 5-Punkte-Skala beurteilt (Deauville-Score) beurteilt. Bei der Abschlussuntersuchung entspricht ein Score von 1 oder 2 einer kompletten Remission (unabhängig vom Vorhandensein einer Restmasse in der CT).
5. Die Anwendung dieser 5-Punkte-Skala sollte allerdings nur für HL sowie für aggressive NHL mit hoher Avidität verwendet werden. Demgegenüber wird zur Therapieevaluierung niedriggradiger/indolenter Lymphome unverändert die primär morphologische Beurteilung mittels kontrastverstärkter CT empfohlen.
6. Im Rahmen der Nachsorge bei HL oder NHL wird die FDG-PET/CT nicht bzw. nur bei konkretem Rezidivverdacht empfohlen werden. Auch die aktuellen Leitlinien aus 2019 zum HL empfehlen die PET/CT nicht als standardmäßige Bildgebung zur Nachsorge.

Literatur

Adams HJ, Nievelstein RA, Kwee TC (2015a) Opportunities and limitations of bone marrow biopsy and bone marrow FDG-PET in lymphoma. Blood Rev 29(6): 417–425

Adams HJ, Nievelstein RA, Kwee TC (2015b) Prognostic value of interim FDG-PET in Hodgkin lymphoma: systematic review and meta-analysis. Br J Haematol 170(3): 356–366

Barrington SF, Kluge R (2017) FDG PET for therapy monitoring in Hodgkin and non-Hodgkin lymphomas. Eur J Nucl Med Mol Imaging 44(Suppl 1): 97–110

Bednaruk-Mlynski E, Pienkowska J, Skorzak A et al (2015) Comparison of positron emission tomography/computed tomography with classical contrast-enhanced computed tomography in the initial staging of Hodgkin lymphoma. Leuk Lymphoma 56(2): 377–382

Biggi A, Gallamini A, Chauvie S et al (2013) International validation study for interim PET in ABVD-treated, advanced-stage hodgkin lymphoma: interpretation criteria and concordance rate among reviewers. J Nucl Med 54(5): 683–690

Borchmann P, Haverkamp H, Lohri A et al (2017) Progression-free survival of early interim PET-positive patients with advanced stage Hodgkin's lymphoma treated with BEACOPP-escalated alone or in combination with rituximab (HD18): an open-label, international, randomised phase 3 study by the German Hodgkin Study Group. Lancet Oncol 18(4): 454–463

Borchmann et al (2018) PET-guided treatment in patients with advanced-stage Hodgkin's lymphoma (HD18): final results of an open-label, international, randomised phase 3 trial by the German Hodgkin Study Group. Lancet 390(10114): 2790–2802

Buchmann I, Reinhardt M, Elsner K et al (2001) 2-(fluorine-18) fluoro-2-deoxy-D-glucose positron emission tomography in the detection and staging of malignant lymphoma. A bicenter trial. Cancer 91(5): 889–899

Buck AK, Bommer M, Stilgenbauer S et al (2006) Molecular imaging of proliferation in malignant lymphoma. Cancer Res 66(22): 11055–11061

Cashen AF, Dehdashti F, Luo J (2011) 18F-FDG PET/CT for early response assessment in diffuse large B-cell lymphoma: poor predictive value of international harmonization project interpretation. J Nucl Med 52(3): 386–392

Cheson BD, Ansell S, Schwartz L et al (2016) Refinement of the Lugano Classification lymphoma response criteria in the era of immunomodulatory therapy. Blood 128(21): 2489–2496

Cheson BD, Fisher RI, Barrington SF et al (2014) Recommendations for initial evaluation, staging, and response assessment of Hodgkin and non-Hodgkin lymphoma: the Lugano classification. J Clin Oncol 32(27): 3059–3068

Dührsen U, Müller S, Hertenstein B et al (2018) Positron Emission Tomography-Guided Therapy of Aggressive Non-Hodgkin Lymphomas (PETAL): A Multicenter, Randomized Phase III Trial. J Clin Oncol 36(20): 2024–2034

El-Galaly TC, d'Amore F, Mylam KJ et al (2012) Routine bone marrow biopsy has little or no therapeutic consequence for positron emission tomography/computed tomography-staged treatment-naive patients with Hodgkin lymphoma. J Clin Oncol 30(36): 4508–4514

Engert A, Haverkamp H, Kobe C et al (2012) Reduced-intensity chemotherapy and PET-guided radiotherapy in patients with advanced stage Hodgkin's lymphoma (HD15 trial): a randomised, open-label, phase 3 non-inferiority trial. Lancet 379(9828): 1791–1799

Freudenberg LS, Antoch G, Schutt P et al (2004) FDG-PET/CT in re-staging of patients with lymphoma. Eur J Nucl Med Mol Imaging 31(3): 325–329

Gallamini A, Hutchings M, Rigacci L et al (2007) Early interim 2-[18F]fluoro-2-deoxy-D-glucose positron emission tomography is prognostically superior to international prognostic score in advanced-stage Hodgkin's lymphoma: a report from a joint Italian-Danish study. J Clin Oncol 25(24): 3746–3752

Haioun C, Itti E, Rahmouni A et al (2005) [18F]fluoro-2-deoxy-D-glucose positron emission tomography (FDG-PET) in aggressive lymphoma: an early prognostic tool for predicting patient outcome. Blood 106(4): 1376–1381

Hutchings M, Loft A, Hansen M et al (2006a) FDG-PET after two cycles of chemotherapy predicts treatment failure and progression-free survival in Hodgkin lymphoma. Blood 107(1): 52–59

Hutchings M, Loft A, Hansen M et al (2006b) Position emission tomography with or without computed tomography in the primary staging of Hodgkin's lymphoma. Haematologica 91(4): 482–489

Hutchings M, Mikhaeel NG, Fields PA (2005) Prognostic value of interim FDG-PET after two or three cycles of chemotherapy in Hodgkin lymphoma. Ann Oncol 16(7): 1160–1168

Isasi CR, Lu P, Blaufox MD (2005) A metaanalysis of 18F-2-deoxy-2-fluoro-D-glucose positron emission tomography in the staging and restaging of patients with lymphoma. Cancer 104(5): 1066–1074

Jerusalem G, Beguin Y, Fassotte MF et al (2001) Whole-body positron emission tomography using 18F-fluorodeoxyglucose compared to standard procedures for staging patients with Hodgkin's disease. Haematologica 86(3): 266–273

Jerusalem G, Beguin Y, Fassotte MF et al (2003) Early detection of relapse by whole-body positron emission tomography in the follow-up of patients with Hodgkin's disease. Ann Oncol 14(1): 123–130

Juweid ME, Cheson BD (2005) Role of positron emission tomography in lymphoma. J Clin Oncol 23(21): 4577–4580

Juweid ME, Cheson BD (2006) Positron-emission tomography and assessment of cancer therapy. N Engl J Med 354(5): 496–507

Juweid ME, Stroobants S, Hoekstra OS et al (2007) Use of positron emission tomography for response assessment of lymphoma: consensus of the Imaging Subcommittee of International Harmonization Project in Lymphoma. J Clin Oncol 25(5): 571–578

Khan AB, Barrington SF, Mikhaeel NG et al (2013) PET-CT staging of DLBCL accurately identifies and provides new insight into the clinical significance of bone marrow involvement. Blood 122(1): 61–67

la Fougere C, Hundt W, Brockel N et al (2006) Value of PET/CT versus PET and CT performed as separate investigations in patients with Hodgkin's disease and non-Hodgkin's lymphoma. Eur J Nucl Med Mol Imaging 33(12): 1417–1425

Leitlinienprogramm Onkologie (Deutsche Krebsgesellschaft, Deutsche Krebshilfe, AWMF) (Hrsg) (2019) S3-Leitlinie Diagnostik, Therapie und Nachsorge des Hodgkin Lymphoms bei erwachsenen Patienten. Langversion 2.1, AWMF Registernummer: 018/029 OL, (Available from: https://www.leitlinienprogramm-onkologie.de/fileadmin/user_upload/Downloads/Leitlinien/Hodgkin/Version_2/LL_Hodgkin-Lymphom_Langversion_2.1.pdf)

Markova J, Kobe C, Skopalova M et al (2009) FDG-PET for assessment of early treatment response after four cycles of chemotherapy in patients with advanced-stage Hodgkin's lymphoma has a high negative predictive value. Ann Oncol 20(7): 1270–1274

Mikhaeel NG, Hutchings M, Fields PA (2005) FDG-PET after two to three cycles of chemotherapy predicts progression-free and overall survival in high-grade non-Hodgkin lymphoma. Ann Oncol 16(9): 1514–1523

Mikhaeel NG, Timothy AR, Hain SF et al (2000) 18-FDG-PET for the assessment of residual masses on CT following treatment of lymphomas. Ann Oncol 11(Suppl 1): 147–150

Moog F, Bangerter M, Diederichs CG et al (1998) Extranodal malignant lymphoma: detection with FDG PET versus CT. Radiology 206(2): 475–481

Moskowitz AJ, Yahalom J, Kewalramani T et al (2010) Pretransplantation functional imaging predicts outcome following autologous stem cell transplant for relapsed and refractory Hodgkin lymphoma. Blood 116: 4934–4937

Naumann R, Beuthien-Baumann B, Reiss A et al (2004) Substantial impact of FDG PET imaging on the therapy decision in patients with early-stage Hodgkin's lymphoma. Br J Cancer 90(3): 620–625

Naumann R, Vaic A, Beuthien-Baumann B et al (2001) Prognostic value of positron emission tomography in the evaluation of post-treatment residual mass in patients with Hodgkin's disease and non-Hodgkin's lymphoma. Br J Haematol 115(4): 793–800

Schaefer NG, Hany TF, Taverna C et al (2004) Non-Hodgkin lymphoma and Hodgkin disease: coregistered FDG PET and CT at staging and restaging – do we need contrast-enhanced CT? Radiology 232(3): 823–829

Spaepen K, Stroobants S, Dupont P et al (2003) [(18)F]FDG PET monitoring of tumour response to chemotherapy: does [(18)F]FDG uptake correlate with the viable tumour cell fraction? Eur J Nucl Med Mol Imaging 30(5): 682–688

von Schulthess GK, Steinert HC, Hany TF (2006) Integrated PET/CT: current applications and future directions. Radiology 238(2): 405–422

Weihrauch MR, Re D, Bischoff S et al (2002) Whole-body positron emission tomography using 18F-fluorodeoxyglucose for initial staging of patients with Hodgkin's disease. Ann Hematol 81(1): 20–25

Zinzani PL, Stefoni V, Tani M et al (2009) Role of [18F]fluorodeoxyglucose positron emission tomography scan in the follow-up of lymphoma. J Clin Oncol 27(11): 1781–1787

Nachsorge, Lebensqualität und Rehabilitation bei malignen Lymphomen

I. Bumeder, F. Mumm, H. Dietzfelbinger, P. Heußner, F. Oduncu

> **Schlagwörter**
>
> - „Patient-reported outcomes" (PRO) • S3-Leitlinie Psychoonkologie
> - Screening auf psychosoziale Belastungen • NCCN-Distress-Thermometer
> - Depressionen, Angst- oder Anpassungsstörungen • krebsbezogene Fatigue • Cancer Survivor • onkologische Rehabilitationseinrichtungen
> - Impfungen

Medizinische Nachsorge

Es besteht ein lebhafter wissenschaftlicher Diskurs zur optimalen Nachsorge bzw. dem Einfluss von Nachsorgeuntersuchungen auf die Prognose. Die Prognose wird im Wesentlichen durch die Art des Lymphoms und das Erreichen einer Remission bestimmt. So ist das Ziel der Nachsorge bei Patienten mit kurativ therapierbaren Lymphomen die Früherkennung von Rezidiven mit der möglichst schnell folgenden Therapie.

Nachsorge
Die Nachsorge wird sich bei zumeist im Rahmen von Studien behandelten Patienten, insbesondere Patienten mit Morbus Hodgkin, hochmalignen Lymphomen und Patienten nach Hochdosistherapie an den Empfehlungen der laufenden Studien orientieren. Für Patienten, die nicht im Rahmen klinischer Studien behandelt werden, können die ESMO-Leitlinien verwendet werden, die in Tabelle 1 und Tabelle 2 zusammengefasst sind. Insbesondere radiologische Untersuchungen sollten entsprechend den sich daraus ergebenden eventuellen therapeutischen Konsequenzen eingesetzt werden.

Die *Deutsche Gesellschaft für Innere Medizin* empfiehlt in der *Choosing Wisely Initiative 2015* Kontroll-CT-Untersuchungen bei Patienten mit hochmalignen Lymphomen nach Ablauf von zwei Jahren nach Ende der Therapie nur bei Rezidivverdacht durchzuführen, da die meisten Rezidive vorher eintreten.

Patienten mit niedrigmalignen Lymphomen oder Rezidivpatienten sollten wie alle chronisch kranken Patienten individuell, dem Krankheitsverlauf sowie den verbleibenden Therapieoptionen angepasst, versorgt werden.

Erkennen von Komplikationen der Therapie
Weitere wesentliche Aspekte sind das Erkennen von Komplikationen der Therapie wie Infekte, Strahlenfolgen oder auch Langzeitfolgen wie Zweitmalignome bzw. Transformationen in höher maligne Formen. Die Hilfe bei physischen, psychischen und sozialen Problemen einschließlich der Rehabilitation oder Berentung ist eine Kernaufgabe des ärztlichen Handelns. Die Verlaufsbeobachtung des Patienten und der Informationsaustausch zwischen Hausarzt, Facharzt für Hämatologie und ggf. hämatologischem Zentrum werden durch das Führen eines Nachsorgekalenders deutlich erleichtert.

Tabelle 1 Nachsorgeuntersuchungen bei hochmalignen Lymphomen/Hodgkin-Lymphomen nach den ESMO-Guidelines (Tilly et al. 2010, Eichenauer et al. 2011) und der S3-Leitlinie Hodgkin-Lymphom (Leitlinienprogramm Onkologie 2019, AWMF-Registernummer 018/029).

Hochmaligne Non-Hodgkin-Lymphome			
Jahre nach Primärtherapie	**1. Jahr**	**2.–3. Jahr**	**danach**
1. Anamnese	alle 3 Monate	alle 6 Monate	alle 12 Monate (Transformation/Zweitmalignome)
2. Körperl. Untersuchung	alle 3 Monate	alle 6 Monate	alle 12 Monate (Transformation/Zweitmalignome)
3. Labor (inkl. LDH)	alle 3 Monate	jährlich	nach klin. Notwendigkeit bei verdächtigen Symptomen
4. Minimale angemessene radiologische CT-Untersuchung	alle 6 Monate	nach 24 Monaten	
Hodgkin-Lymphome			
Jahre nach Primärtherapie	**6 Monate**	**bis zum 4. Jahr**	**danach**
1. Anamnese	alle 3 Monate	alle 6 Monate	alle 12 Monate (Transformation/Zweitmalignome)
2. Körperl. Untersuchung	alle 3 Monate	alle 6 Monate	alle 12 Monate (Transformation/Zweitmalignome)
3. Labor (inkl. LDH)	alle 3 Monate	jährlich	nach klin. Notwendigkeit bei verdächtigen Symptomen
4. CT-Untersuchung	zur Bestätigung einer CR, weitere CT-Untersuchungen nur zur Evaluation residueller Erkrankung		
5. Schilddrüsenfunktion nach Bestrahlung des Halses	Jahr 1, 2 und 5		
6. Bestimmung der Testosteron-/Östrogenwerte bei jüngeren Patienten nach intensiver Chemotherapie	Jahr 1, 2 und 5		
7. Erfragen pulmonaler Toxizität	Durchführung einer Lungenfunktion 12 Monate nach Therapieende		

Tabelle 1 Nachsorgeuntersuchungen bei hochmalignen Lymphomen/Hodgkin-Lymphomen nach den ESMO-Guidelines (Tilly et al. 2010, Eichenauer et al. 2011) und der S3-Leitlinie Hodgkin-Lymphom (Leitlinienprogramm Onkologie 2019, AWMF-Registernummer 018/029). (Forts.)

Hochmaligne Non-Hodgkin-Lymphome	
8. Erfragen von Symptomen einer KHK, Herzinsuffizienz oder Herzklappenfunktionsstörung	bei Risikofaktoren ab 10 Jahre nach Therapie alle 5 Jahre UKG, EKG und Screening für KHK, Bestimmung des Lipidprofils alle 3 Jahre nach Mediastinalbestrahlung
9. Krebsvorsorgeuntersuchung allgemein, besonders: klinische Untersuchung der Brust bzw. Mammasonografie/Mammografie/MRT der Mamma	Frauen im Alter < 30 Jahre ab 8 Jahre nach Bestrahlung Axillen, Thorax oder Mantelfeld (Basisuntersuchung klinisch und einmal sonografisch/radiologisch; danach klinisch und sonografisch alle 6 Monate, MRT der Mamma alle 12 Monate)

Routinenachsorge mittels PET/CT wird nicht empfohlen!
Hochrisikopatienten mit kurativen Optionen können häufigere Kontrollen benötigen.

Tabelle 2 Nachsorgeuntersuchungen nach den ESMO-Guidelines (Dreyling et al. 2011) Follikuläre Lymphome.

Jahre nach Primärtherapie	1. und 2. Jahr	3.–5. Jahr	danach
1. Anamnese	alle 3 Monate	alle 4–6 Monate	alle 6 Monate (Transformation/Zweitmalignome)
2. Körperl. Untersuchung	alle 3 Monate	alle 4–6 Monate	alle 6 Monate (Transformation/Zweitmalignome)
3. Labor	alle 6 Monate	nach klin. Notwendigkeit bei verdächtigen Symptomen	
4. Minimale angemessene radiologische/sonografische Untersuchung	alle 6 Monate	jährlich	jährlich
5. Schilddrüsenfunktion nach Bestrahlung des Halses	Jahr 1, 2 und 5		

Anamnese

B-Symptome (unbeabsichtigter Gewichtsverlust > 10 % des Körpergewichts in den letzten 6 Monaten, Nachtschweiß, Leistungsschwäche), Infektionen, lymphombedingte Beschwerden, andere Erkrankungen/Operationen, momentane Medikamenteneinnahme und psychosoziale Belastungen.

Körperliche Untersuchung

Gewichtskontrolle, RR- und Pulskontrolle, Inspektion und Palpation zervikaler, nuchaler, supra- und infraklavikulärer, axillärer und inguinaler Lymphknotenstationen, Inspektion des Rachenraumes, Beurteilung von Milz- und Lebergröße, Auskultation und Perkussion der Lunge, Auskultation des Herzens, Untersuchung der Wirbelsäule auf Klopf- und Druckschmerz, grobneurologische Untersuchung.

Laborparameter und technische Untersuchungen

Sinnvolle lymphomrelevante Laborparameter sind Blutbild mit Differenzialblutbild, Retentionsparameter, Leberfunktionstests und LDH; nach Beendigung der Chemotherapie zusätzlich BKS, Serumelektrophorese, quantitative Immunglobuline, $β_2$-Mikroglobulin und Serumthymidinkinase.

Bildgebende Verfahren sollten mit den der Therapiesituation angepassten Techniken unternommen werden. Sonografische Verfahren, eventuell auch abwechselnd mit radiologischen, insbesondere CT-Untersuchungen sind hier angezeigt (siehe Tabelle 1 und Tabelle 2). Positronenemissionstomografien (PET) bzw. PET/CT-Untersuchungen sind in der Routinenachsorge nicht indiziert, da bei hoch malignen Lymphomen gehäuft falsch positive, bei niedrig malignen Lymphomen falsch negative Befunde auftreten (Cheson 2011, El-Galaly et al. 2011). Die Prognose der Patienten verbesserte sich durch den Routineeinsatz von PET-Untersuchungen nicht (Goldschmidt et al. 2011). PET-Untersuchungen sollten deshalb gezielt bei Rezidivverdacht bzw. bei Diagnose und in Studien zur Frühevaluation der Therapie eingesetzt werden.

radiologische Untersuchungen

Langzeitprobleme

Infektionen sind häufige Probleme und wichtige Todesursachen nach Chemotherapien und Antikörpertherapien. Besonders virale Infektionen sind zu beachten. Es kann vor allem in den ersten zwei Jahren zu Reaktivierungen von Varizella-Zoster- und Zytomegalievirus-Infektionen kommen. Die Therapie erfolgt mit Aciclovir bzw. Valaciclovir bzw. Ganciclovir oder Foscarnet. Rezidivierende Infekte der oberen Atemwege können die prolongierte Gabe von Antibiotika, eventuell auch von Immunglobulinen nötig machen. Nach Hochdosistherapie bzw. Fludarabin-Behandlung sollten *Pneumocystis-carinii*-Infektionen in den ersten 6 Monaten bzw. bis zur Beendigung der Immunsuppression mit Cotrimoxazol forte (täglich oder 2 x pro Woche), Dapsone (100 mg täglich) oder mit Pentamidin-Inhalationen (in 4-wöchigen Abständen) prophylaktisch behandelt werden.

Infektionen

Reaktivierungen einer Hepatitis B sind insbesondere nach Antikörpertherapien möglich und sollten bei Anstieg der Transaminasen bedacht und ggf. frühzeitig mit Tenofovir oder Entecavir behandelt werden.

Impfungen mit inaktivierten Impfstoffen sind in der Regel nach 6–12 Monaten sinnvoll, da vorher keine adäquate Immunantwort erwartet werden kann (Tomblyn et al. 2009). Impfungen sind gegen Influenza, Pneumokokken, *Haemophilus influenzae* Typ B, Diphtherie, Tetanus, Hepatitis B und Polio möglich. Eine Impfung mit Lebendimpfstoffen gegen Masern, Mumps und Röteln ist nach 24 Monaten möglich.

Impfungen

Generell können eine jährliche Influenza-Impfung und eine Immunisierung gegen Pneumokokken mit Prevenar® und Pneumovax® als Booster 8 Wochen später empfohlen werden. Eine weitere Boosterung sollte erst nach 6 Monaten erfolgen. Eine Auffrischung nach fünf Jahren sollte im Einzelfall erwogen werden.
Eine Impfung gegen Herpes zoster wird empfohlen (Rieger et al. 2019).

Endokrine Störungen

Endokrine Störungen, am häufigsten ein Hypothyreoidismus durch vorangegangene Strahlentherapie, sind in der Nachsorge zu erfassen und eine entsprechende Substitutionsbehandlung mit L-Thyroxin einzuleiten.

Hormonelle Störungen

Hormonelle Störungen, der Reproduktionsorgane sind nach hoch dosierter Gabe von vor allem Cyclophosphamid und Radiotherapie zu erwarten. Die Fertilität von Männern und Frauen ist meist eingeschränkt, kann sich jedoch wieder einstellen. Eine Hormonersatztherapie kann hier indiziert sein. Auf eine sich entwickelnde Osteoporose sollte geachtet werden.

Sekundärmalignome

Sekundärmalignome treten nach Stammzelltransplantationen bei zwischen 3,5 % der Patienten nach 10 Jahren und 12,8 % der Patienten nach 15 Jahren auf (Engert et al. 2003). Für Hodgkin-Patienten wird ein relatives Risiko von 2,22 (95 %-KI: 2,10–2,34) für die Entwicklung eines Zweitmalignoms angegeben (Ng et al. 2008). Hier sind innerhalb der ersten fünf Jahre das Auftreten sekundärer Leukämien, nach fünf bis zehn Jahren Lungenkrebs, Brustkrebs, maligne Erkrankungen des Gastrointestinaltrakts und HNO-Tumoren zu nennen. Das Sekundärmalignomrisiko bleibt für Jahrzehnte erhöht; es steigt mit der Intensität der Behandlung. Die Malignome treten mit Ausnahme der Lymphome gehäuft in der Nähe des ehemaligen Bestrahlungsgebietes auf.

Lebensqualität

„Lebensqualität" (LQ) ist ein häufig verwendeter und unscharf gefasster Begriff. Als frühe Quelle im deutschen Sprachraum gilt die Regierungserklärung *Willy Brandts* 1973: *„Mehr Produktion bedeutet aber noch nicht automatisch mehr Freiheit für den Einzelnen. Lebensqualität ist mehr als Lebensstandard."*

HRQoL

LQ in der Medizin („Health-Related Quality of Life", HRQoL) wird klarer definiert: *„Es handelt sich hier um die vom Patienten selbst erlebte Befindlichkeit und Funktionsfähigkeit, die Fähigkeit, Rollen im täglichen Leben zu übernehmen und die Alltagstätigkeiten zur Zufriedenheit auszuführen. Zusammenfassend definiert, bezeichnet Lebensqualität das Gesamte der körperlichen, psychischen, sozialen und funktionalen Aspekte von menschlichem Erleben und Verhalten, wie sie von der Person selbst geäußert werden."* (Bullinger 1997).

Der quantitativen Bewertung durch die „harten" Kriterien der Überlebenszeit bzw. Zeit bis zur Progression der Erkrankung wurde in den letzten beiden Jahrzehnten die qualitative Bewertung durch den Patienten additiv zur Seite gestellt, um so eine Analyse des Nutzens zu ermöglichen. In Abgrenzung zu den „disease-related outcomes" wird die HRQoL als „patient-reported outcome" betrachtet.

„Patient-reported outcomes" (PRO)

„Patient-reported outcomes" (PRO) werden vor allem eingesetzt, um Therapievergleiche zu ermöglichen und Hilfestellungen in Entscheidungssituationen zu leisten, in denen medizinisch gleichwertige Therapien zur Verfügung stehen. Die heute in Studien am meisten eingesetzten Instrumente FACT (Functional Assessment of Cancer Therapy) von *Cella* et al. und EORTC QLQ (European Organization for Research and Treatment of Cancer Quality of Life Questionnaire) von *Aaronson* et al. wurden 1993 veröffentlicht.

Die viele Dimensionen umfassende Definition der HRQoL spiegelt sich in den Messinstrumenten wider, die sich aus einem Kernfragebogen und entsprechenden krankheits- oder auch behandlungsbezogenen Modulen zusammensetzen und dadurch komplex erscheinen. Die Ergebnisse sind nicht sofort erkennbar bzw. für den unmittelbaren Arzt-Patient-Kontakt verwertbar. Oft ist, wie z. B. beim EORTC QLQ C30, die Anwendung eines Auswertungsprogramms sinnvoll. Eine technisch elegante Lösung dieses Problems ist die Beantwortung der Fragen durch die Patienten mittels Tablet-PC. Die Auswertungen liegen dann sofort vor.

Für den klinischen Alltag wird in der S3-Leitlinie Psychoonkologie des Leitlinienprogramms Onkologie krankheitsübergreifend (Leitlinienprogramm Onkologie 2014, AWMF-Registernummer 032/051OL12) bzw. in den entitätsspezifischen Leit-

Anleitung:

ERSTENS: Bitte kreisen Sie die Zahl ein (0–10), die am besten beschreibt, wie belastet Sie sich in der letzten Woche einschließlich heute gefühlt haben.

Extrem belastet

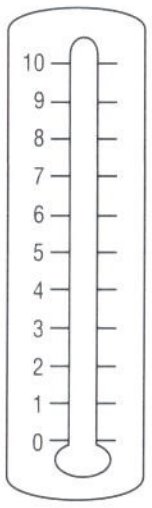

10
9
8
7
6
5
4
3
2
1
0

Gar nicht belastet

ZWEITENS: Bitte geben Sie an, ob Sie in einem der nachfolgenden Bereiche in der letzten Woche einschließlich heute Probleme hatten. Kreuzen Sie für jeden Bereich JA oder NEIN an.

JA	NEIN		JA	NEIN	
		Praktische Probleme			Körperliche Probleme
○	○	Wohnsituation	○	○	Schmerzen
○	○	Versicherung	○	○	Übelkeit
○	○	Arbeit/Schule	○	○	Erschöpfung
○	○	Beförderung (Transport)	○	○	Schlaf
○	○	Kinderbetreuung	○	○	Bewegung/Mobilität
			○	○	Waschen, Ankleiden
		Familiäre Probleme	○	○	Äußeres Erscheinungsbild
○	○	Im Umgang mit dem Partner	○	○	Atmung
○	○	Im Umgang mit den Kindern	○	○	Entzündungen im Mundbereich
			○	○	Essen/Ernährung
		Emotionale Probleme	○	○	Verdauungsstörungen
○	○	Sorgen	○	○	Verstopfung
○	○	Ängste	○	○	Durchfall
○	○	Traurigkeit	○	○	Veränderungen beim Wasser lassen
○	○	Depression	○	○	Fieber
○	○	Nervosität	○	○	Trockene/juckende Haut
			○	○	Trockene/verstopfte Nase
		Spirituelle/religiöse Belange	○	○	Kribbeln in Händen/Füßen
○	○	In Bezug auf Gott	○	○	Angeschwollen/aufgedunsen fühlen
○	○	Verlust des Glaubens	○	○	Sexuelle Probleme

Sonstige Probleme: _____

NCCN 1.2005 Distress Management Guideline. ® National Comprehensive Cancer Network. Alle Rechte vorbehalten. Jede Art der Vervielfältigung der hier dargestellten Empfehlungen und Grafiken bedarf ungeachtet des Verwendungszwecks der schriftlichen Genehmigung des NCCN (www.nccn.org).

Deutsche Version: Mehnert, Müller, Lehmann, Koch (2005) Institut und Poliklinik für Medizinische Psychologie, Universitätsklinikum Hamburg-Eppendorf

Abbildung 1 Deutsche Version des Distress-Thermometers mit Problemliste (Mehnert et al. 2006).

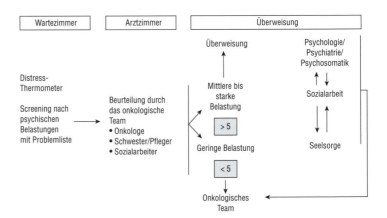

Abbildung 2 Anwendung des Distress-Thermometers und gezielte Zuweisungen (Holland 1997).

NCCN-Distress-Thermometer

linien (z. B. S3-Leitlinie Hodgkin-Lymphom, Leitlinienprogramm Onkologie 2019, AWMF-Registernummer 018/029) ein Screening auf psychosoziale Belastungen, z. B. das von *Jimmie Holland* entwickelte NCCN-Distress-Thermometer, empfohlen (Holland 1997). Dieses in Abbildung 1 und Abbildung 2 dargestellte Instrument enthält eine vertikale visuelle Analogskala, die von 0 (keine Belastung) bis 10 (extreme Belastung) reicht. Werte über 5 geben eine moderate Belastung an und sollten die Aufmerksamkeit des Onkologen auf die angegebenen Problemfelder richten, in denen die Belastung liegt. Bei positivem Screening oder Patientenwunsch soll ein weiterführendes diagnostisches Gespräch folgen und gegebenenfalls gezielte Zuweisungen, z. B. an Sozialberatung, Psychoonkologie oder spirituelle Beratung, ermöglicht werden (Mehnert et al. 2006, Heußner et al. 2005).

Hjermstad et al. (1999) zeigten mithilfe des EORTC QLQ C30-Fragebogens, dass autolog transplantierte Patienten im Vergleich mit Gesunden ein Jahr nach Transplantation signifikant niedrigere Werte für globale Lebensqualität, kognitive, physische, soziale Funktionen und Rollenfunktion aufweisen. Auf den Symptomskalen wurden vermehrt Atemnot und größere finanzielle Schwierigkeiten berichtet (Hjermstad et al. 1999a, Hjermstad et al. 1999b).

Von *Hensel* et al. liegen sehr interessante Daten zum Effekt von Rehabilitationsmaßnahmen und dem Wiedereintritt ins Erwerbsleben deutscher Transplantationspatienten vor. Die Arbeitsgruppe wies bei 304 Patienten (Altersdurchschnitt 47 Jahre) mit überwiegend multiplen Myelomen (37 %), Non-Hodgkin-Lymphomen (28 %) oder Mamma-Ca und anderen soliden Tumoren (26 %) eine im ersten Jahr nach autologer Transplantation signifikant reduzierte globale Lebensqualität nach (Hensel et al. 2002). Mit dem zeitlichen Abstand zur Transplantation nahm die Lebensqualität zu und erreichte nach vier Jahren Normalwerte. 55 % der vor Transplantation Erwerbstätigen konnten wieder erwerbstätig sein. Stationäre Rehabilitationsmaßnahmen steigerten diesen Anteil nicht.

Lebensqualität

Aktuelle Studienergebnisse aus den Niederlanden belegen eine auch bei Langzeitüberlebenden von Non-Hodgkin- und Hodgkin-Lymphomen nach bis zu 15 Jahren eine niedrigere Lebensqualität als in der Normalbevölkerung. Problematische Aspekte sind die allgemeine Gesundheit und der niedrigere Aktivitätsgrad. Die soziale Situation und die allgemeine Gesundheit werden von Patienten mehr als zehn Jahre nach der Diagnosestellung als besser betrachtet als von Patienten, bei denen die Diagnose fünf bis neun Jahre zurückliegt. Problematische Bereiche sind die berufliche Situation, die Verweigerung eines Kranken- und Lebensversicherungsschutzes sowie langfristiger Kredite (Mols et al. 2007). Ehemalige Hodgkin-Patienten haben weniger berufliche Probleme als Non-Hodgkin-Patienten, was wohl auf das geringere Durchschnittsalter der Hodgkin-Patienten zurückzuführen ist (Mols et al. 2006). Diesen beruflichen und finanziellen Problemen, die auch langfristig bestehen bleiben, sollte in der Rehabilitation Aufmerksamkeit geschenkt werden (siehe Abschnitt zur sozialmedizinischen Rehabilitation).

Psychische Komorbiditäten wie Depressionen, Angst- oder Anpassungsstörungen sowie Suchterkrankungen stellen zusätzliche Risikofaktoren für Frühberentungen dar (Singer et al. 2014). Eine frühzeitige Erkennung und gezielte Bearbeitung noch während der Therapie und in der Rehabilitation könnten eine Frühberentung vermeiden helfen.

In den letzten Dekaden konnten bedeutende Fortschritte durch die Einführung zielgerichteter Therapien hinsichtlich Lebenszeit sowie auch Lebensqualität erreicht werden. Durch den Einsatz von Patient-Reported Outcome Measures (PROMs) in Studien und zunehmend auch in der klinischen Routine werden wichtige Erkenntnisse hinsichtlich des patientenrelevanten Zielkriteriums HRQol unter diesen vielversprechenden Therapieansätzen e. g. CAR-T-Zell-Therapie gewonnen. Dieses ist Gegenstand aktueller Forschung, sodass Langzeitdaten noch ausstehen (Hess et al. 2017, von Tresckow et al. 2019, Chakraborty et al. 2019).

Patient-Reported Outcome Measures (PROMs)

Sonderrolle der Fatigue

Fatigue nimmt als Kernsymptom, das die Lebensqualität in vielen Bereichen beeinträchtigt, jedoch auch Einflüssen vieler anderer Symptome unterliegt, eine in den letzten Jahren viel beachtete Sonderstellung ein. Fatigue in der Onkologie ist definiert als *„anhaltende und subjektive Empfindung von Erschöpfung in Zusammenhang mit der Krebserkrankung und/oder deren Behandlung, die das übliche Funktionsniveau im Alltag beeinträchtigt"* (Watson et al. 2004). Im Gegensatz zur normalen Erschöpfung, die im Alltag durch Ruhe, ausreichende Ernährung und Schlaf ausgeglichen wird, persistiert die krebsbezogene Fatigue; sie ist von größerer Ausprägung und verbessert sich nicht durch Ruhe und einen adäquaten Nachtschlaf. Fatigue kann sich früh, aber auch Jahre nach Beendigung der Therapie und eventuellen Heilung als Spät-Fatigue manifestieren und die Rehabilitation der Patienten stark erschweren. So stellt Fatigue für die häufig noch jungen Langzeitüberlebenden eines Hodgkin-Lymphoms ein relevantes Problem dar (Kreissl et al. 2016, Behringer et al. 2016). In einer Studie der GHSG konnte gezeigt werden, dass persistierende Fatigue neben der hohen psychosozialen Belastung der Betroffenen zu einer dauerhaften Beeinträchtigung der beruflichen und sozialen Reintegration führt und häufig infolgedessen zu finanziellen Problemen. 20–24 % der Cancer Survivor berichteten mittels der Fatigue-Skala des EORTC QLQ C-30 von einer schweren Fatigue, prätherapeutisch 37 %. 5 Jahre nach der Behandlung befanden sich 51 % der Frauen und 63 % der Männer mit Fatigue in einem Beschäftigungsverhältnis im Vergleich zu 78 % bzw. 90 % der Überlebenden ohne Fatigue (Behringer et al. 2016).

Cancer Survivor

Anämie

Als mögliche Faktoren sind bekannt: Anämie, onkologische Behandlungsverfahren (vordringlich Chemotherapie und Radiotherapie), Kachexie, Tumorlast und Tumorausbreitung sowie Zytokin-bedingte Effekte (Watson et al. 2004, Flechtner et al. 2003). Andere internistische Erkrankungen, wie eine Schilddrüsenunterfunktion oder ein Steroid-induzierter Diabetes mellitus, aber auch Medikamentennebenwirkungen müssen ausgeschlossen werden. Fatigue kann unter anderem auch Ausdruck einer Anämie sein. Ein onkologischer Ansatzpunkt, anämiebedingte Fatigue zu vermindern, ist deshalb die Gabe von Erythropoetin oder seinen Abkömmlingen. Der dadurch hervorgerufene Anstieg des Hämoglobingehaltes im Blut steigert die Leistungsfähigkeit der Patienten (Jones et al. 2004). Die Guidelines der EORTC beinhalten die Gabe von Erythropoetin bei Hämoglobinwerten zwischen 9 g/dl und 11 g/dl bei bestehender Anämiesymptomatik. Eine Gabe von Erythropoetin über Zielwerte von 12–13 g/dl hinaus wird nicht empfohlen, da kein weiterer positiver Einfluss belegt ist (Bokemeyer et al. 2007). Eine vorteilhafte Auswirkung der Gabe von Erythropoetin auf die lokale Tumorkontrolle, das progressionsfreie Überleben und das Gesamtüberleben ist nicht ausreichend belegt.

Nicht selten kommt es im Rahmen der Lymphomtherapie zu einer Eisenverwertungsstörung mit funktionellem Eisenmangel, gekennzeichnet durch eine Anämie mit erhöhten Ferritinwerten, aber erniedrigter Transferrinsättigung. Bei einer Transferrinsättigung < 20 % und Ferritin < 800 ng/ml lässt sich die Wirkung von Erythropoetin durch die Gabe von Eisen i. v. (z. B. Ferinject® 500 mg) deutlich verbessern (Gafter-Gvili et al. 2013). Für eine multifaktorielle Genese der Fatigue (Abbildung 3) spricht, dass Patienten ohne oder mit nur sehr mild ausgeprägter Anämie (Hb > 11 g/dl) in einer Untersuchung von *Holzner* et al. signifikant höhere Fatigue-Werte aufwiesen als gesunde Kontrollpersonen (Holzner et al. 2002). Während der Chemotherapie nimmt die Fatigue zu und zeigt moderate Korrelationen zum Hb-Wert. Der Hb-Wert allein erklärt jedoch das Ausmaß der Fatigue nicht. Fatigue wird auch durch andere Krankheitssymptome, insbesondere Schmerz, Dyspnoe und Schlafstörungen, beeinflusst.

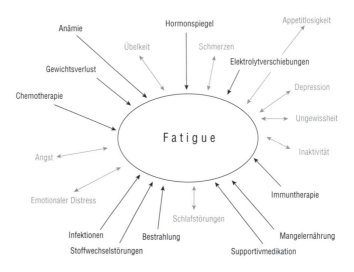

Abbildung 3 Fatigue: multiple Faktoren, die zum Teil eine Wechselwirkung zwischen Ursache und Wirkung beschreiben (Heußner et al. 2005).

Trotz Beseitigung einer Anämie leiden viele Krebspatienten an erheblichen Einschränkungen des alltäglichen Lebens durch die Fatigue, die einer physiotherapeutischen und psychotherapeutischen Intervention gut zugänglich ist (Watson et al. 2004, Frick et al. 2006). Physiotherapeutische Trainingsprogramme im aeroben Bereich mit kurzen Einheiten (drei- bis fünfmal pro Woche) haben Wirksamkeit gezeigt (Oldervoll et al. 2004, Dimeo et al. 2004). Eine detaillierte Dokumentation der Aktivitäten in Tagebuchform ist sehr effektiv.

Neben den nichtpharmakologischen Interventionen gibt es mittlerweile eine Reihe von Ansatzpunkten zur medikamentösen Behandlung der Fatigue. Die vorliegenden Daten zur Therapie von Fatigue mit den klassischen trizyklischen Antidepressiva konnten bislang keine eindeutige Wirksamkeit belegen, das Gleiche gilt für Untersuchungen mit selektiven Serotonin-Wiederaufnahmehemmern (SSRI) (Morrow et al. 2003). Eine gute Übersicht findet sich im Dt. Ärzteblatt von *Horneber* et al. (Horneber et al. 2014).

Psychosoziale Unterstützung

Aus der Literatur ist eine Inzidenz von 25–50 % psychischen Begleiterkrankungen bei onkologischen Patienten bekannt. Hier sind Depressionen, Angststörungen und Anpassungsstörungen, akute Belastungsreaktionen sowie posttraumatische Belastungsstörungen zu nennen (Arraras et al. 2002, Santos et al. 2006, Keller et al. 2004). Das Vorhandensein einer klinischen Depression wird bei 22 %, milde depressive Symptome werden bei weiteren 31 % der Patienten im Verlauf bis zu drei Jahre nach allogener/autologer Stammzelltransplantation berichtet (Syrjala et al. 2004).

psychische Begleiterkrankungen

Die Psychoonkologie ist integraler Bestandteil der Behandlung von Patienten mit malignen Lymphomen. Aus diesem Grunde soll leitlinienkonform jedem Patienten die Möglichkeit psychoonkologischer Mitbetreuung orts- und zeitnah angeboten werden (Leitlinienprogramm Onkologie 2019, AWMF-Registernummer 018/029, und 2014, AWMF-Registernummer 032/051OL12). Klare Indikationen für eine psychoonkologische Begleitung sind das Vorhandensein von Depressionen oder Angststörungen, psychosozialer Distress, Krisensituationen, erschwerte Krankheitsverarbeitung, die oft als „Nicht-Compliance" auffällt, oder der Wunsch des Patienten nach psychotherapeutischer Begleitung.

psychosozialer Distress

Wesentliche Unterstützung erfahren die Patienten im Verlauf der Erkrankung vonseiten der Angehörigen (Frick et al. 2005). Diese unterstützende Funktion wird im Allgemeinen unterschätzt. Bei schwierigen und entscheidenden ärztlichen Gesprächen, z. B. der Mitteilung einer Rezidivdiagnose, ist die Anwesenheit einer Bezugsperson des Patienten oft sehr hilfreich. Ein Gesprächsangebot im Beisein von Angehörigen sollte dem Patienten daher unbedingt gemacht werden, zumal der Patient selbst nur einen geringen Teil der Information wahrnehmen kann.

Ein wichtiges Thema in der Nachsorge oder bei chronischen Krankheitsverläufen sind Fragen der Arbeits- und Berufsfähigkeit, auch der vorzeitigen Berentung. Im Gegensatz zu Daten aus den USA nimmt in Deutschland nur ein Drittel bis die Hälfte der Patienten ihre berufliche Tätigkeit wieder teilweise oder in vollem Umfang auf (Hensel et al. 2002). Vor allem selbstständig tätige und jüngere Patienten planen eine Rückkehr ins Erwerbsleben. Dieser Punkt kann einen wesentlichen Fokus in der psychosozialen Beratung darstellen. Die gesetzlichen Krankenkassen übernehmen die Krankengeldzahlungen bis zu maximal 18 Monate nach der ersten Krankmeldung im Kontext der gleichen Erkrankung. Während dieses Zeitraumes ist auch eine stufenweise Wiederaufnahme der Arbeit möglich. Einkommensverluste durch Teilzeitarbeit während der stufenweisen Wiedereingliederung werden bis zur Höhe des Krankengeldes von der Krankenkasse ausgeglichen. Sollte nach 18 Monaten weiterhin Arbeitsunfähigkeit bestehen, muss gegebenenfalls eine Erwerbsunfähigkeitsrente beantragt werden. Diese wird in der Regel auf zwei Jahre befristet, dann erneut geprüft und kann auf Wunsch des Patienten auch früher beendet werden. Näheres dazu findet sich in den Publikationen der Deutschen Krebshilfe (Wegweiser zu Sozialleistungen, 2019). Neben den Sozialdiensten der Kliniken sind im Raum München die Beratungsstellen des TZM, des Bayerischen Roten Kreuzes, der Bayerischen Krebsgesellschaft und des VdK besonders hilfreich. Gerade in der Nachsorgephase neigen Patienten zur eigenen Informationsüberflutung auf der Suche nach die Genesung unterstützenden Maßnahmen. Oft ist die professionelle Beratung ein wesentlicher Schutz vor einem Irrlauf innerhalb des Informationsdschungels (Vollmer et al. 2002). Ein weiterer Schwerpunkt derartiger psychosozialer Beratungen und Begleitungen ist das Angebot pflegerischer, sozialer und finanzieller Unterstützungsmöglichkeiten bei Pflegebedürftigkeit.

Wiedereintritt ins Berufsleben

Patienten fragen häufig ihren behandelnden Arzt um Rat bei der Entscheidung über einen frühzeitigen Wiedereintritt ins Berufsleben. Fragen nach dem Sinn einer Rehabilitationsmaßnahme müssen unter Einbeziehung des Umfelds des Patienten beantwortet werden. Eine spezifische Maßnahme zur Beschleunigung des Erholungsprozesses gibt es nicht. Viele Patienten empfinden die Vorstellung eines erneuten stationären Aufenthalts, entfernt von ihrer Familie, nach dem langen Krankenhausaufenthalt als erneute Belastung. Bei verzögerter Erholung kann jedoch eine Anschlussheilbehandlung in einer Rehabilitationseinrichtung als willkommene Abwechslung und Befreiung vom Krankenhausalltag sowie vom familiären Umfeld wahrgenommen werden. Der aus medizinischer Sicht geeignetste Zeitpunkt einer Rehabilitationsmaßnahme ist oft erst Monate nach der Therapie. Gerade deshalb sollte mit dem in Rehabilitationseinrichtungen selbstverständlichen Angebot psychologischer Unterstützung nicht gewartet werden. Das Angebot einer psychoonkologischen Begleitung sollte vielmehr jedem Patienten möglichst frühzeitig und selbstverständlich unterbreitet werden (Leitlinienprogramm Onkologie 2019, AWMF-Registernummer 018/029, und 2014, AWMF-Registernummer 032/051OL12).

psychoonkologische Begleitung

Eine Vermittlung ist über die *Projektgruppe Psychoonkologie* des TZM und das *Netzwerk psychosoziale Onkologie München* (N-PSOM) möglich, gemeinsame Homepage: www.n-psom.de.

Gerade bei anfänglich eher abwehrenden Patienten sollte das Angebot zu einem späteren Zeitpunkt wiederholt werden. Als besonders wichtig erscheint es, Patienten mit wenig sozialer Unterstützung oder schwierigen Familienverhältnissen zu erreichen. Angststörungen sind bei Tumorpatienten in bis zu 47 % der Fälle festzustellen (Schwarz et al. 2000), davon bleibt nahezu die Hälfte unbehandelt. In der Phase der Rehabilitation, wenn die Turbulenzen der Therapie beendet sind, brechen diese Störungen massiv durch. Die Angst vor einem Rezidiv oder einer Progression (Herschbach et al. 2005) addiert sich und verschärft die Belastung. An dieser Stelle kann es indiziert sein, die psychoonkologischen Maßnahmen in eine psychotherapeutische Therapie zu überführen.

Methoden, Inhalte und Ziele psychoonkologischer wie psychotherapeutischer Interventionen müssen sich an den Bedürfnissen der Patienten orientieren. Hier

kann es sinnvoll sein, auch auf regressive Wünsche des Patienten einzugehen. Folgende Basismethoden gelten als etabliert:
- Beratung und Unterstützung bei Entscheidungsfindungen
- Angehörigenberatung
- Krisenintervention
- Entspannungs- und Imaginationsverfahren (PMR, Atemtherapie, Biofeedback)
- körperorientierte Verfahren (Bewegungstherapie, Tanztherapie)
- kreative Verfahren (Kunst- und Gestaltungstherapie, Musiktherapie)
- Gesprächstherapie
- Psychotherapie (tiefenpsychologisch fundiert oder Verhaltenstherapie)

Diese supportiv-psychotherapeutischen Angebote orientieren sich an vielfältigen Zielsetzungen, wie Selbstwertstabilisierung, Umgang mit Ängsten und Besserung depressiver Symptome, Identifikation somatoformer Symptome, realitätsorientierte Krankheitsverarbeitung und Wiederentdeckung eigener Ressourcen und Perspektiven. Einen verständlichen und nützlichen Ein- und Überblick geben hier u. a. das „Manual Psychoonkologie" des Tumorzentrums (Heußner et al. 2009) bzw. das Buch „Psychoonkologie" (herausgegeben von *Dorfmüller* und *Dietzfelbinger*) (Dorfmüller et al. 2013).

Wiederentdeckung eigener Ressourcen und Perspektiven

Rehabilitation

„Aufgabe der Rehabilitation des onkologischen Patienten ist die Wiedererlangung eines körperlichen, seelischen und sozialen Wohlbefindens, wodurch es dem Kranken ermöglicht wird, eine notwendigerweise verbliebene Behinderung zu akzeptieren und sein Leben eigengestalterisch zu führen" (Aulbert 1993). Diese Aussage ist, prägnant zusammengefasst, die Grundlage einer umfassenden Nachbehandlung von Patienten mit Tumorerkrankungen. Die Minderung der negativen Folgen der Erkrankungen sowie auch der durchgeführten Therapien steht daher im Mittelpunkt aller nachbehandelnden Bemühungen. Diese Zielsetzung und der gesetzliche Anspruch darauf ist in den Sozialgesetzbüchern der Bundesrepublik Deutschland (SGB I, V und IX) vorgeschrieben. In den letzten Jahren steigerte sich die Zahl der onkologischen Reha-Maßnahmen von 9 % (1991) auf 19 % (2007). Gleichzeitig erfolgte eine Bestandsaufnahme und gezielte Leitlinienentwicklung in der Rehabilitationsmedizin (Hibbler et al. 2008, Koch et al. 2007). Die Frage, inwieweit eine stationäre Rehabilitationsmaßnahme einen spezifischen Vorteil gegenüber dem gezielten Einsatz ambulanter Therapie- und Beratungsmöglichkeiten hat, ist offen und von Fall zu Fall zu entscheiden.

onkologische Reha-Maßnahmen

Eine Anschlussheilbehandlung nach Beendigung der Tumortherapie oder auch eine später einsetzende stationäre Rehabilitationsmaßnahme kann jedoch die medizinischen, psychologischen und sozialmedizinischen Aspekte der Rehabilitation verbinden. Eine Bearbeitung der verschiedenen Themenkomplexe ist dort konzentriert möglich. Im Fall einer Anschlussheilbehandlung (AHB) sollte zur raschen Terminabsprache eine telefonische Kontaktaufnahme mit der AHB-Klinik erfolgen. Die Beantragung muss noch *während* des akutstationären Aufenthaltes erfolgen und die Aufnahme muss zeitnah nach der Entlassung aus der Akutklinik stattfinden. Oft ist auch die Übernahme der Patienten sinnvoll, wenn noch onkologischer Pflegebedarf besteht.

Neuerdings bieten verschiedene onkologische Rehabilitationseinrichtungen Eltern-Kind-Programme an, entweder um eine erneute Trennung zu vermeiden oder auch um spezifisch familiensystemisch orientierte therapeutische Angebote wirksam werden zu lassen. Ebenso bieten einige Kliniken spezielle Angebote für die Zielgruppe der AYA (Adolescents and Young Adults with Cancer).

Rehabilitative Therapie

Der behandelnde Arzt in der Rehabilitation versteht sich als Begleiter und Berater, der Therapieangebote indiziert und im Hinblick auf die anvisierten Therapieziele koordiniert. Er führt die Aktivitäten von weiteren Fachärzten, Pflegekräften, Physiotherapeuten, Krankengymnasten, Psychologen, Diätfachkräften, Kreativ- und Ergotherapeuten und noch anderer Berufsgruppen zu einem Gesamtbehandlungsplan zusammen. Dieser muss individuell auf den Einzelpatienten und seine Beeinträchtigungen zugeschnitten werden.

Medizinische Rehabilitation

tumor- und therapiebedingte Beschwerden

- Behandlung von tumor- und therapiebedingten Beschwerden, wie sie nach Bestrahlungen und eingreifenden Chemotherapien und dadurch bedingter, oft langzeitiger Bewegungsarmut mit nachfolgendem Trainingsmangel auftreten (Krankengymnastik, balneophysikalische Therapie, entstauende Maßnahmen). Zu beachten sind auch Spätfolgen von Therapien wie Polyneuropathie, Lungenfibrose, Leber- und Nierenfunktionsbeeinträchtigungen, die eine systematische Therapie erforderlich machen.
- Trainingsprogramme verbessern die Funktionsstörungen: Atemgymnastik, entstauende Gymnastik, Schwindeltraining, allgemeine Gymnastik u. v. m.
- Kreative Kräfte können gefördert werden. Neurophysiologisches Training bei Konzentrationsschwäche und mangelnder Koordination sowie Geschicklichkeitstraining bei neurologischen Schäden können indiziert sein.
- Allgemeine medizinische Information zur Krebserkrankung und deren Behandlungsmöglichkeiten sowie über Möglichkeiten, sich am Gesundungsprozess aktiv zu beteiligen, werden angeboten.

Psychische Betreuung und Hilfe bei der Krankheitsverarbeitung

Krankheitsverarbeitung

Die Zeit der Rehabilitation ist für viele Betroffene auch eine wertvolle Phase der Reflexion dessen, was sich in den letzten Wochen oder Monaten alles verändert hat und bewältigt werden muss oder noch so sehr verdrängt wurde, dass es jetzt möglicherweise Raum finden kann. Die ärztliche und psychologische Betreuung muss sich somit an der patientenindividuell aktuell möglichen Krankheitsverarbeitung und ganz besonders an den häufig geäußerten Belastungsfaktoren orientieren:

- Angst vor Wiederauftreten der Tumorerkrankung
- Umgang mit Schmerzen
- Umgang mit Hilfs- und Pflegebedürftigkeit
- Umgang mit Autonomieverlust
- Partnerschaftskonflikte
- familiäre Probleme

- Angst vor Arbeitsunfähigkeit, Arbeitsplatzverlust und sozialem Abstieg
- verminderte Selbstwertgefühle

Hier sind neben psychologischen Einzelinterventionen Gesprächsgruppen, die anschließend eventuell im Rahmen von Selbsthilfegruppen weitergeführt werden können, wertvolle Hilfestellungen, die zur seelischen Stabilisierung beitragen können. Dem Prozess der Krankheitsverarbeitung und des Aneinander-Lernens ist hierbei besondere Bedeutung zuzumessen. Konstruktive Krankheitsverarbeitungsstrategien sind zu erarbeiten und dysfunktionalen Trends soll entgegengewirkt werden.

Sozialmedizinische Beratung und berufliche Rehabilitation

Hierfür gelten die gleichen gesetzlichen Bestimmungen der Rentenversicherung wie bei der Begutachtung von Patienten mit anderen Erkrankungen. Häufigste Beratungsinhalte sind deshalb:
- praktische Hilfe im Umgang mit Behörden
- Beratung zum Schwerbehindertenrecht
- Fragen zur Sozialversicherung
- Fragen zu Pflege- und Haushaltshilfe
- Probleme am Arbeitsplatz

Eine wichtige Rolle in der Rehabilitation spielen Fragen der Arbeits- und Berufsfähigkeit, auch der vorzeitigen Berentung. Stellt sich die Frage einer Berufs- oder Erwerbsunfähigkeit, sind Beurteilungen im Sinne eines positiven und negativen Leistungsbildes dringend erforderlich. Die genaue Beschreibung körperlicher Behinderungen ist für die verbleibende Leistung von wesentlicher Bedeutung. Näheres dazu findet sich in den Publikationen der Deutschen Krebshilfe (Wegweiser zu Sozialleistungen, 2019).

Arbeits- und Berufsfähigkeit

Die berufliche Rehabilitation umfasst eventuell notwendige Umschulungen oder stufenweise Wiedereingliederungen, um eine Wiederaufnahme der Tätigkeit am Arbeitsplatz zu ermöglichen. Es ist deshalb wichtig, mit den Sozialarbeitern der Rentenversicherung, dem Betriebsrat und/oder dem Arbeitsmediziner und eventuell auch dem Arbeitgeber Kontakt aufzunehmen.

berufliche Rehabilitation

Die infrage kommenden Rehabilitationseinrichtungen sind in den speziellen Katalogen der Rentenversicherungsträger sowie der gesetzlichen Krankenkassen enthalten.

Erklärung zu Interessenkonflikten

F. Mumm war in den vergangenen drei Jahren Beraterin des Servier-Advisory Board „Der Patient im Spannungsfeld Seele & Soma". H. Dietzfelbinger hat in den vergangenen drei Jahren persönliche Forschungsunterstützung von Novartis und Roche sowie Honorare oder Kostenerstattungen und andere Zuwendungen oder Leistungen von Novartis, Roche und Ocapharm erhalten. I. Bumeder, P. Heußner und F. Oduncu geben keine Interessenkonflikte an.

Was ist neu?
Was sollte beachtet werden?

1. In der Nachsorge von Patienten mit hochmalignen Lymphomen sollten CT-Untersuchungen nach zwei Jahren nur bei Rezidivverdacht eingesetzt werden.

2. In der Nachsorge von Patienten mit Hodgkin-Lymphomen sollten CT-Untersuchungen nur zur Bestätigung einer kompletten Remission bzw. zur Evaluation einer residuellen Erkrankung eingesetzt werden. Danach sollten radiologische Untersuchungen nur bei entsprechender Symptomatik eingesetzt werden.

3. Besonderes Augenmerk sollte auf das Erkennen von Sekundärmalignomen gelegt werden. Innerhalb der ersten fünf Jahre treten sekundäre Leukämien, danach Lungen-, Brust, HNO-Tumoren und GI-Tumoren auf – oft in klinischer Nähe zum Bestrahlungsgebiet.

4. Bei Patienten nach Mediastinalbestrahlung sollte sorgfältig auf KHK, Herzinsuffizienz oder Herzklappenfunktionsstörungen ab 10 Jahre nach Therapie geachtet werden (alle 5 Jahre UKG, EKG, Screening KHK und Lipidprofil).

5. Bei Frauen nach Bestrahlung von Axillen/Thorax oder Mantelfeld im Alter unter 30 Jahren sollte ab 8 Jahre nach Ende der Therapie eine klinische und sonografische Untersuchung der Mammae alle 6 Monate und MRT der Mammae alle 12 Monate erfolgen.

6. Infektionen wie Reaktivierungen von Hepatitis B, Zytomegalieinfektionen oder Pneumonien sollten frühzeitig erkannt und behandelt werden.

7. Auffrischungen der Standardimpfungen und Impfungen gegen Pneumokokken, Herpes zoster und Influenza sind nach Abschluss der Behandlung angeraten.

8. Die Lebensqualität kann oft auch noch Jahre nach Ende der Behandlung eingeschränkt sein.

9. In der Praxis leicht anzuwendende Erfassung der Belastung der Patienten durch das NCCN-Distress-Thermometer ermöglicht eine gezielte psychosoziale Versorgung.

10. Die psychoonkologische Unterstützung ist in einer neuen S3-Leitlinie zusammengefasst und umfasst Krisenintervention, Angehörigenberatung, Unterstützung von Kindern krebskranker Eltern, Beratung bei Entscheidungsfindungen, Entspannungs- und Imaginationsverfahren, körperorientierte Verfahren, kreative Verfahren, Gesprächs- und Psychotherapie. Wesentliches leisten hier die bayrischen Krebsberatungsstellen.

11. Fatigue ist ein multifaktorielles Problem und kann die Rehabilitation deutlich erschweren. Psychoedukation und Ausdauertraining sind hilfreich.

12. Zur Anämiebehandlung ist die Aufsättigung der Eisenspeicher bei erniedrigter Transferrinsättigung als erster Schritt notwendig.

13. Die onkologische Rehabilitation ermöglicht eine Vielzahl an Therapie- und Hilfestellungsmöglichkeiten. Frühzeitige Beratung zur Wiedereingliederung in das Berufsleben bzw. Berentung ist im Rahmen einer onkologischen Rehabilitation gut möglich.

14. Spezielle Angebote für Jugendliche und junge Erwachsene stehen in der Rehabilitation zur Verfügung.

Literatur

Arraras JI, Wright SJ et al (2002) Coping style, locus of control, psychological distress and pain-related behaviours in cancer and other diseases. Psychol Health Med 7: 181–187

Aulbert E (1993) Bewältigungshilfen für den Krebskranken. Thieme, Stuttgart

Behringer K, Goergen H, Mueller H et al (2016) Cancer-related fatigue in patients with and survivors of Hodgkin Lymphoma: The impact on treatment outcome and social reintegration. J Clin Oncol 34: 4329–4337

Bokemeyer C, Aapro MS et al (2007) EORTC guidelines for the use of erythropoietic proteins in anaemic patients with cancer: 2006 update. Eur J Cancer 43: 258–270

Bullinger M (1997) Entwicklung und Anwendung von Instrumenten zur Erfassung der Lebensqualität. In: Bullinger M (ed) Lebensqualitätsforschung. Bedeutung – Anforderung – Akzeptanz. Stuttgart, Schattauer pp 1–6

Chakraborty R, Sidana S et al (2019) Patient-Reported Outcomes with Chimeric Antigen Receptor T Cell Therapy: Challenges and Opportunities. Biol Blood Marrow Transplant 25(5): e155–e162

Cheson BD (2011) Role of functional imaging in the management of lymphoma. J Clin Oncol 29(14): 1844–1854

Dimeo FC, Thomas F et al (2004) Effect of aerobic exercise and relaxation training on fatigue and physical performance of cancer patients after surgery. A randomised controlled trial. Support Care Cancer 12: 774–779

Dorfmüller M, Dietzfelbinger H (eds) (2013) Psychoonkologie. Diagnostik – Methoden – Therapieverfahren. Elsevier, Urban & Fischer, München, Jena

Dreyling M, Ghielmini M et al, on behalf of the ESMO Guidelines Working Group (2011) Newly diagnosed and relapsed follicular lymphoma: ESMO Clinical Practice Guidelines for diagnosis, treatment and follow-up. Ann Oncol 22(Suppl 6): vi59–vi63

Eichenauer DA, Engert A, Dreyling M, on behalf of the ESMO Guidelines Working Group (2011) Hodgkin's lymphoma: ESMO Clinical Practice Guidelines for diagnosis, treatment and follow-up. Ann Oncol 22(Suppl 6): vi55–vi58

El-Galaly T, Prakash V et al (2011) Efficacy of routine surveillance with positron emission tomography/computed tomography in aggressive non-Hodgkin lymphoma in complete remission: status in a single center. Leukemia Lymphoma 52(4): 597–603

Engert A, Schiller P et al (2003) Involved-field ratiotherapy is equally effective and less toxic compared with extended-field radiotherapy after four cycles of chemotherapy in patients with esarly-stage unfavourable Hodgkin´s lymphoma: results of the HD8 trial of the German Hodgkins´s Lymphoma Study Group. J Clin Oncol 21: 3601–3608

Flechtner H, Bottomley A (2003) Fatigue and quality of life: lessons from the real world. Oncologist 8(Suppl 1): 5–9

Frick E, Motzke C et al (2005) Is perceived social support a predictor of survival for patients undergoing autologous peripheral blood stem cell transplantation? Psychooncology 14: 759–770

Frick E, Tyroller M et al (2006) When is the best time for psychotherapeutic intervention following autologous peripheral blood stem cell transplantation? Rev Francophone Psycho-Oncol 5: 68–77

Gafter-Gvili A, Rozen-Zvi B, Vidal L et al (2013) Intravenous iron supplementation for the treatment of chemotherapy-induced anaemia – systematic review and meta-analysis of randomised controlled trials. Acta Oncol 52: 18–29

Goldschmidt N, Or O et al (2011) The role of routine imaging procedures in the detection of relapse of patients with Hodgkin lymphoma and aggressive non-Hodgkin lymphoma. Ann Hematol 90(2): 165–171

Hensel M, Egerer G et al (2002) Quality of life and rehabilitation in social and professional life after autologous stem cell transplantation. Ann Oncol 13: 209–217

Herschbach P, Berg P et al (2005) Fear of progression in chronic diseases: psychometric properties of the Fear of Progression Questionnaire. J Psychosom Res 58: 505–511

Hess G, Rule S et al (2017) Health-related quality of life data from a phase 3, international, randomized, open-label, multicenter study in patients with previously treated mantle cell lymphoma treated with ibrutinib versus temsirolimus. Leuk Lymphoma 58(12): 2824–2832

Heußner P, Besseler M et al (2009) Manual Psychoonkologie. Tumorzentrum München, Zuckschwerdt, München

Heußner P, Riedner C (2005) Psycho-sozialer Distress als Begleitsymptom der Krebserkrankung. Dtsch Med Wochenschr 130: 2155–2157

Hibbler B (2008) Medizinische Rehabilitation – Aufwärtstrend setzt sich fort. Dtsch Ärztebl 106: 1484

Hjermstad M, Holte H et al (1999a) Do patients who are treated with stem cell transplantation have a health-related quality of life comparable to the general population after 1 year? Bone Marrow Transplant 24: 911–918

Hjermstad MJ, Evensen S et al (1999b) Health-related quality of life 1 year after allogeneic or autologous stem-cell transplantation: a prospective study. J Clin Oncol 17: 706–718

Holland CJ (1997) Preliminary guidelines for the treatment of distress. Oncology 11: 109–114

Holzner B, Kemmler G et al (2002) The impact of hemoglobin levels on fatigue and quality of life in cancer patients. Ann Oncol 13: 965–973

Horneber M, Fischer I, Dimeo F et al (2014) Tumor-assoziierte Fatigue. Epidemiologie, Pathogenese, Diagnostik und Therapie. Update. Dtsch Ärztebl 111(1): 1–16

Jones M, Schenkel B et al (2004) Epoetin alfa improves quality of life in patients with cancer: results of metaanalysis. Cancer 101: 1720–1732

Keller M, Sommerfeldt S et al (2004) Recognition of distress and psychiatric morbidity in cancer patients: a multi-method approach. Ann Oncol 15: 1243–1249

Koch U, Lehmann C, Morfeld M (2007) Bestandsaufnahme und Zukunft der Rehabilitationsforschung in Deutschland. Rehabilitation 46: 127–144

Kreissl S, Müller H, Görgen H et al (2016) Cancer-related fatigue in patients with and survivors of Hodgkin's lymphoma: a longitudinal study of the German Hodgkin Study Group. Lancet Oncology 17(10): 1453–1462

Leitlinienprogramm Onkologie (Deutsche Krebsgesellschaft, Deutsche Krebshilfe, AWMF) (2019) S3-Leitlinie Diagnostik, Therapie und Nachsorge des Hodgkin Lymphoms bei erwachsenen Patienten. Version 2.1, AWMF-Registernummer 018/029

Leitlinienprogramm Onkologie (Deutsche Krebsgesellschaft, Deutsche Krebshilfe, AWMF) (2014) Psychoonkologische Diagnostik, Beratung und Behandlung von erwachsenen Krebspatienten. Langversion 1.1, AWMF-Registernummer 032/051OL12

Mehnert A, Müller D et al (2006) Die deutsche Version des NCCN Distress-Thermometers – Empirische Prüfung eines Screening-Instruments zur Erfassung psychosozialer Belastung bei Krebspatienten. Z Psychiatrie Psychologie Psychotherapie 54(3): 213–223

Mols F, Aaronson NK et al (2007) Quality of life among long-term non-Hodgkin lymphoma survivors: a population-based study. Cancer 109: 1659–1667

Mols F, Vingerhoets AJ et al (2006) Better quality of life among 10–15 year survivors of Hodgkin's lymphoma compared to 5–9 year survivors: a population-based study. Eur J Cancer 42: 2794–2801

Morrow GR, Hickok JT et al (2003) Differential effects of paroxetine on fatigue and depression: a randomized, double-blind trial from the University of Rochester Cancer Center Community Clinical Oncology Program. J Clin Oncol 21: 4635–4641

Ng AK, Travis LB (2008) Subsequent malignant neoplasms in cancer survivors. Cancer J 14: 429–434

Oldervoll LM, Kaasa S et al (2004) Physical exercise results in the improved subjective well-being of a few or is effective rehabilitation for all cancer patients? Eur J Cancer 40: 951–962

Rieger C, Liss B et al für die Arbeitsgemeinschaft Infektionen (AGIHO) der DGHO (2019) Impfungen bei Tumorpatienten. Onkopedia

Santos FR, Kozasa EH et al (2006) Psychosocial adaptation and quality of life among Brazilian patients with different hematological malignancies. J Psychosom Res 60: 505–511

Schwarz R, Krauß O (2000) Palliativmedizin – psychologische Therapie. Internist (Berl) 41: 612–618

Singer S, Meyer A et al (2014) Early retirement in cancer patients with or without comorbid mental health conditions: a prospective cohort study. Cancer 120: 2199-2206

Syrjala KL, Langer SL et al (2004) Recovery and long-term function after hematopoietic cell transplantation for leukemia or lymphoma. J Am Med Ass 291: 2335–2343

Tilly H, Dreyling M, on behalf of the ESMO Guidelines Working Group (2010) Diffuse large B-cell non-Hodgkin's lymphoma: ESMO clinical recommendations for diagnosis, treatment and follow-up. Ann Oncol 21(Suppl 5): v172–v174

Tomblyn M, Chiller T et al (2009) Guldelines for preventing infectious complications among hematopoietic cell transplant recipients: a global perspective. Bone Marrow Transplant 44: 453–558

Vollmer TC, Hiddemann W (2002) Consulting the „vitamine C" of an effective psychooncology. Development of an internal communication concept in a university hospital. J Cancer Res Clin Oncol 128(Suppl): 164

von Tresckow B, Fanale M et al (2019) Patient-reported outcomes in KEYNOTE-087, a phase 2 study of pembrolizumab in patients with classical Hodgkin lymphoma. Leuk Lymphoma 23: 1–7

Watson T, Mock V (2004) Exercise as an intervention for cancer-related fatigue. Phys Ther 84: 736–743

Wegweiser zu Sozialleistungen (2019) Die blauen Ratgeber, Bd 40. Deutsche Krebshilfe, Bonn

Anhang Therapieprotokolle

ABVD (Hodgkin)			
Adriamycin	25 mg/m²	i. v.	Tag 1 + 15
Bleomycin	10 mg/m²	i. v.	Tag 1 + 15
Vinblastin	6 mg/m²	i. v.	Tag 1 + 15
Dacarbazin	375 mg/m²	i. v.	Tag 1 + 15
Wiederholung Tag 29			

BEACOPP eskaliert (Hodgkin)			
Cyclophosphamid	1250 mg/m²	i. v.	Tag 1
Adriamycin	35 mg/m²	i. v.	Tag 1
Etoposid	200 mg/m²	i. v.	Tag 1–3
Procarbazin	100 mg/m²	p. o.	Tag 1–7
Prednison	40 mg/m²	p. o.	Tag 1–14
Vincristin	1,4 mg/m²	i. v.	Tag 8
Bleomycin	10 mg/m²	i. v.	Tag 8
G-CSF		s. c.	ab Tag 8
Wiederholung Tag 22			

Hochdosis-BEAM vor autologer Stammzelltransplantation (Hodgkin, NHL)			
Carmustin	300 mg/m²	i. v.	Tag -7
Etoposid	2 x 150 mg/m²	i. v.	Tag -7– -4
Cytarabin	2 x 200 mg/m²	i. v.	Tag -7– -4
Melphalan	140 mg/m²	i. v.	Tag -3
Stammzellretransfusion			Tag 0

(O/R-) Bendamustin (indolente Lymphome, CLL)			
Bendamustin-R	90 mg/m² (Rezidiv: 70–90 mg/m²)	i. v.	Tag 1+2
Rituximab	375 mg/m² CLL: 500 mg/m² ab Zyklus 2	i. v.	Tag 1
Obinutuzumab	1000 mg	i. v.	Tag 1 (Zyklus 1, 8, 15)
Wiederholung Tag 29			

R-Bortezomib (Waldenstroem)

Rituximab	375 mg/m²	i. v.	Tag 1, 8, 15, 22 Zyklus 1 und 4
Bortezomib	1,6 mg/m²	s. c	Tag 1, 8, 15
Wiederholung Tag 29			

BDR (Waldenstroem)

Bortezomib	1,3 mg/m²	i. v.	Tag 1
Dexamethason	40 mg	i. v.	Tag 1, 4, 8 und 11
Rituximab	375 mg/m²	i. v.	Tag 1
Wiederholung Tag 22			

O/R-Chlorambucil (CLL)

Chlorambucil	6 mg/m²	p. o.	1. Zyklus: Tag 1–42 (Induktion: 6 Wochen) ab 2. Zyklus: (Woche 9): Tag 1–14
Rituximab	375 mg/m²	i. v.	1. Zyklus: Tag 1, 8, 15, 22 (Induktion: 6 Wochen) ab 2. Zyklus (Woche 9): Tag 1
Obinutuzumab	1000 mg;	i. v.	Tag 1 (Zyklus 1: Tag 1, 8, 15)
Wiederholung Tag 29			
CLL:			
Chlorambucil	0,4 mg/kg KG	p. o.	Tag 1, 15
Rituximab	375 mg/m² ab Zyklus 2: 500 mg/m²		
Wiederholung Tag 29			

Obinutuzumab-Chlorambucil (CLL, ältere Patienten)

1. Zyklus

Obinutuzumab	100 mg		Tag 1
	900 mg		Tag 2
	1000 mg		Tag 8 und Tag 15
Chlorambucil	0,5 mg/kg	p. o.	Tag 1 + 15

Folgezyklus

Obinutuzumab	1000 mg		Tag 1
Chlorambucil	0,5 mg/kg	p. o.	Tag 1 + 15

Wiederholung Tag 29

(R-) CHOEP (aggressive Lymphome/Hochrisiko, T-NHL)

Rituximab	375 mg/m²	i. v.	Tag 0
Cyclophosphamid	750 mg/m²	i. v.	Tag 1
Adriamycin	50 mg/m²	i. v.	Tag 1
Vincristin	1,4 mg/m² max. 2 mg	i. v.	Tag 1
Etoposid	100 mg/m²	i. v.	Tag 1–3
Prednison	100 mg	p. o.	Tag 1–5

Uroprotektion mit Mesna (20 % der Cyclophosphamid-Dosis Stunde 0–4–8 i. v.)

Wiederholung Tag 15 bzw. 22

(O/R)-CHOP (aggressive und indolente Lymphome)

Cyclophosphamid	750 mg/m²	i. v.	Tag 1
Doxorubicin (Adriamycin)	50 mg/m²	i. v.	Tag 1
Vincristin	1,4 mg/m² [a]	i. v.	Tag 1
Prednison	100 mg	p. o.	Tag 1–5
Rituximab	375 mg/m²	i. v.	Tag 1
Obinutuzumab (FL)	1000 mg	i. v.	Tag 1 (Zyklus 1: Tag 1, 8, 15)

Uroprotektion mit Mesna (20 % der Cyclophosphamid-Dosis Stunde 0–4–8 i. v.)

Wiederholung Tag 15 (aggressive Lymphome) bzw. Tag 22

[a] maximal 2 mg, bzw. 1 mg bei Alter > 65 Jahre

(R)miniCHOP (aggressive Lymphome, ältere Patienten)

Rituximab	375 mg/m²	i. v.	Tag 0
Cyclophosphamid	400 mg/m²	i. v.	Tag 1
Adriamycin	25 mg/m²	i. v.	Tag 1
Vincristin	1 mg	i. v.	Tag 1
Prednison	40 mg/m²	p. o.	Tag 1–5

Uroprotektion mit Mesna (20 % der Cyclophosphamid-Dosis Stunde 0–4–8 i. v.)
Wiederholung Tag 22

(R-) Cladribin (Haarzell-Leukämie)

Rituximab	375 mg/m²	i. v.	Tag 1
Cladribin	0,1 mg/m²	s. c.	Tag 1–5

Wiederholung Tag 29

(O/R)CVP-Schema (indolente Lymphome)

Cyclophosphamid	750 mg/m²	i. v.	Tag 1
Vincristin	1,4 mg/m² (max. 2 mg)	i. v.	Tag 1
Prednison	100 mg	p. o.	Tag 1–5

Wiederholung Tag 22

(R-) Dexa-BEAM (rez. aggressives Lymphom vor autologer SCT)

Dexamethason	3 x 8 mg	p. o.	Tag 1–10
Rituximab	375 mg/m²	i. v.	Tag 1
BCNU	60 mg/m²	i. v.	Tag 2
Etoposid	75 mg/m²	i. v.	Tag 4–7
AraC	2 x 100 mg/m²	i. v.	Tag 4–7
Melphalan	20 mg/m²	i. v.	Tag 3

Wiederholung Tag 22–29

(R-) DHAP (MCL, rez. aggressives Lymphom, Hodgkin vor autologer SCT)

Dexamethason	40 mg	i. v.	Tag 1–4
Rituximab	375 mg/m²	i. v.	Tag 1
Cytarabin	2 x 2 g/m²	i. v.	Tag 2
Cisplatin	100 mg/m²	i. v.	Tag 1

Wiederholung Tag 22

DRC (Waldenstroem)

Dexamethason	20 mg	i. v.	Tag 1
Rituximab	375 mg/m^2	i. v.	Tag 1
Cyclophosphamid	100 mg/m^2	p. o.	Tag 1–5

Wiederholung alle 21 Tage für 6 Monate

FCR (CLL, Patienten <65 Jahre)

Fludarabin	25 mg/m^2	i. v.	Tag 1–3
Cyclophosphamid	200–250 mg/m^2	i. v.	Tag 1–3
Rituximab (Zyklus 1)	375 mg/m^2	i. v.	Tag 0
Rituximab (Zyklus 2–6)	500 mg/m^2	i. v.	Tag 1 (CLL)

Wiederholung Tag 29

Therapieregime FR (CLL > 65 Jahre, Waldenstroem)

Fludarabin	25 mg/m^2	i. v.	Tag 1–5
Rituximab	375 mg/m^2	i. v.	Tag 1

Wiederholung Tag 29

(R-) GDP (rez. aggressives Lymphom vor autologer SCT)

Gemcitabin	1000 mg/m^2	i. v.	Tag 1, 8
Rituximab	375 mg/m^2	i. v.	Tag 1
Dexamethason	40 mg	p. o.	Tag 1–4
Cisplatin	75 mg/m^2	i. v.	Tag 1
Pegfilgrastim			Tag 4

Wiederholung Tag 22

R-GemOx (rez. aggressives und indolentes Lymphom)

Rituximab	375 mg/m^2	i. v.	Tag 1
Gemcitabin	1000 mg/m^2	i. v.	Tag 2
Oxaliplatin	70–100 mg/m^2	i. v.	Tag 2

Wiederholung Tag 15

Ibrutinib (CLL, MCL)

Ibrutinib	420 mg	p. o.	CLL
	560 mg	p. o.	MCL

(R-) ICE (rez. aggressives Lymphom, Hodgkin vor autologer SCT)

Ifosfamid	5000 mg/m²	i. v.	Tag 2
Rituximab	375 mg/m²	i. v.	Tag 1
Carboplatin	max. 800 mg	i. v.	Tag 2
Etoposid	100 mg/m²	i. v.	Tag 1–3

Wiederholung Tag 22

(R-) Idelalisib (CLL, FL) Insgesamt 6 Zyklen

Idelalisib	150 mg	p. o.	1-0-1
nur CLL:			Tag 1
Rituximab (Zyklus 1)	375 mg/m²	i. v.	Tag 15
	500 mg/m²	i. v.	Tag 1+15
Rituximab (Zyklus 2)	500 mg/m²	i. v.	Tag 1
Rituximab (Folgezyklen)	500 mg/m²	i. v.	

Wiederholung Tag 29

(R-) IEV (modifiziert) (multiples Myelom, rez. aggressives Lymphom)

Ifosfamid	2 g/m²	i. v.	Tag 1–3
Rituximab	375 mg/m²	i. v.	Tag 1
Epirubicin	75 mg/m²	i. v.	Tag 1
Etoposid	150 mg/m²	i. v.	Tag 1–3

Uroprotektion mit Mesna (20 % der Ifosfamid-Dosis, Stunde 0–4–8 i. v.)

Wiederholung Tag 22

Pixantrone (rez. DLBCL)

Pixantrone	50 mg/m²	i. v.	Tag 1, 8, 15

Wiederholung Tag 29

Vorphase (aggressive Lymphome, ältere Patienten)

Optional Vincristin	1–2 mg	i. v.	Tag 1
Prednison	100 mg	p. o.	Tag 1 bis Therapiestart (max. 7 Tage)

Vorphase (Burkitt/ALL)

Prednison	60 mg/m²	p. o.	Tag 1–5
Cyclophosphamid	200 mg/m²	p. o.	Tag 1–5

Abkürzungsverzeichnis

A

A	Alemtuzumab
aaIPI	altersadaptierter IPI
ABC	aktivierte B-Zelle (activated B-cell)
ABL	Abelson leukemia oncogen homologue (Tyrosinkinase)
ABVD	Doxorubicin (Adriamycin)–Bleomycin–Vinblastin–Dacarbazin
ACVBP	Doxorubicin (Adriamycin)–Cyclophosphamid–Vindesin–Bleomycin–Prednison
ADCC	Antikörper-vermittelte zelluläre Toxizität (antibody-dependent cellular cytotoxicity)
AHB	Anschlussheilbehandlung
AIDS	erworbenes Immunmangelsyndrom (acquired immunodeficiency syndrome)
AIHA	autoimmunhämolytische Anämie
AILD	angioimmunoblastic lymphadenopathy with dysproteinemia
AK	Antikörper
AITL	angioimmunoblastisches T-Zell-Lymphom
ALCL	großzellig-anaplastisches Lymphom (anaplastic large cell lymphoma)
ALK	anaplastic lymphoma kinase-Gen
ALL	akute lymphatische/lymphoblastische Leukämie
allo-SCT	allogene Stammzelltransplantation
AML	akute myeloische Leukämie
AP	alkalische Phosphatase
APAAP	alkalische Phosphatase – Anti-Alkalische Phosphatase
AraC	Arabinosid C, Cytarabin
ASCT	autologe Stammzelltransplantation
ASHAP	Adriamycin–Methylprednisolon–hoch dosiertes Cytarabin (AraC)–Cisplatin
ATL/L	adulte(s) T-Zell-Leukämie/Lymphom
ATM	ataxia teleangiectasia-mutated (Kinase)
AUC	Fläche unter der Kurve (area under the curve)

B

B	Bortezomib
BALT	Bronchus-assoziiertes lymphatisches Gewebe (bronchus-associated lymphoid tissue)
BB	Blutbild
BCL	B-cell lymphoma-Gen
BCNU	Bis-chloroethyl-nitrosourea (Carmustin)
BCR	B-Zell-Rezeptor
BEACOPP	Bleomycin–Etoposid–Adriblastin–Cyclophosphamid–Vincristin–Procarbazin–Prednison
BEAM	Carmustin (BCNU)–Etoposid–Cytarabin (AraC)–Melphalan
BFM	Berlin–Frankfurt–Münster
BL	Burkitt-Lymphom
BR	Bendamustin–Rituximab

BRAF	v-raf murine sarcoma viral oncogene homolog B1-Gen
BRCA2	breast cancer-2-Gen
BSG	Blutsenkungsgeschwindigkeit
BTK	Bruton-Tyrosinkinase

C

c	zytoplasmatisch
C	Cyclophosphamid
Ca	Karzinom
CALG	Cancer and Leukemia Group B
CAR	chimeric antigen receptor
cART	combined Anti-Retroviral Therapy
cb-cc	zentroblastisch-zentrozytisch
CBCL	kutanes B-Zell-Lymphom (cutaneous B-cell lymphoma)
CCND1	Cyclin-D1-Gen
CCNU	Chlorethyl-cyclohexyl-nitrosourea (Lomustin)
CCT	kraniale Computertomografie
CD	cluster of differentiation (zur Differenzierung verwendete Zelloberflächenmarker)
2-CdA	2-Chlor-2´-desoxyadenosin (Cladribin)
CDRIII	complementary determining region III
cGvHD	chronische Graft-versus-Host-Disease
cHL	klassisches Hodgkin-Lymphom
CHOEP	Cyclophosphamid–Doxorubicin–Vincristin–Etoposid–Prednison
CHOP	Cyclophosphamid–Doxorubicin–Vincristin–Prednison
CIBMTR	Center for International Blood & Marrow Transplant Research
CLB	Chlorambucil
CLL	chronische lymphatische/lymphozytische Leukämie
cMRT	kraniale Magnetresonanztomografie
CMV	Cytomegalie-Virus
CODOX-M	Cyclophosphamid–Vincristin–Doxorubicin–Methotrexat/Leucovorin
COP	Cyclophosphamid–Vincristin–Prednison
COPP	Cyclophosphamid–Vincristin–Prednison–Procarbazin
C. p.	Chlamydophila psittaci
CR	komplette Remission
CRu	unbestätigte komplette Remission
CT	Computertomografie
CTC	Common Toxicity Criteria
CTCL	kutanes T-Zell-Lymphom (cutaneous T-cell lymphoma)
CVAD	Cyclophosphamid–Doxorubicin–Vincristin–Dexamethason
CVP	Cyclophosphamid–Vincristin–Prednison
CXCR4	CXC-Chemokin-Rezeptor 4
cy	cytoplasmic (zytoplasmatisch)

D

d	Tag
DCF	Deoxycoformycin
DCLLSG	Deutsche CLL Studiengruppe
DD	Differenzialdiagnose
Del	Deletion

DHAP	Dexamethason–Cytarabin–Cisplatin
DLBCL	diffuse large B cell lymphoma (diffuses großzelliges B-Zell-Lymphom)
DLI	Donorlymphozyten-Infusion
DNA	Desoxyribonukleinsäure
DSHNHL	Deutsche Studiengruppe Hochmaligne Non-Hodgkin-Lymphome
DSGL	Deutsche Studiengruppe Gastrointestinale Lymphome/German Study Group Gastrointestinal Lymphoma

E

E	extranodal
EATL	Enteropathie-assoziiertes T-Zell-Lymphom
EBER	EBV-encoded RNA
EBMT	European Group for Blood and Marrow Transplantation
EBV	Epstein-Barr-Virus
ECOG	Eastern Cooperative Oncology Group
cECP	extrakorporale Photopherese
EDTA	Ethylendiamintetraessigsäure
EF	extended field (Radiotherapie)
EFS	ereignisfreies Überleben (event-free survival)
EKG	Elektrokardiogramm
ELN	European LeukemiaNet
EMEA	European Medicines Agency/Europäische Arzneimittelagentur
eMZL	extranodales MZL
EORTC	European Organisation of Research on Treatment of Cancer
EPOCH	Etoposid–Prednison–Vincristin–Cyclophosphamid–Doxorubicin (Hydroxydaunorubicin)
ESHAP	Etoposid–Methylprednisolon–hoch dosiertes Cytarabin (AraC)–Cisplatin
esk	eskaliert
ESMO	European Society for Medical Oncology

F

F	Fludarabin
FAB	French-American-British Co-operative Group
FACS	fluorescence-activated cell sorting
FACT	Functional Assessment of Cancer Therapy
FC	Fludarabin–Cyclophosphamid
FCM	Fludarabin–Cyclophosphamid–Mitoxantron
FCR	Fludarabin–Cyclophosphamid–Rituximab
FDA	Food and Drug Administration
FDC	follikulär-dendritische Zellen
fT3, fT4	freies Trijodthyronin/Thyroxin
FDG	Fluor-Deoxyglukose
FDG-PET	FDG-Positronenemissionstomografie
FFTF	ohne Therapieversagen (freedom from treatment failure)
FISH	Fluoreszenz-In-situ-Hybridisierung
FL	follikuläres Lymphom
FLIPI	Follicular Lymphoma International Prognostic Index (Internationaler Prognostischer Index für follikuläre Lymphome)
FLL	follicular-like lymphoma

FLT	Fluorthymidin
FOXP3	forkhead box P3-Gen
FSH	Follikel-stimulierendes Hormon

G

G-CSF	Granulocyte colony stimulating factor
GA101	glykosylierter Antikörper 101
GCB	B-Keimzentrumszelle (germinal centre B-cell)
GELA	Groupe d'Etude des Lymphomes de l'Adulte
GELF	Groupe d'Etude des Lymphomes Folliculaires
GELTAMO	Grupo Español de Linfomas y Trasplantes de Médula Ósea
GemOx	Gemcitabin-Oxaliplatin
GHSG	German Hodgkin Study Group (Deutsche Hodgkin Studiengruppe)
GI	gastrointestinal
GLSG	German Low Grade Lymphoma Study Group/Deutsche Studiengruppe für niedrigmaligne Lymphome
GMALL	German Multicenter Study Group on Adult Acute Lymphoblastic Leukemia
GOELAMS	Groupe Ouest-Est d'étude des Leucémies Aiguës et autres Maladies du Sang
GOT	Glutamat-Oxalacetat-Transferase
GPOH	Gesellschaft für Pädiatrische Onkologie und Hämatologie
GPT	Glutamat-Pyruvat-Transferase
GvH(D)	graft versus host (disease)
GvL	graft versus lymphoma

H

H. p.	Helicobacter pylori
HAART	hochaktive antiretrovirale Therapie
Hb	Hämoglobulin
HCL	Haarzell-Leukämie
HCLv	Haarzell-Leukämie-Variante
HCV	Hepatitis-C-Virus
HD	Hochdosis
HDAC	Histondeacetylase
HDCT	Hochdosischemotherapie
HDS	sequenzielle Hochdosistherapie (high dose sequential)
HE	Hämatoxylin-Eosin
HHV	humanes Herpes-Virus
HIV	Human Immunodeficiency Virus
HL	Hodgkin-Lymphom
HLA	human leukocyte antigen (menschliche Leukozytenantigene)
HOX1I	Homöobox-1I-Gen
HOVON	Hemato-Oncologie voor Volwassenen Nederland
HPF	high power field (mikroskop. Gesichtsfeld)
HR	Hochrisiko (high risk)
HRQoL	gesundheitliche Lebensqualität (health-related quality of life)
HRS-Zellen	Hodgkin-Reed-Sternberg-Zellen
HSV	Herpes-simplex-Virus
HTLV	humanes T-Zell-lymphotropes Virus

I

i.v.	intravenös
ICD	International Classification of Diseases
ICE	Ifosfamid–Carboplatin–Etoposid
IELSG	International Extranodal Lymphoma Study Group
IEV	Ifosfamid–Epirubicin–Etoposid
IF	involved field (Radiotherapie)
IFN	Interferon
Ig	Immunglobulin
IG	Immunglobulin-Gen
IgVH	Ig variable heavy chain (variables Gen des Ig-Schwerketten-Lokus)
IHP	International Harmonization Project
IL	Interleukin
IN	involved node (Radiotherapie)
IPI	Internationaler Prognoseindex
IPSID	immunproliferative Dünndarmerkrankung (immunoproliferative small intestine disease)
IPSS	International Prognostic Scoring System
IR	intermediäres Risiko
ITK	IL2-inducible T-cell kinase-Gen
ITP	idiopathische Thrombozytopenie
IWC	International Workshop Criteria
IWCLL	International Workshop on CLL

J

JAK2	Januskinase 2
JÜR	Jahres-Überlebensrate

K

KI	Konfidenzintervall
KG	Körpergewicht
KM	Knochenmark
KMP	Knochenmarkpunktion
KMT	Knochenmarktransplantation

L

L&H-Zelle	lymphozytär-histiozytäre Zelle
L3-Morpho-logie	Morphologie der ALL vom B-Zell-Typ
LBL	lymphoblastisches Lymphom
LCK	lymphocyte-specific protein tyrosine kinase-Gen
LDH	Laktatdehydrogenase
LGL	large granular lymphocyte (große granulierte Lymphozyten)
LH	luteinisierendes Hormon
LK	Lymphknoten
LMP	latentes Membranprotein
LP	Liquorpunktion
LPL	lymphoplasmozytisches Lymphom
LQ	Lebensqualität
LR	Niedrigrisiko (low risk)

LWK	Lendenwirbelkörper

M

M.	Morbus
MA	Methotrexat–Cytarabin (AraC)
MAK	monoklonale Antikörper
MALT	Schleimhaut-assoziiertes lymphatisches Gewebe (mucosa-associated lymphoid tissue; auch MALT-Gen)
MBL	monoklonale B-Zell-Lymphozytose
MCL	Mantelzell-Lymphom
MCP	Mitoxantron–Chlorambucil–Prednison
MDS	myelodysplastische Syndrome
MGUS	monoklonale Gammopathie unklarer Signifikanz
MF	Mycosis fungoides
MIB-1	mindbomb homolog-1-Gen
MInT	Mabthera International Trial
MIPI	Mantle Cell Lymphoma International Prognostic Index
MLL	mixed lineage leukemia-Gen
MM	multiples Myelom
Mo.	Monat(e)
MOPP	Mustargenhydrochlorid–Vincristin–Prednison–Procarbazin
MPO	Myeloperoxidase
MR	molekulare Remission
MRD	minimale Resterkrankung (minimal residual disease)
MRT	Magnetresonanztomografie
mRNA	Messenger-RNA
mTOR	mammalian target of rapamycin (Enzym)
MTX	Methotrexat
MUM1	melanoma-associated antigen mutated-1-Gen
MW	Morbus Waldenström
MYC	myelocytomatosis viral oncogene homolog-Gen
MZL	Marginalzonen-Lymphom

N

N-PSOM	Netzwerk psychosoziale Onkologie München
n.a.	nicht angegeben
NCI	National Cancer Institute
NCRI	National Cancer Research Institute
NF-κB	nuclear factor (Kernfaktor) κB
NK-Zellen	natürliche Killerzellen
NHL	Non-Hodgkin-Lymphom
NK-L	NK-Zell-Leukämie
NIH	National Institutes of Health
NLPHL	nodular lymphocyte-predominant Hodgkin lymphoma (noduläres lymphozytenreiches HL)
nMZL	nodales Marginalzonen-Lymphom
NOA	Neuroonkologische Arbeitsgemeinschaft der Deutschen Krebsgesellschaft
NOS	not otherwise specified (anderweitig nicht klassifiziert)
NPM	Nukleophosmin

NPV	negativ prädiktiver Wert (negative predictive value)
NRM	nicht rezidivbedingte Mortalität

O

Oct	Oktamer-bindender Transkriptionsfaktor
OR	Gesamtremissionen (overall remission)
ORR	Gesamtansprechrate (overall response rate)
OS	Gesamtüberleben (overall survival)
OSHO	Ostdeutsche Studiengruppe für Hämatologie und Onkologie

P

p	kurzer Arm des Chromosoms
p.o.	per os
PAS	periodic acid-Schiff's reagent (Perjodsäure-Schiff-Reagens)
Pax	paired box-Protein
PBSCT	periphere Blutstammzelltransplantation
PC	Personal Computer
PCFCL	primär kutanes Keimzentrums-Lymphom (primary cutaneous follicle centre lymphoma)
PCLBCL	primär kutanes diffuses großzelliges B-Zell-Lymphom (primary cutaneous large B-cell lymphoma)
PCMZL	primär kutanes Marginalzonen-Lymphom
PCP	Pneumocystis-carinii-Pneumonie
PCR	Polymerasekettenreaktion (polymerase chain reaction)
PCV	Procarbazin–CCNU–Vincristin
PD	Tumorprogression (progressive disease)
PEL	primäre Ergusslymphome (primary effusion lymphoma)
PET	Positronenemissionstomografie
PFS	progressionsfreies Überleben (progression-free survival)
PI3K	Phosphatidylinositol-3-Kinase
PIT	Prognoseindex für PTCL NOS
PLL	Prolymphozyten-Leukämie
PMBL	primär mediastinales B-Zell-Lymphom
PML	progressive multifokale Leukenzephalopathie
PMR	progressive Muskelrelaxation
POX	Peroxidase
pp65	Phosphoprotein 65 (des Zytomegalie-Virus)
PPV	positiv prädiktiver Wert (positive predictive value)
PRAD1	parathyroid adenoma-1-Gen
PRO	patient-reported outcomes
PTCL	periphere T-Zell-Lymphome
PTLD	Posttransplantationslymphom (post-transplant lymphoproliferative disorder)
PTT	partielle Thromboplastinzeit
PTCL	periphere T-Zell-Lymphome
PUVA	Psoralen und ultraviolette A-Strahlentherapie
PR	partielle Remission
PU	Purin-reiches Nukleinsäre-bindendes Protein
PZNSL	primäres ZNS-Lymphom

Q
q   langer Arm des Chromosoms
QLQ   Fragebogen zur Lebensqualität (quality of life questionnaire)

R
R   Rituximab
RD   Ansprechdauer (response duration)
REAL-Klassifikation   Revised European and American Lymphoma-Klassifikation
RF   Risikofaktor
RIC   dosisreduzierte Konditionierung (reduced intensity conditioning)
RIT   Radioimmuntherapie
RKI   Robert Koch-Institut
RNA   Ribonukleinsäure
RR   Blutdruck nach Riva-Rocci
RT   Radiotherapie
RT-PCR   Reverse-Transkriptase-PCR

S
s   surface (Oberflächen-)
s.c.   subkutan
SALT   Haut-assoziiertes lymphatisches Gewebe (skin-associated lymphoid tissue)
SD   stabiler Krankheitsverlauf (stable disease)
SDT   Hauttherapie (skin-directed therapy)
SEER   Surveillance, Epidemiology and End Results
SGB   Sozialgesetzbuch
SLL   kleinzellig-lymphozytisches Lymphom (small lymphocytic lymphoma)
sMZL   splenisches Marginalzonen-Lymphom
SOX11   sex-determining region Y-box 11-Gen
SPTL   subkutanes Pannikulitis-artiges T-Zell-Lymphom
SS   Sézary-Syndrom
SSC   Seitwärtsstreulicht (side scatter)
SSCP   single strand conformation polymorphism (Einzelstrangkonformations-Polymorphismus)
SSRI   selektiver Serotonin-Wiederaufnahmehemmer (selective serotonin reuptake inhibitor)
StiL   Study Group Indolent Lymphomas
SUV   standardisierter Speicherwert (standardized uptake value)
SWOG   South West Oncology Group
SYK   spleen tyrosine kinase-Gen
SCT   Stammzelltransplantation

T
t   Translokation
t-AML   Therapie-assoziierte AML
TAL1   T-cell acute leukemia-1-Gen
TBG   Thyroxin-bindendes Globulin

TBI	total body irradiation
TCL1	T-cell leukemia/lymphoma-1-Gen
TCR	T-Zell-Rezeptor
TdT	terminale Desoxynucleotidyl-Transferase
TEL	translocation ETS leukemia-Gen
Tg	Thyreoglobulin
TGF	transformierender Wachstumsfaktor (transforming growth factor)
TGGE	Temperaturgradienten-Gelelektrophorese
Th	Thiotepa
TLI	total-lymphatische Bestrahlung (total lymphoid irradiation)
TNF	Tumornekrosefaktor
TNM	Tumor-Lymphknoten-Metastasen
TP53	tumor protein 53-Gen
TPO	Thyreoperoxidase
TRAK	Thyreotropin-Rezeptor-Antikörper
TRAP	Tartrat-resistente saure Phosphatase
TRM	Tumormortalität (tumor-related mortality)
TRM	Transplantationsmortalität (transplant-related mortality)
TSH	Thyroidea stimulierendes Hormon
TTF	Zeitdauer bis zum Therapieversagen (time to treatment failure)
TZM	Tumorzentrum München

U

UNL	oberer Normgrenzwert (upper normal limit)
USCLC	United States Cutaneous Lymphoma Consortium
UV	ultraviolett

V

VDJ	variable Sequenz + Diversitätssegment + Joining (Verbindungs)-Sequenz
VdK	Sozialverband VdK Deutschland (ehem. Verband der Kriegsbeschädigten)

W

w	Woche/week
W&W	watch and wait
WH	Wiederholung
WHO	World Health Organisation (Weltgesundheitsorganisation)
WMCTG	Waldenstrom's Macroglobulinemia Clinical Trials Group

Z

ZAP	zeta-chain associated protein kinase-Gen
ZNS	Zentralnervensystem

Sachregister

Symbole

α/β-T-Zell-Rezeptor-Phänotyp 297

A

Aberrierende Expression von Pan-T-Zell-Markern 295
Aciclovir 349
Adolescents and Young Adults with Cancer 358
Adulte(s) T-Zell-Leukämie/Lymphom (HTLV+) 283
Aggressive B-Zell-Lymphome 14
akute Belastungsreaktion 355
ALCL, primär kutane 297
Alemtuzumab 290
Alitretinoin 292
Allogene Stammzelltransplantation 290
Altersverteilung 4
Anämie 354
Anaplastische Lymphomkinase, ALK 232
Angststörung 355
Anpassungsstörung 355
Anti-CD20-Antikörper 299
Anti-CD52 292
Antihistaminika 296
Antipruritische Behandlung 296
Arbeitsunfähigkeit 355
Autoimmunerkrankungen 187

B

BCL-2-Onkogen 145
BCNU/Carmustin 289
Beckenkammbiopsie 20
Bendamustin 129, 134, 136, 196
Berentung 355
berufliche Rehabilitation 359
Bexaroten 289
Bing-Neel-Syndrom 166
Biological Response Modifiers 292
Borderline-Erkrankung 296
Borrelia burgdorferi 187
Bortezomib 138, 159
Brentuximab-Vedotin 90, 290
Bulky Disease 210
Burkitt-Lymphome 244, 251, 255, 256, 257

– Deregulation des c-MYC-Gens 244
– Epstein-Barr-Virus 244
– Hepatitis-B-Diagnostik 246
– HIV-positive Patienten 248
– laufende Studien 248
– Malaria 244
– Polychemotherapie 246
– Rezidivtherapie 258
– ZNS-Befall 247
B-Zell-Lymphome
– kutane 282

C

Campylobacter-jejuni 187
CD26 295
CD30 296
CD30-Antigen 293
CD30-Antikörper 297
CD56+ 298
Chemokin-Rezeptor-4, CCR-4 293
Chemotherapie
– HIV-assoziierte Lymphome 253
– Mykosis fungoides 293
Chlamydophila psittaci 187, 194
Chlorambucil 195, 293
CHOP-Schema 293
Chronische lymphatische Leukämie 100
– Diagnostik 105
– Oberflächenmarker 105
– Prognosefaktoren 103
– Remissionskriterien 107
– Stadieneinteilung 102
– Therapiestrategie 106
Cladribin 290
Cutis laxa 294
Cyclophosphamid 290
Cytarabin 130

D

Deauville-Score 214
Depression 355
Diffuses-großzelliges B-Zell-Lymphom, DLBCL
– Epstein-Barr-Virus 252
– primär kutanes 300

– Richter-Syndrom bei CLL 116
Distress-Thermometer 352
Double hit-Lymphome 245
Doxorubicin 290, 293
Doxycyclin 299
Durchflusszytometrie 43

E

EBV-assoziiertes diffuses großzelliges B-Zell-Lymphom, nicht weiter spezifiziert 283
EBV-assoziiertes Lymphom 298
ECP 291
EORTC-Leitlinien 354
Epidemiologie 1
– Hodgkin-Lymphom 2
– Non-Hodgkin-Lymphome 8
– Tumorregister München 1
Epidermotropismus 294
Eradikation 191
– französisches Schema 192
– italienisches Schema 192
Erkrankungsalter 3
Erkrankungsrisiko 4
Erwerbsunfähigkeitsrente 356
Erythrodermie 287
ESMO-Leitlinien 346
Etoposid 293
Extrakorporale Photopherese 290, 291
Extranodales NK/T-Zell-Lymphom, nasaler Typ 283

F

Fatigue 353
– Behandlung 354
FDG-PET/CT 337
Ferritin 354
FLIPI 145
Fludarabin 290, 293, 349
Folliculäre Lymphome, FL 144
– aktuelle Studien 161
– Diagnostik 146
– Immunphänotypisierung 144
– Molekulargenetik 145
– Radioimmuntherapie, RIT 155
– Stammzelltransplantation 321
– Therapie 147
– Translokation 145
– Zentroblasten 144
Follikulotrope Mycosis fungoides 283

Französisches Schema 192

G

Gabapentin 296
Ganciclovir 349
Ganzhaut-Elektronenbestrahlung 290
GELA-Kriterien 192
Gemcitabin 290, 293
Graft-versus-Lymphoma 317
Granulomatous slack skin 283, 294
GvHD 319

H

Hashimoto-Thyreoiditis 187
Helicobacter pylori 187, 191
Hepatitis-C-Infektion 198
Histondeacetylase-Inhibitoren 91, 293
HIV 251
Hochdosistherapie 197
Hoch-Risiko-CLL 328
Hodgkin-Lymphom 75
– aktuelle GHSG-Studien 81
– Behandlungskonzepte 81
– bei AIDS 257
– Diagnostik 77
– Hodgkin-Reed-Sternberg-Zellen 75
– Krankheitsstadien 79
– paraneoplastische Syndrome 81
– Pel-Ebstein-Fieber 77
– Salvage-Chemotherapie 88
– Subtypen 76
– Zweitmalignome 93
Homing 188, 191, 194
Hyperlipidämie 292
Hyperviskosität 167
Hypothyreose 292

I

Ibrutinib 107, 158, 197
Idelalisib 107, 157, 197
IFN 290
IFNα 290
IgM-Paraprotein 165
Immiquimod 289
Immun-Checkpoint-Inhibitoren 294
Immunchemotherapie, Mantelzell-Lymphome 128
Immunhistochemie 20

Immunphänotypisierung 45
Immunproliferativen Erkrankung des Dünndarms, IP-SID 187
Immunsuppression 251
Indikation zur allo-SCT 328
Indolente Lymphome 144
Indolente Lymphome der B-Zell-Reihe 13
Infektionen 349
International Prognostic Index 123
Intravaskuläres großzelliges B-Zell-Lymphom 283
Inzidenz 2
ISCL/EORTC 284
Italienisches Schema 192

J

JAK-Inhibitoren 92
JAK/STAT-Signalweg 76
Juckreiz 287

K

Kardiotoxizität 293
Karzinogenität 291
Ki67-Färbeindex 123
Kiel-Klassifikation 17
Konditionierung
– reduzierte, RIC 329
Krankengeld 355
Krankheitskontrolle vor allo-SCT 328
Kryoglobulinämie 167
Kutane Lymphome 282
– Chemotherapie 293
– Radiotherapie 289
– Sprechstunden 300
Kutanes γ/δ-T-Zell-Lymphom 283

L

Laktatdehydrogenase 287
Langzeitprobleme 349, 358
Lebensqualität 350
– Messung 350
Lenalidomid 91, 138, 156, 197
Low-dose-Behandlung 291
Lupus erythematosus 297
Lymphadenopathie 213
Lymphomatoide Papulose 283, 296
Lymphomdiagnostik 20

M

Magenlymphome 191
MALT, extragastrisch, Therapie 193
MALT-IPI 196
MALT-Lymphom des Magens, Therapie 191
Mantelzell-Lymphome
– aktuelle Studien 139
– Chemotherapie 128
– Histologie 122
– Immunchemotherapie 128
– Radioimmuntherapie 133
– Stammzelltransplantation 322
– Translokation 123
Marginalzonen-Lymphome, MZL 186
– Diagnostik 190
– extranodale 186, 189, 190
– nodale 186, 200
– primär kutane 299
– splenische 186, 198
– Studienregister 203
Medizinische Rehabilitation 358
Metastasierung 298
Methotrexat 293
Milz-Lymphom 186
MIPI 123
Mirtazapin 296
Mogamulizumab 290, 293
Molekulargenetik 21
Monozytoides B-Zellen-Lymphom 186
Morbus Hodgkin 75
– Stammzelltransplantation 326
Morel-Prognoseindex 168
Mortalität 2
mTOR-Inhibitoren 91, 136
Musshoff-Klassifikation 189
M. Waldenström 165
– Diagnosekriterien 166
– Remissionskriterien 170
Mycosis fungoides 80, 282, 285
– Diagnostik 288
– follikulotrope 294
– Therapie 289, 290

N

Nabelschnurblut 319
Nachsorge 346
– ESMO-Leitlinien 346
– follikuläre Lymphome 348
– hoch maligne Lymphome 347, 348

Nachsorgekalender 15
Nachsorgeuntersuchungen 348
Naloxon 296
Nasenhöhle 298
Nasopharynx 298
Neoplasie blastärer plasmazytoider dendritischer Zellen 283
Netzwerk psychosoziale Onkologie München 356
Neuerkrankungen 3
Neurokinin-1-Rezeptorantagonisten 296
Nivolumab 90
Non-Hodgkin-Lymphom 186
N-PSOM 356

O

Obinutuzumab 196
Ofatumumab 156
Off-label use 289
Onkologische Dokumentationsbögen 15
Osteoporose 350
Overall survival 4

P

Pagetoide Retikulose 283, 294
Palmoplantare Keratosen 295
Pan-B-Zell-Marker 211
Parapsoriasis en petit plaques 287
Patient-reported outcomes 350
PD-1 294
PD-L1 294
Pembrolizumab 90
PET/CT 337
– Knochenmarkinfiltration 338
– Nachsorge 341
– Staging 337
– Therapiemonitoring 340
Plasmoblastisches Lymphom 252
Pneumocystis carinii 349
Pneumocystis jirovecii 196
Pneumokokken 350
Polyneuropathie 168, 293
Positronenemissionstomografie, PET 336
– folliküläre Lymphome 147
– M. Waldenström 168
Posttransplantationslymphome 259
– Rituximab 260
– Therapie 260
posttraumatische Belastungsstörung 355

Primäre Erguss-Lymphome 252
Primäres kutanes akrales CD8+ T-Zell-Lymphom 282
Primär kutane CD30+ lymphoproliferative Erkrankungen 283, 296
Primär kutane klein/mittel-großzellige pleomorphe T-Zell-lymphoproliferative Erkrankung 283
Primär kutanes akrales CD8+ T-Zell-Lymphom (provisorisch) 283
Primär kutanes anaplastisches großzelliges Lymphom 283
Primär kutanes CD8+ aggressives epidermotropes zytotoxisches T-Zell-Lymphom (provisorisch) 283
Primär kutanes diffuses großzelliges B-Zell-Lymphom (Bein-Typ) (PCBLT) 283
Primär kutanes Follikelzentrumslymphom (PCFCL) 283
Primär kutanes Marginalzonen-Lymphom (mukosaassoziiertes lymphoides Gewebe) 283
Primär kutanes peripheres T-Zell-Lymphom, nicht spezifiziert 283
Projektgruppe Psychoonkologie 356
Psoralen 290
Psychoonkologie 355
Psychosoziale Unterstützung 355, 358
Psychotherapie 356
Purinanaloga 148, 293
PUVA 289

Q

Quadrupeltherapie 192

R

Radioimmuntherapie, Mantelzell-Lymphome 133
R-Bendamustin 196
R-CHOP 196
Referenzpathologien 212
Rehabilitation 357
Residente Haut-Effektor-Memory-T-Zellen 295
Resident-memory-T-Cells 287
Resiquimod 289
Retinoide 291
Retinoid-X-Rezeptoren 292
Richter-Syndrom 328
Rituximab 107, 135, 149, 153, 195, 199, 260, 299
Röntgenweichstrahltherapie 289

S

Schmalspektrum-UVB 311 nm 291
Schnelle Elektronen 289
SEER 2
Sekundärmalignome 94, 166, 320, 350
Sézary-Syndrom 282, 295
– Histologie 295
– Immunphänotypisierung 295
– Lymphadenopathie 295
Sézary-Zellen 295
Sjögren-Syndrom 187
Skin Directed Therapy, SDT 289, 290
Sozialmedizinische Beratung 359
Staginguntersuchungen bei kutanen Lymphomen 286, 287
Stammzellgewinnung 319
Stammzellspender 318
Stammzelltransplantation 294
– aggressive Lymphome 323
– allogene 135, 317
– autologe 155
– dosisreduzierte 326
– follikuläre Lymphome 155, 321
– Indikationen 330
– Komplikationen 319
– T-Zell-Lymphome 324
Sterbealter 3
Strahlentherapie
– diffuse großzellige B-Zell-Lymphome 226
– follikuläre Lymphome 147
– Magenlymphome 193
– Mantelzell-Lymphome 127
stufenweise Wiedereingliederung 356
Subkutanes pannikulitisartiges
 T-Zell-Lymphom 283, 297

T

Temsirolimus 136
Therapieprotokolle 363
T/NK-Zell-Lymphom, nasales, Radiochemotherapie 237
Topische Glukokortikosteroide 290
Topische Immuntherapien 289
Transferrinsättigung 354
Transformation 145, 166, 201, 287
Transfusion von Spenderlymphozyten 329
Translokation, Mantelzell-Lymphome 123
Transplantationszentren 330
Triple-Hit-Lymphome 208

Tumorregister München (TRM) 1
T-Zell-Lymphome
– Enteropathie-assoziiert 231
– Epstein-Barr-Virus-assoziiert 231
– HTLV-1-assoziiert 231
– kutane 282
– peripheres T-Zell-Lymphom, PTCL 231
– Stammzelltransplantation 324
– WHO-Klassifikation 232

U

Überlebensraten 7
Überlebenszeitanalysen 4
UVB 311 nm 289

V

Varizella Zoster 349
Verhältnis CD4-/CD8- 295
Vorphasetherapie 216

W

Waldenström 165
WHO-/EORTC-Klassifikation 287
WHO-Klassifikation 10, 17
– HIV-assoziierte NHL 252
– Marginalzonen-Lymphome 186
– Posttransplantationslymphome 259
WHO-Klassifikation der kutanen Lymphome 283
Woringer-Kolopp 294

Z

ZAP-70-Expression 104
Zentrale T-Memory-Zellen 295
ZNS-Lymphome 266
– bei AIDS 257
– Epstein-Barr-Virus 252
Zytomegalievirus 349
Zytomorphologie 20
Zytotoxische Proteine 298

Autoren und Mitglieder der Projektgruppe

Dr. med. F. Abedinpour
Hämato-Onkologische Schwerpunktpraxis
Schönfeldstr. 13, 80539 München

Dr. L. Adolph
Medizinische Klinik und Poliklinik III
Klinikum der LMU München – Campus Großhadern
Marchioninistr. 15, 81377 München

Dr. med. St. Alig
Medizinische Klinik und Poliklinik III
Klinikum der LMU München – Campus Großhadern
Marchioninistraße 15, 81377 München

Prof. Dr. med. F. Bassermann
III. Medizinische Klinik und Poliklinik
Klinikum rechts der Isar der TUM
Ismaninger Straße 22, 81675 München

Prof. Dr. med. C. Belka
Klinik u. Poliklinik f. Strahlentherapie
u. Radioonkologie
Klinikum der LMU München – Campus Großhadern
Marchioninistraße 15, 81377 München

Dr. med. M. Beykirch
Zweibrückenstraße 2, 80331 München

V. Blumenberg
Medizinische Klinik III
Klinikum der LMU München – Campus Großhadern
Marchioninistraße 15, 81377 München

Dr. med. Christian Bogner
III. Medizinische Klinik und Poliklinik
Klinikums rechts der Isar der TUM
Ismaninger Straße 22, 81675 München

PD Dr. med. P. Bojko
Rotkreuzklinikum München
Nymphenburger Straße 163, 80634 München

V. Bücklein
Medizinische Klinik III
Klinikum der LMU München – Campus Großhadern
Marchioninistraße 15, 81377 München

PD Dr. med. I. Bumeder
Medizinische Klinik
IOZ München
Nußbaumstr. 12, 80336 München

Dr. med. C. Christ
Medizinische Klinik und Poliklinik III
Klinikum der LMU München – Campus Großhadern
Marchioninistraße 15, 81377 München

Univ.-Prof. Dr. med. S. E. Combs
Klinik und Poliklinik für RadioOnkologie und
Strahlentherapie
Klinikum rechts der Isar der TUM
Ismaninger Straße 22, 81675 München

Prof. Dr. med. C. Cyran
Klinik und Poliklinik für Radiologie
Klinikum der LMU München – Campus Großhadern
Marchioninistraße 15, 81377 München

Dr. med. H. Dietzfelbinger
Hämatologische-Onkologische Schwerpunktpraxis
Medizinische Klinik Dr. R. Schindlbeck
Seestraße 43, 82211 Herrsching

Prof. Dr. med. M. Dreyling
Medizinische Klinik III
Klinikum der LMU München – Campus Großhadern
Marchioninistr. 15, 81377 München

Dr. med. A. Dürr
Hämato-onkolog. Schwerpunktpraxis
Spitalplatz C 155, 86633 Neuburg a.d. Donau

R. Eckel
Tumorregister München (IBE)
Klinikum der LMU München –
Campus Großhadern
Marchioninistraße 15, 81377 München

Prof. Dr. J. Engel
Tumorregister München (IBE)
Klinikum der LMU München –
Campus Großhadern
Marchioninistraße 15, 81377 München

Dr. med. L. Engels
Klinik und Poliklinik für Dermatologie und Allergologie
Klinikum der LMU München – Campus Innenstadt
Frauenlobstraße 9–11, 80337 München

Dr. med. N. Fischer
Oßwaldstraße 1 a, 82319 Starnberg

PD Dr.med. M. J. Flaig
Klinik und Poliklinik für Dermatologie und Allergologie
der Ludwig-Maximilians-Universität München
Frauenlobstraße 11, 80337 München

Dr. med. R. Forstpointner
Medizinische Klinik und Poliklinik III
Klinikum der LMU München – Campus Großhadern
Marchioninistraße 15, 81377 München

E. Gaitzsch
Medizinische Klinik III
Klinikum der LMU München – Campus Großhadern
Marchioninistraße 15, 81377 München

Medizinische Klinik und Poliklinik III
Klinikum der LMU München – Campus Großhadern
Marchioninistr. 15, 81377 München

Dr. med. G. Gehbauer
Krumenauer Straße 42, 85049 Ingolstadt

Dr. med. G. Geuther
Schleißheimer Str. 130, 80797 München

Prof. Dr. K. Götze
Leiterin hämatologisches Labor
III. Medizinische Klinik und Poliklinik
Klinikum rechts der Isar der TUM
Ismaninger Straße 22, 81675 München

M. Greither
Medizinische Klinik und Poliklinik III
Klinikum der LMU München – Campus Großhadern
Marchioninistr. 15, 81377 München

Dr. med. S. Häbe
Medizinische Klinik und Poliklinik III
Klinkum der Universität München - Großhadern
Marchioninistraße 15, 81377 München

Prof. Dr. med C. Haferlach
MLL Münchner Leukämielabor GmbH
Max-Lebsche-Platz 31, 81377 München

Dr. med. A. Hausmann
Klinik für Hämatologie, Onkologie, Immunologie, Palliativmedizin, Infektiologie und Tropenmedizin
Klinik Schwabing
Kölner Platz 1, 80804 München

Prof. Dr. med. M. Hentrich
Abteilung für Innere Medizin III – Hämatologie und Onkologie
Rotkreuzklinikum München
Nymphenburger Straße 163, 80634 München

PD Dr. med. T. Herold
Medizinische Klinik und Poliklinik III
Klinikum der LMU München – Campus Großhadern
Marchioninistraße 15, 81377 München

Dr. med. P. Heußner
Interdisziplinäres Zentrum für Psycho-Onkologie (IZPO), Med. Klinik und Poliklinik III
Klinikum der LMU München – Campus Großhadern
Marchioninistraße 15, 81377 München

Prof. Dr. med. W. Hiddemann
Medizinische Klinik und Poliklinik III
Klinikum der LMU München – Campus Großhadern
Marchioninistraße 15, 81377 München

Dr. med. M. Hochstetter
Klinik für Hämatologie, Onkologie, Immunologie, Palliativmedizin, Infektiologie und Tropenmedizin
Städtisches Klinikum GmbH - Schwabing
Kölner Platz 1, 80804 München

Prof. Dr. med. H. Höfler
Institut für Allgemeine Pathologie und Pathologische Anatomie
Klinikum rechts der Isar der TUM
Ismaninger Straße 22, 81675 München

Prof. Dr. med. D. Hölzel
Tumorregister/IBE
Klinikum der LMU München – Campus Großhadern
Marchioninistraße 15, 81377 München

Prof. Dr. med. H.-P. Horny
Institut für Pathologie, LMU
Europäisches Referenzzentrum für Mastozytose (ECNM)
Thalkirchnerstr. 36, 80337 München

PD Dr. rer. bio. hum. E. Hoster
Hämatologie und Onkologie
Klinikum der LMU München – Campus Großhadern
Marchioninistraße 15, 81377 München

AUTOREN UND MITGLIEDER DER PROJEKTGRUPPE

Dr. med. M. Hubmann
Facharzt für Innere Medizin, Hämatologie und Onkologie
Seestraße 43, 82211 Herrsching

Prof. Dr. med. S. Ihrler
Labor für Dermatohistologie und Oralpathologie
Bayerstraße 69, 80335 München

Prof. Dr. med. K.-W. Jauch
Ärztlicher Direktor
LMU Klinikum der Universität München
Marchioninistraße 15, 81377 München

Prof. Dr. med. P. Jost
III. Medizinischen Klinik
Klinikum rechts der Isar der TUM
Ismaninger Straße 22, 81675 München

Dr. med. Ch. Jung
Schierghoferstr. 1, 2.OG, 83278 Traunstein

Prof. Dr. med U. Keller
III. Medizinische Klinik
Klinikum rechts der Isar der TUM
Ismaninger Straße 22, 81675 München

Dr. med. B. Kempf
Klinikum Landshut GmbH
Robert-Koch-Straße 1, 84034 Landshut

Dr. med. K. Kilian
Klinik und Poliklinik für Dermatologie und Allergologie
Klinikum der Universität München - Campus Innenstadt
Frauenlobstraße 9–11, 80337 München

Prof. Dr. med. Th. Kirchner
Pathologisches Institut der LMU
Thalkirchner Straße 36, 80337 München

Dr. med. P. Klapthor
Gemeinschaftspraxis Hämatologie-Onkologie
Bäckerstraße 4, 81241 München

PD Dr. med. M. Kremer
Institut für Allgemeine Pathologie und Pathologische Anatomie
Klinikum rechts der Isar der TUM
Ismaninger Str. 22, 81675 München

Dr. med. U. Kronawitter
Schierghoferstr. 1, 2.OG, 83278 Traunstein

Dr. med. H. Lambertz
Zentrum für Innere Medizin
Klinikum Garmisch-Partenkirchen
Auenstraße 6, 82467 Garmisch-Partenkirchen

Dr. med. N. Lang
Hämatologie und Onkologie München MVZ GmbH
Winthirstr. 7, 80639 München

Dr. med. M. Li
Klinik und Poliklinik für Strahlentherapie und Radioonkologie
Klinikum der LMU München – Campus Großhadern
Marchioninistr. 15, 81377 München

Dr. med. T. Lorenz
Schwerpunktpraxis für Hämatologie und Onkologie
Candidplatz 13, 81534 München

Dr. med. G. Mahl
Lenbachstraße 15, 86529 Schrobenhausen

Prof. Dr. med. P. Maubach
Nußbaumstraße 12, 80336 München

Dr. med. A. Mayer
Medizinische Klinik und Poliklinik III
Klinikum der LMU München – Campus Großhadern
Marchioninistr. 15, 81377 München

Dr. F. Mumm
Psychoonkologie
Medizinische Klinik III
Klinikum der LMU München - Großhadern
Marchioninistraße 15, 81377 München

Prof. Dr. med. M. Nathrath
Klinik für Kinder- und Jugendmedizin, Klinikum Schwabing
Städt. Klinikum München GmbH
Kölner Platz 1, 80804 München

Prof. Dr. med. F. S. Oduncu
Klinik für Onkologie, Hämatologie und Palliativmedizin
Helios Klinikum München West
Steinerweg 5, 81241 München-Pasing

Prof. Dr. med. H. Ostermann
Medizinische Klinik und Poliklinik III
Klinikum der LMU München – Campus Großhadern
Marchioninistraße 15, 81377 München

© Tumorzentrum München und Zuckschwerdt Verlag

Prof. Dr. med. C. Peschel
III. Medizinische Klinik und Poliklinik
Klinikum rechts der Isar der TUM
Ismaninger Straße 22, 81675 München

Dr. med. D. Rahammer
Palliativstation St. Johannes von Gott
Krankenhaus Barmherzige Brüder
Romanstr. 93, 80639 München

Dr. med. A. Rank
II. Medizinische Klinik
Klinikum Augsburg
Stenglinstraße 2, 86156 Augsburg

Dr. med. J. Rauch
Klinik und Poliklinik für Strahlentherapie und Radioonkologie
Klinikum der LMU München – Campus Großhadern
Marchioninistraße 15, 81377 München

Dr. med. Roland Reibke
Innere Medizin I / Hämatologie-Onkologie-Palliativmedizin
Klinikum Bad Trissl
Bad-Trissl-Str. 73, 83080 Oberaudorf

Prof. Dr. med. M. Reincke
Medizinische Klinik IV, Direktor
Klinikum der LMU München – Campus Innenstadt
Ziemssenstraße 1, 80336 München

Dr. med. M.F. Reinhard
Grillparzerstraße 43, 81675 München

Dr. med. B. Rieder
Onkozentrum Landshut am Kaserneneck
Ritter-von-Schoch-Straße 21, 84036 Landshut

Prof. Dr. med. Ch. Rieger
Schwerpunktpraxis Hämatologie-Onkologie
Germering
Landsberger Str. 27, 82110 Germering

Dr. med. T. Röhnisch
IOZ München
Nussbaumstr. 12, 80336 München

Univ. Prof. Dr. med. M. Rudelius
Pathologisches Institut
Klinikum der LMU München – Campus Großhadern
Marchioninistr. 15, 81377 München

PD Dr. med. M. Sandherr
Röntgenstraße 4, 82362 Weilheim

Dr. med. P. Sandor
Hämatologie und Internistische Onkologie
Anzinger Straße 1, 81671 München

Prof. Dr. med. K. Scheidhauer
Nuklearmedizinische Klinik
Klinikum rechts der Isar der TUM
Ismaninger Straße 22, 81675 München

Dr. med. X. Schiel
Klinik für Hämatologie, Onkologie und Palliativmedizin, Klinikum Harlaching
Städtisches Klinikum München GmbH
Sanatoriumsplatz 2, 81545 München

PD Dr. med. M. Schlaak
Klinik und Poliklinik für Dermatologie und Allergologie
Klinikum der LMU München
Frauenlobstraße 9–11 und Thalkirchner Straße 48, 80337 München

PD Dr. med. I. Schmid
Kinderklinik und Kinderpoliklinik im Dr. von Haunerschen Kinderspital
Klinikum der LMU München – Campus Innenstadt
Lindwurmstraße 4, 80337 München

Prof. Dr. med. C. Schmid
II. Medizinische Klinik und Poliklinik
Klinikum Augsburg
Stenglinstraße 2, 86156 Augsburg

Prof. Dr. med. R. Schmidmaier
Medizinische Klinik IV
Klinikum der LMU München – Campus Innenstadt
Ziemssenstraße 1, 80336 München

Dr. med. C. Schmidt
Medizinische Klink und Poliklinik III
Klinikum der LMU München – Campus Großhadern
Marchioninistraße 15, 81377 München

Dr. med. B. Schmidt
Hämatologische Gemeinschaftspraxis
Bäckerstraße 4, 81241 München

S. Schmidt
Tumorregister/IBE
Klinikum der LMU München – Campus Großhadern
Marchioninistraße 15, 81377 München

Prof. Dr. med. F. Schneller
III. Medizinische Klinik und Poliklinik
Klinikum rechts der Isar der TUM
Ismaninger Straße 22, 81675 München

Dr. med. Ch. Schönknecht
Klinik und Poliklinik für Strahlentherapie und Radiologische Onkologie
Klinikum rechts der Isar der TUM
Ismaninger Straße 22, 81675 München

Dr. med. G. Schubert-Fritschle
Tumorregister München
Bayerisches Krebsregister – Regionalzentrum München
am Klinikum Großhadern/IBE
Marchioninistraße 15, 81377 München

Dr. med. T. Seiler
Zentrum für Innere Medizin
Klinikum Garmisch-Partenkirchen GmbH
Auenstraße 6, 82467 Garmisch-Partenkirchen

Dr. med. U. Sendler
Onkologische Tagesklinik
Pettenkoferstr. 4, 80336 München

Prof. Dr. med. W. Siegert
Hindenburgstraße 32, 82343 Pöcking

Dr. med. E. Silkenstedt
Medizinische Klinik und Poliklinik III
Klinikum der LMU München – Campus Großhadern
Marchioninistr. 15, 81377 München

Dr. med. M. Starck
Klinik für Hämatologie, Onkologie u. Palliativmedizin, Klinikum Schwabing
Städtisches Klinikum München GmbH
Kölner Platz 1, 80804 München

PD Dr. med. O. Stoetzer
Hämato-onkologische Gemeinschaftspraxis und Tagesklinik
Franz-Schrank-Str. 2, 80639 München

Prof. Dr. W. Stolz
Fachklinik für Dermatologie & Allergologie – Klinik Thalkirchner Straße
Thalkirchner Straße 48, 80337 München

Prof. Dr. med. C. Straka
Klinik für Hämatologie und Onkologie
Städtisches Klinikum München GmbH, Klinikum Schwabing
Kölner Platz 1, 80804 München

Prof. Dr. med. M. Subklewe
Medizinische Klinik und Poliklinik III
Klinikum der LMU München – Campus Großhadern
Marchioninistraße 15, 81377 München

Dr. B. Tast
Medizinische Klinik III
Klinikum der LMU München - Großhadern
Marchioninistraße 15, 81377 München

Prof. Dr. S. Theurich
Medizinische Klinik und Poliklinik III
Klinikum der LMU München – Campus Innenstadt
Ziemssenstraße 1, 80336 München

Prof. Dr. med. R. Tiling
Klinik und Poliklinik für Nuklearmedizin
Klinikum der LMU München - Großhadern
Marchioninistraße 15, 81377 München

PD Dr. med. J. Tischer
Medizinische Klinik und Poliklinik III
Klinikum der LMU München – Campus Großhadern
Marchioninistraße 15, 81377 München

Dr. med. M. Unterhalt
Medizinische Klinik und Poliklinik III
Klinikum der LMU München – Campus Großhadern
Marchioninistraße 15, 81377 München

Dr. med. Dr. T. Zoltan Vag
Conradia Radiologie München
MVZ Radiologisch-nuklearmedizinisches Diagnostikzentrum
Augustenstraße 115, 80798 München

Dr. med. U. Vehling-Kaiser
Ländgasse 132-135, 84028 Landshut

Dr. med. M. Verbeek
III. Medizinischen Klinik
Klinikum rechts der Isar der TUM
Ismaninger Straße 22, 81675 München

Dr. med. S. Völkl
Dachauer Straße 146, 80637 München

Dr. med. L. von Baumgarten
Neurologische Klinik
Klinikum der LMU München – Campus Großhadern
Marchioninistraße 15, 81377 München

Dr. med. C. von Schilling
Klinikum Freising
Alois-Steinecker-Str. 18, 85354 Freising

Dr. med. C. Waterhouse
Praxis Dr. Vehlng-Kaiser
Achdorfer Weg 5, 84036 Landshut

Dr. med. O. Weigert
Medizinische Klinik und Poliklinik III
Klinikum der LMU München – Campus Großhadern
Marchioninistraße 15, 81377 München

Dr. med. T. Weiglein
Medizinische Klinik und Poliklinik III
Klinikum der LMU München – Campus Großhadern
Marchioninistraße 15, 81377 München

Prof. Dr. med. C. Wendtner
I. Medizinische Klinik, Klinikum Schwabing
Städtisches Klinikum München GmbH
Kölner Platz 1, 80804 München

Dr. med. T. Will
Hämatologie / Internistische Onkologie
Kreisklinik Altötting
Vinzenz-von-Paul-Str. 10, 84503 Altötting

Dr. med. B. Wöller
Strahlentherapie u. Radiologische Onkologie
Klinikum rechts der Isar der TUM
Ismaninger Straße 22, 81675 München

Dr. med. F. Zettl
Innere Medizin
Kliniken Südostbayern - Klinikum Traunstein
Cuno-Niggl-Straße 3, 83278 Traunstein

Dr. med. A. Zimmermann
Medizinische Klinik und Poliklinik III
Klinikum der LMU München – Campus Großhadern
Marchioninistraße 15 , 81377 München

Dr. med. A. Zoellner
Medizinische Klinik III
Klinikum der LMU München - Großhadern
Marchioninistraße 15, 81377 München

Krebsberatungsstellen – Adressen im Großraum München

Beratungsstellen des Tumorzentrums München

1. **Beratungsstelle für Ernährung und Krebs am Tumorzentrum München**
   in Kooperation mit der Bayerischen Krebsgesellschaft e.V.
   und dem Comprehensive Cancer Center München (CCCM)
   Eva Kerschbaum, M.Sc. Ernährungswissenschaft
   Nina-Maria Weber, M.Sc. Ernährungswissenschaft
   Sarah Löhnchen, M.Sc. Ernährungswissenschaft
   Pettenkoferstraße 8a, 3. Etage, Zimmer 3.06
   80336 München
   Tel.: 089/4400-53344
   Fax: 089/4400-54787
   E-Mail: ernaehrung-tzm@med.uni-muenchen.de
   Homepage: https://www.tumorzentrum-muenchen.de/ernaehrung.html
   Auf der Homepage des Tumorzentrums München finden Sie zudem eine individuelle Suche nach Beratungsangeboten zum Thema „Ernährung bei Krebs" in Ihrer Nähe:
   http://www.ernaehrung-krebs-tzm.de/berater-suche.html

2. **Homepage der AG-Ernährung**
   Hier finden Krebspatienten Antworten auf häufig gestellte Fragen rund um das Thema Krebsprävention, Gewichtsverlust, Mangelernährung, aber auch Übergewicht im Zusammenhang mit Krebserkrankungen. Zusammengefasst von Ernährungsfachkräften in und um München.
   http://www.ernaehrung-krebs-tzm.de/

3. **Der Blog des Tumorzentrums „Gemeinsam stark"** – für alle, die sich tiefer über die neuesten wissenschaftlichen Erkenntnisse zum Thema „Lebensstil und Krebs" informieren wollen. Inklusive vieler Rezepte für eine gesunde, krankheitsgerechte Küche, von Sternenköchen exklusiv für das Tumorzentrum kreiert.
   http://news.tumorzentrum-muenchen.de/

4. **Krebsberatungsstelle am Tumorzentrum München**
   in Kooperation mit der Bayerischen Krebsgesellschaft e.V.
   und dem Comprehensive Cancer Center München (CCCM)
   Hier können Sie als Patient oder Angehöriger psychosoziale/psycho-onkologische Beratung sowie Informationen und Hilfestellungen bei sozialrechtlichen Fragen erhalten.
   Dr. med. Carola Riedner, Ärztin und Psycho-Onkologin und
   Angelika Amann, Dipl. Sozialpädagogin (FH), Psychoonkologin (DKG) i.A.
   Pettenkoferstraße 8a, 3. Etage, Zimmer 3.07
   80336 München
   Tel.: 089/4400-53351
   Fax: 089/4400-53354
   E-Mail: krebsberatung-tzm@med.uni-muenchen.de
   Homepage: http://www.tumorzentrum-muenchen.de/beratung.html

Auf der Homepage des Tumorzentrums München finden Sie zudem eine individuelle Suche nach psycho-sozialer/psycho-onkologischer Beratungsangebote im Raum München/Oberbayern:
http://www.tumorzentrum-betreuung.de

5. **Beratungsstelle für Komplementärmedizin und Naturheilkunde am Tumorzentrum München**
in Kooperation mit der Bayerischen Krebsgesellschaft e.V.
und dem Comprehensive Cancer Center München (CCCM)
Informationen über sinnvolle naturheilkundliche Begleittherapien bei Tumorerkrankungen.
Die Beratungsstelle unterstützt Sie dabei, Krankheitssymptome und Therapienebenwirkungen zu lindern sowie das Wiedererkrankungsrisikos zu senken.
Wolfgang Doerfler, Facharzt für Neurologie, Arzt für Naturheilverfahren
Pettenkoferstraße 8a, 3. Etage, Zimmer 3.06
80336 München
Tel.: 089/4400-57417
Fax: 089/4400-54787
E-Mail: komplementaermedizin-tzm@med.uni-muenchen.de
Homepage: http://www.tumorzentrum-muenchen.de/komplementaermedizin.html

6. **AG „Komplementärmedizin"**
Auf der Homepage der AG Komplementärmedizin finden Sie unter anderem Vorträge zum Thema Komplementärmedizin in der Behandlung von Krebspatienten:
http://www.tumorzentrum-muenchen.de/aerzte/arbeitsgruppen/komplementaermedizin.html

Komplementärmedizinische Beratungsstellen des CCCM

1. **Kompetenzzentrum für Komplementärmedizin und Naturheilkunde (KoKoNat)**
   Klinikum rechts der Isar, Technische Universität München
   Leitung: Prof. Univ. Zürich Dr. med. Dieter Melchart
   Kaiserstraße 9 / Rückgebäude
   D-80801 München
   Anfragen und Anmeldung für die Ambulanz bitte nur schriftlich per E-Mail an:
   nhv.ambulanz@mri.tum.de
   Fax: 089/726697-21
   Homepage: http://www.kokonat.med.tum.de/
2. **Komplementärmedizinische Sprechstunde**
   an der Klinik und Poliklinik für RadioOnkologie und Strahlentherapie
   Klinikum rechts der Isar, Technische Universität München
   Leitung: Prof. Dr. med. S. Combs
   Ismaninger Straße 22
   81675 München
   Tel.: 089/4140-4511
   Fax: 089/4140-4882
   E-Mail: privatambulanz.radonk@mri.tum.de
   Homepage: http://www.radonc.med.tum.de/kompmedSprechstunde
3. **Zentrum für Integrative Gynäkologie und Geburtshilfe (ZIGG)**
   Klinik und Poliklinik für Frauenheilkunde
   Klinikum rechts der Isar, Technische Universität München
   Leitung: Dr. med. D. Paepke
   Ismaninger Straße 22

81675 München
Tel.: 089/4140-6749
Fax: 089/4140-4912
E-Mail: zigg@mri.tum.de
Homepage: http://www.frauenklinik.med.tum.de/inhalt/naturheilverfahren-und-komplementärmedizin

Beratungsstelle zum Thema „Bewegung und Krebs" des CCCM

Zentrum für Prävention, Ernährung und Sportmedizin
Klinikum rechts der Isar Technische Universität München
Ismaninger Straße 22, Bau 523
81675 München
Tel.: 089/4140-6774
Fax: 089/4140-6772
E-Mail: pz@sport.med.tum.de
Homepage: http://www.tumorzentrum-muenchen.de/patienten/bewegung/bewegung-und-krebs.html

Psychoonkologische Beratungsstellen des CCCM

1. **Psychoonkologische Beratung im CCCM:**
   Interdisziplinäres Zentrum für Psycho-Onkologie (IZPO)
   Medizinische Klinik und Poliklinik III/
   Comprehensive Cancer Center München (CCCM)
   Leitung: Dr. med. Friederike Mumm
   Marchioninistraße 15
   81377 München
   Tel.: 089/4400-74919
   Fax. 089/4400-78665
   E-Mail: psycho-onkologie@med.uni-muenchen.de
   Homepage: http://www.klinikum.uni-muenchen.de/CCCLMU-Krebszentrum-Muenchen/de/patienten/psycho_onkologie/index.html
2. **Sektion Psychosoziale Onkologie**
   Klinik und Poliklinik für Psychosomatische Medizin und Psychotherapie
   Klinikum rechts der Isar an der TU München
   Leitung: PD Dr. Andreas Dinkel
   Tel.: 089/4140-4313
   Fax: 089/4140-4845
   E-Mail: Psychosomatik@mri.tum.de
   Homepage: https://www.psychosomatik.mri.tum.de/patientenversorgung/erwachsene/psychoonkologie-funktionsbereich-psychosoziale-onkologie

   Leitung Psychoonkologische Ambulanz: Dr. med. Doris Pouget-Schors
   Tel.: 089/4140-7421
   Fax: 089/4140-4845
   E-Mail: Doris.Pouget-Schors@mri.tum.de

Beratungsstellen des CCCM zum Thema „Ernährung bei Krebs"

1. **Institut für Ernährungsmedizin, Klinikum rechts der Isar der TU München**
   Leitung: Herr Prof. Dr. med. H. Hauner
   Frau S. Schmidt-Tesch
   Georg-Brauchle-Ring 62
   80992 München
   Tel.: 089/289-24921
   E-Mail: ernaehrungsmedizin.med@tum.de
   Homepage: www.em-tum.de
2. **Klinik und Poliklinik für Innere Medizin II (Gastroenterologie)**
   Dr. Alexander v. Werder
   Andrea Mack M., Sc. Klinische Ernährungsmedizin, Diätassistentin
   Ismaninger Straße 22
   81675 München
   Tel.: 089/4140-8037
   E-Mail: andrea.mack2@mri.tum.de
   Homepage: https://www.med2.mri.tum.de
3. **Ernährungsberatung für onkologische Patienten**
   Krebszentrum München am Comprehensive Cancer Center (CCC München[LMU]),
   Klinikum der Universität München
   in Kooperation mit dem interdisziplinären Zentrum für Diätetik und Ernährungsmedizin (IZDE)
   Campus Großhadern
   Marchioninistraße 15
   81377 München
   Tel.: 01525 4847892
   E-Mail: ernaehrungsmedizin@med.uni-muenchen.de
   Homepage: www.klinikum.uni-muenchen.de/CCCLMU-Krebszentrum-Muenchen